协和
妇产科查房手册

U0391691

主　编　向　阳　郎景和

副主编　彭　澎　周希亚

编　委　（按姓氏汉语拼音排序）

曹冬焱　陈　蓉　陈蔚琳　成宁海

冯凤芝　郎景和　彭　澎　孙智晶

向　阳　于　昕　周希亚

人民卫生出版社

图书在版编目（CIP）数据

协和妇产科查房手册 / 向阳，郎景和主编 .—北京：
人民卫生出版社，2016

ISBN 978-7-117-23223-4

Ⅰ.①协… Ⅱ.①向…②郎… Ⅲ.①妇产科病 –
诊疗 – 手册 Ⅳ.①R71-62

中国版本图书馆 CIP 数据核字（2016）第 212927 号

人卫智网	www.ipmph.com	医学教育、学术、考试、健康， 购书智慧智能综合服务平台
人卫官网	www.pmph.com	人卫官方资讯发布平台

协和妇产科查房手册

主　　编：向　阳　郎景和
出版发行：人民卫生出版社（中继线 010-59780011）
地　　址：北京市朝阳区潘家园南里 19 号
邮　　编：100021
E - mail：pmph @ pmph.com
购书热线：010-59787592　010-59787584　010-65264830
印　　刷：北京盛通印刷股份有限公司
经　　销：新华书店
开　　本：889 × 1194　1/32　印张：25
字　　数：595 千字
版　　次：2016年12月第1版　2022年8月第1版第4次印刷
标准书号：ISBN 978-7-117-23223-4/R · 23224
定　　价：68.00 元

编写人员

（按姓氏汉语拼音排序）

曹冬焱	陈　娟	陈　娜	陈　蓉	陈　英	陈蔚琳
成宁海	戴　毅	戴毓欣	邓　姗	杜慧佳	冯凤芝
高丽虹	顾　宇	胡颖超	计鸣良	李　源	李春颖
李晓川	李晓燕	李志毅	梁　兵	梁　硕	娄文佳
罗雪梅	吕　嬿	马良坤	彭　萍	彭澍易	戚庆炜
任　彤	商　晓	史精华	宋亦军	宋英娜	孙正怡
孙智晶	谭先杰	仝佳丽	王　丹	王　姝	王　雪
王含必	王亚平	肖长纪	向　阳	熊　巍	杨　洁
杨隽钧	叶天仪	于　昕	俞　梅	张　蕾	张　丽
张家韧	章蓉娅	赵　静	赵　峻	甄景然	周　倩
周慧梅	周希亚	周星楠			

查房教授

（按姓氏汉语拼音排序）

曹冬焱	陈　蓉	邓成艳	樊庆泊	冯凤芝	高劲松
黄惠芳	金　力	金　滢	郎景和	冷金花	刘俊涛
刘欣燕	刘珠凤	马水清	潘凌亚	史宏晖	沈　铿
孙爱军	孙大为	谭先杰	田秦杰	万希润	吴　鸣
向　阳	杨佳欣	杨剑秋	郁　琦	朱　兰	

前　言

　　北京协和医院妇产科(林巧稚妇产科研究中心)作为全国妇产科疑难重症的诊疗中心,每年都要诊治大批的妇产科疑难患者,同时负担了大量的新技术、新方法在妇产科的应用实践工作。在临床工作中,特别是日常查房中,我们常常会遇到各种临床问题。这些问题有的涉及少见病例的处理,有的涉及不典型病例的诊断和鉴别诊断,有的是如何选择和评价新技术的应用,有的是如何制订最优的诊治方案。这些问题往往在教科书上难以找到答案,需要丰富的临床经验积累和有力的循证医学证据才能回答。在解决这些病例问题的过程中,我们的知识得以更新、视野得以扩展、经验得以丰富、教训得以铭记。因此,这些查房时遇到的宝贵病例资料无疑是医学实践的最好教材,从而编写了这本《协和妇产科查房手册》以便能和同道们分享我们的经验和教训,丰富妇产科临床实践的素材,扩宽临床思路、明晰临床思维,最终提高妇产科疾病的诊治水平。

　　全书按照专业分为产科、普通妇科、妇科内分泌与计划生育、妇科肿瘤与滋养细胞疾病部分,每一部分的章节聚焦于查房时遇到的某个具体临床问题,或者某个罕见的、不典型的抑或容易混淆的疾病。每一节都先介绍相关的临床背景和知识,然后提供一个或若干个临床病例,最后用主要篇幅介绍诊治经验和病例点评。所有的病例都来自北京协和医院的真实查房资料,诊治经验和点评以协和医院妇产科的专家教授查房分析、讲解为主,其间穿插最新文献资料的复习,使之尽量做到既包含我科的临床实践总结,又有近期循证医学证据的支持;既有教授们过往的经验和教训,也有整个学科最新的发展和走向。

本书中的病例全部由编委会提出和筛选,编辑委员会成员来自北京协和医院妇产科各亚专业组的教授和副教授,既能全面撷取妇产科各方面的疾病,又聚焦于不同亚专业的各自特点。参与查房的教授都是各专业组的领头人和骨干,保证了病例分析的科学性和先进性。全书作者全部来自临床一线,查房病例分析的很多方面就是作者们平时工作中遇到的真实疑惑,因此体现了全书的临床实用性。我们力争做到实用性、科学性、先进性的有机统一,让一个个病例能够鲜活地呈现在大家面前。

虽然我们努力让全书力臻完美,但是我们的经验和能力尚有不足,查房的内容可能还有不够精当之处,难免存在一些错误和不足。另外,北京协和医院的病例谱和其他医院的病例构成可能有所差异,使得全书的内容不可能涵盖所有有价值的病例。我们真诚的希望读者们能提供更多宝贵的病例资料,同时对查房的内容发表您的看法,分享您的经验,参与讨论对我们也是很好的学习机会。

衷心感谢北京协和医院妇产科的教授们无私奉献自己多年的临床心得,使得我们有动力、有信心完成全书的编写工作。两位年轻副主编辛勤努力的付出也使得该书得以顺利完成。更要感谢我们的患者,他们就是一个个走出书本的鲜活教材,使我们的临床技能日益精进。本书出版之际,恳切希望广大读者在阅读过程中不

吝赐教,欢迎发送邮件至邮箱 *renweifuer@pmph.com*,或
扫描封底二维码,关注"人卫妇产",对我们的工作予以
批评指正,以期再版修订时进一步完善,更好地为大家
服务。

向阳　郎景和

2016 年 12 月

目　录

第一章

产科查房

第1节　电子胎心监护解读

电子胎心监护自20世纪60年代开始逐渐应用于临床,能够连续观察和记录胎心率的动态变化,也可了解胎心与胎动及宫缩之间的关系,评估胎儿宫内安危情况。监护可在妊娠34周开始,高危妊娠孕妇酌情提前。电子胎心监护敏感性较高,可靠的曲线预后良好,特异性低,不可靠的曲线预后不一定差。持续监护可以减少人力工作,间接反映胎儿酸碱平衡,但也会导致孕妇活动受限,与医师、护士的接触减少,手术分娩率升高。电子胎心监护的解读需要参考以下几方面:

1. **风险确定**　风险确定(determine risk)包括产妇、胎儿及产程中的高危因素的确定。

2. **宫缩**　宫缩(contraction)包括宫缩的强度和频率。

3. **基线心率**　基线心率(baseline rate)是指无胎动无宫缩影响时,10分钟以上的胎心率平均值。妊娠早期交感占优势,15周之前可高达180bpm,之后副交感占优势,胎心基线率下降,孕末期120~160bpm。

4. **变异**　在胎心率基线上重复而快速的变化小波,称为胎心率基线细变异(variability)。

5. **加速**　伴随胎动、内诊或腹部触诊等刺激而发生的胎心率在基线的基础上增加15bpm,持续15秒以上。满意的加速(accelerations)提示中枢神经系统协调,胎儿健壮。

6. **减速**　减速(decelerations)主要指伴随宫缩而出现的短暂性胎心率减慢,包括早期减速、晚期减速、变异减速和延长减速。

7. **总体评估**　总体评估(overall assessment)胎心监护的解读需要医师结合病史、孕周、产程进展及动态变化等多因素综合分析,开动大脑、胆大心细、科学解读,绝不是"一纸定论"。不应对减速图形过度恐慌,也不要漏掉危险的信号。

💗 **病例 1**

31 岁,G_1P_0,妊娠 33 周,孕期平顺,因下腹痛 4 小时,阴道少量流血流液 1 小时急诊入院。患者就诊当天 5AM 持续性下腹坠痛,以耻骨上为著,8AM 到急诊诊室时出现少量流血流液,急诊 B 超显示:胎儿径线符合孕周,羊水指数 13.7cm,胎盘后壁,位置不低,未见血肿。9AM 入院后仍间断有少量阴道流血,无明显腹痛。持续胎心监护显示胎心基线平直,如图 1-1 和图 1-2 所示。考

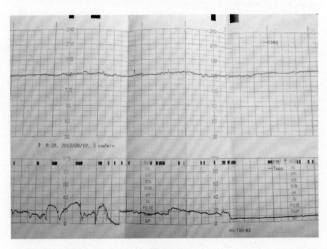

图 1-1

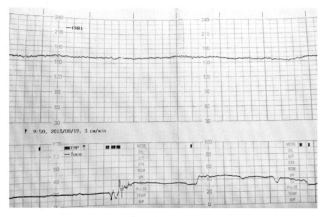

图 1-2

虑胎盘早剥不能除外,当天上午 10:30 急诊行剖宫取子术,切开子宫下段后,先娩出一凝血块,6cm×5cm×3cm,之后破膜,羊水清,顺娩一活男婴,1 分钟评 8 分(呼吸及张力各减 1 分,予正压通气,3 分钟行气管插管,5 分钟评 8 分,10 分钟评 10 分,转儿科)。台下检查胎盘见胎盘母体面局灶压迹 6cm×5cm,左侧宫角及子宫后壁可见紫蓝色瘀斑。手术顺利,宫缩可。

❤ **诊治经验与点评**

一、胎心率基线变异性有何临床意义?

胎心率基线变异性能反映出正常的中枢神经系统功能,是胎儿预后的最好预测指标。变异性减少 / 消失可见于胎儿缺氧 / 酸血症、胎儿睡眠周期、早产(<32 周)、胎儿先天中枢神经系统异常、应用药物(神经系统抑制剂、抗胆碱能药物 / 抗副交感药物、皮质激素)。变异性增加则多见于脐带受压。本例患者自入院后持续监护一直显示基线平直,变异性减少,同时伴有阴道流血和下腹痛,提示胎盘功能下降,需尽早终止妊娠。术中发现为显性胎盘早剥所致,更加证实了之前的判断。

二、胎心率基线变异的判定标准是什么?

可根据胎心率基线上下摆动的波的振幅及周期来判断,0~2bpm 为变异性消失,3~5bpm 为变异性减少,6~25bpm 为正常变异,>25bpm 为变异性增加。<2cpm(cpm:1 分钟内肉眼可见的波动数)为不活跃,2~6cpm 为中等,≥6cpm 为正常。具体可见图 1-3。

振幅 (bpm)	大	小	大	小	无
零交叉 (bpm)	多	多	少	少	无
波型特点	锯齿状明显	锯齿波小	锯齿波小	波少而平	静止状态
胎儿状态	健康儿	健康儿睡眠状态	可疑胎窘	胎儿窘迫	预后不良

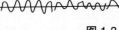

图 1-3

病例 2

33 岁,G_1P_0,宫内孕 41 周,孕期平顺,入院待产。末次 B 超(39 周):估重 3554~3854g,AFI 12cm,5 月 21 日(孕 41 周)16:00 予普贝生引产,5 月 22 日 3:30AM 因出现两次胎心减速(图 1-4),取出普贝生,之后胎心监护正常。

5 月 22 日 8:30AM 行催产素点滴引产,下午 17:00 未临产,停催产素。5 月 23 日 8:30AM 再予催产素引产,10:30AM 强直宫缩后出现胎心减速,最低 80bpm,持续 2.5 分钟(图 1-5),立即停用催产素,之后胎心变异及加速正常。10:50AM 查宫颈消 80%,靠后,容指,先露 S-2。

10:50AM 行人工破膜,羊水清,量中,12:30 因宫缩弱、频率低再予小剂量催产素点滴,13:25 再次出现强直宫缩伴胎心延长减速,最低 80bpm,持续 3 分多钟(图 1-6),立即停用催产素,之后胎心恢复正常,变异及加速正常。

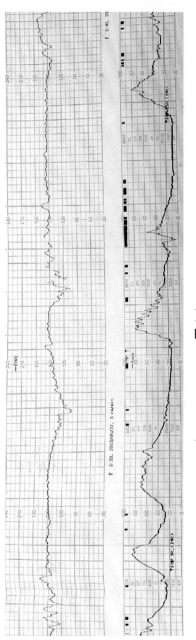

图 1-4

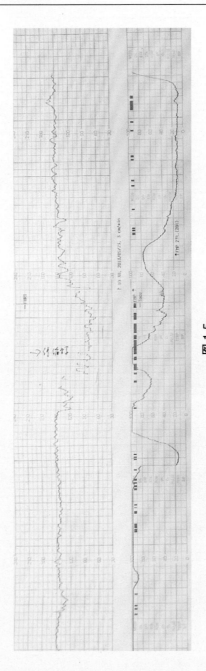

图 1-5

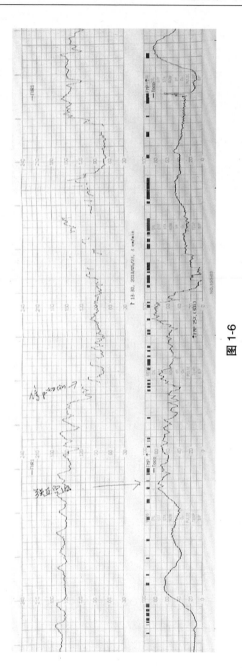

图 1-6

　　考虑患者对催产素反应敏感,决定顺其自然。患者一直不规律宫缩,至晚上 19:00 自然临产,产程进展顺利,22:15 宫口开全,22:45 出现延长减速,80~90bpm,持续约 4 分钟,23:02 胎吸助娩一活女婴,3660g,评分好,后羊水Ⅲ度。

❤ 诊治经验与点评

各种胎心减速的分类、定义及临床意义如何界定?

　　1. **早期减速**　宫缩开始胎心即变慢,FHR 曲线下降与宫缩曲线上升同时发生,FHR 曲线的最低点与宫缩曲线顶点相一致。胎心率通常下降不大于 25bpm,但也可因胎儿头部受压重而下降较多。常于头先露、宫口已开大且已破水、胎头受压、局部缺氧刺激迷走神经所致,如果伴随正常基线变异和加速,一般对胎儿无害。但如果早期减速伴心动过速和基线变异减少,则有可能是胎儿酸中毒的预兆。

　　2. **晚期减速**　胎心率下降的起点落后于宫缩曲线上升的起点,时间差 30~60 秒,振幅大小不等,常 <50bpm,缓慢下降,缓慢回升。晚期减速多为子宫胎盘血流骤减、胎盘功能下降所致。需结合宫缩强弱及产程进展阶段考虑临床意义。正常宫缩下,晚期减速频发,尤其在产程早期,或虽在产程晚期,但合并长时间无加速、基线率过速或过缓、变异消失,提示胎儿缺氧。

　　3. **变异减速**　胎心率减速的时间与宫缩无一定关系,减速曲线呈锯齿状,可减速至 50~60bpm,减速程度、时间、幅度不等,如图 1-4。变异减速系脐带因素所致,分娩期最常见,50%~80% 的产程中会出现变异减速。变异减速偶发,或接近胎儿娩出前出现则无意义,若轻度变异减速向重度或延长减速进展,应考虑胎儿窘迫。

　　4. **延长减速**　胎心率减慢至少 15bpm,持续时间 2 分钟以上。原因包括:①严重变异减速、晚减发展而来;

②脐带脱垂;③强直性宫缩;④胎头下降过速、阴道检查等,如图 1-6。

(宋英娜)

参 考 文 献

1. Alfirevic Z, Devane D, Gyte GM. Continuous cardiotocography (CTG) as a form of electronic fetal monitoring (EFM) for fetal assessment during labour. Cochrane Database Syst Rev, 2006: CD006066.

2. American College of Obstetricians and Gynecologists. ACOG Practice Bulletin No. 106: Intrapartum fetal heart rate monitoring: nomenclature, interpretation, and general management principles. Obstet Gynecol, 2009, 114: 192.

3. 漆洪波, 李玮, 周勤, 等. 第一产程异常胎心监护图形与新生儿结局的关系. 中国实用妇科与产科杂志, 2004, 20(6): 355-357.

4. 张华, 张建华, 吴味辛. 胎心监护不良图形与胎儿不良预后的关系. 中华围产医学杂志, 2002, 5(1): 76-78.

第 2 节 妊娠合并弓形虫感染

弓形虫是一种细胞内寄生的原虫,其感染所致的中枢神经及其他器官系统异常统称为弓形虫病,呈世界性分布,是一种人兽共患病。人类感染弓形虫的途径主要是食用生肉或煮得不够熟的肉类,特别是猪肉、牛肉、羊肉和鹿肉;运输或接触生肉或生的内脏后,没有清洁双手便放到嘴里;接触猫的粪便或接触与猫粪便接触的物体。狗是弓形虫的中间宿主,也可以传染弓形虫,但是它的粪便和排泄物却都没有传染性,所以单纯和狗接触不会感染弓形虫病。孕期弓形虫的感染可致胎儿及新生儿损害。如果怀孕前3个月发生先天性感染,大约60%胎儿可能有严重的损害,出现流产、死胎或新生儿疾病,或者出生后有眼、脑或肝脏的病变或畸形,如视网膜脉络膜炎、白内障、脑内钙化、脑积水、小头畸形、智力障碍、黄疸和肝脾大。怀孕末3个月发生的感染,严重者不到9%。

病例

24岁,G_1P_0,宫内孕17周,唐筛21-三体高风险1:40,超声发现胎儿颅内可疑钙化灶,伴有轻度水肿。临床上,胎儿颅内钙化灶高度怀疑与胎儿宫内感染包括弓形虫、巨细胞病毒、细小病毒等有关,而遗传性疾病的可能性很小。因此,检测患者细小病毒B19及TORCH IgM、IgG,结果显示Toxo IgM+、IgG+。羊膜腔穿刺:胎儿染色体核型正常。追问患者病史,无内科合并症,孕期无发热、皮疹,但是家中养猫,孕妇经常换猫砂且不戴手套做园艺。因此高度怀疑弓形虫感染,但单纯根据Toxo IgM+、IgG+尚不能确认是初次感染还是既往感染,找到孕妇早孕期的血标本进行IgG定量和IgG抗体亲和力的检测,发现两份血标本的IgG抗体滴度有4倍以上的升高,IgG抗体的亲和力指数<40%,为低亲和力指数,证实为弓形虫初次感染。于孕19周行羊水穿刺,羊水Toxo DNA PCR+,证实胎儿感染。向孕妇及家属交代病情,孕妇要求继续治疗,故予乙胺嘧啶+磺胺嘧啶+甲酰四氢叶酸方案正规治疗,孕期密切检测胎儿超声,无脑积水、白内障、小头畸形、肝脾大及胎儿生长受限等表现。患者于孕39周顺利阴道分娩一活男婴,评分好。

诊治经验与点评

一、妊娠期弓形虫感染在何种情况下会传播给

胎儿？

妊娠期弓形虫感染的垂直传播主要发生于孕期初次感染的孕妇。既往感染过弓形虫的孕妇不会造成母婴传播。但如果孕妇处于免疫抑制状态（艾滋病、接受免疫抑制治疗），潜伏的弓形虫可被再激活进而导致母婴传播。

二、初次感染和既往感染的概念是什么？孕期还有哪些感染类型？

初次感染也叫原发感染（primary infection），是指初次感染某种病原体，感染前孕妇体内不存在该病原体的特异性抗体。既往感染是指曾经感染过该病毒，身体产生了抗体或病毒休眠以潜伏状态存在。还有复发感染和再感染这两种感染类型，复发感染是指孕妇之前感染过这种病原体，病原体在体内潜伏不致病，当孕妇处于免疫抑制状态时，潜伏的病原体可被再激活导致复发感染。再感染与复发感染类似，是指已经被免疫的个体接触到一个外源性新病毒，发生再感染。弓形虫的感染主要有原发感染和既往感染两种类型，感染后患者会产生终生免疫力，很少发生复发感染和再感染。

三、弓形虫感染后血清学抗体的动态变化有何特点？

与其他病毒感染类似，机体感染弓形虫后，IgM抗体迅速产生，持续3~6个月后逐渐下降及消失，但弓形虫的IgM抗体有时也会持续数年。在IgM抗体出现后数天，IgG抗体随之出现，且抗体滴度进行性上升，数周后达到高峰，持续较久甚至可达终生。

四、什么是IgG抗体的亲和力？

机体感染病原体后，初次免疫应答所产生的抗体通常为低亲和力抗体，经过数周或数月的亲和力成熟过程后，其与抗原的互补性更好，而成为高亲和力抗体。亲和力的测定可以用来区分原发感染和既往感染。低亲和力指数与初次感染有关,高亲和力指数与既往的感染和再感染有关。

五、孕期弓形虫初次感染的诊断标准是什么?

孕期弓形虫初次感染的确诊主要依赖于血清学诊断,需符合下列几项:① IgM 抗体阳性;②双份血清 IgG 抗体滴度升高 4 倍或出现血清学转化(即由阴性转为阳性);③ IgG 抗体亲和力测定显示为低亲和力指数(<40%)。此外,对于无法获得患者早期血样者,还需进行一些特殊的检查确诊,包括 IgG(Dye Test)、IgM ELISA、AC/HS(差异凝集试验)、IgE ELISA 等。但目前国内尚无法进行这些检测。

六、胎儿弓形虫宫内感染的诊断标准是什么?

胎儿宫内感染的确诊主要依靠羊水穿刺行弓形虫 DNA 扩增,PCR 检测,一般于孕 18 周后进行,特异性和阳性预测值为 100%,敏感性 64%,阴性预测值 88%。此外,B 超下看胎儿是否有脑积水、脑或肝钙化、脾脏增大、腹水等也可以协助诊断及病情监测。由于母体 IgM 类抗体不能通过胎盘,故在新生儿体内查到弓形虫特异 IgM 抗体则提示其有先天性感染。

七、妊娠期弓形虫感染需要常规筛查吗?

对人群的普查发现,孕妇中弓形虫既往感染者仅占 1.9%,因此从理论上来讲,绝大多数孕妇在妊娠期是有可能发生初次感染的,但由于生活水平的提高和卫生习惯的改善,实际上孕妇在妊娠期间的感染和胎儿感染的发生率很低,因此不同国家的指南对于妊娠期弓形虫筛查策略有所不同。法国和奥地利等国家规定对孕妇常规进行弓形虫抗体检查,做法是在怀孕早期进行血清抗体检查,如果为阴性(即没有感染过),告诉孕妇注意预防感染,并每月复查一次 IgM 和 IgG 抗体。此筛查策略的优点是能及早发现、及早治疗,但缺点是花费大,检出率低。英美的成本效益分析的结论是这种筛检不值得常规做。

八、妊娠期发生了弓形虫的感染应该如何治疗?

妊娠期弓形虫感染的治疗方案有两种:

1. 螺旋霉素单药方案 由于螺旋霉素不能通过胎盘,因此对胎儿感染无效,但可以降低垂直传播率。用法:1.0g,Q8h,po。用于可疑或确诊的 18 周以内的孕妇感染。

2. 乙胺嘧啶 + 磺胺嘧啶 + 甲酰四氢叶酸三联方案 用于 18 周以后感染的孕妇及确诊(羊水 PCR 阳性)或高度可疑的(B 超)胎儿宫内感染。用法:乙胺嘧啶 50mg,Q12h×2 天,之后 Qd;磺胺嘧啶初始剂量 75mg/kg,继以 50mg/kg,Q12h;甲酰四氢叶酸 10~20mg/d。乙胺嘧啶有致畸风险,因此早孕期禁用。

(宋英娜)

参 考 文 献

1. Montoya JG. Laboratory diagnosis of Toxoplasma gondii infection and toxoplasmosis. J Infect Dis,2002,185:S73-82.

2. Paquet C,Yudin MH. Society of Obstetricians and Gynaecologists of Canada. Toxoplasmosis in pregnancy:prevention,screening, and treatment. J Obstet Gynaecol Can,2013,35:78.

3. Motoya JG,Remington JS. Management of Toxoplasma gondii infection during pregnancy. Clin Infect Dis,2008,47:554.

4. Villard O,Breti L,Cimon B,et al. Comparison of four commercially available avidity tests for Toxoplasma gondii-specific IgG antibodies. Clin Vaccine Immunol,2013,20:197.

第 3 节 妊娠期糖尿病

妊娠期间的糖尿病包括糖尿病合并妊娠及妊娠期

糖尿病两种情况。妊娠期糖尿病(gestational diabetes mellitus, GDM)是妊娠期的常见并发症,大多数患者产后糖代谢恢复正常,但也有部分患者发展为糖尿病。糖尿病可以导致胎儿畸形、早产、胎死宫内、巨大儿、难产、新生儿 RDS 等,对母儿均有不良影响。

病例

31 岁,G_1P_0,祖母、舅舅、姨母均患有非胰岛素依赖型糖尿病。早孕期空腹血糖 5.4mmol/L。24 周行 50g 糖筛查:9.3mmol/L,75g OGTT 空腹、服糖后 1 小时、服糖后 2 小时血糖分别为 4.6、13.2、13.3mmol/L,诊为 GDM。营养科指导控制饮食,并监测血糖,空腹血糖为 4~5mmol/L,餐后 2 小时 6~6.7mmol/L,HbA1c 5.3%。38^{+5} 周因骨盆出口狭窄行剖宫产娩一男婴,3220g,评分好。患者产后 6 周后行 75g OGTT,空腹、服糖后 1 小时、服糖后 2 小时及 3 小时血糖分别为 4.5、12.0、7.2、4.1mmol/L。

诊治经验与点评

一、妊娠期糖尿病的筛查

2011 年,国家卫生和计划生育委员会(原卫生部)颁布了我国的妊娠期糖尿病诊断行业标准,建议对具有糖尿病高危因素的孕妇在确定妊娠后即进行孕前糖尿病筛查,也就是明确这些孕妇是否在孕前就已经患有糖尿病。这些高危因素包括:①肥胖;②一级亲属患有 2 型糖尿病;③ GDM 史或大于胎龄儿分娩史;④多囊卵巢综合征;⑤反复尿糖阳性。这类患者应当采用非孕期糖尿病的诊断方法及标准。

GDM 的筛查应当在孕 24~28 周进行,采用 50g 葡萄糖试验,服糖后 1 小时血糖≥7.8mmol/L 为异常。

二、妊娠期糖尿病的诊断

根据行业标准,GDM 的诊断可以采用一步法或两步法。

一步法适用于有 GDM 高危因素的孕妇或有条件的医疗机构,直接在孕 24~28 周行 75g OGTT。两步法中,第一步进行空腹血糖或 50g 葡萄糖试验,空腹血糖≥5.1mmol/L 可直接诊断 GDM。如果空腹血糖 <5.1mmol/L 或 50g 葡糖糖试验≥7.8mmol/L,则进行第二步:75g OGTT。

75g OGTT 的正常范围是:空腹、服糖后 1 小时、2 小时血糖分别小于 5.1、10.0、8.5mmol/L。任意一点血糖值异常应诊断为 GDM。

结合这例病例,患者有糖尿病的家族史,但一级亲属中没有糖尿病患者,是 GDM 的高危患者,但不是孕前糖尿病高危患者。早孕期空腹血糖 5.4mmol/L,由于仍处于早孕期,不能直接诊断 GDM,最终在孕 24~28 周通过两步法诊断。

三、妊娠期糖尿病患者的围产期管理

妊娠期糖尿病患者的孕期管理主要围绕监测血糖、监测孕期并发症、胎儿监护开展。

营养科和内分泌科共同管理,指导 GDM 孕妇的饮食及运动,空腹血糖 <5.3mmol/L,餐后 2 小时血糖 <6.7mmol/L,HbA1c<5.5%。如果通过饮食及运动仍不能达到理想血糖,考虑使用胰岛素。孕妇监测注意血压、尿蛋白、泌尿系感染、阴道念珠菌感染。注意胎儿的生长发育、羊水量。孕 32 周后定期行 NST,并监测脐动脉 S/D。

分娩方式根据产科指征决定,时机通常选择在孕 39 周后。产后一般不需使用胰岛素。产后 6~12 周行 75g OGTT,确定有无发展为显性糖尿病,诊断标准为非孕期标准。

本例孕妇在营养科、产科的共同管理下,血糖控制满意,获得了良好的妊娠结局。产后按要求随访,结果正常。

四、糖尿病合并妊娠患者的管理要点

在了解了 GDM 的诊治后,再简单总结一下糖尿病合并妊娠患者的管理要点。由于这些孕妇在孕前就已经存在糖尿病,因此要对血糖、并发症等进行评估。HbA1c>8% 不建议继续妊娠,口服降糖药的建议更换为胰岛素。孕期特别强调与内分泌科共同管理患者,调整胰岛素用量。对于血糖控制不满意的,必须进行胎儿心脏超声检查。产后胰岛素用量减半,并结合血糖进一步调整。

(周希亚)

参 考 文 献

1. 北京协和医院.北京协和医院医疗诊疗常规——产科诊疗常规.北京:人民卫生出版社,2012.
2. 卫生部行业标准.妊娠期糖尿病诊断行业标准(WS331-2011),2011.

第4节 妊娠合并甲状腺功能减退

甲状腺功能减退症简称甲减,是由各种原因导致的低甲状腺激素血症或甲状腺激素抵抗而引起的全身低代谢综合征。其病理特征是黏多糖在组织和皮肤的堆积,表现为黏液性水肿。

甲减的常见病因为:①慢性淋巴细胞性甲状腺炎(也称桥本甲状腺炎);②医源性甲减:甲状腺手术后甲减、甲亢放射碘治疗后甲减、药物致甲减;③碘缺乏致甲减;④甲状腺过氧化物酶障碍致甲减;⑤先天性甲状腺缺如或发育不全。其他还有继发性甲减,甲状腺炎的甲减期以及甲状腺激素抵抗性甲减。女性常见,女性:男性大约为(4~8)∶1。

妊娠期甲减的发生率约 2%~2.5%,妇产科医师也要了解患者甲减的原因、病程、发作表现、治疗经过、目前甲状腺功能、TPOAb 的水平,超声甲状腺的表现,对患者进行整体的评估。

病例 1

30 岁,G_1P_0,2008 年胚胎停育,2011 年生化妊娠,继发不育。2009 年查 TSH 3.57μIU/ml,2010 年 TSH 5.34μIU/ml,未治疗。2012 年妊娠后检查甲状腺功能,TSH 7.062μIU/ml,左甲状腺素钠片(优甲乐)替代治疗,详见表 1-1,2012 年 3 月 15 日停经 9^{+1} 周,胎芽 1.0cm,2012 年 4 月 16 日停经 13^{+4} 周,CRL 5.4cm,孕期平顺。

表 1-1 病例 1 甲状腺功能监测情况表

日期	TSH	FT_3	FT_4	LT_4 治疗
2009-8-21	3.37	3.01	2.99	
2010-10-28	5.34	2.95	1.34	
2012-2-21	7.062	3.31	1.08	
2012-2-23				75μg
2012-3-8	2.516	2.84	1.27	87.5μg
2012-3-22	1.29	2.84	1.28	
2012-4-5	0.68	2.73	1.20	

病例 2

29 岁,G_1P_0,2011 年查体发现甲减,LT_4(优甲乐)50μg QD 治疗,月经不规律。2012 年 4 月孕 5^{+5} 周超声胎芽 0.5cm,有胎心,5 月 18 日孕 11^{+2} 周 CRL5.6cm,根据临床表现及化验检查调整优甲乐剂量,详见表 1-2。

表 1-2　病例 2 甲状腺功能监测情况表

日期	TSH	FT₃	FT₄	LT₄治疗（μg）
查体	5.0			50
3-26	2.79			62.5
4-1	3.28			75
4-26	1.68	3.97	1.38	
5-10	1.74	3.92	1.74	87.5
5-15	1.246	2.96	1.22	

♥ 诊治经验与点评

一、甲减、亚临床甲减对妊娠的影响

例 1 为亚临床甲减,在未诊断治疗之前曾经历胚胎停育、生化妊娠、继发不育,2012 年在发现怀孕后立即补充,纠正亚临床甲减避免了不良结局。

妊娠期甲减的发生率约 2%~2.5%,其中临床型甲减的发生率为 2‰~3‰,亚临床甲减的发生率为 2.2%~2.3%,占所有甲减患者的 90% 以上。

甲减患者生育能力减低,不容易怀孕,一旦怀孕也容易流产。妊娠甲减与妊娠高血压、胎盘剥离、自发性流产、胎儿窘迫、早产以及低出生体重儿的发生有关。妊娠期甲减会造成胎儿流产、死胎、新生儿甲减、甲状腺肿、神经精神发育障碍和认知障碍。孕妇甲减合并碘缺乏会造成胎儿发育期大脑皮质主管语言、听觉、运动和智力的部分不能得到完全分化和发育,婴儿出生后生长缓慢、反应迟钝、面容愚笨,有的甚至聋哑或精神失常,称呆小症。

亚临床甲减也可能导致不良妊娠结局。Allen 等的大样本研究显示,当 TSH>6mIU/L 时,胎儿死亡率明显高于 TSH<6mIU/L 的孕妇,尤其是 TSH>10mIU/L 组胎儿的死亡率高达 8.1%。早孕期 TSH 在 2.5~5.0mIU/L,而甲状腺自身抗体阴性的孕妇,与 TSH<2.5mIU/L 者相比,妊娠丢失率增加(6.1% vs 3.6%),作者估计 TSH 水平每升高 1mIU/L 流产的风险就增加 15%,而早产的风险两组没有差异。

单纯抗甲状腺抗体阳性,即使甲状腺功能正常,也可导致不良妊娠结局。单纯 TPOAb 阳性而 TSH 正常的孕妇发生早期自然流产的风险较抗体阴性组高 1.7~6.5 倍。这些妇女发生产后甲状腺功能异常的风险或终生发生甲减的风险增加。尽管这些抗体可通过胎盘,但 TPOAb 和 TGAb 很少引起胎儿甲减。

二、甲减、亚甲减患者的孕前咨询

怀孕前先到内分泌科进行咨询和评估,需要调整好 $L\text{-}T_4$ 剂量,在确定怀孕后,嘱咐患者定时在内分泌科随诊。

1. 对准备妊娠的甲减或亚临床甲减的育龄妇女, $L\text{-}T_4$ 治疗使 TSH<2.5mIU/L 后再准备妊娠,更理想的目标是达到 TSH 0.1~1.5mIU/L。

2. 为使 TSH 尽快恢复正常,起始剂量需要补充 50~75μg/d,治疗初期,每间隔 4~6 周测定激素指标。然后根据检查结果调整 $L\text{-}T_4$ 剂量,直到达到治疗的目标。

妇产科医师也要了解患者甲减的原因、病程、发作表现、治疗经过、目前甲状腺功能、TPOAb 的水平,超声甲状腺的表现,对患者进行整体的评估。

三、妊娠合并亚临床甲减的诊断标准

TSH 值是诊断亚临床甲减的关键,所以妊娠期间 TSH 正常值就成了诊断的焦点。

流行病学研究发现 TSH 正常值为 0.4~4mIU/L,其分布并不是正态分布,而是偏态分布,多数在 2.5mIU/L 以下,少数在 2.5mIU/L 以上;其次,由于妊娠期间胎盘分泌大量绒毛膜促性腺激素(hCG),之前已有叙述,高浓度的 hCG 有类 TSH 作用。故妊娠早期分泌大量 hCG 有刺激甲状腺分泌甲状腺激素的作用,抑制了 TSH 的分泌,

hCG 水平和 TSH 水平呈负相关,因此妊娠期间的 TSH 正常值应该比非妊娠要低,美国甲状腺协会建议:妊娠早期 TSH 正常值在 0.1~2.5mIU/L,妊娠中期和晚期应该在 0.2~3.0mIU/L。超过 2.5~3.0mIU/L 可以诊断为妊娠亚临床甲减。但不同仪器、方法所得出的正常值范围可能存在差异,建议通过本地区正常孕妇建立正常值范围。

另外,妊娠期间胎盘分泌大量雌激素,刺激肝脏的甲状腺结合球蛋白(TBG)糖基化增加,使 TBG 的半寿期延长,血液中 TBG 浓度增加,TT_4 增加,但是 FT_4 正常,所以检测孕妇的甲状腺功能,需要测定 FT_4,而不是 TT_4。

四、孕妇甲减或亚临床甲减的治疗和监测

胎儿发育依赖母亲充足的 T_4 水平,而不是 T_3 水平,因此,左甲状腺素钠(L-T_4)是妊娠妇女或准备妊娠的甲减或亚临床甲减女性替代治疗首选的制剂。妊娠妇女一旦确诊甲减或亚临床甲减,应内分泌科就诊,给予及时足量补充外源性 L-T_4,纠正母体的甲状腺激素水平,保证母体对胎儿甲状腺激素的供给。

1. 妊娠前已经确诊的甲减或亚临床甲减患者需要调整 L-T_4 剂量,如要准备妊娠,则 TSH 应控制在 2.5mIU/L 以下。

2. 若甲减患者发现怀孕,应立即评估甲状腺功能,一般增加原治疗剂量的 30%~50%,例 2 就在早孕期增加 50% 的 LT_4 剂量,由 50μg 调整到 75μg。

3. 既往无甲减病史,而在妊娠期间诊断甲减的孕妇,应使用 L-T_4 治疗,使 TSH 尽快达到目标值。严重而明显的甲减,LT_4 开始剂量为 1.6μg/kg;TSH<10mIU/L,LT_4 开始剂量为 1μg/kg;如 2 周后复查仍未达标,增加 LT_4 剂量 12~25μg/d。

4. 既往无甲减病史,而在妊娠期间诊断亚甲减的孕妇,TSH 临界 2.5~3.0mIU/L,如抗体阳性,有自然流产史,则建议补充 LT_4;TSH 临界 2.5~3.0mIU/L,如抗体阴性,可

一周后复查甲功再决定是否补充。

5. 尽量在孕 8 周之前调整到 TSH 达标。调整 L-T_4 剂量时建议每 2~4 周测定一次 TSH 和 FT_4。如果 TSH 和 FT_4 在妊娠的正常值之内，可以延长到每 4~6 周复查 1 次。只要病情不严重，及时补充足量甲状腺激素，对胎儿和孕妇都不会造成显著影响。

五、甲减或亚临床甲减孕妇的产科处理

甲减或亚临床甲减孕妇只要在孕期补充足够的甲状腺激素，使得体内甲状腺激素水平足够维持母体及胎儿的新陈代谢、满足胎儿需要并在分娩时能够提供足够的能量供给。而作为产科医师，需要更加关注甲减孕妇的妊娠合并症和并发症对母亲和胎儿造成的影响，如合并胎膜早破、妊娠期高血压疾病、胎盘早剥、流产、早产、胎儿宫内窘迫、胎儿生长受限等。

甲减并不是剖宫产的指征，大多数甲减产妇都能经阴道分娩。要注意预防产后出血和感染。

甲减孕妇要日常补充加碘盐，另外可以适量补充富含碘的食物（如海带、紫菜），每周 1~2 次。

六、甲减或亚临床甲减孕妇的产后处理

甲减产妇母乳喂养是安全的，可以母乳喂养。但如果产妇的甲状腺抗体滴度很高，需要单独咨询内分泌科医师。

亚临床甲减孕妇分娩后，可将甲状腺激素剂量减少到妊娠前服用的剂量，减量 4~6 周后复查甲状腺功能。产妇在产后容易发生产后甲状腺炎或慢性淋巴细胞性甲状腺炎，产后 3~6 个月是免疫功能紊乱的高发期，此时应该检查甲状腺功能，如果甲状腺功能异常，需要调整治疗，如果甲状腺功能正常，产后一年再次复查甲状腺功能。

七、甲减或亚甲减孕妇的新生儿处理

甲减是筛选新生儿先天性疾病的首选项目，测定足跟血 TSH（试纸法）是比较可靠的筛查方法。新生儿出生后 72 小时后，7 天之内，并充分哺乳，取足跟血，滴于专用滤纸片上，室温下自然干燥后测定 TSH 浓度作为初筛。

但是这种方法会漏掉 5%~10% 的轻度甲减患儿。因此，对患有甲状腺疾病孕妇的新生儿建议进一步测定血清 TSH 和 FT_4；还有临床症状可疑的新生儿，也建议采静脉血检查甲状腺功能，鉴于新生儿生后甲功的动态变化结合甲减治疗的迫切性，静脉采血查甲功的时间可在生后 1~2 周时进行。

（马良坤）

参 考 文 献

1. Casy BM，Dashe JS，Wells CE，et al. Subclinical hypothyroidism and pregnancy outcomes. Obstet Gynecol，2005，105：239-245.

2. Cleary-Goldman J，Malone FD，Lambert-Messerlian G，et al. Maternal thyroid hypofunction and pregnancy outcome. Obstet Gynecol，2008，112：85-92.

3. Allan WC，Haddow JE，Palomaki GE，et al. Maternal thyroid deficiency and pregnancy complications：implications for population screening. J Med Screen，2000，7：127-130.

4. Panesar NS，Li CY，Rogers MS. Reference intervals for thyroid hormones in pregnancy Chinese women. Ann Clin Biochem，2001，38：329-332.

5. 刘娜，边旭明，高劲松，等．妊娠合并甲状腺功能减退症或亚临床甲状腺功能减退症 77 例临床分析．中华围产医学杂志，2009，12：186-189.

6. Negro R，Schwartz A，Gismondi R，et al. Increased pregnancy loss rate in thyroid antibody negative women with TSH levels

between 2. 5 and 5. 0 in the first trimester of pregnancy. J Clin Endocrinol Metab,2010,95:44-48.

7. Abbassi-Ghanavati M,Casey BM,Spong CY,et al. Pregnancy outcomes in women with antithyroid peroxidase antibodies. Obstet Gynecol,2010,116(2 Pt 1):381-386.

8. Premawardhana LD,Parkes AB,Ammari F,et al. Postpartum thyroiditis and long-term thyroid status:Prognostic influence of thyroid peroxidase antibodies and ultrasound echogenicity. J Clin Endocrinol Metab,2000,85:71-75.

9. 蒋芳,高劲松,边旭明,等. 妊娠合并甲状腺功能减退症孕妇的新生儿脐血甲状腺功能筛查的意义. 中华围产医学杂志,2010,13:298-302.

10. Harrow JE,Palomaki GE,Allan WC,et al. Maternal thyroid deficiency during pregnancy and subsequent neuropsychological development of the child. N Eng J Med,1999,341:549-555.

11. Pop VJ,Kuijpens JL,van Baar AL,et al. Low maternal free thyroxine concentration during early pregnancy are associated with impaired psychomotor development in infancy. Clin Endocrinol,1999,50:149-155.

12. Yassa L,Marqusee E,Fawcett R,et al. Thyroid hormone early adjustment in pregnancy(the THERAPY)trial. J Clin Endocrinol Metab,2010,95:3234-3241.

13. Abalovich M,Amino N,Barbour LA,et al. Clinical practice guideline:management of thyroid dysfunction during pregnancy and postpartum:an endocrine society clinical practice guideline. J Clin Endocrinol Metab,2007,92:1-47.

第 5 节　妊娠合并甲状旁腺功能减退

甲状旁腺功能减退症(甲旁减),是由于甲状旁腺素(parathyroid hormone,PTH)产生减少或作用缺陷而造成以低钙、高磷血症为表现的疾病。妊娠和哺乳会引起体内血钙代谢平衡改变,因此临床上甲状旁腺功能异常在妊娠期间的表现并不典型,如果被忽视,会对母体及胎儿产生重要的影响。因此,合并甲旁减的患者孕期应由内分泌科及产科共同管理。

❤ 病例

27 岁,G_2P_0,宫内孕 38^{+1} 周,臀位,原发性甲状腺功能减退,甲状腺结节切除术史,继发性甲状旁腺功能减退。

孕妇以往月经规律,核预产期准,规律产检,孕期无高血压、蛋白尿,唐筛低风险,50g 糖(−),TCT(−),阴拭子(−),骨盆出口 8.5cm。孕期甲功及血 Ca、P 正常。末次超声(37^{+5} 周),BPD 9.1cm,AC 34.1cm,FL 7.4cm,AFI 15.4cm,efw 3268~3385g,臀位,脐带绕颈一周。无阴道流血及腹痛,入院待产。

既往史:14 岁发现甲状腺功能减退,甲状腺素替代治疗,监测甲功正常,17 岁因双侧甲状腺结节行甲状腺部分切除,术后发现甲状旁腺功能减低。现每天口服优甲乐 175μg、200μg 交替,钙尔奇 D 0.6g 一天两次,骨化三醇 0.25μg 每天一次,甲功及血 Ca、P 水平正常。

诊治经过:入院后择期行剖宫产顺娩一活女婴,新生儿脐血游离钙水平正常范围内,产后母乳喂养,无明显异常。

❤ 诊治经验与点评

一、甲状旁腺激素的作用

甲状旁腺素对钙磷代谢的调节起到重要作用,通过促进骨重吸收直接增加血钙磷,也可以作用于肾脏重吸收钙、排泌磷,并在肾脏诱导 1,25-$(OH)_2$-D 的合成,从而间接促进肠道钙吸收。因此,甲状旁腺素不足可引起血浆游离钙降低,低钙严重时患者可出现手足搐搦、痉挛、神智改变及哮喘样症状。

二、甲旁减的病因及临床表现

甲旁减最主要的原因是继发于甲状腺手术造成的甲状旁腺腺体或血供破坏,甲状腺术后发生甲旁减的几率为 0.5%~6.6%,多数于术后第三天出现症状,半数患者只是暂时性甲旁减,病程超过 6 个月则诊断术后永久性甲旁减。原发性甲旁减较罕见,可见于 I 型自身免疫性多腺体疾病,如自身免疫性甲状旁腺炎、Addison 病等。

甲旁减最主要症状是低钙,甲状腺术后注意患者的症状及进行血钙磷检查可早期发现甲旁减,补充钙及骨化三醇可维持血钙水平,无需其他特殊治疗。

三、妊娠期及哺乳期的钙代谢

妊娠期间由于胎儿对钙磷需求增加,母体内血钙和血磷的平衡稳态随之改变,总甲状旁腺素分泌增多,中晚孕期在雌激素和胎盘泌乳素作用下,1α- 羟化酶活性增加,1,25-(OH)D 的合成也增加,而降钙素的分泌也增加,可以抑制 PTH 通过降解骨质而依靠肠道吸收提升血钙来供给胎儿。进入哺乳期后,母体中调节血钙的激素开始逐步恢复正常。因此,甲状旁腺功能不全如不治疗或治疗不当,会引起母体和胎儿的异常,导致严重的并发症。

四、妊娠合并甲旁减的治疗和监测

目前临床上普遍应用活性维生素 D 治疗甲旁减的患者,因为肾脏在 PTH 的作用下合成 1,25-(OH)D$_3$,从而促进胃肠道吸收钙磷。在发现维生素 D 的作用之前甲旁减孕妇及胎儿的死亡率较高,胎儿为代偿母体低血钙会出现甲状旁腺增大,出现胎儿隐性高钙血症;当活性维生素 D 应用于临床治疗后,孕妇血浆钙水平可以维持至正常,胎儿可以正常发育。但是,过度治疗母体血钙偏高则使得胎儿低钙,甲状旁腺发育不良,有文献报道,过多的补充骨化三醇可能引起胎儿血钙升高,造成精灵长相、精神身体发育迟缓、斜视、牙釉质缺陷、肺闭锁、腹股沟疝、隐睾及女孩过早性发育。因此,孕妇血钙应维持在2.0mmol/L 以上,而又不能过高。有学者建议,活性维生素 D 应于早晨使用,因为晨起症状最重,如果初始剂量治疗后仍有口角麻木,则应该在晚上加用一次,而不是增加剂量,因为骨化三醇半衰期短,增加用药频率可以更有效地改善症状。因此,孕期血钙的监测尤为重要,早期需每周检查调整药物使用,此后可每月查一次,围产期应再次评估钙代谢情况。

哺乳期仍应该定期检测血钙,以往观点认为服用维生素 D 治疗的母亲不适宜哺乳,因为大量的维生素 D 可以通过母乳进入新生儿体内,引起新生儿高钙血症,而目前通过哺乳的患者发现,哺乳期 PTHrP 分泌也增多,因此并不需要大量维生素 D,因此产后应当减少维生素 D 的治疗量,只要 1,25-(OH)D_3 和血钙水平维持正常即可,从而减少医源性维生素 D 中毒的发生。

五、分娩方式的选择

妊娠合并甲旁减并不是剖宫产的指征,血钙磷水平控制满意、无阴道分娩禁忌者是可以阴道试娩的。但需注意,分娩过程中由于疼痛等因素,产妇通常处于过度换气状态,出现呼吸性碱中毒,此种情况容易引起血浆钙降低,易出现抽搐、手足搐搦等情况,产程中应注意指导产妇呼吸及用力,必要时可予葡萄糖酸钙静脉推注。

妊娠期合并甲旁减较为罕见,适当的治疗对于胎儿发育和孕期进展无影响。孕期规律补充钙剂及骨化三醇,检测血钙水平,多数通常能获得好的妊娠结果,哺乳期仍需要监测和控制血钙,继续应用钙剂及骨化三醇治疗。

（杨　洁　周希亚）

参 考 文 献

1. D Shoback. Clinical practice. Hypoparathyroidism. N Engl J Med,2008,359:391-403.

2. JH Mestman. Parathyroid disorders of pregnancy. Semin Perinatol,1998,22:485-496.

3. CS Kovacs,H Fuleihan Gel. Calcium and bone disorders during pregnancy and lactation. Endocrinol Metab Clin North Am, 2006,35:21-51.

4. R Krysiak,I Kobielusz-Gembala,B Okopien. Hypoparathyroidism in pregnancy. Gynecol Endocrinol,2011,27:529-532.

5. DM Mitchell,H Juppner. Regulation of calcium homeostasis and bone metabolism in the fetus and neonate. Curr Opin Endocrinol Diabetes Obes,2010,17:25-30.

6. T Kulie,A Groff,J Redmer,et al. Vitamin D:an evidence-based review. J Am Board Fam Med,2009,22:698-706.

7. SC Hsu,MA Levine. Perinatal calcium metabolism:physiology and pathophysiology. Semin Neonatol,2004,9:23-36.

第6节　妊娠合并甲状腺功能亢进

甲状腺疾病在育龄妇女中较为常见,是仅次于妊娠期糖尿病的第二大妊娠期内分泌疾病。母体和胎儿的甲状腺功能有着密切的联系,甲状腺疾病可导致不良妊娠结局,并可能对后代的远期认知发育产生影响。2012年5月由内分泌学会与围产学会制定了《妊娠和产后甲状腺疾病诊治指南》,指南中支持国内有条件的医院和妇幼保健院对妊娠早期妇女开展甲状腺疾病筛查,筛查指标选择 TSH、FT_4、TPOAb,筛查时机选择在妊娠8周以前,最好是怀孕前筛查。因此,对妊娠期甲状腺疾病的诊治是产科医师面临的重要课题。产科医师需要了解妊娠期间甲状腺的生理改变以及甲状腺疾病的相关知识与妊娠的相互影响,才能正确解读和处理甲状腺检查指标。

病例1

29岁,G_2P_0,既往胎儿肺隔离症引产史,孕期平顺,早孕反应较重,无体重下降及酮症酸中毒,孕8周查TSH为0.03,FT_3、FT_4正常,TRAb及TPOAb阴性,无突眼、心慌、甲状腺肿大,未治疗,定期复查甲功,TSH为0.3~0.54,FT_3、FT_4正常,足月顺娩,新生儿体健,甲功正常。

病例2

28岁,G_1P_0,拟返回老家分娩,未规律产检。孕16周来我院,要求化验检查,询问病史,既往甲亢^{131}I治疗,诉正常,拒绝检测甲功。孕18周返诊,化验检查正常,再次建议检查甲功,结果回报TSH 48μIU/ml,FT_3↓,FT_4↓,考虑甲亢治疗后甲减,开始LT_4治疗,告知甲减对胎儿及新生儿的影响,监测随诊甲功。

病例3

27岁,G_2P_0,2010年诊断甲亢,TSH 0.01μIU/ml,不规律甲巯咪唑(MMI)治疗。2011年7月妊娠,孕8周,出现手抖、心慌、HR 110次/分,甲状腺Ⅱ度肿大,解释甲亢未控,病情危重,认真考虑后决定放弃妊娠。2012年2月再次妊娠,孕前咨询甲亢控制好,PTU 50mg,tid,HR 82次/分,无手抖,甲亢控制满意,可继续妊娠。TSH 0.45μIU/ml,FT_3、FT_4正常范围。孕期平顺,体重增长,新生儿正常。

病例4

32岁,G_1P_0,2011年查体发现甲亢,体重下降5kg,

大便次数↑,稀便,偶尔心慌,月经规律,TSH为0,TRAb↑,丙硫氧嘧啶(PTU)治疗效果不显,改为MMI,2012年4月发现妊娠后,改为PTU 50mg tid,TSH为0.03~0.01μIU/ml,PTU增量至100mg Bid。2012年5月18日超声CRL 1.5cm,有胎心,告知服药期间妊娠可能有的不良后果,甲亢、抗甲状腺药物、Graves病对母胎的不良影响,愿继续妊娠。孕期平顺。

❤ 诊治经验与点评

一、妊娠期甲状腺功能的变化及妊娠一过性甲亢

孕早期胎盘分泌大量的绒毛膜促性腺激素(hCG),hCG和TSH属于糖蛋白,它们的α-亚单位相同,β-亚单位不同。hCG和TSH的生理作用有部分交叉,当hCG水平较低时,对甲状腺没有刺激作用;当hCG显著升高时,就有刺激甲状腺分泌甲状腺激素的作用,孕妇可能出现一过性甲状腺功能亢进的表现。我们将hCG增高引起的甲亢称为妊娠期一过性甲亢,随着妊娠进展hCG下降,甲状腺功能也自然恢复正常,不需要治疗。例1为妊娠期一过性甲亢患者,随诊观察,妊娠经过顺利。

当hCG分泌显著增多时,大量hCG(或hCG类似物)刺激甲状腺滤泡细胞表面的TSH受体,甲状腺分泌甲状腺激素增多,出现甲亢,亦称妊娠一过性甲亢(GTT)或者妊娠相关甲亢。临床表现可有剧烈恶心、呕吐,体重下降,严重时可出现脱水和酮症,无自身免疫性甲状腺疾病史和体征,无甲状腺肿大及突眼和胫前黏液性水肿,TRAb及TPOAb阴性,甲功改变多为暂时性,且与hCG水平相关。治疗上以对症治疗为主,多不需要用药物治疗。随着妊娠过程的进展,胎盘分泌的hCG逐渐减低甚至消退,到孕中期甲状腺激素恢复正常,临床症状消失,TSH恢复正常通常要比甲状腺激素晚1~2个月。

孕中晚期胎盘分泌大量雌激素,过多的雌激素引起

血液中结合蛋白 TBG 升高,结合的甲状腺激素(TT_4,TT_3升高),尽管 TT_4 和 TT_3 升高,TT_4 水平是非妊娠时的 1.5~2 倍,但是游离的甲状腺激素保持正常(FT_4,FT_3),垂体分泌的 TSH 正常,孕妇的甲状腺功能正常。

二、甲亢对孕妇及胎儿的影响

甲亢孕妇的并发症包括:妊娠剧吐、流产、早产、贫血、妊娠期高血压疾病、胎盘早剥、充血性心力衰竭、甲亢危象、胎盘早剥和感染、1 型糖尿病等。妊娠早期发生甲亢,导致孕妇发生自然流产的危险性增加,可高达 26%;妊娠中晚期发生甲亢,会较早出现妊娠期高血压疾病,子痫前期,如水肿、血压高、蛋白尿,早产危险性显著增加,早产率高达 15%。此外,妊娠对甲亢有加重病情作用,可导致甲亢心脏病、充血性心力衰竭,甚至甲亢危象的发生。

对胎儿的影响包括:流产、早产、胎儿生长受限、胎位异常、胎儿窘迫、新生儿窒息、胎儿和(或)新生儿甲减、胎儿和(或)新生儿甲亢、死胎、新生儿畸形、足月小样儿等。国外学者 Millar 报道 181 例甲亢对妊娠的影响,足月小样儿(SGA)的发生率是正常妊娠组的 9 倍;孕妇甲亢控制不好,胎儿各个器官发育不成熟;孕妇交感兴奋,胎儿容易受到激惹在孕早期引起流产,孕晚期引起早产;孕妇处于高代谢状态,营养物质摄入不足,导致胎儿营养缺乏,生长受限;甲亢孕妇服用抗甲状腺药物治疗,药物可以通过胎盘,引起胎儿畸形已有报道;抗甲状腺药物剂量过大造成孕妇和胎儿甲减和胎儿甲状腺肿;母亲体内的甲状腺刺激免疫球蛋白(TRAb)可以通过胎儿,被动传递刺激胎儿甲状腺引起新生儿甲亢。

可以进行脐带血采样查甲状腺功能,以辅助确定胎儿是否有甲亢或甲减。对产前 TRAb 很高的甲亢产妇,出生时及生后 7~10 天需对婴儿甲状腺功能进行检查,以免遗漏对晚发性新生儿甲亢的诊断及处理。

三、甲亢患者的孕前咨询

例 2 的教训提醒我们甲亢患者一定要做好孕前咨询,需要到内分泌科进行咨询和评估,调整好药物的品种和剂量,同时注意避免一些诱发因素(如高热、腹泻、长期睡眠不足、精神压力太大),同时了解有无甲亢治疗后出现甲减。在确定怀孕后,嘱咐患者定时在内分泌科随诊。

最理想的情况是甲亢治愈后再怀孕;也可以经过 1~2 年的规律治疗,用最小剂量的抗甲状腺药物(甲巯咪唑 5mg/d 或丙硫氧嘧啶 50mg/d)维持 6 个月以上,甲状腺功能一直在正常值高限范围,停药后 6 个月 ~1 年甲亢没有复发;^{131}I 治疗后一定要避孕 6 个月再怀孕;争取在手术或放射碘(^{131}I)治疗甲亢后 6 个月 ~1 年,甲状腺功能维持正常后,再考虑怀孕;还要特别注意纠正甲亢治疗后继发的甲减。

妇产科医师也要了解患者甲亢的原因、病程、发作表现、治疗经过、目前甲状腺激素、TRAb 的水平,超声甲状腺的表现,对患者进行整体的评估。

四、甲亢患者意外怀孕如何处理

有些甲亢患者发现意外妊娠,需要内分泌科和产科医师进行综合评估,向患者告知利弊风险,帮助患者作出决定。

首先需要了解患者甲亢的严重程度,包括甲状腺肿大程度和药物剂量大小程度,一般来说,甲状腺越大,药物剂量越大,对胎儿影响越大,治疗也越困难。如果甲亢发病时间不长,比较年轻,在甲亢病情还没有得到控制时意外怀孕,那么在怀孕期会出现严重的恶心、呕吐,此时药物治疗甲亢困难,甲亢病情得不到控制,则建议积极治疗甲亢,终止妊娠,等待病情稳定或治愈后再考虑重新怀孕。如果甲亢的病程长,病情严重,并且出现心血管并发症,严重时可能会出现心衰,威胁到生命。建议内科评估,如果不适宜继续妊娠,建议尽早考虑人工流产。

^{131}I治疗后6个月之内怀孕的一定要建议终止妊娠,因为放射性物质对怀孕早期的胚胎有致畸的可能,还可能造成胎儿及新生儿先天性甲状腺功能减退;如果甲亢孕妇年龄偏大为高龄孕妇、不育史,那么甲亢、怀孕和ATD对胎儿和孕妇都有一定影响,需要综合评估这些风险,进行知情同意。如果患者能够理解,表示愿意承担风险并签字,则可以继续妊娠,同时积极控制甲亢,尽可能减少抗甲状腺药物的剂量。

病例3在初次意外怀孕后发现甲亢病情没有控制,建议积极治疗甲亢终止妊娠,再次怀孕前病情稳定,经过咨询可以妊娠,孕期定期监测,过程顺利。

五、甲亢患者的孕期处理与药物治疗

在怀孕期,甲亢会增加胎儿流产、早产、生长受限的可能性,而且孕期治疗甲亢手段有限,还要顾及到胎儿,所以怀孕早期要向患者交代发生妊娠期并发症的风险,强调定期服药、到产科和内分泌科门诊就诊随访的重要性,由两科共同管理,密切监测母亲和胎儿情况,以便及时诊断、处理妊娠并发症。

针对甲亢有三种疗法,即抗甲状腺药物(antithyroid drugs,ATD)、^{131}I和手术治疗。ATD的作用是抑制甲状腺合成甲状腺激素,常用的ATD为丙硫氧嘧啶(简称丙嘧,PTU)和甲硫咪唑(商品名他巴唑,MMI),^{131}I和手术则是通过破坏甲状腺组织来减少甲状腺激素合成。但^{131}I孕期禁用,而手术也须十分慎重。

孕妇甲状腺功能异常情况下,应该每2~4周测定FT_4和TSH,孕妇甲功正常后,可延长为每4~6周测定FT_4和TSH。在孕早期,有些孕妇甲亢的症状会加重,在孕中期和孕晚期,症状会逐渐减轻,此时需要及时减少ATD的剂量。有20%~30%的妊娠甲亢患者在孕晚期可以停止ATD治疗。对TRAb很高的患者需要继续服用药物直至产后,有些患者分娩后病情会复发或加重,故分娩后也需监测甲状腺功能。甲亢的孕妇可以服用加碘盐,加上饮食碘,一般不会超量,不会对妊娠造成损害,而胎儿碘营养不足给胎儿造成的不良影响是不可逆的。

甲亢孕妇尽可能应用最小剂量的 ATD。目前还没有孕期特异的正常参考范围,可以应用非妊娠的正常参考值,维持孕妇的 FT_4 在正常值的上限。美国甲状腺协会的指南中推荐在孕早期选用丙嘧,孕中期和孕晚期换用他巴唑,可以作为治疗妊娠合并甲亢的二线用药。在应用丙嘧治疗妊娠甲亢时,也未发现严重副作用,国内也未见丙嘧引起严重肝损伤的病例报道。ATD 对胎儿有致畸的作用,已有报道的他巴唑致畸作用包括头皮缺失、食管或肛门闭锁、食管气管瘘、后鼻孔闭锁、肾积水、乳头发育不良、面部异常和精神运动功能发育延迟等。已有报道的丙嘧致畸作用较他巴唑少,有个案报道新生儿肛门闭锁。另外,在美国发现数例孕妇服用丙嘧出现严重肝功能损伤的病例。另外,丙嘧不是脂溶性药物,相对不容易通过胎盘与乳房上皮细胞进入乳汁。对甲亢孕妇应该尽可能减少 ATD 的剂量,如有可能尽早停用。不要增加 ATD 剂量,同时甲状腺制剂 $L\text{-}T_4$(优甲乐或雷替斯)$L\text{-}T_4$ 治疗,会增加 ATD 可能的毒副作用,导致胎儿发生甲状腺功能减退和新生儿畸形的危险性增加。妊娠期间 β- 受体阻滞剂的使用会增加子宫敏感性,降低血糖,有可能使孕妇发生流产、早产,胎儿生长受限危险性增加。因此,妊娠期间应尽量避免使用 β- 受体阻滞剂。

六、甲亢孕妇的分娩期处理

产妇能否正常分娩,取决于产力、产道和胎儿三个因素,对于甲亢患者而言,还要考虑甲亢病情的情况,单纯甲亢不是剖宫产指征,只要甲亢病情不严重,心脏没有明显扩张,没有心功能不全就可以尝试阴道分娩,在阴道分娩过程中,可以给予吸氧、补充能量的处理。甲亢产妇如果病情严重,心脏扩大,过去或者现在又心力衰竭,心脏功能不能承受阴道分娩的重体力劳动,应考虑剖宫产分娩。如果在产前 B 超检查发现胎儿甲状腺肿大,临产后胎头俯屈困难,或有胎儿宫内窘迫的表现时,也应当考虑剖宫产。如分娩过程出现头盆不称、胎位异常及胎儿窘迫等情况,应及时改行剖宫产术,以免产程延长、产妇疲劳过度,导致分娩时心脏功能异常。此外,甲亢孕妇一般宫缩较强,胎儿偏小,产程相对较短,新生儿窒息率较高,应作好新生儿抢救准备。总体而言,多数甲亢孕妇可以阴道分娩,仅少数需要剖宫产。

七、甲亢孕妇产后哺乳

哺乳的甲亢母亲服用PTU<20~30mg/d 或 MMI<300mg/d对婴儿是安全的,对婴儿的甲状腺功能没有影响。需注意母亲应该在哺乳完毕后立即服用 PTU,间隔 3~4 小时再行下一次哺乳,服药期间必要时可以监测婴儿的甲状腺功能。

八、甲亢危象

甲亢危象的常见诱因有感染、手术、创伤、精神刺激等,本例的诱因为感冒发热。

甲状腺危象也称为甲亢危象,表现为所有甲亢症状的急骤加重和恶化,多发生于较重甲亢未予治疗或治疗不充分的患者。常见诱因有感染、手术、创伤、精神刺激等。甲亢危象的诊断主要靠临床表现综合判断。临床高度疑似本症及有危象前兆者应按甲亢危象处理。甲亢危象的死亡率为 20% 以上。甲亢危象的临床表现有:

1. 高热 >39℃,皮肤潮红、大汗淋漓。
2. 心动过速、心率与体温不成比例,可达≥160bpm,严重时心律失常(室早、室上速)、心衰。
3. 血压不升高,脉差大,血压下降。
4. 烦躁不安、嗜睡甚至昏迷。

5. 食欲缺乏、恶心、呕吐、腹泻、腹痛、体重下降。

6. 严重时肝功异常,黄疸,脱水,酸中毒,电解质紊乱。

甲亢危象的处理:

1. 病情严重时根据病史、临床表现作诊断并及时处理,不等甲功检查结果。

2. 去除诱因 如感染引起,抗生素治疗原发病。

3. 产科处理 如胎死宫内,积极处理危象,症状控制后引产。

4. 对症治疗 物理降温,如酒精擦浴、口服 NSAIDs、静脉补液,纠正电解质紊乱,注意保证足够热量及液体补充,每天补充液体 3000~6000ml。

5. 丙基硫氧嘧啶 PTU 首次口服或经胃管给入 600mg,以后 200mg,每 8 小时一次,每天维持量 600mg。

6. 碘溶液 使用 PTU 后 1 小时,口服饱和碘化钾溶液,5 滴 / 次,q6h,或碘化钠静脉注射 1.0g 溶于 500ml 液体中静点,第一个 24 小时可用 1~3g。

7. β受体阻滞剂 降低心率,普萘洛尔口服 20~30mg,q6h;或紧急时可静脉注射,单次 1~2mg。

8. 类固醇药物 肌内注射地塞米松 2mg,q6h,或静脉氢化可的松 50~100mg,每 6~8 小时静脉滴注一次,阻止 T_4 向 T_3 的转化,防止急性肾上腺功能不全,促进胎肺成熟。

九、妊娠期甲状腺疾病筛查

2012 年由内分泌学会与围产学会制定的《妊娠和产后甲状腺疾病诊治指南》支持国内有条件的医院和妇幼保健院对妊娠早期妇女开展甲状腺疾病筛查,筛查指标选择 TSH、FT_4、TPOAb,筛查时机选择在妊娠 8 周以前,最好是怀孕前筛查。妇产科医师尤其要重视在高危人群中对孕妇进行甲状腺疾病的筛查,包括甲亢或甲减、产后甲状腺炎或甲状腺叶切除史、甲状腺疾病家族史、甲状腺

肿、甲状腺自身抗体(如已知)、有甲状腺功能不全的症状
或临床体征(贫血、胆固醇升高、低钠血症)、1 型糖尿病、
其他自身免疫性疾病、不育(检查包括 TSH)、既往头部或
颈部放射治疗、既往流产或早产史。

但是,仅对高危人群选择性筛查可能遗漏 30% 的甲
减妇女和 69% 的甲亢妇女,因此需考虑对所有孕妇进行
甲功的筛查。然而,关于妊娠期甲减的筛查一直备受争
议。支持者建议对妊娠妇女进行甲功筛查的依据包括:
①人群中尤其是女性中甲减的发病率高;②孕期甲减的
症状不典型;③甲减与母儿不良妊娠结局相关,并可影响
后代的神经系统发育;④ TPOAb 阳性与甲减及不良妊娠
结局有关;⑤治疗后可能改善妊娠结局。但反对筛查的
依据在于:①对妊娠期亚临床甲减和低 T_4 血症导致不良
妊娠结局的证据不足;②治疗是否能改善预后证据不足;
③在孕 12 周(大脑发育早期)以后再治疗可能对防止脑
损伤效果不大;④成本过高。因此,目前还没有证据支持
或反对早孕期甲状腺功能的普遍筛查。

Negro 等对 4500 多例孕妇随机分组:即早孕期普遍
筛查甲功或仅对高危人群检查甲功(TSH,FT_4,TPOAb),
对甲功异常者[包括甲减:THS>2.5 且 TPOAb(+)者,或
甲亢:TSH 测不出且 FT_4 升高者]进行治疗,结果发现两
组的妊娠结局无显著差异,而普遍筛查组中低危人群的
妊娠结局得到改善。

(马良坤)

参 考 文 献

1. Panesar NS,Li CY,Rogers MS. Reference intervals for thyroid
   hormones in pregnancy Chinese women. Ann Clin Biochem,
   2001,38:329-332.

2. The American Thyroid Association Taskforce on Thyroid Disease During Pregnancy and Postpartum, Alex SG, Marcos A, Erik A, et al. Guidelines of the American Thyroid Association for the Diagnosis and Management of Thyroid Disease During Pregnancy and Postpartum. Thyroid, 2011, 21:1081-1125.

3. Feldt-Rasmussen U, Bliddal Mortensen AS, Rasmussen AK, et al. Challenges in Interpretation of Thyroid Function Tests in Pregnant Women with Autoimmune Thyroid Disease. J Thyroid Res, 2011, 10:2011:598712.

4. Wikner BN, Sparre LS, Stiller CO, et al. Maternal use of thyroid hormones in pregnancy and neonatal outcome. Acta Obstet Gynecol Scand, 2008, 87:617-627.

5. Emily SM, William AG. Screening for thyroid disease during pregnancy. Clin Obstet Gynecol, 2011, 54:471-477.

第7节 妊娠合并系统性红斑狼疮

系统性红斑狼疮(SLE)是一种全身性的自身免疫性疾病,主要发病人群为育龄妇女。随着对 SLE 诊治水平的提高,在过去的 20 多年里 SLE 患者的存活率大幅度提高,SLE 患者的 20 年存活率已经达到 60% 以上。患有 SLE 的女性患者的生育能力与非 SLE 同龄女性相比没有差异,因此,随着这些患者生存时间的延长,婚育已经成为重要的临床问题。由于性激素在 SLE 发病中的作用,SLE 患者在妊娠期间会出现病情复发或加重,约有 1/3 的患者最终以剖宫产的方式终止妊娠,近 1/3 以上的患者出现早产,20% 以上的患者发生子痫或子痫前期,有近 30% SLE 孕妇合并胎儿生长受限(FGR),因此 SLE 患者的妊娠属于高危妊娠;此外,有半数以上的 SLE 患者会出现病情复发或加重,危及胎儿及孕妇的安全。我国报道的母婴死亡率高达 8.9%。本文通过对妊娠合并系统性红斑狼疮病例的诊治,分析并讨论妊娠合并 SLE 孕妇的围产期管理,以提高我国 SLE 患者的妊娠成功率和母婴存活率。

病例

患者 39 岁,主因宫内孕 37^{+1} 周,阴道流液 9 小时入院。

入院情况:平素月经规,3~4 天 /30 天,量中,痛经(−)。停经 35 天尿 hCG(+),孕 8 周 B 超:顶臀长 3.8cm,核 EDC 准。孕期无高血压,近 1 周尿蛋白(+)。羊穿染色体核型未见正常,50g 糖(−),曾有 ALT 119U/L,后多次复查正常。诊断为 SLE 9 年,予泼尼松治疗,7 年前诊断为混和结缔组织病、皮肌炎。近 2 年泼尼松 12.5mg qd,病情稳定,妊娠后改为泼尼松 15mg qd,每月免疫科会诊,免疫指标基本正常。末次 B 超(2007-5-9):BPD 9.0cm,AC 30.7cm,AFI 9cm。患者孕 35 周后每周门诊产前检查,孕期免疫指标基本正常,孕 36 周抗双链 DNA 阴性,补体 C_3:101mg/dl,补体 C_4:11.0mg/dl。孕 37 周尿常规:尿蛋白 0.3g/L,考虑择期手术。次日因胎膜早破入院。2007-6-7 因阴道流液 9 小时,试纸变色,伴不规律宫缩急诊入院。

入院诊断:宫内孕 37^{+1} 周,胎膜早破,高龄初产,结缔组织病,MCTD 可能性大,系统性红斑狼疮。

诊治经过:入院后行急诊剖宫产,手术顺利,术中出血 200ml,术前及术后 2 天琥珀酸氢考 200mg iv drip,术后第 3 天改泼尼松 15mg qd。术后第 3 天,活动后出现胸闷,气短,休息后好转,8PM 始感胸闷,气短,不能平卧,后感剧烈头痛,测血压 200/100mmHg,内科会诊:予降压治疗,头痛有所缓解,血压下降满意,停药后有血压反复。凝血 PT 略延长,D-Dimer 略延长,考虑不除外肺栓塞可能,应用低分子肝素抗凝治疗,并于术后第 4 天 11:30AM 转入内科继续降压等治疗。5:30PM 患者心率增加至 140bpm、律齐,意识淡漠,6PM 突发意识不清、右侧面部及右侧肢体抽搐、颈部向右侧强直、有大小便失禁,双侧瞳孔等大、直径约 5mm、对光反射消失,予以地西泮治疗后症状消失,但意识未恢复,同时予气管插管呼吸机辅助呼吸,神经科会诊考虑癫痫大发作,建议急查头颅 CT,示左侧颞叶片状低密度灶,未见出血灶。产科会诊考虑临床症状不符合产后子痫,不除外狼疮脑病;免疫科考虑突发头疼、血压升高不除外狼疮脑病,但全身症状表现不支持,建议行腰穿查 CSF;予以 20% 甘露醇 125ml q8h、甘油果糖 500ml q12h 降颅压等治疗,于当晚 11:30PM 转入 ICU 病房。入 ICU 后继续以上治疗,持续呼吸机辅助呼吸,继续原发病、抗感染、对症支持等治疗,血流动力学检测,完善各项检查,行腰穿,多科会诊等。同时气管插管导管内吸出大量血性痰,胸片和临床表现提示弥漫性肺泡出血,间断行血浆置换、甲泼尼龙冲击、丙球等治疗原发病,肺内出血较前好转,体温正常,神志逐渐转清,但胸片仍示较重肺部感染,血培养、痰培养及涂片均提示有鲍曼不动杆菌,先后予凯复定、他格适、科赛斯、泰能、美平等抗感染。从术后第 23 天开始,患者再次出现神志不清,体温渐升高达 40℃以上,WBC 再次进行性升高,Hb、Plt 下降,凝血功能极差,肝功能、肾功能进行性变差,血压下降,一直给予极高呼吸机条件 VC 模式辅助呼吸,大剂量血管活性药物和扩容,输注 RBC、血小板、血浆,监测血流动力学,患者病情仍危重,血压 110/45mmHg、心率 130bpm。术后第 26 天 3:15AM 突然出现心搏骤停,给予心肺复苏无效,患者家属签字放弃胸外心脏按压和电除颤,3:45AM 宣布患者死亡。

死亡诊断: 多脏器功能衰竭,感染性休克,急性肾衰竭,急性肝功能衰竭,急性上消化道出血,系统性红斑狼疮,狼疮脑病,狼疮性肺毛细血管出血,剖宫产术后。

♥ **诊治经验与点评**

一、产科方面

1. SLE 患者妊娠的适应证是什么？

SLE 患者必须同时满足下述条件才可以考虑妊娠：

（1）病情不活动且保持稳定至少 6 个月。

（2）糖皮质激素的使用剂量为泼尼松 15mg/d（或相当剂量）以下。

（3）24 小时尿蛋白排泄定量为 0.5g 以下。

（4）无重要脏器损害。

（5）停用免疫抑制药物如环磷酰胺、甲氨蝶呤、雷公藤等至少 6 个月。

（6）没有服用妊娠期间不允许服用的药物（见下文）。对于孕前一直服用羟基氯喹（HCQ）的患者建议妊娠期间继续使用。

2. SLE 患者妊娠禁忌证有哪些？

以下情况属于 SLE 患者妊娠禁忌证：

（1）严重肺动脉高压（估测肺动脉收缩压 >50mmHg，或出现肺动脉高压的临床症状）。

（2）重度限制性肺部病变（FVC<1L）。

（3）心功能衰竭。

（4）慢性肾衰竭（Cr>2.8mg/dl）。

（5）既往有严重的先兆子痫或即使经过阿司匹林和肝素治疗仍不能控制的 HELLP 综合征。

（6）过去 6 个月内出现脑卒中。

（7）过去 6 个月内有严重的狼疮病情活动。

3. SLE 患者的产科随诊内容及频率是什么？

应定期对 SLE 患者进行密切的产科随访。产科随访内容包括常规产科检查、血压监测、胎心监测，在妊娠 16 周后应每月进行一次胎儿 B 超检查，以监测胎儿的生长情况以及是否有畸形。如果出现胎儿生长受限或先兆子痫表现,则应该缩短随诊间隔;在妊娠 28 周后,应每 2 周进行一次脐带动脉血流 Doppler 检查,监测胎儿血供情况;自 28 周始,原则上应每 2 周进行胎儿监测。如有异常可每周进行脐带动脉血流 Doppler 检查和胎儿监测。对于血清抗 SSA 或抗 SSB 抗体阳性,或前次胎儿发生心脏异常的母亲,在妊娠 16~24 周期间建议每 2 周行胎儿心脏超声检查,监测胎儿心脏功能情况,在 24 周后应每 3~4 周进行一次胎儿心脏超声检查。如果发现胎儿出现心脏异常或传导功能异常,建议每 1~2 周进行 1 次胎儿心脏超声检查,直至胎儿出生。在胎儿心脏超声时发现心脏传导功能异常时,可以使用地塞米松或倍他米松进行治疗;亦可使用丙种免疫球蛋白静脉注射治疗。

4. SLE 患者的终止妊娠的时机及分娩方式如何选择?

对于在整个妊娠过程中病情都稳定的患者,可以采取自然分娩的方式来结束妊娠,但对于妊娠期间病情不稳定或出现产科并发症的患者,可以采取剖宫产。出现以下情况时,应尽早终止妊娠:

(1)妊娠前 3 个月即出现明显的 SLE 病情活动。

(2)孕妇 SLE 病情严重,危及母体安全时,无论孕期大小都应尽早终止妊娠。

(3)孕期检测发现胎盘功能低下,危及胎儿健康,经产科与风湿科治疗后无好转者。

(4)出现以下并发症时:①重度妊娠高血压;②精神、神经异常;③脑血管意外;④弥漫性肺部疾病伴呼吸衰竭;⑤重度肺动脉高压;⑥ 24 小时尿蛋白排泄定量在 3g 以上;⑦ SLE 患者妊娠期间病情复发的治疗。

二、免疫科方面

1. SLE 患者的风湿科随诊内容　SLE 患者一旦经产科确定妊娠后,需立即转诊到风湿免疫专科进行随诊。

确定妊娠后的就诊内容包括详细的病史与体格检查,检查有无疾病活动或复发的临床表现,同时应进行全面的实验室检查,包括血常规、尿常规、24 小时尿蛋白排泄定量、血清补体、免疫球蛋白定量、抗 ds-DNA 抗体水平、抗 SSA/Ro 抗体、抗 SSB/La 抗体、抗心磷脂抗体(抗 Acl 抗体)、狼疮抗凝物(LA)、抗 β_2 糖蛋白 -1 抗体(抗 β_2GP-1 抗体)、肝功能、肾脏功能、生化及电解质水平检测、血糖、血尿酸水平;同时应行胎儿 B 超声检查,明确胎儿的确切孕龄。

2. **SLE 妊娠患者的风湿科随诊频率**　在确定妊娠初次就诊后,应根据患者的具体情况考虑整个妊娠过程中的随诊频率。推荐的随诊频率为妊娠 28 周前每 4 周一次,自第 28 周始每 2 周随诊一次。随诊时需对有关 SLE 疾病活动的临床表现进行详细的问诊与体格检查,同时应进行血常规、尿常规检查,24 小时尿蛋白排泄量定量检测,血清抗 ds-DNA 抗体水平、补体水平、生化及电解质、血糖、血清尿酸水平检测;对于抗磷脂抗体阳性的患者,应定期进行抗磷脂抗体的检测。

3. **SLE 患者妊娠期间病情复发的治疗有哪些?**　有近 50% 的患者在妊娠期间会出现病情活动或复发,对于病情轻度活动的患者,可以将糖皮质激素加量至泼尼松 20mg/d(或相当剂量的其他糖皮质激素,但不建议使用含氟的糖皮质激素)4 周,然后逐渐减量至泼尼松 15mg/d 以下维持。妊娠前没有使用羟基氯喹的患者应加用,推荐剂量为 200mg,每天 2 次;病情中、重度活动的患者,可采用大剂量泼尼松治疗或使用甲泼尼龙冲击治疗;口服大剂量糖皮质激素的时间应尽量短,以控制病情为宜,并尽快将泼尼松的剂量减至 15mg/d 以下,没有使用 HCQ 的患者应加用,推荐剂量为 200mg,每天 2 次。如果病情需要加用免疫抑制剂,尤其是肾脏病变严重需要进行免疫抑制治疗时,可使用硫唑嘌呤、环孢素或他克莫司。

（宋亦军）

参 考 文 献

1. Lateef A, Petri M. Management of pregnancy in systemic lupus erythematosus. Nature reviews. Rheumatology, 2012, 8(12): 710-718.
2. Baer AN, Witter FR, Petri M. Lupus and pregnancy. Obstet Gynecol Surv, 2011, 66(10): 639-653.

第8节 妊娠期高血压疾病

妊娠期高血压疾病是妊娠期常见的并发症, 发生率约5%~12%, 是孕产妇和围产儿病死率升高的主要原因。全世界每年有5万~6万例与子痫前期或子痫相关的母亲死亡。中华医学会妇产科学分会妊娠期高血压疾病学组在2012年发布了我国的《妊娠期高血压疾病诊治指南》, 将妊娠期高血压疾病分为: 子痫前期、子痫、妊娠合并慢性高血压、慢性高血压并发子痫前期、妊娠期高血压。2013年, 美国妇产科协会(ACOG)的指南中对妊娠期高血压疾病的分类没有改变, 但在诊断标准上有所变化。妊娠期高血压疾病, 尤其是子痫前期、慢高并发子痫前期和子痫, 诊断上通常并不困难, 但在处理上仍有一些值得思考的问题。

病例1

患者31岁, G_3P_2, 因"宫内孕38^{+1}周, 抽搐1天"转诊至我院。患者孕期无规律产检, 宫内孕38周上午出现四肢抽搐、躁动不安、神志不清, 持续约30秒, 共发作6次。

于本地医院测血压200/120mmHg,血常规PLT 37×10^9/L,HGB 171g/L。头颅CT示脑实质多发低密度影,脑水肿? 静脉性脑梗死? 予硫酸镁、地西泮治疗后抽搐控制。急诊转至我院。

既往史:患者于2003年、2007年均因孕足月,妊娠期高血压疾病行剖宫产术。

入院诊断:宫内孕38^{+1}周 G$_3$P$_2$

    子痫

    胎儿生长受限

    胎儿宫内窘迫(心型)

    两次剖宫史

诊治经过:急诊查血压164/120mmHg,血常规PLT 37×10^9/L,HGB 139g/L,WBC 20.66×10^9/L。单次尿蛋白0.3g/L;ALT 27U/L,Cr 92μmol/L,Alb 24g/L;凝血D-二聚体2.33mg/L。肝胆胰脾肾超声未见明显异常。急诊NST平直,无反应型。急诊B超示:BPD 7.7cm,AC 24.8cm,羊水指数6.0cm,脐血流频谱舒张期为零。臀位,胎儿估重1512g。即刻行急诊剖宫产,新生儿重度窒息,家属放弃抢救。患者术中血压波动于100~200/60~140mmHg,术后转ICU,予硫酸镁1.0g/h持续泵入24小时,甘露醇脱水治疗,硝普钠静脉泵入控制血压,血压波动于145~155/100~110mmHg,后改用拉贝洛尔100mg tid降压,血压控制满意后出院。

♥ 病例2

患者30岁,G$_2$P$_0$,因"宫内孕28^{+1}周,发现血压高1天"入院。患者平素月经规律,我院规律产检,孕期血压控制在125~140/80~100mmHg,尿蛋白1.0~0.3g/L,24小时尿蛋白定量0.1g。孕28^{+1}周感胃部不适,自测血压200/100mmHg来我院急诊,复测血压196/98mmHg,单次尿蛋白≥3g/L,眼底A:V=2:3,PLT 86×10^9/L,肌酐

88μmol/L，APTT 138.4 秒，以重度子痫前期收入院。

既往史：患者 7 年前因右小腿无力，外院超声发现右小腿静脉血栓，予弹力袜治疗。1 年前再次因右下肢乏力，外院超声诊断右大腿静脉血栓，行溶栓＋华法林抗凝治疗。因反复发生血栓，孕 2 个月时于我院免疫科诊断抗磷脂抗体综合征，孕期给予阿司匹林 100mg qd 口服，克赛 0.6ml 皮下注射 bid 抗凝。

入院诊断：宫内孕 28^{+1} 周 G_2P_0

重度子痫前期

臀位

抗磷脂抗体综合征

凝血功能异常

右下肢深静脉血栓史

诊治经过：入院后予硫酸镁解痉，拉贝洛尔 100mg tid，拜新同 30mg qn 控制血压不满意，药物加量至拉贝洛尔 150mg tid，拜新同 30mg q12h，血压控制在 150~170/80~100mmHg。患者未诉特殊不适，无头痛头晕，无视物模糊，无腹痛及阴道流血流液。解痉后单次尿蛋白波动于 trace-1.0g/L，24 小时尿蛋白 5.71g。血小板进行性下降，波动于 $(58\sim73)\times10^9$/L。入院后停用阿司匹林，继续克赛 0.6ml 皮下注射 bid 抗凝。APTT 明显延长，波动于 91.7~138.4 秒，APTT 血浆纠正试验 53.4 秒；TT 波动于 23.7~24.5 秒；D-Dimer 轻度缓慢升高，波动于 0.25~0.96mg/L；ALT 由 25 持续缓慢升高至 44U/L，肌酐由 88 升高至 97μmol/L。ESR 69mm/h，CRP 6.71mg/l，C_3 0.525g/L，C_4 0.055g/L，IgM 3.14g/L，IgG，IgA 正常，β_2 MG 4.87mg/L，LA 3.40，ACL 25 PLIgG-U/ml，β_2 GP1 98RU/ml。右侧股浅静脉及腘静脉陈旧性血栓伴少部分再通，左侧下肢动静脉，双肾动静脉，双髂动静脉未见明显异常。孕 28^{+2} 周超声提示符合孕 26 周，估胎儿体重 990~1041g。

免疫科、麻醉科、ICU、儿科多科会诊,考虑抗磷脂抗体综合征(APS)诊断明确,需继续克赛抗凝治疗,同时合并其他免疫性疾病可能性大,如系统性红斑狼疮。结合C_3、C_4明显下降,考虑免疫病活动,需采用激素治疗,甲泼尼龙40mg qd,建议使用人免疫球蛋白,封闭自身抗体,改善凝血功能。患者血压较高,24小时尿蛋白明显异常,存在早发型重度子痫前期,已积极降压治疗,终止妊娠后高血压病情可能好转。目前虽积极抗凝、降压治疗,但患者仍有发生多器官广泛血栓、胎盘早剥、胎死宫内等风险。胎儿28$^+$周,存在胎儿生长受限,早产不可避免,早产儿各系统发育较差,向患者及家属讲明早产儿的并发症及风险,如感染、坏死性小肠结肠炎、NRDS、窒息等,即使存活,远期可能遗留严重后遗症,如脑瘫、智力发育障碍、早产儿视网膜病等。向患者及家属交代病情后,要求积极抢救新生儿并接受IVIG治疗。28^{+3}周起予甲泼尼龙40mg qd iv.drip 5天,人免疫球蛋白20g qd iv.drip 3天。单次尿蛋白波动于trace-1.0g/L,24小时尿蛋白下降至2.98g后再次升至6.28g;血小板逐渐回升至$99×10^9$/L;ALT波动于33~43U/L;肌酐继续缓慢升高至114μmol/L。孕29周复查B超提示:双顶径7.1cm,腹围22.9cm,股骨长4.5cm,羊水指数16.4cm,胎盘后壁,胎儿脐动脉舒张期血流反向,考虑存在胎儿宫内窘迫,停用克赛,急诊行剖宫产。新生儿体重870g,转NICU。患者术后转ICU,继续予解痉、降压、抗感染、激素治疗,由ICU病房转免疫内科继续治疗。

💗 诊治经验与点评

一、妊娠期高血压疾病的诊断

ACOG 2013年的指南中不再强调蛋白尿对子痫前期及子痫的诊断意义,而是认为妊娠20周以后出现高血压,如合并血小板降低、肝功能异常(高于正常上限2

倍)、新发肾功能不全、肺水肿或颅脑/视觉受损,就可以诊断子痫前期。尿蛋白/肌酐比值≥0.3是子痫前期的诊断指标之一。而不伴有这些情况,出现在妊娠20周以后的高血压,则诊断为妊娠期高血压。我国2012年指南认为尿蛋白阳性是子痫前期的必要诊断标准,我院仍以2012年国内指南对妊娠期高血压疾病进行分类及诊断。第1例病例诊断上是没有争议的。第2例患者患有风湿免疫病,风湿免疫病活动的表现有时与子痫前期相似,因此,诊断重度子痫前期时需要对基础病和子痫前期的指标分别进行评估,并通过每周的动态监测,帮助诊断。此患者血压升高时尿蛋白明显增高,当时肝肾功能、血常规、补体尚正常,因此考虑为重度子痫前期。

二、子痫前期的监测及治疗

子痫前期的基本病理生理变化是全身小血管痉挛、内皮损伤和局部缺血,从而造成肝脏、肾脏、心血管、脑、血液和子宫胎盘灌注的病理改变。因此,对于慢性高血压或妊娠20周后血压增高的孕妇,应当监测这些脏器的改变及胎儿生长发育情况,包括血常规、尿常规、肝肾功能、凝血、B超、胎心监测、眼底等。尤其在急诊接诊高血压孕妇时,应尽快通过这些检查评估病情。这两个病例,第1例是急诊接诊,迅速评估了上述指标并作出处理,是产科危急重症诊治的典型案例。第2例是我院定期产检患者,因围产保健时嘱患者监测血压,故及时发现了病情的变化。这也是我院产检的孕妇子痫前期不良结局发病率低的重要原因。

妊娠期高血压疾病的治疗目的是控制病情、延长孕周、确保母儿安全。治疗基本原则是休息、镇静、解痉、有指征地降压、密切监测母胎情况,适时终止妊娠。我院对于收缩压>150mmHg和(或)舒张压>100mmHg的孕妇采用降压治疗,常用药物为拉贝洛尔和硝苯地平,根据血压情况调整药量,争取控制在140/90mmHg。血压下降过快可能引起胎盘早剥。硫酸镁是子痫治疗的一线药物，也是重度子痫前期预防子痫发作的预防用药。我们在接诊转诊患者时，常常发现硫酸镁使用不规范。首先应给予负荷量，然后按照 1.5g/h 的速度静脉点滴，每天总量不超过 30g，肾功能不全的患者需要减量使用。在用药过程中，需要记录尿量、膝腱放射、呼吸次数，连续多天使用硫酸镁的患者要监测镁离子浓度。如出现中毒表现，停用硫酸镁并静脉缓慢推注 10% 葡萄糖酸钙 10ml。

三、终止妊娠时机

妊娠期高血压疾病治疗中，终止妊娠需要综合评估母儿情况作出决定。通常，妊娠期高血压或妊娠合并慢性高血压，没有脏器损害的情况下，我们在预产期前终止妊娠，分娩方式取决于其他产科情况。而子痫患者，无论孕周大小，症状得到控制 2 小时后终止妊娠，以剖宫产为宜，例如第 1 个病例。轻度子痫前期患者可期待至足月，重度子痫前期患者则需个体化评估终止妊娠时机，包括母亲脏器功能、经正规治疗后病情是否好转、胎儿是否可存活、患者对于抢救新生儿的意愿等，第 2 个病例虽孕周小，但胎儿脐动脉舒张期血流已反向，继续妊娠弊大于利，结合患者意愿，及时终止了妊娠。产后 24 小时仍应给予硫酸镁解痉，预防产后子痫发生。

四、子痫的处理

单独提到子痫的处理，是因为子痫发作时凶险，需要临床医师心中有数，不至于慌乱。子痫可以发生在产前、产时和产后，处理原则为硫酸镁控制抽搐、地西泮静脉镇静、甘露醇降颅压、纠正缺氧和酸中毒、控制血压、尽快终止妊娠。子痫发作时医护需紧密配合，防止坠地、咬伤、窒息。这其中硫酸镁的应用非常重要，较快的方法是将 4g 硫酸镁加入 5% 的 GS 中快速点滴，然后 1.5g/h 的速度维持。症状控制后尽快终止妊娠。

最后,妊娠期高血压疾病,尤其是子痫前期,目前还没有非常有效的预防手段,也无法逆转,但是围产保健对于结局的改善是毋庸置疑的,良好的监测和及早干预对妊娠结局有重要的意义。

（周希亚）

参 考 文 献

1. 中华妇产科学分会妊娠高血压疾病学组 . 妊娠期高血压疾病诊治指南(2012 版). 中华妇产科杂志,2012,47(6):476-480.

2. 北京协和医院 . 北京协和医院医疗诊疗常规——产科诊疗常规 . 北京:人民卫生出版社,2012:27-32.

3. Hypertension in Pregnancy. ACOG,2013.

第9节　妊娠合并心脏病

妊娠合并心脏病是孕产妇死亡的主要原因之一。随着风湿性心脏病的减少,先天性心脏病已成为目前最常见的妊娠期心脏病。妊娠 32~34 周、分娩期以及产后 3 天内是心脏负担最重的三个阶段,容易发生心力衰竭。产科医师需要与内科医师密切合作,对这些妇女进行孕前评估、孕期监护和分娩期处理。

💗 病例

28 岁,G_3P_1,宫内孕 38^{+5} 周,发现胎死宫内 2 天入院。患者于外院不规律产检,自诉孕期血压正常,尿蛋白阴性,未行唐筛及妊娠期糖尿病筛查,晚孕期未行产检。孕 38 周因临近预产期于外院就诊,血压正常,胎儿 B 超未见异常。孕 38^{+3} 周自觉胎动减少,B 超提示胎死宫内。

孕妇血压波动在 170~140/140~120mmHg，偶有气促、咳嗽，无下腹痛、阴道出血。2 天后我院就诊，查血常规（-）、ALT 117U/L、Cr 169μmol/L；心电图提示：窦性心动过缓，Ⅰ、Ⅱ、V_5、V_6 导联 T 波倒置。予完善相关心脏检查：CK 1875U/L，CKMB-mass 29.9μg/L，cTnI 0.619μg/L。UCG：心肌病变，全心增大，左室收缩功能重度减低，EF 27%，右室收缩功能轻度减低，左室限制性舒张功能减低，中~重度二尖瓣关闭不全，轻度三尖瓣关闭不全，主动脉增宽，轻度肺动脉高压 45mmHg，少量心包积液。追问病史发现：患者于孕 36 周起出现咳嗽，伴黄痰、尿量减少，后逐渐出现活动耐量减低、胸闷、夜间不能平卧，伴双下肢水肿。既往：2010 年 7 月剖娩一足月活女婴，体健，药物流产 1 次。

入院诊断：孕 38$^+$ 周，G_3P_1，胎死宫内，围产期心肌病，妊娠期高血压疾病，剖宫产史。

诊治经过：入院后组织多科会诊，讨论如下：

1. 根据患者心功能及既往剖宫产史，考虑分娩方式为剖宫产。

2. 患者血压 170~140/140~120mmHg，尿蛋白（+），考虑子痫前期可能。

3. 患者既往无心脏相关问题，近期出现乏力、夜间阵发性呼吸困难，根据心肌酶及心脏超声，考虑围产期心肌病诊断明确。心脏功能较差，随时有猝死可能，产后心脏功能不一定能完全恢复。再次妊娠围产期心肌病复发率较高，围术期应特别注意维持水、电解质平衡。

4. 无绝对手术禁忌，麻醉方式宜采用全麻，术中加强监护，术后入 ICU，与患者及家属交代术后心衰、肝肾衰及 DIC 可能，可能需要床旁血滤，术前充分备血。

5. 因患者配偶不在现场，在医务处在场见证下以电话免提向患者配偶交代病情及风险，患者配偶授权其妹妹全权负责。向患者及家属交代病情及手术风险，签署相关知情同意书。

产时及产后情况:患者于全麻下娩一死男婴,体重3300g,身长50cm,胎盘及胎儿送病理,术后返ICU。镇静、镇痛,呼吸机辅助通气,监测CVP(12mmHg→9mmHg),予利尿减轻容量负荷、退乳等治疗,术后第2天拔出气管插管,持续鼻导管吸氧下血氧饱和度维持正常。病情稳定后转入心内科病房继续利尿、限盐限水、抗感染、化痰、补铁、补钾等对症支持治疗。

💓 诊治经验与点评

一、围产期心肌病

这是一例围产期心肌病患者。围产期心肌病是晚孕期或产褥期早期导致孕产妇心力衰竭的罕见病因,但却是围产期特有的心脏疾病。此类患者既往无心脏病病史,晚孕期或产后6个月内发生扩张性心肌病并出现心衰表现,无法用其他病因解释。发生心衰的孕妇往往具有产科并发症,例如子痫前期、急性贫血、感染。肺栓塞几率高。本例病例为典型病例。如胎儿存活,也应当终止妊娠并治疗心衰。

二、妊娠合并心脏病的孕期评估要点

在孕前已知患有心脏病的患者,应当请心内科及心外科医师评估,确定心脏病的类型、程度、心功能、是否需要手术,并判断是否可以妊娠。对于心功能3~4级、有心衰病史、有症状的心律失常、短暂脑缺血发作、中重度肺动脉高压、肺水肿者,不宜妊娠。能够怀孕的心脏病患者,还需要了解做过哪些治疗,并在整个孕期注意有无劳累后心悸、气急、能否平卧等,及早发现早期心衰的征象。心衰的早期临床表现包括:①轻微活动后胸闷、气急、心悸;②夜间不能平卧或需要到窗前呼吸新鲜空气;③休息时心率>110次/分,肺底有湿啰音。临床表现、查体、心电图和心脏超声是诊断的重要手段。

对于先心病的孕妇,应当注意其胎儿是否存在心脏结构畸形,通过胎儿心脏超声进行排查。孕期监测胎儿的生长发育,纠正贫血,并在晚孕期进行 NST 监测。

三、妊娠合并心脏病的围产期处理

孕期顺利者,应在孕 36~38 周评估心功能,与心内科医师共同商定分娩方式。特别注意纠正贫血及电解质紊乱。

心功能 1~2 级、胎儿不大、宫颈条件好、骨盆正常者,可以考虑阴道分娩,但应当缩短产程,尤其是第二产程,胎儿娩出后在孕妇腹部压砂袋。补液速度不宜快,进入产程后给予抗生素预防感染。产后注意保持大便通畅。建议穿弹力袜预防血栓形成。

有产科指征、不符合阴道分娩条件的产妇宜剖宫产终止妊娠。术前与心内科、麻醉科会诊协商手术中注意事项及麻醉方式。术中给予预防性抗生素,胎儿娩出后在孕妇腹部压砂袋。可以采用缩宫素子宫肌层内注射或静脉点滴。心功能 3~4 级者术后应退奶。

对于未规律产检的心脏病患者,就医时往往已经有症状,需要心脏科医师诊断心脏疾病并评估其继续妊娠的风险,而风险往往极高。需要多科协作救治,并向患者及其亲属充分交代风险。

(周希亚)

参 考 文 献

1. F. Cunningham, Kenneth Leveno, Steven Bloom, et al. Williams Obstetric. 23rd edition. New York: McGrawHill, 2013.
2. 北京协和医院. 北京协和医院医疗诊疗常规——产科诊疗常规. 北京: 人民卫生出版社, 2012.

第10节　凶险性前置胎盘

凶险性前置胎盘是指在前次剖宫产的基础上本次妊娠为胎盘前壁合并前置胎盘。近年来,随着剖宫产率增加,凶险性前置胎盘合并胎盘植入发生几率增加,分娩时胎盘剥离困难,导致无法控制的产后大出血,是产科最严重的并发症之一。目前国际上并没有统一的凶险性前置胎盘具体诊治流程和规范,而更应该根据孕妇的病史、孕周、胎儿大小,有无合并胎盘植入以及植入的深度,累及的脏器等多种情况,充分评估不同处理措施对于孕妇及胎儿的风险及收益,遵循个体化原则进行诊治。孕期及围术期处理是减少不良母婴结局的关键。

病例

宫内孕 34^{+4} 周,G_7P_1,可疑胎盘植入入院。患者平时月经规律。孕17周曾阴道出血,似月经量,B超检查发现胎盘前置状态且可疑胎盘植入。外院产检,50g糖(−),孕前TCT正常,羊穿(−),骨盆未测量。孕34周B超:BPD 8.3cm,AC 31.6cm,AFI 5.3cm,估计胎儿体重2319~2547g,完全性前置胎盘,子宫前壁下段无正常肌层显示,膀胱壁表面不平滑,不除外胎盘植入,脐带绕颈1周。患者无自觉症状、无腹痛、阴道流血或血尿。为进一步诊治转入我院。既往:2004年腹腔镜子宫肌瘤剔除术。月经婚育史:月经规律,G_7P_1,人流4次,2008年剖宫产一男婴,当时术中可疑胎盘植入,2010年孕3个月胎儿21-三体行中期引产。

入院诊断:宫内孕 34^{+4} 周;G_7P_1,中央性前置胎盘,胎盘植入? 剖宫产史,高龄经产,孕史不良,多次流产史。

诊治经过:入院后完善术前化验,行影像学MRI检查,9月20日组织妇产科、放射科、泌尿外科、ICU多科会诊建议如下：

1. 此次仍应剖宫产终止妊娠。

2. 根据影像学结果，应存在胎盘植入，不能完全除外膀胱受累。可选择术前双侧置管，出血多时栓塞，若可以尽快终止妊娠，可以考虑栓塞后立即手术。但根据文献报道，孕期射线会造成女婴的下一代畸形率升高10%以上，男婴睾丸癌可能性可能升高。须权衡利弊。

3. 术中出现大出血可能性很大。如胎盘可基本剥离完整，而术中出血增多，可考虑行球囊压迫止血，以尽量保留子宫。术中应尽量切净粘连及植入的胎盘组织，否则止血困难，周数大的胎盘部分植入的可能性大，胎儿娩出后部分胎盘会自行剥离，必要时可切除子宫。

4. 切除子宫同时可能膀胱会有粘连，若胎盘植入膀胱则膀胱破裂可能性更大，若膀胱破裂则行修补。术前可按产科需要行D-J管置入，防止输尿管损伤。

5. 必要时可术后转入ICU科进行支持治疗。术前须反复与患者交代子宫切除可能性及术中术后大出血可能。

产时情况： 患者孕36周，已完成地塞米松促胎肺成熟，上午9:00行剖宫取子术（下段横切口）+腹壁瘢痕剔除术+绝育术+膀胱镜检查+双侧输尿管DJ管置入。术中见：子宫下段血管怒张，质软。膀胱与子宫下段界限尚清。以LSA位顺娩一活女婴，评分好，等待胎盘部分自行剥离，出血量较多，遂徒手剥离胎盘，见胎盘大部分位于子宫下段及后壁，胎盘大部分植入子宫深肌层。胎盘剥离基本完整，剪除残余胎盘组织。子宫后壁下段活跃出血，缝合子宫后壁及下段数针。子宫下段仍有较活跃渗血，遂将Bakri球囊置入宫腔。手术困难，术中共出血8000ml，输血17U，血浆1600ml，并输纤维蛋白原2g及凝血酶原复合物800U。术后转入ICU。转入ICU时，患者麻醉未醒，气管插管，呼吸机辅助通气，去甲肾上腺素维持血压。患者入 ICU 后输入血浆 800ml,红细胞 7U,凝血酶原复合物 800U、Ⅶ因子 2.4mg、人纤维蛋白原 1.5g、血小板 1 个单位。入室后出血较多,第一小时出血约 700ml,经上述处理后约每小时 300~400ml 之间,至 16:00 起出血逐渐减少,每小时出血量减少至 50ml。次日行"宫腔球囊拔除 + 阴道擦伤缝合 + 膀胱镜检查 + 双侧输尿管导管拔除术",宫腔无出血,宫缩好。请泌尿外科上台,行膀胱镜检查 +D-J 管拔除术,过程顺利。患者情况平稳,无出血,麻醉满意,安返 ICU 病房,生命体征平稳,神志清醒。术后第二天返回病房,产后恢复好,无发热,子宫收缩好。如期出院。

 诊治经验与点评

一、如何诊断凶险性前置胎盘合并胎盘植入?

在孕期明确诊断凶险性前置胎盘有无合并胎盘植入,以及明确胎盘植入的是围术期治疗的重要问题。诊断胎盘植入的影像学诊断方法主要有多普勒超声及磁共振成像技术。文献表明,胎盘植入彩色多普勒超声表现为:

1. 广泛或局灶性胎盘实质内无回声腔隙,腔隙内见紊乱的血流。

2. 伴湍流(收缩期峰值血流速度超过 15m/s)的血池。

3. 膀胱子宫浆膜交界面出现过多血管。

4. 胎盘周围血管明显扩张,且粗细不规则。其中胎盘内腔隙为胎盘植入的特征性表现,其诊断的敏感性为 79%,阳性预测价值为 92%。胎盘植入三维多普勒超声表现为:正面观整个子宫浆膜面与膀胱区血管丰富,侧面观胎盘部位血管丰富,侧面观胎盘小叶与绒毛间循环分界不清,血管分支杂乱。Shih 等比较了上述两种超声对胎盘植入诊断的准确性,发现三维多普勒超声敏感度可达 100%，特异性达 85%，阳性预测值达 88%。由此认为其诊断效果较彩色多普勒超声更好。同时，彩超能观察胎盘实质及血流情况，但对于胎盘浸润子宫肌层的深度估计存在限制。MRI 能多平面成像，组织分辨率高，对血流敏感，易鉴别胎盘滞留与粘连，能使绒毛膜和低蜕膜、胎盘和子宫肌层形成鲜明对比，能够明确胎盘与子宫的关系，但检查费用比较昂贵。凶险性前置胎盘MRI 表现为胎盘组织呈"三角形""结节状""蘑菇状"侵入肌层，结合带局部变薄或中断。虽然彩超能观察胎盘后血流状况，但当胎盘位于子宫后壁时，可影响其对胎盘后血流的观察，造成假阴性。而 MRI 多平面成像，不受此限制。MRI 对凶险性前置胎盘的诊断优势主要表现在敏感性高，漏诊率减少，但与超声相比差异无统计学意义。虽然 MRI 费用较高，但 MRI 能直观地表明胎儿、胎盘、肌层三者之间的关系，可以为手术提供指导，减少术中的出血量。在有条件的医院对彩超诊断不明确患者，可联合 MRI 检查，有望提高凶险性前置胎盘的产前诊断率。

二、凶险性前置胎盘终止妊娠的时机及方式?

凶险性前置胎盘终止妊娠时机应仔细权衡孕妇及胎儿两方面的收益及风险。国内普遍的观点是接近 37 周胎儿可存活同时没有宫缩发动是最佳的终止妊娠时机。有文献指出足月后孕周越大，凶险性前置胎盘手术大出血的风险越高，所以应择期在 36~37 周左右终止妊娠是必要的。凶险性前置胎盘的终止妊娠方式几乎均为剖宫产术。目前通行的原则是前置胎盘阴道分娩仅适用于边缘型前置胎盘、枕先露、流血不多、估计在短时间内能结束分娩者。凶险性前置胎盘患者兼有瘢痕子宫及前置胎盘的风险，如产前即明确或者高度怀疑胎盘植入则择期剖宫产孕产妇及围生儿预后更好。

三、凶险性前置胎盘术前准备有哪些？

术前可疑穿透性胎盘植入者应作好充分的术前准备，多科室协作完成手术，可以避免损伤并减少出血量，改善母儿预后。包括对于前置状态的判断以及明确是否合并胎盘植入尤其是穿透性的胎盘植入。通过全面的诊断以及对病情进行认真评估，在准备充分的血源及凝血药物的条件下，联合产科、泌尿科、麻醉科、儿科及血管介入科密切配合下行剖宫产术。手术选择经验丰富的产科医师、泌尿科医师及麻醉医师是非常重要的。术前应该与患者及其家属建立良好的沟通，充分告知手术相关风险及可能采取的措施。同时目前可以选择一些辅助技术手段用于减少术中出血量。如在术前行髂内动脉栓塞术提供了非常好的止血措施，但它仅仅适合于胎儿不能存活状态下。剖宫产子宫切除术中行髂内动脉结扎术，可以减少出血，但由于侧支循环的建立其失败率为60%。最近文献报道采用术前双侧髂内动脉球囊的放置，术中行暂时性的球囊髂内动脉栓塞术，术后即刻或术后24小时内取出，该方法虽不能降低子宫切除率，但可以减少术中出血量，利于术野暴露，困难点在于术前髂内动脉放置导管因妊娠因素有一定难度。对于明确侵犯膀胱浆膜层的胎盘植入病例，主张术前通过膀胱镜安置输尿管支架或导管以避免术中损伤输尿管。

四、凶险性前置胎盘术中注意事项以及对胎盘如何处理？

手术腹部切口可选择下腹正中纵切口以利于术野暴露及抢救，当进腹困难时注意避免膀胱、肠道损伤，可将膀胱内充盈生理盐水明确膀胱界限，进腹后仔细检查子宫形态、子宫下段情况，若除外了穿透型胎盘植入，但子宫下段菲薄、血管怒张，应高度怀疑存在胎盘植入情况，此时应尽量下推膀胱返折腹膜，以免大出血切除子宫时误伤膀胱。子宫切口宜选择在胎盘较薄处，迅速取出胎儿,减少胎儿失血。若考虑为穿透性胎盘植入甚至侵犯膀胱时,此时全子宫或部分子宫切除在所难免,尽量先解剖游离植入周围的膀胱腹膜返折并下推完全,以暴露术野,为下一步子宫切除打好基础。同时建议选择子宫体部切口为子宫切口以避开胎盘,减少出血。

胎儿娩出后需仔细检查胎盘附着部位,根据胎盘植入的方式及深度可有以下几种处理方式:

1. **局部保守性手术** 若发现为局部植入且植入深度及面积不大,术中出血尚可控时,可以考虑行保守性手术治疗,以保留患者子宫及生育功能。手术方式包括植入部分楔形切除、胎盘植入局部搔刮并用可吸收线 8 字多点缝扎出血点,宫腔纱条填塞、宫腔气囊压迫等,必要时可行双侧子宫动脉、双侧髂内动脉结扎和子宫背带式缝合。若有急诊血管介入条件也可快速评估患者病情,施行急诊子宫动脉栓塞术。若术中发现有小块胎盘组织与肌层植入紧密,无明确界限不易分离时,切勿强行剥离,以避免过多的出血。在周围出血不活跃的情况下也可考虑局部胎盘组织留滞于宫腔,术后再给予动脉栓塞或其他保守治疗措施。

2. **留滞胎盘并行子宫切除术** 一旦术中发现为完全性植入性前置胎盘时,为避免大量急性的剥离面出血,应考虑将胎盘完全留在子宫内,在出血不多的情况下迅速缝合子宫切口并行子宫切除,出血活跃的情况下可多把卵圆钳钳夹子宫切口切缘止血,并直接切除子宫,挽救产妇生命。盲目徒手剥离胎盘可能导致严重出血,应该尽量避免。

对于穿透性胎盘植入并侵及膀胱的情形,进腹后先了解子宫与周围脏器的粘连情况,尽可能分离膀胱,尽量选择子宫体部切口以避开胎盘切开子宫,迅速取出胎儿交儿科医师处理。大多数病例术中自切开子宫时出血即汹涌,随胎儿的娩出,可选择宫缩剂快速子宫肌层注射,温盐水纱垫按摩子宫以加强宫缩减少出血,同时应果断选择切除子宫,以挽救产妇生命。术中应在加开静脉通道,快速输血的情况下迅速完成双侧输卵管、卵巢固有韧带和圆韧带的切断和结扎,以及双侧子宫动脉的结扎,此时子宫出血将显著减少。泌尿科医师上台协助,小心分离胎盘植入膀胱后壁的部分,若发现植入紧密界限不清,且植入部分不位于膀胱三角区,可必要时在植入周边主动打开膀胱壁进入膀胱,自黏膜层可清楚观察植入的范围及程度,并完整切除植入部分的膀胱壁组织,行膀胱后壁一次修补术,再行子宫部分或全子宫切除术。若术中有膀胱修补,术后需留置尿管长期开放 2 周左右。

3. **留滞胎盘的保守性手术** 近年来有多个文献报道了完全性前置胎盘合并植入成功实施留滞胎盘的保守性手术的病例。即术中在胎儿娩出后观察若胎盘植入面积较大,但无活跃出血的情况下,可选择将胎盘留滞于原部位,不进行子宫切除术,术后通过预防或治疗性子宫动脉栓塞止血,以保留其生育功能。近年来并有较多的文献报道将甲氨蝶呤(MTX)、氟尿嘧啶(5-FU)、米非司酮(RU486)等用于术后促进胎盘复旧吸收排出的过程。在保守治疗期间通常每周复查血 β-hCG 监测滋养细胞活性、彩色多普勒超声监测胎盘血流信号、胎盘大小变化等,并根据情况决定是否继续用药,同时应促进宫缩及抗感染治疗。也可考虑在超声引导下使用 MTX 或者 5-FU 局部用药致使胎盘绒毛坏死、脱落。当患者血 β-hCG 明显降低、残留胎盘无明显血流信号时可考虑在超声监测下清宫,注意作好急诊子宫切除准备。保守性治疗最大的问题是术后(往往于 48 小时内)随时可能发生致命性的产后大出血的风险,需通过急诊二次手术进行子宫切除。因此对于高危患者应该进行充分的术前讨论,估计可能的风险并做好知情同意。对于保守性治疗效果不佳、患者产褥期阴道大出血等情况,应及时行全子宫切除术或次全子宫切除术。

（宋亦军）

参 考 文 献

1. Riteau A-S, Tassin M, Chambon G, et al. Accuracy of Ultra-sonography and Magnetic Resonance Imaging in the Diagnosis of Placenta Accreta. PLoS ONE, 2014, 9(4): 94866.

2. Charleen Sze-yan Cheung, Ben Chong-pun Chan. The sonographic appearance and obstetric management of placenta accrete. International Journal of Women's Health, 2012, 4: 587-594.

3. Shih JC, Palacios JM, Su YN, et al. Role of three-dimensional power Doppler in the antenatal diagnosis of placenta accrete: comparison with gray-scale and color Doppler techniques. Ultrasound Obstet Gynecol, 2009, 33(2): 193-203.

4. Tanaka YO, Sohda S, Shigemitsu S, et al. High temporal resolution dynamic contrast MRI in a high risk group for placenta accreta. J Magn Reson Imaging, 2001, 19(5): 635-642.

5. 苟文丽, 谢幸. 妇产科学. 第8版. 北京: 人民卫生出版社, 2012.

6. Robinson BK, Grobman WA. Effectiveness of timing strategies for delivery of individuals with placenta pre via and accrete. Obstetrics and Gynecology, 2010, 116: 835-842.

7. Mok M, Heidem ann B, Dundas K, et al. Interventional radiology in women with suspected placenta accreta undergo in caesarean section. International Journal of Obstetic Anesthesia, 2008, 17: 255-261.

8. Matsubara S, Watanabe T, Usui R, et al. Obstetric hysterectomy: three technical measures. Journal of Obstetrics and Gynaecology, 2012, 32: 154-155.

9. Matsubara S,Kuwata T,Usui R,et al. Important surgical measures and techniques at cesarean hysterectomy for placenta previa accreta. Acta Obstet Gynecol Scand,2013,92:372-377.

10. Matsubara S,Ohkuchi A,Yashi M,et al. Opening the bladder for cesarean hysterectomy for placenta pre via percreta with bladder invasion. Journal of Obstetrics and Gynaecology Research,2009,35:359-363.

11. Alanis M,Hurst BS,Marshburn PB,et al. Conservative management of placenta increta with selective arterial embolization preserves future fertility and results in a favorable outcome in subsequent pregnancies. Fertility Sterility,2006,86(5):3-7.

12. Butt K,Gagnon A,Delisle MF. Failure of methotrexate and internal iliac balloon cathceterization to manage placenta percreta. Obstetrics and Gynecology,2002,99:981-982.

13. Eller AG,Porter TF,Soisson P,et al. Optimal management strategies for placenta accrete. British Journal of Obstetrics and Gynaecology,2009,116:648-654.

第 11 节　炎症性肠病

炎症性肠病(inflammatory bowel disease,IBD)是一组慢性肠道炎性疾病,主要包括溃疡性结肠炎(ulcerative colitis,UC)和克罗恩病(Crohn's disease,CD)。除肠道病变引起腹痛、腹泻、便血、腹块等腹部症状及发热、营养不良、贫血等全身表现外,还有关节痛(炎)、坏疽性脓皮病、硬化性胆管炎等肠外表现。育龄 IBD 女性患者受孕、妊娠、分娩均深受疾病影响。近年来,我国炎症性肠病的发生率逐渐增加。荟萃分析表明,亚洲、中东地区炎症性肠病的发生率有逐年增高的趋势。炎症性肠病发病年龄高峰为 15~30 岁,超过半数的炎症性肠病患者在 35 岁之前诊断该病,大约有 1/4 的患者在诊断时尚未生育。妊娠状态可以使近 1/3 的 IBD 患者病情加重或反复,机制尚不明确,可能与妊娠期间激素水平与免疫状态的变化有关。疾病活动可给母婴安全带来较药物治疗副作用更大的风险,控制孕期炎症性肠病对孕妇获得的益处远大于药物对胎儿的潜在风险。目前认为,影响 IBD 患者生育妊娠结果的主要因素为疾病活动度。在妊娠前和妊娠期间及时有效地控制 IBD 病情,取得并维持疾病缓解是保证 IBD 患者妊娠成功的关键。

 病例

患者 37 岁,G_1P_0,因"腹痛、腹泻 16 年,肛周溢液 10 年,排便困难 6 个月"于 2009 年首次就诊于北京协和医院消化内科。

妊娠前疾病经过:患者 1983 年开始出现间断腹痛、腹泻,腹痛以左下腹为主。10 年前开始反复肛周溢液、肿痛。超声检查示肛周瘘管、肛周脓肿形成。结肠镜检查示全结肠散在分布不规则溃疡及多发息肉隆起,以直肠、乙状结肠为重,部分黏膜呈鹅卵石外观,诊断为克罗恩病,予柳氮磺吡啶治疗,症状反复。2002 年开始予足量泼尼松治疗,病情控制。泼尼松减量至 5mg/d 时病情反复。此后多次于病情活动时加量泼尼松。2007 年患者因有生育愿望,自行停用泼尼松和柳氮磺吡啶。6 个月前开始出现排便困难并渐加重,平均排稀便 3~4 次 / 天,消化内科检查发现肛周(截石位)1、7 点方向 2 处瘘管开口并溢液,肛诊进指 4cm 肠腔明显狭窄不能通过。CRP 17.8mg/L,ESR 30mm/h。结肠镜检查示直肠距肛门 4cm 处狭窄,局部可见溃疡。腹部盆腔 CT 示直肠乙状结肠交界区、横结肠、末段回肠和部分小肠肠壁节段性不规则增厚,肠腔变窄。克罗恩病活动指数(Crohn's disease activity index,CDAI)为 231 分。考虑患者病情中度活动合并肛周病变,于 2009 年 3 月起给予英夫利西治疗,

3次英夫利西治疗后,患者症状减轻,复查ESR 10mm/h,CRP 5.8mg/L,CDAI为132分。此后规律每8周进行英夫利西治疗,患者病情稳定。2010年7月行直肠狭窄扩张术,症状进一步缓解,粪便黄色成形,1次/天。

妊娠期诊疗经过:2010年10月第19次英夫利西治疗后病情平稳,自然妊娠。于孕6、13、21、29周分别接受英夫利西治疗。孕期常规产检,无腹痛、腹泻,体质量增加10kg。

妊娠结局及产后情况:患者于孕37周剖宫产分娩一女婴,体质量为3.2kg,体长为50cm,重要脏器发育无异常。产妇产后出现腹泻,稀水样便4~5次/天,ESR 54mm/h,CRP 34.8mg/L,给予英夫利西治疗后症状缓解。用药后因症状改善不能维持至8周,故缩短用药间隔至6周,病情稳定。患者产后未哺乳,人工喂养婴儿,其生长发育正常。

♥ 诊治经验与点评

一、IBD患者的孕前咨询内容

1. **遗传性**　IBD有一定的遗传倾向,可以影响下一代的患病率。

2. **对生育力的影响**　缓解期IBD患者生育力与普通人群相似,活动期IBD患者生育力降低。

3. **生活方式调整**　吸烟是导致病情加重的独立危险因素,需戒烟,加强营养,保持心情愉快。

4. **注意事项**　治疗IBD的药物柳氮磺胺吡啶(SASP)和甲氨蝶呤(MTX)会造成可逆性的精子数目减少,男性患者备孕前要停用至少4个月或者更换为5-氨基水杨酸类。MTX有明确致畸作用,女性IBD患者要至少停用6个月。

二、妊娠期IBD诊断方法的选择与评估

1. 妊娠期IBD的诊断程序与一般患者没有区别。

2. C-反应蛋白（CRP）在妊娠期比较稳定，因此，可以用它来评估炎症性肠病的活动性。粪培养可以用来区别一些与IBD具有相同症状的疾病，如肠道感染。腹部超声和磁共振可用于妊娠期IBD的诊断。小剂量的射线不会导致胎儿异常及流产，考虑中毒性巨结肠时，可以拍摄腹部X线平片。目前认为，由技术熟练的内镜医师进行结肠镜检查是较为安全的。

三、IBD患者妊娠期间病情活动的治疗有哪些？

1. IBD的患者妊娠时有症状应该视为病情活动，和普通患者的处理相同。

2. 围产期容易感染难辨梭状芽胞杆菌，应常规送检粪便查找感染病因。

3. 营养支持　对所有的妊娠期IBD患者都要应用叶酸制剂。对于有缺铁性贫血倾向的IBD孕妇，要补充铁剂。凡是存在回肠疾病和小肠切除的患者要定期注射维生素 B_{12}。

4. 药物治疗　除了甲氨蝶呤、沙利度胺等少数药物属于FDA中的X级即妊娠禁用的药物外，大多数炎症性肠病的治疗药物对胎儿及婴儿的风险均相对较低，可以在孕期及哺乳期使用。氨基水杨酸类（柳氮磺胺吡啶、美沙拉嗪等）是经典治疗药物，但会影响叶酸吸收，服用期间需每天补充2mg叶酸；糖皮质激素用来控制中、重度IBD，其中泼尼松通过胎盘率低，是控制活动性IBD的首选；生物制剂如英夫利昔单抗、阿达木单抗较为安全，硫唑嘌呤的安全性仍存在争议，相关临床研究正在进行中。

5. 手术治疗　妊娠期IBD患者的手术适应证和正常妊娠女性相同。

四、妊娠合并IBD患者怎样选择分娩方式

1. 无并发症患者选择分娩方式同一般人群。

2. 克罗恩病患者避免会阴侧切。

3. 肛周活动病变克罗恩病患者避免阴道分娩。

4. 少部分回肠造瘘肛管吻合术患者阴道分娩影响储袋功能。

5. 多科医师共同讨论决定个体化方案。

五、治疗 IBD 的药物对哺乳有影响吗

1. 大部分 IBD 药物在母乳中可少量检出,然而影响微不足道。

2. 安全　柳氮磺胺吡啶、5- 氨基水杨酸类、糖皮质激素、英夫利昔单抗、阿达木单抗。

3. 硫唑嘌呤　有成功哺乳案例。

4. MTX、环孢素　禁忌哺乳。

5. 甲硝唑、环丙沙星　证据不多,建议尽量避免。

六、疫苗接种需要注意哪些问题

应用生物制剂 6 个月内避免接种活疫苗,若必需注射活疫苗需检测婴儿体内 TNF 抗体是否存在。

1. 卡介苗(活疫苗,出生时接种→推迟至 6 个月后接种,接种前行 PPD 试验)。

2. 脊髓灰质炎(口服 OPV 为减毒活→肌内注射灭活 IPV,或灭活五联疫苗)。

3. 轮状病毒(减毒,2 个月 ~3 岁,每年 1 次→推迟至 6 个月后接种)。

4. 6 个月以后接种需要注意的活疫苗包括:麻疹风疹 MR(减毒,8 个月以上)、麻风腮 MMR(减毒,8 个月以上)、水痘(减毒,1 岁以上)、乙脑(减毒活,1 岁以上)。

（徐雅兰　周希亚）

参 考 文 献

1. Wang Y, Ouyang Q. Ulcerative colitis in China: retrospective analysis of 3100 hospitalized patients. J Gastroenterol Hepatol,

2007,22（9）：1450-1455.

2. Kwan LY，Mahadevan U. Inflammatory bowel disease and pregnancy：an update. Expert Rev Clin Immunol，2010，6（4）：643-657.

3. Ujihara M，Ando T，Ishiguro K，et al. Importance of appropriate pharmaceutical management in pregnant women with ulcerative colitis. BMC Res Notes，2013，6：210.

4. Bortoli A，Pedersen N，Duricova D，et al. Pregnancy outcome in inflammatory bowel disease：prospective European case-control ECCO-EpiCom study，2003-2006. Aliment Pharmacol Ther，2011，34（7）：724-734.

第12节 妊娠合并肝内胆汁瘀积症

妊娠期肝内胆汁瘀积症（intrahepatic cholestasis of pregnancy，ICP）是妊娠期特有的并发症，发病率 0.1%~15.6% 不等，与地域、种族差异有关。我国长江流域发病率较高。ICP 主要危害胎儿，使围产儿病死率增高，及时诊断、治疗并适时终止妊娠能改善妊娠结局。

💓 **病例**

32 岁，G_4P_0，因"宫内孕 34^{+6} 周，不规律腹痛 9 小时"入院。平素月经规律，此次为 IVF-ET 妊娠，孕 12 周 B 超提示宫内双胎（双绒毛膜双羊膜囊）。规律产检，未发现明显异常。孕 34^{+6} 周自觉阵发性腹痛，不规律，急诊就诊。B 超：胎儿 1 左下，BPD 9.4cm，AC 31.1cm，FL 6.2cm，估重 3109~3268g，S/D2.1，胎盘后壁，脐带绕颈一周；胎儿 2 上方，BPD 8.5cm，AC 30.0cm，FL 6.2cm，S/D2.3，胎盘前壁。胎心监护：下方胎儿反应型，左上方胎儿胎心基线 160 次 / 分，反应型，可见不规律宫缩。考虑先兆早产急诊入院。

入院后胎心监护未见异常，仍有不规律宫缩。入院后第 4 天查肝全发现总胆汁酸 28.1μmol/L，追问患者有时感手脚瘙痒，考虑妊娠期肝内胆汁瘀积综合征，当天在硬膜外麻醉下剖宫产娩双胎。Apgar 评分分别为 1 分钟 9 分、9 分；10 分钟 10 分、10 分，新生儿转儿科。

出院诊断：宫内孕 35^{+3} 周，4/1；妊娠期肝内胆汁瘀积综合征；双胎妊娠（双绒双羊）；IVF-ET 妊娠。

💗 诊治经验与点评

一、妊娠期肝内胆汁瘀积症的病因

病因尚不清楚，可能与雌激素水平高、遗传以及环境因素有关。ICP 大多发生于妊娠晚期，双胎妊娠较单胎多见，卵巢过度刺激也是危险因素。高雌激素水平导致胆汁酸代谢障碍、胆汁流出受阻、胆汁回流增加。本例为 IVF-ET 妊娠，双胎妊娠，在孕 35 周出现临床表现，比较典型。

此外，流行病学研究也发现各地 ICP 发病率不同，具有地区性、家族聚集性，冬季发病多于夏季，这说明 ICP 的病因可能与遗传因素、环境因素有关。据研究报道，肝细胞运输系统的很多基因突变可导致 ICP 的发生，例如 *ABCB4*、*ABCB11*。

二、妊娠期肝内胆汁瘀积症的表现及诊断

妊娠期肝内胆汁瘀积症最重要的临床表现是皮肤瘙痒，它也是首发症状。瘙痒一般从手掌或脚掌开始，而后逐渐发展到肢体。瘙痒的程度各异，晚上通常比白天明显。症状的出现可以比胆汁酸的增高提前平均 3 周，甚至更久，因此对出现手脚瘙痒的孕妇，要定期复查胆汁酸。另外，多数患者的瘙痒症状出现在孕 30 周以后，中孕期瘙痒的少见。大约 10% 的患者合并轻度黄疸，一般没有消化道症状。

对于有瘙痒症状的孕妇，应当进行血清总胆汁酸（TBA）测定。TBA>10μmol/L 即可作出 ICP 的诊断，≥40μmol/L 提示病情较重。ICP 患者的肝酶可能有轻~中度升高。

皮肤瘙痒在妊娠期并不少见，妊娠特异性皮炎常见于躯体，过敏反应可见于全身。但对于晚孕期主诉皮肤瘙痒，尤其是手、脚掌瘙痒的孕妇，应当进行实验室检查，以免延误诊断。本例患者并未主诉瘙痒，是在入院后检查时偶然发现，追问症状发现有时感瘙痒。

三、妊娠期肝内胆汁瘀积症的治疗

结合诊断 ICP 的孕周、病情严重程度，指定个体化治疗方案。总体目标是缓解瘙痒症状、降低血清胆汁酸水平、加强胎儿监护、延长孕周。降低胆汁酸的常用药物为熊去氧胆酸，每天 1g，治疗期间每周复查血清指标。熊去氧胆酸不仅可以降低胆汁酸，也能改善围产儿结局。如果孕周不足 34 周，还应给予地塞米松促胎肺成熟。同时可以采用炉甘石洗剂改善瘙痒症状。在治疗期间，应当加强对胎儿状况的监测，但是胎心监护仍无法很好地预测胎死宫内。

本例病例为双绒毛膜双羊膜囊双胎，因先兆早产入院，考虑到孕周，经知情同意后选择了剖宫产终止妊娠，而没有采取降胆汁酸的治疗。由于缺乏有效预测胎儿缺氧的监测手段，多数人建议孕 37~38 周积极终止妊娠，且应在生产过程中加强胎心监护。

（周希亚）

参 考 文 献

1. Bacq Y, Sentilhes L, Reyes HB, et al. Efficacy of ursodeoxycholic acid in treating intrahepatic cholestasis of pregnancy: a meta-analysis. Gastroenterology, 2002, 143（6）: 1492.

2. Glantz A, Marschall H, Mattsson L. Intrahepatic cholestasis of pregnancy: relationships between bile acid levels and fetal complication rates. Hepatology, 2004, 40: 467.

3. Lausman AY, Al-Yaseen E, Sam E, et al. Intrahepatic cholestasis of pregnancy in women with a multiple pregnancy: an analysis of risks and pregnancy outcomes. J Obstet Gynaecol Can, 2008, 30 (11): 1008.

4. Rook M, Vargas J, Caughey A, et al. Fetal outcomes in pregnancies complicated by intrahepatic cholestasis of pregnancy in a Northern California cohort. PLoS One, 2012, 7 (3): e28343.

5. Webb GJ, Elsharkawy AM, Hirschfield G. Editorial: the etiology of intra-hepatic cholestasis of pregnancy: towards solving a monkey puzzle. Am J Gastroenterol, 2014, 109: 85.

6. Wikström Shemer E, Marschall HU, Ludvigsson JF, et al. Intrahepatic cholestasis of pregnancy and associated adverse pregnancy and fetal outcomes: a 12-year population-based cohort study. BJOG, 2013, 120 (6): 717.

7. 邓幼林, 漆洪波. 妊娠期肝内胆汁瘀积症的治疗和终止妊娠的时机. 实用妇产科杂志, 2010, 26 (4): 255-257.

第13节 妊娠期急性脂肪肝

妊娠期急性脂肪肝（acute fatty liver of pregnancy, AFLP）是妊娠期的严重并发症，是肝脏严重、急性脂肪变性所导致。妊娠期急性脂肪肝发生率大约为 1/16 000~1/7000，起病急，病情重，以凝血功能障碍、肝脏衰竭为主要表现，发达国家产妇死亡率为 10%，围产儿死亡率 20%。及时终止妊娠，对症支持是该病最主要的治疗。

💗 病例

患者 41 岁，G_1P_0，因"宫内孕 31^{+5} 周，胎动减少、食

欲缺乏、呕吐 3 天"至我院急诊。平素月经规律,根据早孕 B 超核对预产期准。本地医院规律产检,孕期血压正常,75g OGTT(-),未行产前诊断。近 15 天出现口渴、双下肢水肿,无其他不适,未在意。7 天前出现全身皮肤瘙痒,无皮疹,仍未在意。3 天前出现胎动减少,食欲缺乏、呕吐(2~3 次 / 天),呕吐物为胃内容物,伴有乏力、皮肤发黄、小便黄等,无腹痛、腹泻、发热,无阴道出血及流液,就诊于本地医院,查凝血及肝功异常,听胎心68~130 次 / 分,考虑"妊娠期急性脂肪肝、胎儿宫内窘迫",建议转上级进行诊治。当晚 9PM 到达医院急诊。既往体健。

诊治经过:我院急诊查体:血压 146/59mmHg,自主体位,神志清,全身皮肤黏膜黄染,无明显出血点。巩膜黄染,双侧瞳孔等大等圆,对光反射灵敏。心肺(-),心率 106 次 / 分,律齐,各瓣膜听诊区未闻及病理性杂音。腹平软,无压痛、反跳痛及肌紧张。肝脾肋下未触及,全腹未触及异常包块,移动性浊音(-)。11PM 化验回报:血常规 WBC 17.21×10^9/L,NEUT 71.9%,Hb 98g/L,Plt 227×10^9/L;血生化 TBil 113.3μmol/L,DBil 105.4μmol/L,Na 124mmol/L,Glu 3.0mmol/L,Ca 1.91mmol/L,Cl 90mmol/L,Cr(E)284μmol/L,ALT 101U/L;凝血 PT 19.6秒,PT% 49.9%,INR 1.63,Fbg 0.84g/L,APTT 75.1 秒,APTT-R 2.77,TT 28.0 秒,D-Dimer 13.43mg/L FEU。腹部 B 超提示:脂肪肝。胎心监护可见自发减速。

考虑妊娠期急性脂肪肝,次日 2AM 在全麻下行急诊剖宫取子术,娩一活男婴,新生儿 Apgar 1 分钟、5 分钟均评 2 分(肤色、心率各 1 分),体重 1500g,身长 40cm,家属放弃抢救,抱走新生儿。手术顺利,出血总量约 150ml,术毕尿色清。术中给予 800ml 血浆,4U 红细胞。术后入 ICU。手术当天晨 6AM 凝血 PT 17.7 秒,PT% 56.9%,INR 1.47,Fbg 1.35g/L,APTT 63.9 秒,APTT-R 2.36,TT

24.6秒。给予输红细胞纠正贫血,输血浆、纤维蛋白原、凝血酶原复合物补充凝血因子纠正血凝异常;维持电解质平衡;监测肝肾功;对症支持治疗。患者病情平稳后转回产科病房,顺利出院。

💗 诊治经验与点评

一、妊娠期急性脂肪肝的病因及病理生理

AFLP 的病因尚不清楚。初产妇、双胎或多胎妊娠、胎儿为男性时,发病风险增加,其中男胎可使疾病发生风险增高 3 倍。妊娠期激素水平的改变,可以使脂肪酸代谢障碍,游离脂肪酸堆积在肝、肾、胰腺等脏器,与 AFLP 发病有关。目前,AFLP 发病机制中占主导地位的是胎儿线粒体脂肪酸氧化异常学说。该学说认为 AFLP 是一种胎源性疾病,胎儿线粒体 β 氧化异常引起胎儿脂肪酸积聚并进入母体循环,使得母亲的肝细胞脂肪沉积且肝功能受损。

AFLP 的病理生理基础是大量脂肪堆积在肝脏、肾脏、胰腺、骨髓等多个脏器内,造成脏器功能的损害。肝脏内过量脂肪酸的聚集,抑制了糖原合成、糖异生,产生大量的氨,造成肝功能衰竭、肝性脑病。而肾脏的损害会导致高血压、蛋白尿、水肿等类似子痫前期的表现。

二、妊娠期急性脂肪肝的临床表现及诊断

AFLP 常发生于晚孕期,平均孕周为 35~36 周,但是也有中孕期发病的报道。主要症状是疲乏、恶心、呕吐、上腹部不适,部分患者有进行性加重的黄疸。约半数患者可以出现高血压、蛋白尿、水肿。病情继续进展时,发生低血糖、凝血功能障碍、急性胰腺炎、肾衰竭、意识障碍和精神症状,短期内可能死亡。胎儿发生宫内窘迫、死胎和新生儿死亡的比例高。对于妊娠晚期主诉恶心、呕吐、上腹不适的孕妇,都要特别警惕妊娠期急性脂肪肝,尽早诊断和终止妊娠对预后十分重要。

实验室检查方面,外周血白细胞常显著升高,血小板下降;转氨酶轻~中度上升;碱性磷酸酶、胆红素明显升高;肌酐、尿素氮水平升高;低血糖。凝血常见 Fbg 下降、PT 延长。超声检查可见弥漫性肝实质回声增强,但超声诊断的敏感性和特异性都有限,阴性结果也不能排除AFLP。

本例患者发病时间较早,但是临床表现典型,具有食欲缺乏、呕吐、黄疸。实验室检查肝肾功能均有损害,凝血功能障碍,且血糖低,因此诊断并不困难。当然,AFLP的诊断还应排除病毒性肝炎、妊娠期肝内胆汁瘀积症、HELLP 综合征等。对于肝穿刺在诊断中的价值,应当承认这是 AFLP 诊断的金标准,但是由于患者往往合并凝血功能异常,使得穿刺风险增高,往往仅用于那些诊断困难、产后肝功能不能恢复的病例。

三、妊娠期急性脂肪肝的治疗

妊娠期急性脂肪肝一旦确诊,应迅速终止妊娠,并加强支持治疗。对于已经临产、母儿情况相对稳定的患者,在短时间内能阴道分娩的情况下,可以试产,但产程中应当严密监护母儿状态。而对于短时间内不能阴道分娩,或胎儿宫内窘迫,或母亲病情不稳定的患者,应当剖宫产终止妊娠。无论何种分娩方式,都应当充分备血及血制品,包括纤维蛋白原、血浆、凝血酶原复合物等,并争取在剖宫产术前纠正凝血功能障碍,实际情况往往不能完全纠正,只能边纠正边手术。手术时倾向于全麻。对于胎死宫内的病例,如果诊断 AFLP,也应当尽快娩出胎儿,甚至采取剖宫产,因为胎儿死亡说明病情严重,不能等待自然临产。

对症支持治疗无论在分娩前、分娩时及分娩后都十分重要。建议重症患者在围产期转入 ICU 监护,纠正凝血障碍、监测血糖、监测血压,纠正酸中毒,维持水、电解质平衡。尽管终止妊娠后多数患者病情好转,但北京协和医院曾有 2 例 AFLP 患者终止妊娠后肝酶仍进一步升高,产后出现酶胆分离现象及肝性脑病,最终 1 例通过血浆置换好转,另一例死亡。因此终止妊娠后,仍应当密切监护患者情况。

新生儿病死率高。对于 AFLP 产妇的新生儿,应转至 NICU,警惕低血糖、肝衰竭。还应当检查新生儿是否存在长链 3- 羟酰基辅酶 A 脱氢酶(LCHAD)的缺陷,以决定新生儿未来的饮食。

(周希亚)

参 考 文 献

1. Nwe Ni Than,James Neuberger. Liver abnormalities in pregnancy. Best Practice & Research Clinical Gastroenterology,2013,27:565-575.

2. Deepak Joshi,Andra James,Alberto Quaglia,et al. Liver disease in pregnancy. Lancet,2010,375:594-605.

3. Nelson DB,Yost NP,Cunningham FG. Acute fatty liver of pregnancy:clinical outcomes and expected durations of recovery. Am J Obstet Gynecol,2013,209(5):456.

4. 常青 . 妊娠期急性脂肪肝的诊断和治疗 . 实用妇产科杂志,2010,26(4):252-253.

第 14 节 妊娠期血小板减少症

妊娠期血小板减少并不少见,原因包括特发性血小板减少性紫癜(ITP)、血栓性血小板减少性紫癜(TTP)、HELLP 综合征、系统性红斑狼疮、抗磷脂抗体综合征以及妊娠期血小板减少症等。

💗 病例

患者 37 岁，G_3P_0。2009 年重度子痫前期、胎死宫内于孕 27 周引产，2012 年再次发生胎死宫内于孕 16 周引产。曾查抗核抗体（−）、抗磷脂抗体（−）、狼疮抗凝物（−）、D-Dimer（−）、易栓症全套筛查（−），夫妻双方染色体未见异常。孕前开始外院给予泼尼松 5mg Qd，阿斯匹林 100mg Qd。此次为自然受孕，妊娠后停用阿斯匹林，改为低分子肝素。规律产检，自孕 26 周起血小板下降，Plt $64 \times 10^9/L$。复查免疫指标及血小板抗体均为阴性。此后定期复查血常规，血小板波动于 $(66\sim72) \times 10^9/L$，血液科会诊考虑为"妊娠期血小板减少症"，孕 33 周停用低分子肝素，并建议分娩前必要时输注血小板。孕 37 周 Plt $55 \times 10^9/L$，监测抗核抗体 1∶80。产科因骨盆出口狭窄，于孕 38 周行全麻下剖宫产。新生儿评分好，体重 3210g，术中出血约 200ml。术后第 3 天复测 Plt $95 \times 10^9/L$。

💗 诊治经验与点评

一、妊娠期血小板减少症的诊断与治疗

在妊娠晚期，大约有 1% 的孕妇会出现血小板减少，即 $<100 \times 10^9/L$。血小板的下降程度多为轻中度，$>50 \times 10^9/L$，没有出血倾向。在寻找原因时，不能找到导致血小板减少的原因，考虑与妊娠相关，称为妊娠期血小板减少症。产后血小板一般可恢复至正常。

本例病例有不良孕史，原因不明，查免疫指标未发现异常。孕 26 周发现血小板中度减少，再次复查免疫指标及血小板抗体为阴性，虽晚孕期抗核抗体 1∶80，仍不能诊断结缔组织病，因而血液科考虑为妊娠期血小板减少症。从此可以看出，除外其他原因方可诊断。

治疗方面，由于血小板减少仅为轻中度，并且没有出血倾向，因此不需要特殊治疗，仅需定期随诊。分娩方式

由产科情况决定。按我院常规,阴道分娩时血小板不宜低于 20×10^9/L,剖宫产时不宜低于 50×10^9/L,但硬膜外麻醉要求血小板不低于 $(8~10) \times 10^9$/L。

二、需要鉴别的疾病

1. **特发性血小板减少性紫癜** 也称为免疫性血小板减少性紫癜,是血小板相关免疫球蛋白 PAIg 与血小板表面结合,导致血小板在单核 - 吞噬细胞系统破坏减少。抗体可以通过胎盘,导致新生儿血小板减少。成人的 ITP 可能在孕期复发。

临床上,ITP 患者往往有血小板减少的病史,并有出血倾向,血小板下降程度不一。60%~80% 的患者存在血小板抗体。对于 ITP 的患者,血小板高于 $(20~50) \times 10^9$/L,没有明显出血倾向时可观察。血小板 $<20 \times 10^9$/L,或有出血倾向时,首选应用糖皮质激素(先静脉再口服,或直接口服)。丙种球蛋白用于激素治疗无效者,输注血小板更多用于血小板 $<10 \times 10^9$/L,或手术需要时。对于血小板 $<10 \times 10^9$/L,激素治疗无效的病例,也可在中孕期进行脾切除。

ITP 患者的分娩方式取决于产科情况,但为提升血小板,最好计划分娩,并在分娩或手术时备血小板、红细胞。新生儿出生后动态监测血小板。

2. **血栓性血小板减少性紫癜** 相对少见,它以血栓形成、血小板减少、微血管病性溶血为主要特征,并涉及多系统,包括肾脏、神经系统等。TTP 的发病机制还不明确,多数认为发病前存在血管内皮细胞受损或功能障碍。TTP 可以继发于妊娠,临床表现主要为发热、皮肤瘀点、瘀斑、溶血性贫血、血尿、共济失调或抽搐等。血涂片看到破碎红细胞有助于诊断。首选治疗方法为血浆置换。TTP 不宜输注血小板,因为这样更容易导致血小板破坏。

3. **系统性疾病导致的血小板减少** 这一类疾病往往有其他临床表现,例如重度子痫前期、HELLP 综合征,往往血压升高、肝酶升高,合并水肿或尿蛋白。再如SLE、抗磷脂抗体综合征,有免疫指标的相应改变,以及其他脏器的损害。本例患者因为既往两次胎死宫内,曾被怀疑为抗磷脂抗体综合征,但没有相应免疫指标的异常,诊断依据不足,因而排除了诊断。

(周希亚)

参 考 文 献

1. 刘佳,姚穗.妊娠合并复发型血栓性血小板减少性紫癜一例报告及文献复习.中华妇产科杂志,2011,46(7):538-539.
2. 北京协和医院.北京协和医院医疗诊疗常规——产科诊疗常规.北京:人民卫生出版社,2012.

第 15 节　妊娠合并急性间歇性卟啉病

卟啉病是血红素生成途径中特异酶缺陷导致卟啉或其前体在体内蓄积并引起组织损害的一组疾病。根据所缺陷酶的种类不同,卟啉病可分为 7 型。根据临床症状,可将卟啉病分为三大类:①以皮肤光过敏症状为主,包括迟发型皮肤型卟啉病、原卟啉病、先天性红细胞生成型卟啉病;②以神经症状为主,包括 AIP、δ- 氨基 -γ- 酮戊酸脱水酶缺陷型卟啉病;③皮肤及神经症状型,包括混合型卟啉病、遗传性粪卟啉病。急性间歇性卟啉病(acute intermittent porphyria,AIP)是较常见的一种卟啉病。

AIP 是一种罕见的血红素合成过程中酶缺乏所致的代谢性疾病,是一种常染色体显性遗传性疾病。该病发病率低,人群总体发病率约 5/10 万,与妊娠关系密切。北京协和医院 1980~2015 年仅有 27 例 AIP 确诊患者,而妊娠合并 AIP 并顺利分娩的仅一例,检索中文文献,仅有 4 例妊娠合并 AIP 病例报道。

病例

患者 30 岁,G_1P_0,反复下腹痛、食欲缺乏、乏力、意识不清间歇性发作 8 个月,当时查血钠 105.3~108.7mmol/L,予补钠、限水等对症治疗。随后患者出现一过性意识不清、嗜睡,伴手足抽搐,2 周后症状自行好转。此后患者每次月经前 4~5 天至月经结束即有上述症状发作。2008 年 8 月入院后在尿液中加入稀盐酸水浴煮沸,30 分钟后变为紫红色,尿卟啉(-),尿卟胆原(+),红细胞内锌卟啉 6.2μg/gHb(正常 0~4.7μg/gHb),发作期血钠 130mmol/L,考虑为 AIP。予避免诱因、高碳水化合物饮食、适当限水治疗。后患者 AIP 急性发作频率逐渐减少,2010 年至孕前无发作。

2014 年 5 月,患者自然妊娠,孕期平顺。孕期血红蛋白波动于 87~96g/L,血尿素氮(7.33~9.56mmol/L)及肌酐(102~118μmol/L)水平略高于正常值,血钠正常。孕 30 周查尿卟胆原(+)、红细胞内锌卟啉 11.4μg/gHb,孕 38 周查尿卟胆原(+)、红细胞内锌卟啉 14.8μg/gHb。孕 38 周时入院待产。入院后组织多科会诊,建议分娩方式以剖宫产为宜,围术期应注意避免 AIP 急性发作的诱因,予高糖处理,避免使用诱发 AIP 急性发作的药物等。于孕 38+5 周在硬膜外麻醉 + 蛛网膜下腔阻滞麻醉下行剖宫产术,娩一活男婴,Apgar 评分好,体重 2700g。术前予 10% 葡萄糖 500ml 静脉滴注,麻醉前予 50% 葡萄糖 40ml 静脉推注,术后 4 小时、8 小时、12 小时分别给予 50% 葡萄糖 40ml 静脉推注。患者无腹痛症状发作。术后 3 天查尿卟胆原(+)、红细胞内锌卟啉 11.4μg/gHb。术后 5 天患者恢复良好,出院。

💟 **诊治经验与点评**

一、AIP 的临床表现及诊断

AIP 又称肝卟啉病，1911 年 Gunther 首次报道。人群总体发病率约 5/10 万。多数患者在 20~40 岁起病，男：女 =2：3。患者急性起病，反复发作。急性发作多有诱因，主要包括饥饿、饮酒、感染、月经和药物等。

AIP 是由卟啉原脱氨酶缺乏引起，其基因定位于 11q23。患者体内卟啉原脱氨酶的活性大约只有正常人的 50%。带有致病基因的患者中，仅约 10% 有临床症状。由于患者体内卟啉原脱氨酶活性低，卟胆原转化成羟甲基胆色烷减少，其反馈抑制作用减弱，从而导致 δ- 氨基 -γ- 酮戊酸（ALA）及卟胆原（PBG）合成增加，尿中 ALA 及 PBG 排出增加。

ALA 及 PBG 沉积于神经系统，常见的症状包括：①腹痛：是由内脏自主神经病变引起的胃肠痉挛所致，部位不定，多为剧烈绞痛，持续数小时至数天，可伴恶心、呕吐等，特征性的表现为顽固性便秘；②运动神经受累：表现为肌无力，上肢累及多于下肢；③感觉神经受累：类似于末梢神经炎的症状，如四肢疼痛、感觉减退等；④自主神经受累：表现为心动过速、暂时性高血压；⑤中枢神经系统表现：患者可有精神症状，如性格改变、精神错乱、幻觉、焦虑等；若累及下丘脑部位，可造成抗利尿激素分泌不适当综合征，表现为低钠血症；累及白质，可造成类似可逆性后部脑室综合征的表现。

在急性发作期，患者尿中卟胆原和 ALA 大量增加，缓解期卟胆原也有不同程度的增加。对于疑诊 AIP 的患者，可行"晒尿试验"，尿中无色的卟胆原在暴晒后转变为紫红色的尿卟啉或粪卟啉。

治疗方面，最重要的是去除诱因，禁用诱发本病的药物。因葡萄糖可抑制 ALA 合酶的活性，高碳水化合物饮食有助于病情缓解和预防发作。国外常用正铁血红素治疗,但国内尚无此类药物。

二、AIP 与妊娠的相互影响

AIP 对妊娠结局的影响尚不十分明确。据文献报道,妊娠合并 AIP 的患者妊娠相关并发症的发生率并不增高。

妊娠期和产褥期体内激素水平的变化、恶心呕吐致饥饿、药物应用等可能诱发 AIP 的急性发作,重者可发生抽搐。但是,在严密监测病情变化的情况下,多数患者可获得良好的妊娠结局。在妊娠期和产褥期,AIP 急性发作率较背景人群显著升高。妊娠期 AIP 急性发作患者血尿卟啉代谢产物可能增多。

三、妊娠合并 AIP 的处理

多数 AIP 患者可安全妊娠并获得良好的妊娠结局。检索国外文献资料,发现 AIP 患者的妊娠过程是安全的。对于已妊娠的 AIP 患者,不建议因担心 AIP 急性发作而终止妊娠。

妊娠前明确诊断 AIP,有助于预防妊娠期 AIP 急性发作。妊娠期诊断初次发作的 AIP 难度大。妊娠期初次发作的 AIP 患者,其腹痛需除外产科因素引起,诊断较为困难。子痫发作的患者,极少数可能是因 AIP 急性发作造成,而使用苯巴比妥又加重 AIP 症状。文献中有一例孕前未诊断 AIP 患者在妊娠期出现抽搐症状,抗抽搐药物无法缓解抽搐(苯妥英钠和苯巴比妥类药物可加重 AIP 发作),而造成医源性终止妊娠。

妊娠期保健方面,妊娠合并 AIP 的患者,孕期应加强监护,避免注意有无 AIP 相关症状,必要时可定期查患者体内卟啉代谢产物的水平。应着重避免 AIP 的诱发因素,孕吐期避免患者饥饿,避免可造成 AIP 发作的药物应用,如镇静药、磺胺类药物、雌激素、孕激素、达那唑等。国外有对患者预防性高糖治疗、正铁血红素药物治疗的报道。

AIP 不影响分娩方式的选择。在阴道分娩或剖宫产过程中,应避免 AIP 的诱因、消除患者紧张情绪。AIP 的围术期处理方面,主要原则是避免诱因、对症处理和高糖治疗。临床处理中应注意避免使用诱发疾病发作的药物。围术期应避免饥饿、低糖、药物、精神刺激等诱因。麻醉方式上,局麻、硬膜外麻醉和静脉全身麻醉一般是安全的。围术期若出现心动过速、腹痛,提示可能有 AIP 急性发作。术前禁食禁水期间,需保持能量供给。镇痛方面哌替啶相对安全。AIP 累及自主神经系统所致的高血压一般为一过性,建议慎用降压药,如需应用,拉贝洛尔相对安全。一旦患者有抽搐或癫痫发作,应避免使用苯妥英钠、苯巴比妥、卡马西平,丙戊酸盐和氯硝西泮的使用有争议,丙泊酚和加巴喷丁相对安全。监测血钠,如出现血钠下降,及时补充钠;低钠血症因抗利尿激素分泌不适当引起,应限水;若发生顽固性低钠血症,可考虑使用托伐普坦(抗利尿激素受体拮抗剂)。建议围术期高糖治疗,综合现有经验,可在麻醉前予 50% 葡萄糖 40ml 静脉推注,术后 4 小时、8 小时、12 小时分别给予 50% 葡萄糖 40ml 静脉推注一次,围术期补液建议用 10% 葡萄糖,同时补充生理量的钠,一般给予葡萄糖 300~500g/d。

(张国瑞 戚庆炜)

参 考 文 献

1. Scriver CR. Disorders of heme biosynthesis: X-linked sideroblastic anemia and the porphyrias. Metabolic molecular bases of inherited disease, 2001.

2. Tollåli G, Nielsen EW, Brekke OL. Tidsskrift for den Norske laegeforening: tidsskrift for praktisk medicin, ny raekke, Acute

intermittent porphyria, 2002, 122 (11): 1102-1105.

3. Elder GH. Molecular genetics of disorders of haem biosynthesis. Journal of clinical pathology, 1993, 46 (11): 977.

4. Tracy JA, Dyck PJ. Porphyria and its neurologic manifestations. Handbook of clinical neurology, 2013, 120: 839-849.

5. Sze G. Cortical brain lesions in acute intermittent porphyria. Annals of internal medicine, 1996, 125 (5): 422.

6. Deacon AC, Peters TJ. Identification of acute porphyria: evaluation of a commercial screening test for urinary porphobilinogen. Annals of Clinical Biochemistry: An international journal of biochemistry in medicine, 1998, 35 (6): 726-732.

7. Brodie MJ, Moore MR, Thompson GG, et al. Pregnancy and the acute porphyrias. BJOG: An International Journal of Obstetrics & Gynaecology, 1977, 84 (10): 726-731.

8. Tollånes MC, Aarsand AK, Sandberg S. Excess risk of adverse pregnancy outcomes in women with porphyria: a population-based cohort study. Journal of inherited metabolic disease, 2011, 34 (1): 217-223.

9. Wolff C, Armas MR. Porphyria and pregnancy. Review of 17 women. Revista médica de Chile, 2008, 136 (2): 151-156.

10. Marsden JT, Rees DC. A retrospective analysis of outcome of pregnancy in patients with acute porphyria. Journal of inherited metabolic disease, 2010, 33 (5): 591-596.

11. Pischik E, Kauppinen R. Can pregnancy stop cyclical attacks of porphyria? The American journal of medicine, 2006, 119 (1): 88-90.

12. Weinzierl A, Brezinka C, Engelhardt K. Unusual manifestation of acute hepatic porphyria in pregnancy. Fetal diagnosis and therapy, 2006, 22 (2): 136-138.

13. Sparić R, Berisavac I, Arsenijević L, et al. Acute intermittent porphyria in the puerperium. Srpski arhiv za celokupno

lekarstvo, 2010, 138(7-8): 506-509.

14. Thunell S, Pomp E, Brun A. Guide to drug porphyrogenicity prediction and drµg prescription in the acute porphyrias. British journal of clinical pharmacology, 2007, 64(5): 668-679.

15. Harris C, Hartsilver E. Anaesthetic management of an obstetric patient with variegate porphyria. International journal of obstetric anesthesia, 2013, 22(2): 156-160.

16. Kantor G, Rolbin SH. Acute intermittent porphyria and caesarean delivery. Canadian journal of anaesthesia, 1992, 39(3): 282-285.

17. Mitterschiffthaler G, Theiner A, Hetzel H, et al. Safe use of propofol in a patient with acute intermittent porphyria. British journal of anaesthesia, 1988, 60(1): 109-111.

18. 华凤珍. 妊娠合并血卟啉病 1 例. 浙江实用医学, 2001, 6(1): 51.

第 16 节　前 置 血 管

　　前置血管(vasa praevia)是一种十分罕见的产科疾病。其表现是妊娠中、晚期无痛性的阴道出血,易误诊为前置胎盘或胎盘早期剥离延误处理。前置血管破裂可导致胎儿急性失血性休克及死亡,是围产儿死亡的重要原因之一。由于对前置血管的认识不足,在临床工作中常常造成误诊、漏诊。对这一少见却对胎儿健康有严重威胁的疾病,应引起产科医师有高度的重视和充分的认识。

病例

　　37 岁,G_4P_1,外院行 IVF-ET,移植囊胚 2 枚。孕期我院规律产检,孕 8^{+5} 周,双胎之一胚胎停育。患者孕 12^{+3} 周 B 超提示:胎盘下缘覆盖宫颈内口。孕 26^{+4} 周 B 超示:胎盘下缘似接近宫颈内口。孕 30^{+4} 周前置胎盘 B 超示:宫颈内口上方稍偏左侧胎膜下可见胎儿血管走行,血管前置及帆状胎盘不除外。孕 36^{+5} 周腹部超声:双顶径 8.4cm,腹围 30.8cm,股骨长 6.5cm,羊水指数 8.7cm,S/D<3,胎盘后壁及左侧壁。胎儿估重 2282~2411g。经会阴超声提示:宫颈内口处未见明显胎盘覆盖,该处可见脐血管回声,考虑前置血管不除外(图 1-7、1-8)。现无产兆,为行剖宫产入院。既往史:2000 年因车祸 L_3 压缩性骨折。2007 年足月阴道分娩 1 女活婴,2500g。

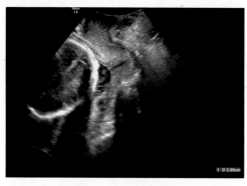

图 1-7　经会阴超声

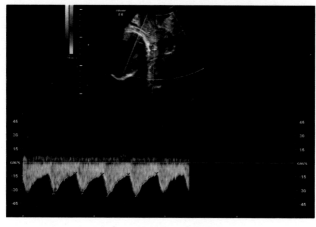

图 1-8　经会阴多普勒超声

入院诊断：宫内孕 36^{+5} 周，G_4P_1；帆状胎盘、前置血管不除外；早孕期双胎之一胚胎停育；高龄经产；腰椎压缩性骨折史；体外受精胚胎移植。

诊治经过：数次向患者交代风险，建议 34 周后剖宫产，患者有顾虑。36^{+5} 周入院后完善相关检查及术前准备，于宫内孕 36^{+6} 周行剖宫产术，娩一男活婴，评分好，体重 2650g，身长 46cm。

附：术中探查见胎盘位于子宫后壁，下端达子宫下段，脐带帆状附着于胎盘下缘，脐带根部越过宫颈内口，台下检查见：脐带根部距胎盘约 5cm，数条较粗血管与胎盘连接，诊断低置胎盘、帆状胎盘、前置血管（图 1-9）。

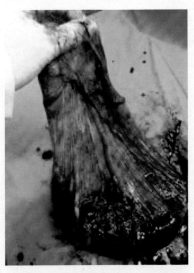

图 1-9　术后所见帆状胎盘、前置血管

💗**诊治经验与点评**

一、前置血管的定义和分类

正常胎盘为盘状，多呈椭圆形或圆形，而脐带通常附着于胎盘中央和侧方。而帆状胎盘是一种脐带异常状态,指脐带附着于胎膜上,脐血管在未进入胎盘时已发生分支,经过羊膜与绒毛膜之间进入胎盘,也称为脐带帆状附着,发生率为 0.1%~13.6%,在足月分娩单胎中的平均发生率为 1%。胎膜上的脐血管横越子宫下段,在胎先露之前方跨过子宫颈内口时,则成前置血管(vasa previa)。前置血管最先在 1831 年由 Benckiser 正式报道,至今仍有文献将其称作 Benckiser 出血。

前置血管可分成两型:

Ⅰ型:单叶胎盘伴发前置血管,占到所有前置血管总数的 89.5%。如帆状胎盘合并前置血管,即在脐带插入胎盘前,有一段未被脐带保护的脐血管跨过宫颈内口;前置胎盘(胎盘低置状态)合并前置血管,即妊娠期子宫体上移,使胎盘位置上移,脐血管位置并未随之发生改变而游离跨过宫颈内口。

Ⅱ型:多叶胎盘伴发前置血管,占总数的 10.5%。如双叶胎盘或副胎盘合并前置血管,即为连接两处胎盘的脐血管通过子宫下段或跨越宫颈内口。

二、病因及高危因素

发病机制尚不清楚。有学者认为,妊娠早期脐带附着正常,胎盘种植于底蜕膜,但妊娠过程中可能由于子宫下段内膜发育不良,血供较差,胎盘为了获得足够的营养而向血液灌注更好的区域伸展,而脐带却无法移位,其附着部位的胎盘由于营养不良萎缩退化,而原来附着于中央部位的脐带逐步变为偏心以致边缘附着,而围绕于附着部位的胎盘子叶退化成为光滑绒毛膜。该说法较为合理地解释了脐带的帆状附着发生于子宫下段在胎儿先露前,形成前置血管的原因和双叶胎盘间形成脐带帆状附着的情况;也可解释双胎妊娠时,2 个紧靠着床的囊胚因争夺地盘而较常发生脐带帆状附着。

目前比较公认的前置血管的高危因素包括:①胎盘结构及位置异常:妊娠中期胎盘低置状态,前置胎盘,双叶胎盘或副胎盘。有报道,89% 的前置血管患者合并前置胎盘、低置胎盘状态、双叶或者副胎盘。帆状胎盘等。③多胎妊娠(尤其是单绒妊娠)。④ IVF-ET。对于原因不明的 FGR 也需警惕前置血管的可能。

三、流行病学特点

各方报道不一,既往发病率(1.5~4.0)/10 000,IVF-ET 可升至 1/202;最近的一项前瞻性研究认为由于超声产前诊断限制;前置血管病例在统计时被误认为帆状胎盘和部分病例因低置胎盘、帆状胎盘等行剖宫术而被漏诊,前置血管的发病率被大大低估(Hasegawa,2006~2011,3647 例,前瞻性研究,发生率为 1/365)。

四、临床症状和体征

前置血管的典型症状是前置血管破裂所导致的无痛性阴道出血,可发生于人工破膜、胎膜早破、前置血管受压或阴道检查时。其中最常见的是继发于胎膜早破的阴道流血,且常与前置胎盘、胎盘早剥、见红时的阴道出血相混淆。由于胎儿血容量小,胎儿失血时行胎心监护,可见胎心率呈正弦波样改变,当出血达 100ml 时即可引起胎儿休克甚至死亡。

此外,尚有部分前置血管破裂发生于胎膜早破之前。此种出血往往能自行停止,可能是由于出血后,胎儿出现低血压,血流减缓,形成凝血块而使出血自行停止。如出血量少,胎心率可无明显改变;出血量稍多,即可出现胎心率改变。胎心率改变并不是前置血管的特异性变化,但它的出现,产科医师应考虑到前置血管的可能性,应尽快地作出诊断,立即处理。

前置血管未破裂时一般无明显体征,偶可在阴道检查时触及胎膜上有管径细小、滑动性小且有搏动、不似脱垂脐带的血管。

五、对围产儿的影响

当前置血管被胎先露部压迫时,可致胎儿脐带循环受阻而发生胎儿窘迫,甚至胎死宫内。另外,由于不受脐带华通胶保护及胎盘组织支持的脐血管表面仅覆盖一层薄薄的羊膜,当胎膜自然破膜或人工破膜时,被胶原纤维固定在绒毛膜上的前置血管很容易破裂,因为是胎儿源性出血,胎儿血容量仅为 250ml 左右,一旦发生胎儿失血,围生儿死亡率极高。临产前未诊断帆状胎盘前置血管的病例,围产儿死亡率可高达 58%~100%。

六、诊断

产前诊断前置血管对降低围产儿病死率、改善新生儿预后十分重要! 如产前作出正确诊断,在胎膜破裂前选择性剖宫产,新生儿基本存活。

1. **二维超声检查**　超声是前置血管产前诊断最常用且最简便可靠的方法。前置血管的典型超声表现:宫颈矢状切面上,宫颈内口上方条管状血管回声,走形平直,缺乏脐带螺旋,壁薄,位置不随母体体位变化而改变。彩色多普勒超声:显示胎膜下宫颈内口上方血管内血流信号,需与胎膜下血肿、母体宫颈静脉曲张、脐带先露等鉴别。

孕中期经阴道超声可直接观察到胎膜上前置血管走行情况,是前置血管产前诊断的重要方法。Nomiyama 等用彩色多普勒对 587 例 18~20 周孕妇行帆状胎盘产前诊断,平均每例仅需时 20 秒,诊断敏感度可达 100%,特异度达 99.8%,阳性预测值为 83%,阴性预测值为 100%,具有很高的可靠性和临床可行性。

加拿大妇产科协会制定前置血管预防和处理最新指南和建议:对于存在前置血管高危因素的孕妇,包括多胎妊娠、体外受精 - 胚胎移植术后及妊娠期 B 超检查提示脐带附着部位异常、胎盘位置低或帆状附着、双叶胎盘或副胎盘或有阴道流血的孕妇,可行阴道超声,包括阴道多普勒超声检查,检查宫颈内口情况,进一步评价脐带的插入和胎盘附着情况,筛查前置血管。妊娠中期胎盘低置状态及妊娠中期筛查中疑诊病例,有必要于妊娠晚期再次筛查,以排除前置血管。

2. **MRI**　用于超声诊断困难的前置血管病例,费用昂贵,不作常规。

3. **羊膜镜检查**　直接观察前置血管跨越宫颈内口,但操作时可能造成医源性前置血管破裂,限制其应用。

4. **阴道检查**　可触及胎膜上有管径细小、滑动性小且有搏动、不似脱垂脐带的血管,准确性依赖于检查者的经验,对于高度怀疑前置血管的病例应尽量避免行阴道检查。

5. **鉴别母体阴道出血来源**　采集母体阴道血,经血涂片、血红蛋白电泳、ApT 试验、Ogita 试验等区分胎儿及成人血红蛋白,可排除胎盘边缘血窦破裂、胎盘早剥、见红等。但这些检查往往来不及进行。

因此,超声仍是前置血管最为有效的检查方法。但国际妇产科超声学会(ISUOG)也指出,即便是有经验的超声医师进行阴道超声,也不能检出所有的前置血管。这说明目前仍缺乏 100% 准确诊断的手段。

七、处理原则

1. **分娩方式**　产前已诊断前置血管的孕妇,剖宫产是较为安全的分娩方式。

2. **分娩时机**　尚无统一意见,普遍观点较为积极。国际前置血管基金会建议对高危患者使用 fFN 和测量宫颈长度来判断是否近期分娩的可能性,以决定患者入院时间。加拿大妇产科协会(SOGC)和英国皇家妇产科学院(RCOG):妊娠 28~32 周接受促胎肺成熟治疗,妊娠 30~32 周入院便于更为频繁的胎心监护,妊娠 35~37 周行择期剖宫产终止妊娠,不必行羊膜腔穿刺检查了解胎肺成熟情况。能最有效平衡新生儿死亡风险及早产相关呼吸窘迫综合征和脑瘫发生风险。中华医学会妇产科学分会产科学组认为,产前已明确诊断的前置血管,应在具备母儿抢救条件的医疗机构进行待产,妊娠达34~35周,及时剖宫产终止妊娠。若发生前置血管破裂,胎儿存活,应立刻剖宫产终止妊娠;胎儿若已死亡,则选择阴道分娩。

(熊　巍　周希亚)

参 考 文 献

1. 曹泽毅. 中华妇产科学. 第3版. 北京:人民卫生出版社, 2014.

2. Benirschke K, DriscollSG. Pathology of the human placenta. New York:Spinger-Verlag,1967;20-67,153-155.

3. LeeW, Lee VL, K irk JS, et al. Vasa previa:prenatal diagnosis, natural evolution, and clinical outcome. Obstet Gynecol, 2000, 95:572-576.

4. Hasegawa J, Nakamura M, Ichizuka K, et al. Vasa previa is not infrequent. J Matern Fetal Neonatal Med, 2012, 25(12):2795-2796.

5. Oyelese Y, Smulian JC. Placenta previa, placenta accreta, and vasa previa. Obstet Gynecol, 2006, 107(4):927-941.

6. Nomiyama M, Toyota Y, Kawano H. Antenatal diagnosis of velamentous umbilical cord insertion and vasa previa with color Doppler imaging. Ultrasound Obstet Gynecol, 1998, 12(6):426-429.

7. Gagnon R, Morin L, Bly S, et al. SOGC CLINICAL PRACTICE GUIDELINE:guidelines for the management of vasa previa. Int J Gynaecol Obstet, 2010, 108(1):85-89.

8. Green-top Guideline No. 27 Placenta praevia, placenta praevia accreta and vasa praevia:diagnosis and management. London: Royal College of Obstetricians and Gynecologists, 2011:1-26.

9. 刘希婧,白一,周容.前置血管的诊治进展.中华围产医学杂志,2014,17(3):212-215.

10. 中华医学会妇产科学分会产科学组.前置胎盘的临床诊断与处理指南.中华妇产科杂志,2013,48(2):148-150.

11. International Vasa Praevia Foundation. 2008. International Vasa Praevia Foundation,Management Recommendations. Available at:www. vasaprevia. ca/forum/index. php? topic 89. 0(Accessed 23 March 2013).

第17节 胎母输血综合征

胎母输血综合征(fetomaternal hemorrhage,FMH)是指一定量胎儿血液通过破损的胎盘绒毛进入母体血液循环,引起胎儿失血以及母亲溶血性输血反应的临床综合征。胎母输血的发生常与产前出血、创伤、外倒转术、脐带穿刺、羊膜腔穿刺等有关,但绝大多数病例原因不明。FMH 缺乏特异性的诊断标准,早期宫内诊断较困难,往往诊断时胎儿已严重贫血,甚至造成胎死宫内。

病例

患者 30 岁,G_1P_0,因宫内孕 38^{+6} 周,羊水过少于 2008 年急诊入院。患者孕期平顺。孕 35~38 周体重、宫高、腹围均无增长。孕 38^{+6} 周超声提示羊水指数 5.7cm 收入院。胎心监护显示胎心无反应,有似正弦波样曲线(图 1-10)。考虑胎儿偏小,胎儿宫内窘迫(心型),急诊行剖宫产娩一男活婴,术中羊水清,量少,胎盘脐带无异常。新生儿哭声响亮,但肤色苍白,经吸氧肤色无好转,体重 2330g,转儿科。患儿即刻查血红蛋白(Hb)74g/L,血细胞比容(HCT)23.4%,网织红细胞比例 10.97%(<3%)。孕母间接 Coombs 试验阴性,血红蛋白电泳提示胎儿型血红蛋白占 4.2%(正常值 0~0.5%),考虑有胎母输血。新生儿于出生

当天、生后 3 天、12 天分别输浓缩红细胞 46ml、49ml 和 52ml,于产后 14 天查 Hb 131g/L,HCT 38.4% 出院。

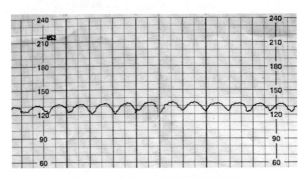

图 1-10　患者胎心记录呈正弦曲线

❤ 诊疗经验与点评

　　该患者胎心监护显示似正弦曲线,此种监护多提示胎儿濒死或重度贫血。产妇无内科合并症,术中脐带、胎盘无异常,故从产妇方面无法解释胎心的异常表现。正常新生儿出生 Hb 平均 170g/L,该患儿出生时 Hb 仅 74g/L,所以胎心呈正弦曲线是由贫血造成的,但新生儿贫血及存在胎儿生长受限的原因是什么? 贫血可由红细胞生成障碍、破坏增加及失血引起。产妇间接 Coombs 试验阴性,可除外因胎儿溶血造成的贫血。患儿网织红细胞不低,也没有红细胞破坏的证据,所以是失血造成的贫血。产时无失血,患儿出生后的网织红细胞比例高,提示患儿的贫血是产前既有的慢性失血,该患儿为单胎,故只能是胎母之间的输血,即所谓的胎母输血综合征。在该产妇的血液中发现了较高的胎儿血红蛋白证实了此诊断。

　　胎母输血综合征的临床表现有胎动减少或消失;胎心监护异常,胎心基线低,胎动时无加速,出现晚期减速或典型的正弦曲线图形;B 超发现胎儿水肿、肝脏肿大。

这些经常是 FMH 的晚期表现,即所谓的胎心、胎动、超声异常表现的三联症。通过红细胞酸洗脱实验法(简称 KB 试验)测定母血中胎儿血红蛋白等实验室检查可辅助和明确诊断。发生胎母输血时,母血中胎儿血红蛋白 >3%。FMH 产后新生儿表现为严重贫血,皮肤苍白不能用苍白窒息解释,复苏效果不满意。

诊断明确后应尽早治疗,根据胎龄、病情严重程度制订个体化治疗方案。必要时宫内输血或剖宫产终止妊娠。输血治疗分为产前宫内输血和产后输血。本例患者因出现胎儿窘迫现象和胎儿生长受限,剖宫产终止妊娠,因诊断及时,患儿经多次少量输血,产后 14 天痊愈出院。

(孙智晶　高劲松)

参 考 文 献

1. 赵友萍,黄醒华.胎母输血综合征对围产儿影响的研究进展.中华妇产科杂志,2008,43(8):632-634.

2. Weisberg L,Kingdom J,Keating S,et al. Treatment options in fetomaternal hemorrhage:four case studies. J Obstet Gynaecol Can,2004,26(10):893-898.

第 18 节　单绒毛膜双羊膜囊
双胎的妊娠管理

随着辅助生育技术的发展和高龄孕妇的增多,双胎妊娠发生率逐年上升,双胎已成为导致流产、早产、出生缺陷及围产儿发病率和死亡率增加的重要原因。对于双胎的孕期监护、复杂性双胎的处理、双胎的产前筛查与诊断都是近年来国内的热点问题。中华医学会围产医学分会胎儿医学学组、中华医学会妇产科学学分会产科学组根据国外指南及我国情况,在 2015 年发布了《双胎妊娠临床处理指南》。但是,在每一个双胎的处理中,仍然存在着很多个体化问题,需要更多的经验积累及数据支持。

❤️ **病例**

患者 37 岁,G_2P_0,自然受孕,早孕期 B 超核对预产期准。孕 12^{+3} 周 B 超"胎儿 1 CRL 6.0cm,NT 0.10cm,胎儿 2 CRL 6.5cm,NT 0.18cm,单绒毛膜双羊膜囊"。孕 16 周后定期监测 B 超,至孕 26 周羊水量无异常,胎儿结构未见异常。孕 18 周因高龄行羊膜腔穿刺,染色体核型未见异常。孕 28 周 B 超"胎儿 1 BPD 7.0cm,HC 26.6cm,AC 24.5cm,羊水深度 5.1cm,脐动脉 S/D 3.1。胎儿 2 BPD 7.1cm,HC 25.9cm,AC 21.0cm,羊水深度 1.9cm,脐动脉 S/D 3.4。"孕 31 周 B 超"胎儿 1 BPD 7.3cm,AC 26.8cm,羊水深度 5.1cm,脐动脉 S/D 2.2。胎儿 2 BPD 8.0cm,AC 22.7cm,羊水深度 1.8cm,大脑中动脉 PI 1.51,脐动脉 S/D 3.6。"给予地塞米松促胎肺成熟。此后定期进行胎心监测。孕 34 周 B 超"胎儿 1 BPD 7.8cm,AC 28.5cm,羊水深度 5.4cm,脐动脉 S/D 3.1。胎儿 2 BPD 8.1cm,AC 26.4cm,羊水深度 4.6cm,大脑中动脉 PI 1.36,脐动脉 S/D 3.8。"孕 35^{+4} 周 B 超双羊膜囊羊水正常,胎儿 2 大脑中动脉 PI 0.92,脐动脉 S/D 3.7。

患者孕期血压正常,75g OGTT 诊断 GDM。于孕 36^{+1} 周行剖宫产,胎儿 1 出生体重为 2430g,胎儿 2 出生体重 1825g,Apgar 评分好。检查胎盘胎儿面如图 1-11。

出院诊断: 宫内孕 36^{+1} 周,G_2P_1,单绒毛膜双羊膜囊双胎,选择性胎儿生长受限,早产,高龄妊娠,妊娠期糖尿病。

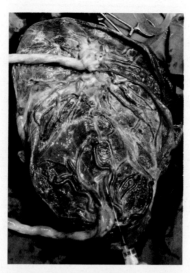

图 1-11　胎盘胎儿面,可见胎盘份额相似（下方为大胎儿胎盘）,脐带附着位置,两胎盘间有一交通血管

💗 **诊治经验与点评**

一、病例分析

由于生育年龄延迟以及辅助生育技术的应用,双胎妊娠发生率增加。双胎妊娠存在着很多特有的问题。这是一例单绒毛膜双羊膜囊双胎（monochorionic diamniotic twins,MCDA）妊娠的病例,在孕 12 周时确定绒毛膜性,同时也看出两个胎儿的 NT 相差达 80%,预测发生双胎输血综合征（twin-twin transfusion syndrome）的可能性较大,因此一直通过超声密切监测,顺利度过 26 周。在孕 28 周时发现一个胎儿的羊水过少,且腹围偏小,此时考虑要警惕选择性胎儿生长受限（selective intrauterine fetal restriction,sIUGR）的发生。孕 31 周小胎儿的羊水仍过少,并且大脑中动脉的 PI 偏低,脐动脉 S/D 升高,虽然小胎儿体重并未达到双胎相应周数的 FGR 标准,不能诊断,但考虑继续妊娠的不确定性,给予了地塞米松促胎肺成熟。意外的是,孕 34 周 B 超小胎儿有追赶大胎儿的趋势,羊水量恢复正常,双顶径、腹围等也有增加,但大脑中动脉 PI 依然偏低。孕 36 周时考虑小胎儿脐动脉 S/D 高,结合孕周,决定终止妊娠。最终诊断 sIUGR。

检查胎盘发现,双胎的胎盘份额相差不多,大胎儿的脐带附着偏向一侧,而小胎儿脐带附着居中,未能很好地解释小胎儿发生 sIUGR 的原因。但是两侧有血管交通,这可能是小胎儿在 34 周羊水量恢复、腹围增加的原因。

另一方面,本例孕妇是高龄孕妇,因此直接进行了羊膜腔穿刺。由于穿刺时无其他异常,因此进行了一个羊膜囊的穿刺,核型正常。

二、单绒毛膜双羊膜囊双胎妊娠几种常见并发症

双胎绒毛膜性,是双胎妊娠管理与临床决策的基础,所有双胎都应当在妊娠早期确定绒毛膜性。单绒毛膜双胎妊娠并发症发生率高,需要警惕。

1. **双胎输血综合征** 大约 15% 的单绒毛膜双胎会发生 TTTS,它是由双胎胎盘血管交通吻合所导致的。如果不进行治疗,围产儿病死率高。供血胎羊水量少、无尿,受血胎羊水量多、水肿。诊断需要超声作出,首要的表现是一侧羊水过多(深度 >8cm),一侧羊水过少(<2cm)。Quintero 分期是目前最常采用的疾病分期方法(表 1-3)。Ⅰ期可以期待,也有采用羊水减量,Ⅱ期及以上病例大多采用激光电凝胎盘血管吻合支的办法。目前国内已有数家胎儿医学中心可以开展。

2. **选择性胎儿生长受限** 大约 40% 的单绒毛膜双胎有生长受限的问题,TTTS 与之有不少相似表现,但是 sIUGR 没有受血胎的表现,即不出现羊水过多。造成 sIUGR 的主要原因是两胎的胎盘份额不同,或者脐带插入部位远离胎盘中央。大脑中动脉和静脉导管的多普勒超声监测对 sIUGR 的病例十分重要,应当每 1~2 周进行

表 1-3　双胎输血综合征 Quintero 分期

期别	羊水过多 / 过少	供血胎膀胱无充盈	多普勒血流异常	水肿胎	胎死宫内
I	+	−	−	−	−
II	+	+	−	−	−
III	+	+	+	−	−
IV	+	+	+	+	−
V	+	+	+	+	+

一次。sIUGR 的处理尤其需要个体化,根据孕周、分型、其他并发症等选择期待、激光电凝,并适时终止妊娠。

3. 其他　除 TTTS、sIUGR 外,单绒毛膜双羊膜囊双胎还可能并发双胎贫血 - 多血序列征、双胎之一畸形等并发症。这些复杂双胎的处理需要很好的监测和个体化处理,建议在有经验的胎儿医学中心进行。

三、单绒毛膜双羊膜囊双胎妊娠的妊娠期管理

从病例可以看出,MCDA 双胎的妊娠期监护需要产科医师和超声医师的密切合作。发现异常时,应当转诊至有条件的产前诊断中心或胎儿医学中心。由于 MCDA 双胎围产儿发病率和死亡率较高,建议从孕 16 周起,每 2 周进行一次超声检查,并且应当由有经验的医师进行,超声检查内容包括双胎的生长发育、羊水量、胎儿脐动脉血流,并根据情况对胎儿大脑中动脉和静脉导管的血流进行监测。在诊断 TTTS、sIUGR 和双胎之一畸形时,需要在有经验的胎儿医学中心评估母儿风险,并结合患者意愿等一系列因素,制订个体化的诊疗方案。

四、双胎的产前筛查与产前诊断问题

双胎染色体非整倍体的筛查较单胎复杂得多。单绒毛膜双胎来自一个受精卵,通常认为具有相同的遗传背景。双绒毛膜双胎可能来自一个或两个受精卵,因此可能存在染色体核型不一致的情况。因此,单独使用孕中期血清学进行双胎的唐氏综合征筛查,检出率仅有 45%,假阳性率可达 10%,多数学者不推荐单独采用。

对于双胎而言,首先应在孕 11~13^{+6} 周进行超声检查,测量胎儿颈部透明层厚度(nuchal translucency,NT)。目前比较公认的是对双胎进行早孕期筛查,即对于单绒毛膜双胎,使用较大的 CRL 和 NT 的平均值,结合早孕期血清学指标计算唐氏综合征发生风险。而对于双绒毛膜双胎,则独立计算每个胎儿的唐氏综合征发生风险。但是,对于双胎之一胚胎停育的情况,由于停育胚胎对血清学指标有影响,因此只进行 NT 检测更为合理。应当指出,母血胎儿游离 DNA 筛查唐氏综合征并不推荐用于双绒毛膜双胎。妊娠 18~24 周应当进行超声结构筛查,可以分次进行。

对于有指征进行产前诊断的双胎孕妇,要告知有创操作的胎儿丢失率高于单胎。双绒毛膜双胎应分别取材,单绒毛膜双胎通常只需对任一胎儿进行取样。需要注意的是,双胎产前诊断时应对两个胎儿进行超声标记,例如胎盘位置、胎儿性别、脐带插入点、是否有畸形等,以便在核型不一致时判断是哪一个胎儿。

五、双胎终止妊娠的时机和方式

根据我国最新指南,没有合并症和并发症对双绒毛膜双胎可以期待至孕 38 周分娩;无合并症及并发症的单绒毛膜双羊膜囊双胎可以在严密监测下至孕 37 周分娩;单绒毛膜单羊膜囊双胎的分娩孕周建议为孕 32~34 周。而复杂性双胎,如 TTTS、sIUGR、双胎贫血 - 多血序列征等,则需要结合母儿情况个体化决定。上述病例中,虽然小胎儿的孕期超声并不能诊断 sIUGR,但是大脑中动脉、脐血流存在异常,是否会对神经系统的远期功能造成影响,缺乏评估手段。因此最终选在孕 36~37 周间终止妊娠。

关于双胎的分娩方式,是由绒毛膜性、胎方位、孕产史、合并症、胎儿宫内情况、宫颈成熟度等综合判断的,难以一概而论。

可以看出,相对于单胎妊娠,我们对双胎还有很多不了解的领域。一些对于单胎已经形成的诊疗常规,对双胎并不适用,例如早产的预测与预防。因此,当孕妇对怀有双胎"喜不自胜"之时,产科医师需要提高警惕,严密监测。

（周希亚）

参 考 文 献

1. 孙路明,赵扬玉,段涛 . 双胎妊娠临床处理指南 . 中华围产医学杂志,2015,8:561-567.

2. Sailesh Kumar. Handbook of fetal medicine. Cambridge University Press,2012.

3. 杜鹃,刘学敏 . 多胎妊娠的母儿监护 . 中国实用妇科与产科杂志,2015,31(7):613-617.

4. 刘俊涛,周希亚 . 双胎妊娠非整倍体异常的产前筛查与产前诊断 . 中国实用妇科与产科杂志,2015,31(7):607-609.

第 19 节　羊水 20- 三体假性嵌合体的产前诊断和遗传咨询

对孕妇进行其胎儿染色体异常风险评估,并对高危孕妇通过常规羊膜腔穿刺术或绒毛活检进行产前细胞遗传学诊断已成为现代产科保健的标准内容。目前,G 显带的染色体核型分析仍然是产前细胞遗传学诊断的金标准,但对于羊水染色体嵌合体和假性嵌合体的诊断、处理和产前咨询长期以来一直是临床实践中的难点问题。

💗 **病例**

　　患者 31 岁，G_1P_0，因母血清学筛查高风险于孕 18 周行羊膜腔穿刺术。采用 GLP13/GLP21/CSP18/CSPX/CSPY 探针的羊水间期细胞 FISH 分析未见异常发现，羊水细胞核型分析结果为 47,XY,+20 [7]/46,XX[9]（图 1-12），20-三体细胞系占 43.75%（7/16），出现在同一培养瓶中的多个集落中。进一步行脐静脉穿刺查脐血细胞染色体核型分析，脐血染色体核型为 46,XY，随后对羊水间期细胞行 D20Z1（20p11.1-q11.1）、D20S1157/20QTEL14（20per/qter）探针的 FISH 分析，各个探针在所有细胞中均只出现两个信号，24 周行系统胎儿超声检查未见异常，综合分析上述情况，考虑该 20-三体嵌合体为假性嵌合体。进一步针对上述检查结果对孕妇进行产前咨询，孕妇及其丈夫决定继续妊娠，至孕 39 周阴道分娩一男活婴，儿科查体未见异常。婴儿一直在我院随访至 7 个月，外观及发育未见异常。取其

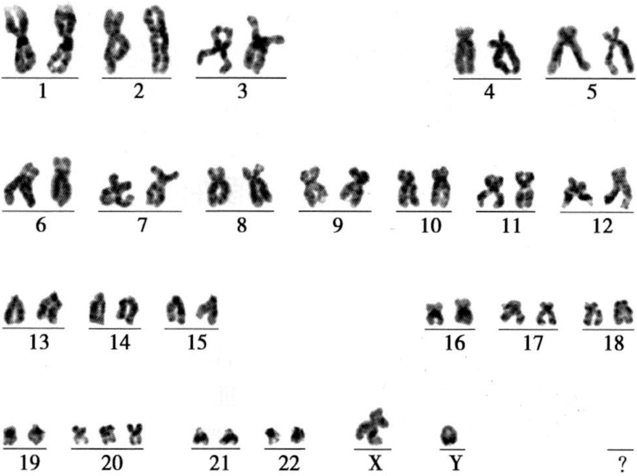

图 1-12　羊水 20-三体细胞系核型

外周血查染色体核型 46,XY,取其口腔颊黏膜脱落细胞行 D20Z1(20p11.1-q11.1)、D20S1157/20QTEL14(20per/qter)探针的间期 FISH 分析,各个探针在所有细胞中均只出现两个信号(图 1-13、1-14),证实了产前诊断的准确性。

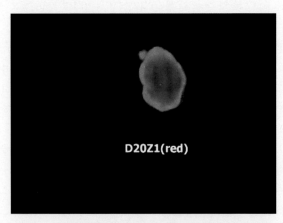

图 1-13 颊黏膜脱落细胞间期 FISH 分析,采用 D20Z1(20p11.1-q11.1),可见 2 个杂交信号

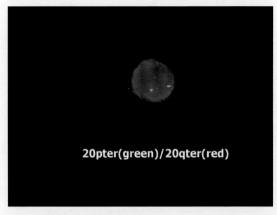

图 1-14 颊黏膜脱落细胞间期 FISH 分析,采用 D20S1157/20QTEL14(20per/qter)探针,各个探针分别可见 2 个杂交信号

诊治经验与点评

对羊水染色体嵌合体的诊断和处理是产前细胞遗传学诊断的难点。对于原位收获,真性嵌合体的主要诊断标准是:至少在两个不同的培养容器中的一个或多个集落中发现相同的非整倍体。同一个培养中的两个非整倍体集落并不能诊断嵌合体,这是因为在培养容器中会发生细胞迁移。对于原位收获,有三种不同的染色体假性嵌合体类型:①一个集落中的一个细胞或一个区域为异常核型;②单个集落中所有的细胞均为相同的异常核型;③同一个培养容器中的多个集落为相同的异常核型。

假性嵌合体远较真性嵌合体常见。在国外三个大规模研究中,培养的羊水细胞中真性嵌合体的发生率为0.1%~0.3%,假性嵌合体表现为多个细胞有相同的异常但仅限于一个培养容器,其发生率为0.64%~1.1%。

通常情况下,被归为假性嵌合体的多数非特异性结构性染色体异常没有临床意义。一些常染色体三体可能反映的是胎儿外组织的细胞系。除涉及16染色体外,几乎没有直接证据证明常染色体三体假性嵌合体有临床意义。因此,对本例的处理,首先要明确是否为20-三体的假性嵌合体。

对可疑羊水细胞嵌合体的推荐处理方案已有相应指南,方案基于三种层次的评估:基本评估、中度评估和深度评估。本例中所有的47,XY,+20的核型均出现在同一个培养容器中的多个集落中,考虑可能上述第三种类型的假性嵌合体。根据指南,对于涉及羊水20号染色体的假性嵌合体的诊断需进行深度评估,即共需对50个细胞进行评估,但本例羊水培养中没有足够多的集落供分析,因此必须借助其他遗传学分析方法来对假性嵌合体的诊断进行验证。

间期细胞的荧光原位杂交(fluorescence in situ hybrid-ization,FISH)技术检测可以快速检出胎儿13、18、21、性染色体有无数目异常,被广泛应用于快速产前诊断。间期FISH无需进行细胞培养,可以检测大量的细胞,从而可对染色体嵌合体进行充分评估。本例采用针对20号染色体的D20Z1(20p11.1-q11.1)、D20S1157/20QTEL14(20per/qter)探针对羊水前期细胞进行分析,各个探针在所有细胞中均未发现异常信号,考虑20号染色体均为二倍体。综合考虑脐血染色体核型(46,XY)的结果,可以明确该例为羊水20-三体假性嵌合体。之所以采用着丝粒探针以外的端粒探针,是为了除外染色体的部分三体,从而进一步确认二倍体的诊断。

20-三体嵌合体是在产前诊断中常见的异常情况,其发生率约为1/7000次妊娠,在产前所有能检测到的嵌合体中占16%,但仅占染色体三体所致流产的2%且几乎从未在死产或活产病例中被诊断。由于约90%~93%的病例都有正常表型,且在产后的外周血或其他组织中得到证实的病例非常罕见,从而使得对这一情况的临床意义至今不明确。

集落形成的羊水细胞的来源部位包括胎儿皮肤、支气管和肾脏集合管在内的解剖部位。20-三体在一些特定的胎儿组织中更容易被检测到,如肾脏、直肠、食管。一般而言,在胎儿血液中是检测不到20-三体的细胞的。在嵌合型20-三体的病例中,20-三体细胞所占的比例和胎儿预后之间有明确的相关性,如果20-三体细胞所占比例超过60%的话,则往往和异常的胎儿结局相关。

大多数20-三体嵌合体的病例其超声表现是正常的,且远期结局较好。来自纽约的产前诊断实验室的、有妊娠结局信息的294例病例的资料中,22例(7.5%)有畸形,且缺乏畸形的特殊类型,但肌张力低下、心脏畸形、泌尿道畸形在多个病例中发生,22 例异常病例中有 7 例面部畸形。Robinson 等结合 5 例新病例对这些数据再次进行分析,发现与正常结局病例相比,异常妊娠结局的病例中三体细胞的比例更高(三体细胞比例平均值分别为 27% 和 50%)。三体细胞比例 <40% 的 201 例病例中异常结局仅 8 例(4%),而三体细胞比例 >40% 的 61 例病例中异常结局有 17 例(28%)。

对于 20- 三体嵌合是否行胎血取样确认是有争议的,其异常妊娠结局的风险较低,相对于胎血取样的并发症风险,则不值得进行胎血取样以确认嵌合的诊断。如果 20- 三体的细胞系所占比例高于 60%,可以考虑胎血取样。对所有羊水细胞嵌合体病例均应进行高分辨率超声检查。对于嵌合型 20- 三体病例,如果产前超声检查发现胎儿解剖结构是正常的话,则应向孕妇夫妇咨询,告诉他们胎儿异常风险小于 10%。本例中 20- 三体的细胞系占 43.75%(7/16),由于订购 FISH 探针尚需时日,向孕妇夫妇说明情况之后,孕妇夫妇选择行 PUBS,并等待针对 20 号染色体的间期 FISH 结果。

产前和产后咨询的其他困惑是:不能在细胞遗传学随访检测中常规确定三体细胞的存在。来自纽约产前诊断实验室的 214 例产前诊断的 20- 三体嵌合体病例的总体复核确认率仅为 15.4%。对流产儿的细胞遗传学复核确认应包括肾脏、皮肤和胎盘组织(包括胎膜)。对活产儿的复核确认应包括胎盘、皮肤、脐带成纤维细胞、血细胞和尿沉渣。在本例中,我们对婴儿的外周血进行了核型分析,对颊黏膜脱落细胞行针对 20 号染色体的间期 FISH 分析,均未发现 20- 三体嵌合体。来自于两种组织的遗传学检查结果均证实了产前诊断的准确性。

综上所述,对于羊水细胞染色体核型分析所发现的嵌合体,应根据国际上相关指南明确其为真性还是假性嵌合体,必要时可辅以包括 FISH 在内的其他分子细胞遗传学手段以明确诊断。对于不同染色体的嵌合体,其临床表现、妊娠结局、处理和产前咨询各不相同,应根据具体情况进行进一步的处理,行高分辨率超声检查,并与孕妇夫妇进行良好的沟通和遗传咨询。对于终止妊娠的病例,应对妊娠产物(如胎盘)进行细胞遗传学复核,对于活产儿,则除了进行细胞遗传学复核以外,还应对其进行长期随访。

（戚庆炜）

参 考 文 献

1. Hsu LYF, Perlis T. United States survey on chromosome mosaicism and pseudomosaicism in prenatal diagnosis. Prenat Diagn(Special Issue),1984,4:97-130.

2. Bui TH, Iselius L, Lindsten J. European collaborative study on Prenatal diagnosis:mosaicism,pseudomosaicism and single abnormal cells in amniotic fluid cell cultures. Prenata Diagn (Special Issue),1984,4:145-162.

3. Worton RG, Stern R. A Canadian collaborative study of mosaicism in amniotic fluid cell cultures. Prenat Diagn(Special Issue),1984,4:131-144.

4. Hsu LYF, Benn PA. Revised guidelines for the diagnosis of mosaicism in amniocytes. Prenat Diagn,1999,19:1081-10982.

5. Tepperberg J, Pettenati MJ, Rao PN, et al. Prenatal diagnosis using interphase fluorescence in situ hybridization(FISH):2-year multicenter retrospective study and review of the literature. Prenat Diagn,2001,21:293-301.

6. Hsu LYF, Kaffie S, Perlis TE. Trisomy 20 mosaicism in prenatal

diagnosis-a review and update. Prenat Diagn,1987,7:581-596.

7. Hassold T,Abruzzo M,Adkins K,et al. Human aneuploidy: incidence,origin and etiology. Environ Mol Mutagen,1996,28: 167-175.

8. James PA,Gibson K,McGaughran J. Prenatal diagnosis of mosaic trisomy 20 in New Zealand. Aust N Z J Obstet Gynaecol, 2002,42:486-489.

9. Wallerstein R,Yu MT,Neu RI,et al. Common trisomy mosaicism diagnosed in amniocytes involving chromosomes 13,18,20 and 21:karyotype-phenotype correlations. Prenat Diagn,2000,20: 103-122.

10. Warren NS,Soukup S,King JL,et al. Prenatal diagnosis of trisomy 20 by chorionic villus sampling(CVS):a case report with long-term outcome. Prenat Diagn,2001,21:1111-1113.

11. Hsu LYF,Kaffe S,Perlis TE. A revisit of trisomy 20 mosaicism in prenatal diagnosis-an overview of 103 cases. Prenat Diagn, 1991,11:7-15.

12. Robinson WP,McGillivray B,Lewis MES,et al. Prenatally detected trisomy 20 mosaicism. Prenat Diagn,2005,25:239-244.

13. Bianca S,Ingegnosi C,Tetto C,et al. Prenatally detected trisomy 20 mosaicism and genetic counseling. Prenat Diagn, 2005,25:725-726.

14. Bianca S,Boemi G,Barrano B,et al. Mosaic trisomy 20: consideration for genetic counseling. Am J Med Genet A,2008, 146A:1897-1898.

15. Chen CP,Chang SD,Chueh HY,et al. Discrepancy in the trisomy mosaicism level between cultured amniocytes and uncultured amniocytes in prenatally detected mosaic trisomy 20. Taiwan J Obstet Gynecol,2013,52:145-146.

第20节　染色体微阵列分析技术在产前诊断中的应用

目前,G 显带的染色体核型分析仍然是产前细胞遗传学诊断的金标准,但细胞培养耗时长,往往要经过数周的时间才能获得报告。且通过常规的分带技术只能检出10Mb 以上的异常,即使采用高分辨(850 条带水平)的分带技术,也只能检出 4~5Mb 大小的异常。荧光原位杂交(fluorescence in situ hybridization,FISH)技术的引入提高了诊断的精确度,尤其是间期细胞的 FISH 检测可以快速检出胎儿 13、18、21、性染色体有无数目异常。但 FISH是一项靶位点限制性的技术,无法对整个基因组进行筛查,而且需要有遗传学专家对出生缺陷的病因进行初步判断。基于毛细管电泳检测的荧光定量 PCR(quantitative fluorescence PCR,QF-PCR)或者多重连接依赖性探针扩增(multiplex ligation-dependent probe amplification,MLPA)技术无需进行细胞培养,分析周期短,但只能针对一定数目的片段进行分析,QF-PCR 分析的目标一般低于 10 个;MLPA 最多分析 50 个目标片段,且基于 PCR 引物或者探针特异性,若遇到检测区域出现影响 PCR 扩增或者探针杂交的序列多态性,可能出现漏检。

可见,以上的染色体分析技术都存在局限性;传统方法耗时、分辨率低;而分子水平的方法又不能做到全局分析。在 2001 年人类基因组计划完成后,结合临床染色体分析的需要,产生了一种新的染色体分析技术——染色体微阵列分析技术(chromosomal microarray analysis,CMA),基本克服了以上染色体分析技术的缺陷,正在稳步地走向临床应用。

染色体微阵列分析技术又被称为"分子核型分析",能够在全基因组水平进行扫描,可检测染色体不平衡拷贝数变异（copy number variants，CNV），尤其是对于检测染色体组微小缺失、重复等不平衡性重排具有突出优势。

根据芯片设计与检测原理的不同，CMA 技术可被分为两大类：基于微阵列的比较基因组杂交（array-based comparative genomic hybridization，aCGH）和单核苷酸多态性微阵列（single nucleotide polymorphism array，SNP array）技术。前者需要将待测样本 DNA 与正常对照样本 DNA 分别标记后进行竞争性杂交后获得定量的拷贝数检测结果，而后者则只需将待测样本 DNA 和一整套正常基因组对照资料进行对比即可获得诊断结果。通过 aCGH 技术能够很好地检出 CNV，而 SNP array 除了能够检出 CNV 外，还能够检测出大多数的单亲二倍体（uniparental disomy，UPD）和三倍体，并且可以检测到一定水平的嵌合体。而设计涵盖 CNV+SNP 检测探针的芯片，可同时具有 CNV 和 SNP 芯片的特点。

2010 年，国际细胞基因组芯片标准协作组（The International Standard Cytogenomic Array Consortium，ISCA Consortium）在总结了 21 698 例具有异常临床表征，包括智力低下、发育迟缓、多种体征畸形以及自闭症的先证者研究的基础上，发现 aCGH 检出对致病性 CNV 的检出率为 12.2%，比传统 G 显带核型分析的检出率提高了 10%，因此 ISCA 推荐将 aCGH 作为对于未明原因的发育迟缓、智力低下、多种体征畸形以及自闭症患者的首选临床一线检测方法。

近年来，CMA 技术在产前诊断领域中的应用越来越广泛，很多研究也证明了该技术具有传统胎儿染色体核型分析方法所无法比拟的优势。CMA 对非整倍体和不平衡性染色体重排的检出效率与传统核型分析方法相同，并具有更高的分辨率和敏感性，且 CMA 还能发现额外的、有临床意义的基因组 DNA 拷贝数变异，尤其是对于产前超声发现胎儿结构异常者，CMA 是目前最有效的遗传学诊断方法。基于上述研究结果，不少学者认为CMA技术有可能取代传统的核型分析方法，成为产前遗传学诊断的一线技术。

💟 **病例**

患者 29 岁，G_1P_0，孕 15 周超声检查发现胎儿颈后皱褶厚 0.6cm，孕 16 周母血清学筛查提示胎儿罹患唐氏综合征的风险为 1/110，于孕 18 周行羊膜腔穿刺术。采用 DSCR2:21q22 探针的羊水间期细胞 FISH 分析发现在细胞核中出现 3 个杂交信号，提示胎儿可能罹患 21-三体，但羊水细胞核型分析结果为 46，XX，21p+。孕妇夫妇外周血染色体核型分析未见异常。采用 DSCR2:21q22 探针进一步对羊水细胞中期分裂象行 FISH 分析，发现在一条 21 号染色体的短臂上出现了一个杂交信号，提示该片段有部分重复。再次抽取孕妇的羊水提取DNA 进行 aCGH 分析（美国安捷伦公司 60K 芯片），发现胎儿的 21 号染色体出现明显的部分重复和部分缺失，诊断为 arr 21q22.12-21q22.3（36326031-48067924）×3、arr 21q21.1（18867555-20196174）×3、arr 21q21.3（26975925-28285899）×3、arr 21q21.1-21q21.2（23127142-24811889）×1。即 21q22.12-21q22.3（chr21：36326031-48067924）区域11.74Mb 的重复、21q21.1（chr21：18867555-20196174）区域 1.33Mb 的重复、21q21.3（chr21：26975925-28285899）区域 1.31Mb 的重复、21q21.1-21q21.2（chr21：23127142-24811889）区域 1.68Mb 的缺失。进一步采用序列标记位点步移（sequence-tagged site，STS）分析以明确 21q21.1-21q21.2 区域内 1.68Mb 缺失片段的亲源性，发现胎儿的带型和父亲的相同，而没有和母亲相同的条带，证实了来自于母亲的等位基因有缺失。向孕妇及其家属解释上述分析结果，孕妇及其家属选择终止妊娠。遂于孕 26 周行利凡诺（依沙吖啶）引产，分娩一死女婴，尸检观察女婴外观,眼距宽、塌鼻梁、耳位低、伸舌、右手通贯掌、双脚呈厚方脚和摇椅脚。胸部皮肤明显皮下水肿,颈后皮肤皱褶明显,符合唐氏综合征的临床特征,但婴儿的内脏器官则未见异常。

❤ 诊治经验与点评

本例是一个中孕期产前分子细胞遗传学诊断的21q22.12-21q22.3区域部分重复所导致的胎儿唐氏综合征的病例。aCGH分析证实胎儿的21号染色体出现明显的部分重复和部分缺失,包括21q22.12-21q22.3(chr21:36326031-48067924)区域11.74Mb的重复,21q21.1(chr21:18867555-20196174)区域1.33Mb的重复,21q21.3(chr21:26975925-28285899)区域1.31Mb的重复,21q21.1-21q21.2(chr21:23127142-24811889)区域1.68Mb的缺失。唐氏综合征决定区域(Down syndrome critical region,DSCR)是21号染色体上的重要片段,该区域的重复可导致绝大多数唐氏综合征的表型特征,但仅由该区域的重复所导致的唐氏综合征则很少见,占全部唐氏综合征病例的比例不到1%。

21q21.3(chr21:26975925-28285899)(1.31Mb)区域含有APP(amyloid beta A4 precursor protein,淀粉样β A4前体蛋白)(基因定位21q21.3)基因(OMIM 104760),该基因表达1型家族性Alzheimer病和大脑淀粉样血管病的表型。已知所有的唐氏综合征患者均会在其40岁左右出现Alzheimer病样的病理变化,APP基因位于唐氏综合征决定区域内,而在成人唐氏综合征患者的大脑中则存在该蛋白的过度表达。APP基因的过度表达在唐氏综合征患者大脑神经病变中起决定作用,可导致神经细胞内功能失调,在生命早期即出现细胞外β淀粉样斑块形成,后者是导致唐氏综合征患者大脑发生Alzheimer病样病理改变的主要因素。

21q22.12-21q22.3（chr21：36326031-48067924）（11.74Mb）区域内含有较多致病基因，包括 *DYRK1A*（OMIM 600855）、*ITGB2*（OMIM 600065）、*CLDN14*（OMIM 605608）、*HLCS*（OMIM 609018）、*COL18A1*（OMIM 120328）和 *PCNT*（OMIM 605925）。在这些基因中，*DYRK1A*（dual-specificity tyrosine phosphorylation-regulated kinase 1A，双特异性酪氨酸磷酸化调节激酶 1A）（基因定位 21q22.1）基因编码双特异性酪氨酸磷酸化调节激酶家族的一个成员，该基因是 DSCR 区域内的一个高度保守的基因，和唐氏综合征患者的异常神经发生有关，1.5 倍的 *DYRK1A* 基因表达将导致早发型 Alzheimer 病的发生。

21q21.1（chr21：18867555-20196174）（1.33Mb）区域内含有 *ENTK*（OMIM 606635）（enterokinase，肠激酶）基因，ENTK 的作用是抑制胰蛋白裂解酶原，而 21q21.1-21q21.2（chr21：23127142-24811889）（1.68Mb）区域内则不含有 OMIM 基因。因此我们有理由推断这两个区域和唐氏综合征的表型和病理生理改变没有关联。

由于单纯的部分 21- 三体所致的唐氏综合征报道较多，但单纯的部分 21- 三体所致唐氏综合征的产前诊断的报道却很罕见。Lee 等报道了一例来自于携带者父亲的一个不平衡性微小插入（4；21）（q21；q22.1q22.3）所致的胎儿 21q（21q13 → q22.2）部分三体的产前诊断，胎儿的核型为 46,XX,der（4）ins（4；21）（q21；q22.13q22.2）pat。该例的异常产前表现为母血清学唐氏综合征筛查风险为 1∶17，以及超声发现胎儿颈部皱褶增厚。引产胎儿具有典型的唐氏综合征的临床特征。Chen 等也报道了一例新生 21q（21q22.11 → qter）部分三体合并有唐氏综合征临床特征的产前分子细胞遗传学诊断。在该例中 aCGH 分析证实在 21q 上有一段 14.8Mb 大小的重复，胎儿的核型为 46,XX,der（9）t（9；21）（q34.3；q22.11）。异常的产前表现包括孕 20 周的超声发现第五指的中节指骨发育不良和手指弯斜、中面部发育不良以及心内强回声。

本文所报道的病例超声发现胎儿颈部皱褶增厚达 0.6cm,母血清学筛查提示胎儿唐氏综合征的风险为 1∶110,产前细胞遗传学诊断指征明确。采用 DSCR2: 21q22 探针羊水间期细胞 FISH 出现三个杂交信号,提示胎儿可能为 21- 三体,但核型分析提示胎儿染色体数目为 46 条,21 号染色体短臂似有增加,但无法进一步明确其为染色体的多态性改变,还是存在染色体重排情况。羊水细胞染色体的 FISH 分析提示在 21 号染色体的短臂上存在来源于 21q22 的部分重复,aCGH 分析则明确证实了这是几段分别来自于 21q22.12-21q22.3 (chr21:36326031-48067924)(11.74Mb)、21q21.3(chr21: 26975925-28285899)(1.31Mb) 和 21q21.1(chr21: 18867555-20196174)(1.33Mb)区域的重复,而在前两段区域内则包含有和唐氏综合征表型和病理生理改变相关的基因。这些结果表明间期细胞 FISH 能够快速发现染色体数目异常,但无法明确有无染色体结构异常,单纯的核型分析无法明确 10Mb 以下的染色体重排,FISH 能够确定重排片段在染色体上的定位但无法明确重排的具体情况,而 aCGH 则能明确染色体重排的具体情况却无法对其进行定位。上述各种方法均有其优势和局限性,对于复杂染色体重排的产前诊断则需要采用多种分子、细胞遗传学方法进行综合判断和分析才能最终获得明确的结果。

这例新生 21 号染色体部分重复和缺失的复杂改变的形成机制较为复杂,一般而言是由于亲缘染色体的跨着丝粒的臂间倒位所致,但我们检查了孕妇夫妇的外周血染色体核型是正常的,推测胎儿的 21 号染色体新生改变是由于亲缘生殖细胞的嵌合型 U 型交换所致。在孕妇再次妊娠时仍应进行产前诊断,由于 U 型交换发生在任何一条染色体的机会均等,因此再次妊娠的产前诊断方法仍然应该考虑行 CMA 检测。

目前 CMA 技术已广泛应用于产前诊断领域,其优势包括检测能力提高、不需要羊水或绒毛细胞培养、自动化操作、快速得到结果,且可用于死亡胎儿或流产组织染色体异常的病因诊断。Wapner 等进行的美国 NICHD 多中心研究对 29 个中心中所有进行产前诊断的孕妇都采用 CMA 检测,结果发现对于超声异常、核型正常的胎儿,array-CGH 可发现 6% 的有临床意义的异常;对超声正常、核型正常的胎儿,array-CGH 可发现 1.7% 的有临床意义的异常。CMA 在检出非整倍体和不平衡性重排方面同样有效;CMA 能发现额外的、有临床意义的细胞遗传学信息;对于超声发现的胎儿结构异常者,产前 CMA 是最有效的诊断方法。以此为基础,美国妇产科医师协会(America College of Obstetrics and Gynecology,ACOG)2014 年提出了新的关于 CMA 在产前诊断应用的指南,明确提出,超声发现胎儿结构异常且接受介入性产前诊断的患者,应建议其行 CMA 检测,CMA 已取代胎儿核型分析。

CMA 在国内的应用目前只有少数具有技术条件和资质的医疗机构进行小规模的探索,将其应用到产前诊断的临床实践中还存在一些具体的问题。2013 年,由中华妇产科杂志主办,北京协和医院产前诊断中心和四川大学华西第二医院产前诊断中心承办的“2013 年产前分子诊断新技术专家研讨会”,就 CMA 技术在产前诊断中临床应用问题的研究进展及其在国内应用存在的具体问题进行了深入广泛的探讨,形成了以下共识性意见:

1. 产前超声发现胎儿结构异常是 CMA 检查的适应证,建议在胎儿染色体核型分析的基础上进行,如核型正常,则建议进一步行 CMA 检查。对于胎儿核型分析结果不能确定其染色体畸变情况时,建议采用 CMA 技术进行进一步分析以明确诊断。

2. 对重要的 CMA 异常结果,应采用 FISH 技术对其进行验证,并在必要时对父母外周血进行检测以溯源。

3. 在对患者进行产前 CMA 检测前和检测后,进行恰当的遗传咨询十分重要。

综上所述,对于复杂的染色体不平衡性改变,应采用多种遗传学技术对其进行产前诊断,CMA 检测是目前对于产前超声异常最有效的产前遗传学诊断方法,但该项技术在产前诊断中的应用还存在很多具体问题,规范的应用该方法,做好对其结果的 FISH 验证,在检测前后对孕妇进行充分的遗传咨询,对其再次妊娠进行产前诊断方面的指导,是目前该项技术在产前诊断应用中最亟需解决的实际问题和难点问题。

(戚庆炜)

参 考 文 献

1. Brady PD, Vermeesch JR. Genomic microarrays: a technology overview. Prenat Diagn, 2012, 32: 336-343.

2. Miller DT, Adam MP, Aradhya S, et al. Consensus statement: chromosomal microarray is a first-tier clinical diagnostic test for individuals with developmental disabilities or congenital anomalies. Am J Hum Genet, 2010, 86(5): 749-764.

3. Hillman SC, McMullan DJ, Hall G, et al. Use of prenatal chromosomal microarray: prospective cohort study and systematic review and meta-analysis. Ultrasound Obstet Gynecol, 2013, 41 (6): 610-620.

4. Shaffer LG, Dabell MP, Fisher AJ, et al. Experience with microarray-based comparative genomic hybridization for prenatal diagnosis in over 5000 pregnancies. Prenat Diagn, 2012, 32: 976-985.

5. Shaffer LG, Dosenfeld JA, Dabell MP, et al. Detection rates of clinically significant genomic alterations by microarray analysis for specific anomalies detected by ultrasound. Prenat Diagn, 2012, 32:986-995.

6. Wapner RJ, Marthin CL, Lery B, et al. Chromosomal microarray versus karyotyping for prental diagnosis. N Engl J Med, 2012, 367:2175-2184.

7. ACOG Committee Opinion No. 581: the use of chromosomal microarray analysis in prenatal diagnosis. Obstet Gynecol, 2013, 122:1374-1377.

8. Qingwei Qi, Xiya Zhou, Yulin Jiang, et al. A rare de novo duplication of chromosome 21q22. 12 → q22. 3 with other concomitant deletion and duplication of small fragments in 21q associated with Down syndrome: Prenatal diagnosis, molecular cytogenetic characterization. Molecular Cytogenetics, 2013, 6: 11.

9. 戚庆炜, 刘俊涛, 边旭明, 等. 基于微阵列芯片的比较基因组杂交技术在产前诊断中的应用. 中华妇产科杂志, 2013, 48 (5):381-384.

10. 染色体微阵列分析技术在产前诊断中的应用协作组. 染色体微阵列分析技术在产前诊断中的应用专家共识. 中华妇产科杂志, 2014, 49(8):1-3.

第二章

普通妇科查房

第 1 节　不同类型尿失禁的
鉴别诊断及治疗要点

　　国际尿控协会（ICS）将尿失禁（urinary Incontinence，UI）定义为"任何尿液不自主的流出"。尿失禁可根据其体征及尿动力学表现进一步分类。2003 年 ICS 将尿失禁推荐分为 3 类：压力性尿失禁（stress urinary incontinence，SUI）、急迫性尿失禁（urge urinary incontinence，UUI）及混合性尿失禁（mixed urinary incontinence，MUI），其中压力性尿失禁较为常见，为本章主要讨论的尿失禁类型。

压力性尿失禁

一、定义及分型

　　1. **压力性尿失禁**　压力性尿失禁（stress urinary incontinence，SUI）又称为张力性尿失禁。国际尿控协会（ICS）的定义为腹压突然增加导致尿液不自主流出，不是由逼尿肌收缩压或膀胱壁对尿液的张力压引起的。其特点是正常状态下无遗尿，而腹压（如咳嗽、打喷嚏或提重物时）突然增高时尿液自动流出，由此引发的一个社会和卫生问题。患病率报道不一，流行病学调查显示压力性尿失禁在绝经后妇女中的发生率高达 50%。妊娠与阴道分娩为其主要病因。其他危险因素还包括年龄、肥胖、便秘、饮酒、绝经、呼吸系统疾病、盆腔手术史(子宫切除术史)、慢性盆腔痛等。

2. 主要分型

(1)解剖型:盆底松弛导致的膀胱尿道下移引起的SUI(90%)。

(2)尿道固有括约肌障碍型(intrinsic urethral sphincteric deficiency,ISD):是指由于尿道内括约肌张力减弱引起的SUI(10%)。

二、发病机制

1. 压力传导理论(the pressure transmission theory)。

2. 吊床假说(hammock theory)。

三、诊断方法

无单一的压力性尿失禁诊断性试验,以患者的症状为主要依据。

1. 病史 应得到每个尿失禁患者的完整病史。

(1)症状:应确定患者漏尿症状的频率、漏尿量、什么会引发漏尿、什么会改善和加重漏尿、有无持续尿失禁现象、是否有排尿困难的表现等。

(2)全身疾病:详细询问对尿失禁有直接影响的全身疾病,如糖尿病等。

(3)其他:还应包括患者的产科及妇科病史,如有无产程延长、产伤、巨大儿分娩史,肠道功能的变化,既往对尿失禁的治疗方法等。

尿失禁的病史是压力性尿失禁的诊断要点之一,患者在腹压增高的情况下出现尿失禁,同时并不伴有尿频尿急和急迫性尿失禁的症状即可诊断为压力性尿失禁。

2. 体格检查

(1)全身检查:应包括与尿失禁相关及可能影响下尿路功能的全身疾病检查。

（2）盆腔检查：应明确患者有无盆腔包块、盆腔器官脱垂及阴道萎缩等。

3. **特殊检查**　压力性尿失禁除常规查体、妇科检查及相关的神经系统检查外，还需做如下相关检查，排除不稳定膀胱、充盈性尿失禁及感染等情况。

（1）压力试验（stress test）：在患者感觉膀胱充盈的情况下进行检查。常取膀胱截石位，嘱患者连续用力咳嗽数次，观察尿道口有无尿液漏出。如有尿液流出则为阳性。如仰卧时没有漏尿，患者要两脚分开与肩同宽站立，反复咳嗽几次，观察有无漏尿。

（2）尿垫试验（pad test）：尿道压力试验阴性者可行尿垫试验。患者带一事先称重的卫生巾进行爬楼梯等活动，然后再称重而得知溢尿量。此法可用来评价尿失禁的程度或评价治疗效果，如溢尿量为 0~2g，则为治愈；溢尿量减少大于 50%，则为有效；溢尿量减少少于 50%，则为无效。

（3）指压试验（bonney test）：如图 2-1 所示：用以预计抬高膀胱颈手术的效果。

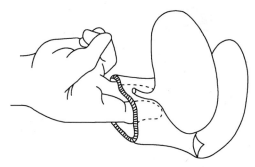

图 2-1　指压试验

（4）棉签试验（Q-tip test）：如图 2-2 所示：患者仰卧位，将润滑的棉签置入尿道，使棉签头处于尿道膀胱交界处，分别测量患者在静息时及 Valsalva（紧闭声门的屏

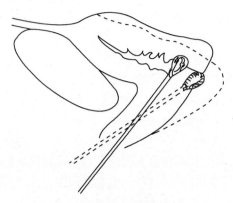

图 2-2　棉签试验

气)时棉签棒与地面之间形成的角度。在静息状态及做 Valsalva 动作时该角度差小于 15° 为良好的结果,说明有良好的解剖学支持;如角度差大于 30°,说明解剖学支持薄弱;15°~30° 时,结果不能确定。

（5）排尿日记(voiding diary or bladder diary):用以评估急迫性尿失禁患者状况的重要工具。患者在指导下将每次排尿时间记录在图标上并测量尿量,并将尿失禁时间与漏尿相关的特殊活动记录下来,还可以指导患者记录液体摄入量。排尿日记提供信息:24 小时尿量,每天排尿的总次数,夜尿次数,平均排尿量及膀胱功能容量（日常生活中最大排尿量）。一般要求连续记录 3 天以上。

（6）放射检查:膀胱尿道造影或动态膀胱显影录像可以用于精确诊断膀胱高运动性。

（7）窥镜检查:尿道镜和膀胱镜检查有助于了解尿道长度、张力和除外膀胱黏膜病变。

（8）超声检查:可以经阴道和经直肠进行检查。了解静息状态和 Valsalva 动作时膀胱的位置改变,从而了解膀胱颈活动度。

（9）尿动力学:是在膀胱充盈和排空过程中测定表示膀胱和尿道功能的各种生理指标。基本的尿动力学基本检测包括尿流量测定（uroflowmetry）和膀胱内压测定（cystometry）。

四、压力性尿失禁的诊断标准

1. **标准**　首先应保证:尿液分析正常,尿培养阴性;神经检查正常;解剖学支持薄弱(棉签试验,X线或尿道镜检查);证实在压力情况下有溢尿(压力试验或尿垫试验);膀胱内压测量图或尿道膀胱内压正常(残余尿量正常,膀胱容量及感觉正常,没有非自主性逼尿肌收缩)。

2. **分度**

（1）主观分度:①轻:咳嗽和打喷嚏时,至少每周发作2次;②中:走路和体位改变等日常活动时;③重:任何轻体位变动有尿失禁。

（2）客观分度:①轻:有溢尿,但<2g;②中:2~10g(尿垫试验);③重:>10~50g;④极重度:失尿>50g。

病例1

患者,52岁,教师,因"咳嗽、跑跳时尿液外溢10年,加重2年"入院。患者于10年前开始出现咳嗽,大笑、跑跳时尿液外溢,无尿频、尿急及尿痛等症状,开始尿液漏出较少,未经特殊治疗。近2年患者症状加重,每天要更换4~6次尿垫,严重影响日常生活。遂来我院就诊。

既往及婚育史:患者既往体健,初潮16岁,月经规则,量中,无痛经等,2011年绝经,28岁结婚,G_2P_1,阴道分娩,非巨大儿,产程顺利,产后无明显重体力活动史。

妇科检查:尿道口未见畸形,会阴部皮肤感觉正常,肛门反射存在,肛门括约肌张力正常,阴道前壁膨出Ⅰ度,膀胱颈抬举试验阳性,棉签试验:棉签活动角度为40°。

辅助检查:1小时尿垫24g。尿动力学检查:初始尿意容量142ml,正常尿意容量290ml,膀胱尿意感无明显变化,膀胱顺应性正常,膀胱充盈过程中,未见不随意性收缩;排尿期逼尿肌反射良好,尿流率正常;膀胱容量 322ml,膀胱排空完全,腹压漏尿点压测定,平均大于 100cmH$_2$O。P-Q 图提示膀胱出口无梗阻。

诊断:1. 压力性尿失禁(重度)

    2. 阴道前壁膨出(Ⅰ度)

处理:入院完善相关检查后,无手术禁忌证,患者在全麻下行耻骨后尿道中段悬吊带术(TVT 术),手术时间 20 分钟,术中患者无不适,出血少,术后第 2 天拔除尿管,能正常排尿,测残余尿 5ml,尿失禁症状消失,无排尿困难。

诊断要点:

1. 尿动力学灌注过程中未见逼尿肌不稳定收缩。

2. 尿动力充盈后咳嗽时出现腹压增加时漏尿。

3. 1 小时尿垫 24g。

病例 2

患者,39 岁,主诉"尿道中段悬吊术后 4 个月,术后仍尿急,有时伴漏尿"来诊。患者于 4 个月前因漏尿于本地医院行尿道中段悬吊术,术后出现尿频、尿急等症状,开始尿液漏出较少,未经特殊治疗。近 1 个月患者症状加重。遂来我院就诊。

辅助检查:尿常规、尿培养阴性。1 小时尿垫 9.6g。尿动力学检查:残余尿为 0ml,储尿期出现频发不随意性收缩,伴不自主排尿;膀胱顺应性正常。

诊断:1. 急迫性尿失禁(中度)

    2. 尿道中段悬吊术后

处理:门诊予以"卫喜康"口服 3 个月,期间记录排尿日记;3 个月后复诊观察尿频、尿急、急迫性尿失禁明显好转。

诊断要点:1. 逼尿肌过度活动

2. 尿急后漏尿

3. 1 小时尿垫 9.6g

诊治经验与点评

一、压力性尿失禁的非手术治疗

SUI 是影响患者生活质量的非致命性疾病,患者的主观感受及对疾病的预期期望值应为医师在临床处理综合考虑的内容。一般认为,非手术治疗是压力性尿失禁的一线治疗方法,主要用于轻、中度患者,同时还可作为手术治疗前后的辅助治疗。SUI 的非手术治疗方法主要包括:生活方式干预、盆底肌肉锻炼、盆底电磁刺激、膀胱训练、佩戴止尿器、子宫托和药物治疗等方法。盆底肌肉锻炼的康复治疗是应用最广泛和最被肯定的治疗压力性尿失禁的方法。

1. **生活方式干预**　主要包括减轻体重、戒烟、禁止饮用含咖啡因饮料、生活起居规律、避免强体力劳动(包括提拎和搬动重物)、避免参加增加腹压的体育活动等。

2. **膀胱训练**　指导患者记录每天的饮水和排尿情况,填写膀胱功能训练表,有意识地延长排尿间隔,最后达到 2.5~3 小时排尿 1 次,使患者学会通过抑制尿急而延迟排尿。此法要求患者无精神障碍。对有压力性尿失禁和逼尿肌不稳定的混合性尿失禁有一定疗效。

3. **盆底肌肉锻炼**　又称为凯格尔运动(Kegel exercises),是指患者有意识地对以耻骨 - 尾骨肌肉群(pubococcygeus muscle,即肛提肌)为主的盆底肌肉群进行自主性收缩锻炼,以增强尿道的阻力,从而加强控尿能力。目前仍然是 SUI 最常用和效果最好的非手术治疗方法。PFMT 的主要内容是反复进行缩紧肛门的动作,每次收紧不少于 3 秒,然后放松,连续做 15~30 分钟为一组锻炼,每天进行 2~3 组锻炼;或者不刻意分组,自择时段每天做 150~200 次,6~8 周为一疗程。PFMT 几乎没有不良反应,少数患者可能有下腹不适和阴道出血。

二、压力性尿失禁的手术治疗

中、重度 SUI 在行尿动力学检查并与患者充分交流后可考虑直接手术治疗,主要包括以下几种手术方式:

1. **耻骨后膀胱尿道悬吊术(Burch 术)**

(1)适应证:中、重度解剖型压力性尿失禁。

(2)禁忌证:尿道内括约肌障碍引起的压力性尿失禁;未完成发育的患者;妊娠患者;计划要怀孕的患者。

(3)手术并发症:术后排尿障碍、术后尿潴留,逼尿肌不稳定出血、耻骨后血肿、耻骨炎、膀胱输尿管损伤、膀胱颈过度矫正而引起输尿管扭曲或尿道受压,套管部位比较大的筋膜缺损引起肠管嵌顿等,腹腔镜下 Burch 术的最常见并发症为膀胱损伤。

2. **阴道无张力尿道中段悬吊带术**　主要分为耻骨后路径和闭孔路径两种。

(1)适应证:解剖型压力性尿失禁;尿道内括约肌障碍型压力性尿失禁;合并有急迫性尿失禁的混合性尿失禁。

(2)禁忌证:未完成发育的患者;妊娠患者;计划要怀孕的患者。

3. **耻骨后无张力尿道中段悬吊术(TVT 术)**。

4. **经闭孔尿道中段悬吊术(TOT/TVT-O)**　适应证:耻骨后手术史;肥胖;TVT 不熟练者。

5. **阴道前壁修补术**　该手术是基于膀胱尿道支持减弱,是由于位于膀胱和尿道之间的盆底筋膜损伤或削弱所造成的这一假说。通过增加膀胱尿道后壁的作用,缩小尿道内径,极少部分可使膀胱颈位置稍有提高,从而达到治疗目的。该手术的解剖学和临床效果均较差,术后一年治愈率约为 30% 左右,并随时间推移而下降。阴道前壁修补术后,尿道折叠消失,尿道变平直,从解剖学上的改变反而易导致发生尿失禁。所以,阴道前壁修补术对压力性尿失禁治疗越来越受到妇科泌尿学家的质疑。子宫脱垂的患者如合并中、重度压力性尿失禁单纯行阴道前壁修补术并不能真正解决问题，相反，部分患者术后很快因压力性尿失禁症状加重而就诊。所以，阴道前壁修补术对压力性尿失禁治疗仅限于盆底器官合并轻度压力性尿失禁的患者。

三、女性压力性尿失禁手术并发症的预防与处理

1. **术后排尿障碍**　是悬吊带术治疗压力性尿失禁手术最常见并发症之一，多数症状较轻，仅表现为术后排尿费力、尿线变细、需用力、抬高臀部排出或分次排尽，残余尿增多，甚至发生尿潴留。也有患者出现术后即出现的尿潴留，尿管难以拔除。如继发感染，可同时出现尿频、尿急、尿痛或血尿等，病变持续时间长而严重者甚至会出现上尿路损害。

预防及处理：①轻度术后排尿障碍常系术中膀胱尿道水肿、痉挛、感染等引起，多为短暂性，经 1 个月左右多可恢复，不需特殊处理，尿潴留患者可暂时留置尿管，可予消炎、解痉药以及物理疗法、盆腔电刺激等对症治疗。②注意术前排尿困难的特殊病史和尿动力学检查，如术前存在排尿不尽、淋漓不尽、排尿中断、延迟，甚至尿潴留等病史，体检中存在外阴阴道萎缩，术后易发生排尿障碍，应引起高度重视。术前存在逼尿肌不稳定、逼尿肌压力过高、尿流率减弱（<25ml/s）、残余尿阳性（>80ml）者术后易发生排尿障碍，选择行尿道悬吊术要慎重。③对已存在排尿障碍的患者除详尽病史、体检和尿动力学检查外，病历中应一一记录，术前充分谈话，签署知情同意书，使患者对术后可能发生的问题有充分思想准备。④术后发生尿潴留者，推荐进行耻骨上膀胱造瘘引流，有利减轻尿道水肿，缩短从导尿到脱离尿管的时间，也便于观察排尿功能是否恢复及残余尿的评估。有报道可使用胆碱能受体激动剂，如卡巴胆碱、乌拉胆碱、溴吡斯的明等，可能

增加逼尿肌收缩,改善尿潴留。⑤严重术后排尿困难、尿潴留,经保守治疗无效者,可经阴道行吊带松解术。松解术前应先进行膀胱镜和尿道镜检查,明确梗阻原因和梗阻狭窄部位。

2. **术后尿失禁** 可以表现为术后新发尿失禁或原有的尿失禁进一步加重。压力性尿失禁初次手术成功率最高,手术失败率约4%,术后复发率约0.3%。逼尿肌不稳定是术后复发常见原因。

预防及处理:对于术后发生的尿失禁,除了应进行膀胱测压等检查,还应考虑膀胱镜检查,了解膀胱颈位置和运动情况。静脉泌尿系造影可观察是否有异物刺激;尿常规检查和培养可明确是否存在尿路感染。有少数复发是因为尿道不稳定,多由耻骨后出血、血肿、血肿机化、纤维化等,导致尿道壁僵直和括约肌关闭不全。此外,肥胖、慢性咳嗽、酒精、吸烟等影响也可能导致逼尿肌不稳定,应仔细询问病史和检查,进行个体化评估并做出治疗决策。此外,手术医师的经验和技巧也很重要,通常应当由经过培训且具有一定经验的医师进行操作,培训中最好有手把手的指导实践,再开始独立进行操作,是减少并发症,保证手术成功的条件。

(张 蕾 孙智晶)

参 考 文 献

1. Haylen BT, de Ridder D, Freeman RM, et al. An International Urogynecological Association (IMGA)/International Continence Society (ICS) joint report on the terminology for female pelvic floor dysfunction. Neurourol Urodyn, 2010, 29 (1): 4-20.

2. Zhu L, Lang J, Liu C, et al. The epidemiological study of women with urinary incontinence and risk factors for stress urinary

incontinence in China. Menopause,2009,16(4):831-836.

3. Costantini E,Lazzeri M,Bini V,et al. Sensitivity and specificity of one-hour pad test as a predictive value for female urinary incontinence. Urol Int,2008,81(2):153-159.

4. Amaro JL,Oliveira Gameiro MO,Padovani CR. Treatment of urinary stress incontinence by intravaginal electrical stimulation and pelvic floor physiotherapy. Int Urogynecol J Pelvic Floor Dysfunct,2003,14(3):204-208.

5. Hay-Smith EJ,BØBerghmans LC,Hendriks HJ,et al. Pelvic floor muscle training for urinary incontinence in women. Cochrane Database Syst Rev,2001,(1):CD001407.

6. Horcicka L,Chmel R,Nováčková M. Conservative therapy of female urinary incontinence—potential and effect. Cas Lek Cesk,2005,144(3):152-154.

7. deTayrac R,Deffieux X,Droupy S,et al. A prospective randomized trial comparing tension-free vaginal tape and transobturator suburethral tape for surgical treatment of stress urinary incontinence. Am J Obstet Gynecol,2004,190(3):602-608.

第2节 残角子宫

子宫的发育要依次经历双侧副中肾管发育、融合、中隔吸收三个重要步骤,当一侧副中肾管发育不全,就会形成一侧残角子宫(rudimentary uterine)、一侧单角子宫(unicornuate),根据美国生殖协会(AFS)1988年的子宫畸形分型属第Ⅱ类子宫畸形。根据发育、融合的不同程度,此类畸形又可分4亚型(图2-3),分别为:①Ⅱa:残角子宫发育不良,有宫腔无宫颈,与发育侧单角子宫相通;②Ⅱb:残角子宫发育不良,有宫腔无宫颈,与发育侧单角子宫腔不通;③Ⅱc:残角子宫为始基子宫,发育不良的实

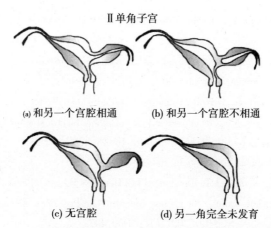

Ⅱ单角子宫

(a) 和另一个宫腔相通　　(b) 和另一个宫腔不相通

(c) 无宫腔　　　　　(d) 另一角完全未发育

图 2-3　美国生育协会：单角子宫、残角子宫亚型图（1988 年）

体子宫无宫腔，无宫颈，以纤维束与发育侧单角子宫相连；④Ⅱd：发育侧为单角子宫，有一侧输卵管、卵巢与韧带，一侧子宫完全未发育。

病例

王××，13岁，因"初潮后周期性右下腹痛3个月余"入院。

患儿12岁月经初潮，6~7天/30天，量中，偶有痛经（VAS：2~3分，不需止痛药）。3个月前出现周期性右下腹痛，且逐渐加重。腹痛以胀痛、坠痛为主，月经期加重，经间期有缓解，外院B超及MRI提示生殖道畸形，为进一步诊治来我院。查体：外阴、乳房发育正常；肛诊：子宫偏左常大，其右上方可及直径4~5cm包块，压痛（+）。辅助检查：2013.12.6 我院 CA 125：45.5U/ml。经腹B超：子宫 3.9cm×3.1cm×2.5cm，右侧宫处见低回声3.8cm×3.1cm，内见无回声 3.5cm×1.7cm，考虑右侧残角子宫伴宫腔积血（图 2-4）。双肾、输尿管、膀胱未见异常。2013.12.17 MRI：子宫位于盆腔偏左，子宫右部件类圆形异常回声信号影 4.1cm×3.2cm 考虑为残角子宫、宫腔积血、右侧输卵管积血扩张（图 2-5）。

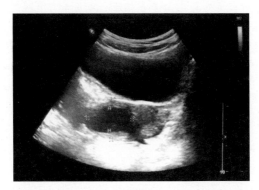

图 2-4　经腹 B 超示子宫右侧宫角处低回声包块

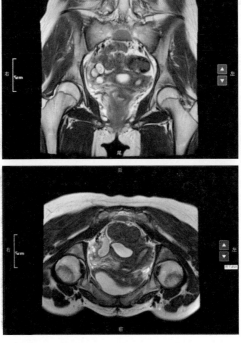

图 2-5　MRI T$_2$WI 示右侧残角子宫伴宫腔积血

　　患儿入院后行腹腔镜探查术,见子宫偏左,正常大小,右侧宫角处与残角子宫相连。残角子宫直径约5cm,与左侧正常子宫有较宽的肌性连接但两者宫腔不相通。左附件外观未见异常。右卵巢外观正常,右侧输卵管增粗约2cm粘连于大网膜。行残角子宫切除＋右卵管切除术。患儿现术后6个月,月经规律,无痛经、无腹痛。

💗 诊治经验与点评

一、诊断

　　残角子宫较为罕见,其发病率在普通人群中约为1/4000,在不孕和子宫畸形的患者中约为1/10。患者的染色体、激素水平正常,临床症状和残角子宫的亚型密切相关。当残角子宫有宫腔且宫腔与单角子宫相连时(Ⅱa型),患者可无症状,或表现为经量偏多、淋漓不尽等,也可有周期性下腹痛、继发子宫内膜异位症。当残角子宫有宫腔但宫腔不与单角子宫相连时(Ⅱb型),患者往往月经初潮后不久即出现周期性腹痛等梗阻性生殖道畸形的症状,可出现宫腔积血、输卵管积血、继发子宫内膜异位症。当残角为始基子宫时(Ⅱc型)或仅为单角子宫、一侧子宫完全未发育时(Ⅱd型),患者可无症状。

　　残角子宫本身可以合并肌瘤、子宫腺肌病等,增加了诊断的难度。有功能内膜的残角子宫是可以妊娠的,但极罕见足月妊娠。残角子宫妊娠早孕期无症状,可仅在孕检中B超发现,但因其本身肌壁薄弱、发育不良,如未及时诊治可在中孕期发生自发破裂,表现为突发的剧烈腹痛伴失血性休克。

　　影像学在残角子宫的诊断中有重要价值,理想的图像是能获得子宫冠状或斜冠状切面的成像图,以便显示子宫的外形轮廓、宫腔形态和内膜回声、宫颈形态,有无残角子宫、残角子宫有无内膜及其与单角子宫的解剖位置关系、与输卵管的关系等。二维超声方便无创,但并不容易得到完整的冠状图像,典型表现为盆腔内见一发育正常或偏小的子宫,其一侧可见一低回声包块,回声与子宫肌层相似,但与宫颈不相连,易与子宫肌瘤、子宫腺肌瘤混淆。残角子宫腔内有积血时,宫腔内见无回声,易与子宫肌瘤变性混淆。MRI 成像更清晰,可更准确地观察残角子宫是否存在内膜、是否与发育的宫腔相通,T_2WI 更适于观察,有助于残角子宫亚型的诊断,是术前评估的重要检查。子宫输卵管碘油造影(HSG)有助于明确宫腔形态、残角子宫与单角子宫宫腔是否相通,但因其为有创检查,已逐渐被超声和 MRI 取代,不作为常用或必备检查。对于复杂的病例,必要时行腹腔镜检查、宫腔镜检查明确诊断。

二、治疗

1. **非妊娠期残角子宫的治疗**　早期诊断、早期治疗可避免残角子宫妊娠破裂这一危及生命的妇科急腹症的发生,非常重要。非孕期残角子宫治疗的主要目的是缓解症状、促进生育,并不是所有的患者均需手术治疗。对于有梗阻性生殖道畸形症状(如周期性腹痛)的患者,提示其残角子宫有功能性内膜,为缓解疼痛、避免继发子宫内膜异位症、避免残角子宫妊娠,应及早行残角子宫 + 患侧输卵管切除术。对于无症状、查体发现的残角子宫患者,如影像学明确提示残角子宫存在内膜,也建议预防性切除残角子宫及患侧卵管;如为无功能性内膜的残角子宫,是否切除残角子宫存在争议,因为一般认为切除残角子宫并不改善妊娠结局。

近 40% 的残角子宫患者可合并泌尿系统畸形,因此在术前应完善 MRI 检查,必要时肾盂造影明确有无泌尿系统发育异常,以便与泌尿外科医师共同商讨手术方式,避免患者多次手术。对于痛经患者,应检查血清 CA125,术中探查时应注意有无子宫内膜异位症。

2. **残角子宫妊娠的治疗**　残角子宫妊娠破裂为妇科急症，一旦诊断明确应尽早手术。急腹症、腹腔内出血患者首选剖腹探查术；如无急性内出血征象或生命体征平稳者也可行腹腔镜探查。对早中孕期胎儿不可活者，行残角子宫切除＋患侧输卵管切除或结扎；如中晚孕期胎儿可存活，应先剖宫产抢救胎儿，然后行残角子宫切除＋患侧输卵管切除或结扎。

残角子宫难以足月妊娠，因此妊娠早中孕期，即便患者无症状，也建议残角子宫切除术＋患者输卵管切除。罕见情况如残角子宫妊娠已为中晚孕周、患者无症状、胎儿有存活可能，应在向患者及家属充分交代孕妇及胎儿风险的基础上，个体化治疗。

三、预后

残角子宫本身罕见，腹腔镜残角子宫切除后的妊娠情况缺乏较大样本的研究。现有的回顾性研究显示：单角子宫的总体妊娠活产率约为50%，妊娠期产科并发症多，早产、胎儿生长受限的发生率分别为21%、10.5%，归因于单角子宫本身肌层、宫颈发育欠佳等原因。残角子宫切除手术后，并未明显增加单角子宫妊娠破裂的风险，但强调需重视产检和监测。

这是一例典型的Ⅱb型单角子宫合并残角子宫的病例，有如下特点：①症状出现早：月经初潮后6个月余起病；②症状典型：周期性腹痛、月经期加重；③影像学检查图像典型；④诊治较为及时。对于残角子宫的患者，早期诊断尤为重要。早期诊断是早治疗的前提，对于有功能内膜的残角子宫将大大降低继发子宫内膜异位症的风险，避免残角子宫妊娠破裂的发生，提高患者生活质量。

（李晓川　周慧梅）

参 考 文 献

1. 朱兰,Felix Wong,郎景和. 女性生殖器官发育异常的微创手术及图谱. 北京:人民卫生出版社,2010.

2. The American Fertility Society classifications of adnexal adhesions,distal tubal occlusion,tubal occlusion secondary to tubal ligation,tubal pregnancies,mullerian anomalies and intrauterine adhesions. Fertil Steril,1988,49:944-955.

3. Reichman D,Laufer MR,Robinson BK. Pregnancy outcomes in unicornuate uteri:a review. Fertil Steril,2009,91:1886-1894.

4. Pados G,Tsolakidis D,Athanatos D,et al. Reproductive and obstetric outcome after laparoscopic excision of functional,non-communicating broadly attached rudimentary horn:a case series. Eur J Obstet Gynecol Reprod Biol,2014,182C:33-37.

5. Goncalves E,Prata JP,Ferreira S,et al. An unexpected near term pregnancy in a rudimentary uterine horn. Case Rep Obstet Gynecol,2013,2013:307828.

6. Chopra S,Keepanasseril A,Rohilla M,et al. Obstetric morbidity and the diagnostic dilemma in pregnancy in rudimentary horn:retrospective analysis. Arch Gynecol Obstet,2009,280:907-910.

第3节 残角子宫妊娠

残角子宫妊娠是指受精卵着床和发育于残角子宫的一种异位妊娠。

一、残角子宫分型

在子宫发育过程中,如双侧副中肾管中段融合不良,则一侧副中肾管发育正常形成单角子宫,另一侧副中肾管由于某种原因停止发育,中、下段发育不全,则形成一个无峡部无宫颈的残角子宫,两个子宫外侧各有一个输卵管和卵巢。

1998 年美国生殖医学会(American Fertility Society)将残角子宫分为 3 型。目前采用的分型标准:①Ⅰ型:残角子宫有子宫腔及子宫内膜,与单角子宫相通,能产生经血,经单角子宫排出,故而非妊娠期几乎无症状;②Ⅱ型:残角子宫有子宫腔及子宫内膜,与单角子宫不通,产生的经血不能排出,从而有周期性腹痛及宫腔内积血,甚至导致子宫内膜异位症及卵巢巧克力囊肿;③Ⅲ型:残角子宫为始基子宫,无宫腔,以纤维带与单角子宫相连但不相通,不产生经血,故一般无症状。其中以Ⅱ型多见。

二、残角子宫妊娠发病机制

Ⅰ型和Ⅱ型残角子宫有功能,故而残角子宫妊娠发生在此两型。Ⅰ型残角子宫宫腔与单角子宫宫腔相通,精子可来自同侧或对侧输卵管。Ⅱ型残角子宫发生妊娠的机制:①精子外游:精子通过单角子宫宫腔进入单角子宫侧输卵管内,经腹腔外游,与残角子宫侧卵巢排出的卵子结合成为受精卵,再通过残角子宫侧输卵管进入残角子宫内着床、发育;②受精卵外游:单角子宫侧输卵管内的受精卵可经腹腔外游,通过残角子宫侧的输卵管进入残角子宫着床发育。

三、诊断

1. **临床表现**　残角子宫妊娠的主要症状为停经、腹痛、阴道出血、血 hCG 升高。停经时间较输卵管妊娠长,多超过 3 个月;除非残角子宫破裂出现急剧疼痛,一般腹痛不重甚至无腹痛;残角子宫肌层薄弱血供不足,妊娠早中期即中断,而有类似流产的不规则阴道流血的症状;妊娠中期残角子宫破裂,出现严重的腹腔内出血甚至失血性休克;个别未发生破裂维持到妊娠晚期者,有胎位异常、胎先露高浮等情况,临产后宫颈管不消失,且宫口不扩张,有的胎儿就在此时死亡。

妇科查体时可在正常或稍大的子宫旁扪及略小于停经月份妊娠子宫的、质地较软的包块。

2. 辅助检查

(1)妊娠试验:尿及血 β-hCG 升高。

(2)超声检查:残角子宫妊娠因病情进展不同超声表现各异,其诊断要点:盆腔内见两个子宫样回声,与宫颈相通的宫腔内未见孕囊;孕囊位于正常子宫外上方,破裂未发生时或孕囊未被完全挤出宫腔时孕囊外周有肌层覆盖或部分覆盖,肌层多较薄且厚薄不均匀;若残角子宫破裂则其内妊娠囊缩小,内部模糊,并伴有腹腔与盆腔内暗区。

(3)腹腔镜检查:可提高残角子宫妊娠的确诊率。

(4)磁共振:对软组织分辨率高,可以多平面成像,对孕妇与胎儿均无损害,但价格昂贵且急诊 MRI 条件有限从而限制了其临床应用。

(5)宫腔探查:宫腔内放置探针,同时结合超声定位,可了解宫腔的大小与孕囊的位置。

(6)诊断性刮宫:可了解宫腔内有无妊娠物及内膜的病理变化。

💟 **病例 1**

27 岁女性,G_2P_0,停经 2 个月余,发现子宫畸形合并宫内早孕。患者平素月经规律,末次月经:2012 年 12 月 28 日。患者停经 1 个月余自测尿 hCG(+),伴早孕反应,2013 年 1 月 31 日血 β-hCG:7349.0mIU/ml。2013 年 2 月 20 日在外院行清宫术,术中未见明显妊娠物,遂转我院;2013 年 2 月 21 日复查 B 超:正常大子宫位于左侧,宫腔内见液性暗区,深约 0.9cm,子宫右侧见宫体样回声,内见胎囊 2.8cm×2.3cm×1.7cm,其内可见胎芽回声长

1.0cm，卵黄囊长0.6cm，该宫体有一可疑细长带状低回声与主体子宫宫颈相连，宽约0.5cm，双附件区未见明显异常及液性暗区。提示：子宫发育异常，残角子宫可能性大，残角子宫妊娠可能性大。2013年2月22日复查血β-hCG：174 550.80mIU/ml。妇科查体：子宫右侧饱满。2013年2月27日在全麻下行开腹残角子宫切除术，术中见子宫正常大小，右侧可见残角子宫大小约5cm×5cm，表面充血，呈球形，和正常子宫之间有长约4cm的软组织相连；左侧卵巢和输卵管外观无明显异常；右侧输卵管和圆韧带附着于残角子宫上，切除残角子宫。术后恢复良好，术后一个月血β-hCG降至正常。术后1年余再次怀孕，行人工流产术。

♥ 诊治经验与点评

　　残角子宫的肌壁发育不良一般较薄弱，不易充分扩张难以支撑妊娠至足月，其内膜组织因发育较差，也不能形成对绒毛侵蚀有良好的天然屏障作用的蜕膜组织，因此大多在孕14~20周时发生子宫破裂，引起严重的腹腔内出血、失血性休克，危及孕妇生命。所以，早期诊断相当重要，早孕期明确诊断及时干预以免中晚孕期发生破裂休克。

　　残角子宫妊娠患者病史、早期临床症状、血清hCG等检测常无特异性，所以当临床上出现如下情况时要警惕本病可能：①妊娠早期人工流产时未能吸刮出绒毛等妊娠组织，正如本病例中的患者清宫未见妊娠物，术后仍有恶心、呕吐等早孕反应；②有停经、腹痛、阴道出血的异位妊娠症状，但停经大于3个月；③妊娠中期引产失败，或妊娠中期出现下腹痛及宫体压痛；④妊娠晚期的臀位、死胎及过期妊娠时，产程不进展，触不到羊膜囊及胎先露；⑤B超提示胚胎位于正常子宫外。

病例 2

32 岁女性，G_1P_0，停经 58 天，B 超发现盆腔包块 1 天。患者平素月经规律，末次月经 2014 年 1 月 9 日。患者 2013 年 4 月因不孕检查 B 超示：宫腔非三角形，考虑单角子宫。右侧肌性组织，考虑残角可能性大。2014 年 02 月 20 日自测尿 hCG（+），伴早孕反应。2013 年 03 月 06 日行 B 超检查示：前位子宫，大小 7.1cm×5.3cm×4.7cm 肌层回声均质，宫内未见胎囊，内膜厚 1.9cm，回声不均，紧贴子宫右侧见实性包块，于宫腔不相通，大小约 5.5cm×4.3cm，内可见胎囊，大小 2.7cm×1.9cm，可见胎芽。考虑残角妊娠？宫外孕活胎，血 hCG：β-hCG 176 942.80mIU/ml。于 2014 年 3 月 7 日行右侧残角子宫切除术＋诊刮术，术中见左侧单角子宫丰满、质软，左卵巢、输卵管外观正常；右侧残角子宫充血肿胀，与单角子宫完全分离、术中予以右侧残角子宫及右输卵管切除术。宫腔诊刮出大量蜕膜组织。术后恢复良好。

诊治经验与点评

妊娠中后期增大的子宫会遮盖周围解剖结构，超声难以清晰显示盆腔内解剖结构及毗邻关系，不易显示宫腔与宫颈的关系，故而超声对残角子宫妊娠的诊断敏感度随着妊娠进展至 12 周后明显降低，所以应积极提倡孕前及早孕期常规行超声检查，加强对残角子宫妊娠的重视。本病例中患者孕前超声提示残角子宫？早孕期提高警惕，超声检查时仔细扫查以观察子宫外形、孕囊所在宫腔下端与宫颈的连接关系、孕囊外有无肌层覆盖、肌层的完整性、与附件的毗邻关系，从而做到了早诊断早处理，避免了大出血的发生。

残角子宫超声表现：二维超声示盆腔内一大小正常的子宫，其一侧可见一较小的残角子宫，部分可见子宫内膜回声;部分残角子宫仅表现为一肌性条状回声,其回声与子宫相同,与单角子宫中下段相连;三维超声成像示子宫冠状切面呈单角状,子宫内膜呈柳叶状偏向一侧宫角,残角子宫连于子宫中下段,即使残角子宫有宫腔,但其与单角子宫宫腔相通的位置超声难以分辨。

病例3

25 岁女性,G_1P_0,停经 14^{+1} 周,突发腹痛 2 天。患者平素月经规律,3~5 天 /30 天,末次月经2013 年 7 月 16 日。患者停经 44 天测尿 hCG(+)。2013 年 10 月 22 日无明显诱因出现下腹疼痛以脐周部为主,呈持续性绞痛,无阴道出血,无发热,伴恶心呕吐,无腹泻,本地医院就诊彩超示宫内早中孕,单活胎,腹腔积液,因腹痛无缓解于2013 年 10 月 23 日至急诊,床旁B超提示:子宫形态失常,近前壁见低回声,回声不均,似延续至腹腔 CDFI:未探及明确血流信号,内可见孕囊,其内见成形胚胎,顶臀长8.5cm,可见胎心搏动。HGB:88g/L,查体:HR 149bpm,BP 69/41mmHg,腹膨隆,压痛、反跳痛及肌紧张明显,移动性浊音(+),腹部穿刺抽出 2ml 不凝血。考虑"子宫畸形,残角子宫妊娠破裂? 失血性休克",急诊行剖腹探查,术中见腹腔内大量内出血,右侧残角子宫破裂,胚胎及胎盘流入腹腔内,遂切除残角子宫,术中共清理腹腔内出血约 3000ml,输悬红细胞 6U,血浆 400ml,术后恢复良好。患者于 2014 年 7 月 7 日因右侧输卵管妊娠再次手术,行腹腔镜右输卵管切除术,术中见右侧输卵管与残角子宫的残迹相连,呈蓝紫色膨大,长径约 2cm,术后恢复良好。

诊治经验与点评

残角子宫的宫腔与对侧单角子宫的宫腔多数不相通,其妊娠后胎儿的娩出或妊娠物的排出只有通过腹部手术这唯一的途径完成。当超声提示可以残角子宫妊娠且无急性腹腔内出血时,可行腹腔镜检查;但本病例中患者腹腔内出血量较多,且已处于休克状态,则不宜行腹腔镜探查,立即行剖腹探查,同时补充血容量、积极防治休克。手术方式:对妊娠早中期者,应切除残角子宫,建议同时切除同侧输卵管,以防发生同侧输卵管妊娠的可能,该病例中初次手术并未切除残角子宫侧输卵管,1 年后因同侧输卵管妊娠再次手术,此处理并不妥当;若妊娠足月,且胎儿存活者,应先做剖宫产以抢救胎儿,然后切除残角子宫与同侧输卵管。

（商　晓　孙智晶）

参 考 文 献

1. 曹泽毅 . 中华妇产科学 . 第 3 版 . 北京:人民卫生出版社, 2014.

2. 李巨 . 临床妇产科急症学 . 北京:人民军医出版社,2002:68- 70.

3. 谢红宁 . 妇产科超声诊断学 . 北京:人民卫生出版社,2005: 196.

4. Tufail A,Hashmi HA. Ruptured ectopic pregnancy in rudimentary horn of the uterus. J Col l Physicians Surg Pak,2007,17(2):105- 106.

5. 张惜阴 . 实用妇产科学 . 第 2 版 . 北京:人民卫生出版社, 2003:174-175.

6. Sevtap HK,Aral AM,Sertac B. An early diagnosis and successful local medical treatment of a rudimentary uterine horn pregnancy: acase report. Arch Gynecol Obstet,2007,275(4):297-298.

7. 许华,朱瑾 . 4 例残角子宫妊娠临床报道 . 复旦学报:医学版, 2010,37(1):101.

8. 黄小莉 . 残角子宫妊娠临床分析并文献复习 . 中国医学创

新,2009,6(21):137.

9. Ghi T,Casadio P,Kuleva M,et al. Accuracy of three-dimensionalultrasound in diagnosis and classification of congenital uterinea nomalies. Fertil Steril,2009,92(2):808-813.

10. Baµghn MR,Vaux K,Masliah E. Placenta accreta in a separate uterine horn. Pediatr Dev Pathol,2010,13(1):63-65.

第4节　陈旧性会阴Ⅲ、Ⅳ度裂伤

陈旧性会阴Ⅲ、Ⅳ度裂伤发生率为 0.6%~20% 不等,通常继发于产时未及时修补或者修补术后伤口裂开。由于破坏了肛门括约肌的结构和功能,典型的症状表现为排便急迫,也可为排气失禁、稀便失禁甚至干便失禁,严重影响患者的生活质量。症状的严重程度部分与撕裂程度有关,也取决于残余肌肉多少以及功能状况。

❤ 病例

45 岁,G_2P_1,主因阴道分娩致会阴裂伤后大便失禁 23 年入院。患者23 年前在家经阴分娩,土法接生 1 男婴,出生体重不详,自述产时会阴裂伤,出血不多,未缝合。产后出现大便失禁,排气不可控,有便意后大便无法自控,软便、稀便不自主漏出等现象,未采取进一步治疗措施。近来自觉症状加重,已影响日常生活。查体见会阴体短 1cm,5 点处见陈旧性裂伤瘢痕;肛诊时肛门括约肌 1° 处薄弱。直肠超声检查肛管前壁可见肛门内括约肌缺损,长度约为 3.27cm,缺损角度162°,后壁内括约肌代偿性增厚,提示直肠肛管内括约肌缺损。

入院诊断:陈旧性会阴裂伤(Ⅲ度)。

治疗:患者有大便失禁症状,强烈要求手术治疗,指征明确,充分肠道准备后,于全麻下行"肛门外括约肌损伤修补(折叠缝合)+ 会阴体成形术"。术中见肛门括约肌松1指,直肠前壁7点至3点处近270°缺损陈旧损伤。Allis钳钳夹肛门外括约肌缺损的两端,将陈旧损伤的直肠黏膜及皮肤剪除,将直肠黏膜3-0可吸收线内翻缝合,线结在肠腔侧。辨认外括约肌的两端并用Allis钳钳夹,重叠缝合,用7号丝线交叉缝合2针。7号丝线间断U形缝合肛门内括约肌。1-0可吸收线间断缝合阴道后壁黏膜。间断缝合会阴体皮肤。术后查肛门容1指。术后禁食水5天,之后开始饮食过渡治疗,期间给予预防感染、肠外营养支持、抑制肠蠕动等治疗,会阴伤口擦洗,鼓励活动。术后5天拆线,伤口Ⅱ/甲愈合,继续口服杜密克3个月保持大便顺畅。

思考问题:

1. 陈旧性会阴Ⅲ、Ⅳ度裂伤的诊断。
2. 陈旧性会阴Ⅲ、Ⅳ度裂伤的治疗选择。
3. 陈旧性会阴Ⅲ、Ⅳ度裂伤的手术方法。

❤ 诊治经验与点评

一、陈旧性会阴Ⅲ、Ⅳ度裂伤的诊断

诊断主要根据患者的症状和查体。

症状:临床上有产伤、外阴部损伤史,患者有不自主排气及大便失禁的症状,甚至可伴有会阴痛、性交痛。

查体:会阴Ⅳ度裂伤时会阴体包括肛门内、外括约肌完全断裂。阴道直肠隔减弱,肛门黏膜常与阴道黏膜直接相邻,可见粉红色的直肠黏膜翻于会阴部。Ⅲ度裂伤时会阴体薄但尚完整。体格检查会发现肛门前缘的径向皮肤皱纹消失,代表肛门外括约肌前部缺失。收缩肛门时,在肛门外括约肌的两个断端处有肛周皮肤的凹陷,凹陷的部位为括约肌复合体断裂处。如果没有小凹陷可能提示合并严重的神经损伤,单纯吻合术可能不能完全治愈粪失禁。肛门指诊(即将示指深入肛管,拇指进入阴道,两指碾压法检查肌肉的完整性)是很重要的检查方法,缩肛后无肛门紧缩的感觉。

辅助检查:肛门括约肌复合体的断裂常发生于前方,检查时容易发现。但有时撕裂不十分明显,体格检查时会漏诊部分患者。经肛门超声检查能提高肛门括约肌损伤的诊断率,是评估粪失禁的重要内容,特别是术前患者。

肛直肠生理功能的检查也非常重要,包括肛直肠测压和阴部神经潜伏期测定。回顾性研究表明,静息状态及用力情况下肛直肠压力低以及功能性肛管长度短的患者手术后各项检测指标会明显改善,但是这也不意味着功能改善效果更好。对于肛直肠压力不低以及功能性肛管长度不短的患者更倾向于保守而非手术治疗。双侧阴部神经功能检查正常的患者术后有 60% 的成功率,而单侧或者双侧阴部神经功能受损的患者仅有 17% 的成功率。

1999 年 Sultan 提出产时会阴撕裂四度新分类,目前这一分类标准已被英国皇家妇产科学会以及国际尿失禁协会采纳。2012 年中华妇产科杂志刊登了有关内容。

Ⅰ度——仅阴道上皮损伤。

Ⅱ度——会阴肌肉损伤,但不包括肛门括约肌。

Ⅲ度——会阴损伤累及肛门括约肌复合体。

Ⅲa——≤50% 肛门外括约肌撕裂。

Ⅲb——≥50% 肛门外括约肌撕裂。

Ⅲc——肛门内括约肌撕裂。

Ⅳ度——会阴损伤累及肛门括约肌复合体以及肛门直肠上皮。

二、陈旧性会阴Ⅲ、Ⅳ度裂伤的治疗

治疗方法可以分为保守治疗和手术治疗两种。

对于产科和外伤引起的粪失禁首选治疗是手术修补。解剖的恢复并不与功能恢复完全对应,主要是由于括约肌的机械损伤通常会伴有不可逆的神经损伤,而且

神经损伤会随着年龄和绝经持续加重。最能从手术获益的患者是年龄小于50岁,中重度便失禁,肛直肠测压值偏低且阴部神经功能正常的患者。但是,即使是对这类患者,术后也仅有60%能完全恢复功能,而且随时间的延长,术后10年仅有25%的成功率。因此,在术前应该充分交代可能的近期和远期效果,术后有可能功能恢复不满意。生理功能的检测是重要的评估手段之一。如果没有肛直肠生理功能的检测条件,那么最可能从手术获益的患者是中度粪失禁(每周发作一次部分或者完全性干便失禁)或者严重粪失禁患者(每天发作的完全性干便失禁),而轻微的排气失禁或者稀便失禁或者仅仅有时粪便污染者可能术后改善不大。

保守治疗如骶神经刺激能改善肛门括约肌断裂患者的粪失禁症状,包括既往折叠缝合法手术失败者。该方法使得80%以上的患者粪失禁的发作减少次数50%以上,并且远期效果肯定。保守治疗主要用于不能耐受手术、手术失败、不愿手术的患者,是可选择的一线治疗,但是缺点是价格昂贵。此外,人工括约肌也是可行方法之一。

辅助治疗包括饮食调节、行为和生物反馈治疗等,对于术后持续性粪失禁的患者也可以通过生物反馈技术改善功能状态。

三、陈旧性会阴Ⅲ、Ⅳ度裂伤的手术方法

手术目的是修复断裂的肛门括约肌,通过肛门外括约肌和会阴体瘢痕重建一个圆柱形的肛管,使患者能够收缩括约肌群阻止排便。因分娩产伤所致的会阴Ⅲ、Ⅳ度撕裂,未及时缝合修补或虽经修补而失败者,一般在产后3~6个月施行修补术。外伤所致撕裂,亦同此原则,即待局部炎症反应消退后进行修补。术前肠道准备3天,可同时口服肠道抑菌剂。术前1天晚上清洁灌肠。入院后每天阴道冲洗。手术可采用局部麻醉或全身麻醉,预防性应用头孢类抗生素。

　　术中首先应辨明各解剖层次,缝合时组织对合正确非常重要。①首先将阴道和直肠完全分离开来,暴露裂伤的阴道后壁及直肠前壁黏膜,3-0 可吸收线间断缝合直肠前壁黏膜层。②缝合肛门内括约肌层。③寻找肛门外括约肌是手术成功的关键,用两把 Allis 钳钳夹肛门外括约肌的断端,修补方法主要有 2 种,即端 - 端缝合修补以及全层重叠缝合修补。所谓端 - 端缝合即是将撕裂的两断端点对点缝合没有重叠;而全层重叠缝合则是将撕裂的两断端部分重叠再缝合的方法。陈旧性裂伤时肛门外括约肌的断端常常与会阴体前部瘢痕相连。游离肛门外括约肌和瘢痕组织,保证足够的组织重叠缝合,尽量不修剪肌肉周围的瘢痕组织。建议重叠缝合法缝合肛门外括约肌断端和会阴体瘢痕,用不可吸收线(如单股 PDS 缝线或丝线)水平褥式缝合,缝线缝在瘢痕上更加牢靠。重叠缝合能产生一个包绕肛管的环形功能性肌肉管道。保留瘢痕能使侧方分离最小化,对于肛门括约肌外侧走行的阴部神经的损伤也最小。与新鲜的产时肛门括约肌损伤不同,产时即刻修补没有瘢痕形成,应用折叠缝合法或者端对端缝合法哪种方法更优越还没有定论。④加固缝合肛提肌,缝合直肠阴道隔,缝合阴道黏膜层,最后间断缝合会阴皮肤。术后进行肛门指诊。

　　术后管理:术后保持会阴部清洁,每天会阴冲洗 2 次,便后冲洗。合理的排便管理,包括术后禁食水 5 天,给予静脉高营养和白蛋白等,继而从流食开始过渡到无渣膳食。最好术后一周内无大便,之后可用缓泻剂保持软便,通畅。伤口裂开是最常见的并发症,伤口感染率 10%~80%。建议对于持续性粪失禁和肛门括约肌功能低下者尽管进行了再次修补术,下次分娩时选择择期剖宫产为宜。

(陈　娟)

参考文献

1. 史宏晖,朱兰,郎景和,等. 重度陈旧会阴裂伤修补手术 27 例分析. 实用妇产科杂志,2004,20(3):159-160.
2. 朱兰,蒋芳. 澳洲妇科泌尿学组Ⅲ、Ⅳ度会阴裂伤相关处理的指南更新与解读. 中华妇产科杂志,2003,48(11):878-879.

第5节　处女膜闭锁

处女膜闭锁,又称为无孔处女膜(imperforate hymen),当阴道末端未能形成孔道而未与前庭相通时,可遗留一层膜,即成为处女膜闭锁。它在人群中的发生率约0.015‰,是较常见的女性生殖道梗阻性疾病。

💟 病例

患者郭某某,女,11 岁,无性生活史,因"周期性下腹痛 2 个月"于 2013 年 4 月来我院就诊。患儿足月顺产,出生体重 3100g,外生殖器女性型,自幼身高、智力发育与同龄人一致。11 岁开始乳房发育,阴毛稀疏,尚无月经来潮。2013 年 2 月初开始出现下腹疼痛,每月 1 次,持续2~3 天,可自行缓解。2013 年 4 月 2 日夜间"再次出现腹痛 2 天,伴肛门坠胀及尿频"来我院急诊就诊,行盆腔 B超:子宫 7.6cm×6.8cm×6.9cm,宫腔线分离,宽约 1.5cm;膀胱后方巨大无回声,范围 13cm×7.4cm×6.2cm,内可见散在细密点状中等回声;双附件未见囊实性包块。提示:①宫腔积液;②阴道穹隆积液(图 2-6)。泌尿系超声未见异常。妇科检查:阴唇、阴毛发育可,处女膜处完全闭锁,膨出,呈紫蓝色;肛查子宫质地软,如孕 8 周;宫颈与阴道口之间有巨大囊性结构,约 10cm 长,张力大。在急诊行

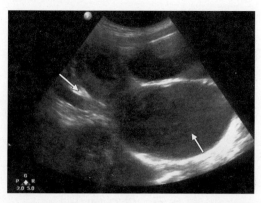

图 2-6 宫腔线分离,宽约 1.5cm(左上箭头);膀胱后方巨大无回声,范围 13cm×7.4cm×6.2cm,内可见散在细密点状中等回声(右下箭头)

穿刺术,闭锁处为膜性组织、不厚,抽出巧克力样黏稠血液。2013 年 4 月 3 日诊为"处女膜闭锁"入院行急诊手术。

2013 年 4 月 3 日急诊行处女膜切开术。术中 X 形切开紫蓝色膨出的处女膜,吸净阴道内积血并冲洗,查宫颈发育正常,宫颈口通畅。修剪处女膜边缘,电烧止血后予碘仿纱布压迫阴道口。术后 3 天体温正常,拔除碘仿纱布,见处女膜伤口愈合良好,常规出院。术后 1 个月恢复正常月经,查体见处女膜伤口恢复好。2 个月后复查超声,子宫正常大小,未见阴道或宫腔积液。

💟 诊治经验与点评

一、诊断

1. **症状** 患者在月经来潮前不易发现,通常在青春期第二性征发育正常时,开始出现周期性下腹痛,逐渐加重,但无月经来潮。当阴道积血达到一定体积时,可压迫膀胱而有尿频及排尿困难,压迫直肠可有肛门坠胀。梗阻未解除可进一步形成阴道子宫积血,甚至阴道、子宫、输卵管积血。经血进入腹腔,可形成内膜种植,造成子宫内膜异位症。

2. **体征** 外阴视诊可见处女膜膨出,表面呈紫蓝色;肛诊时在盆腔较低部位可触及一张力大的囊性包块,用手指按压肿块可见处女膜向外膨隆更明显。可触及子宫位于囊性包块之上,增大、压痛明显。

3. **辅助检查** 盆腔 B 型超声检查可见子宫、宫颈及双附件发育正常,子宫腔内和阴道内均有积液,月经期明显。注意积液的下端紧邻阴道口,与阴道口之间无很厚的组织间隔。处女膜闭锁可以单独存在,也可以并发其他生殖道发育异常,如双角子宫、异位子宫、前庭发育异常、肛门闭锁等,行 MRI 检查有助于排除其他生殖道异常的疾病、排除有无泌尿系异常、测定阴道西段闭锁、阴道横隔的厚度。

二、鉴别诊断

1. **微孔处女膜** 是一种少见的生殖道畸形,是阴道口有薄膜覆盖,仅有针尖大小的开口,由 Capraro 首次描述并报道。由于微孔常不易被发现,微孔处女膜常被误诊为处女膜闭锁。根据孔的大小不同症状会有所不同,有些患者会有周期性月经,但仍有大量经血积存于阴道,经期后仍淋漓出血;孔径很小时症状与处女膜闭锁相似,周期性腹痛,可形成阴道宫腔积血。其与处女膜闭锁的鉴别在于有周期性的少量阴道出血。微孔处女膜会如处女膜闭锁一样造成阴道积液及经血逆流形成盆腔包块,不同之处在于还会造成反复泌尿系感染,并更容易形成盆腔脓肿。治疗方法同处女膜闭锁。

2. **阴道闭锁Ⅰ型** 即阴道下段闭锁,主要是窦阴道球发育障碍引起,在阴道口以上的下段阴道闭锁,闭锁部组织相对较厚而长,其上段仍为正常阴道。鉴别方法:阴道口无紫蓝色膜状膨出,处女膜环结构正常。肛诊积血包块离阴道口有一定距离。术前磁共振可以提示梗阻的部位、梗阻的厚度、是否合并宫颈的异常等。在手术处理上,阴道下段闭锁手术切开难度大于处女膜闭锁,应选择在月经期进行手术。由于阴道闭锁部分较厚,关键在于切开过程应准确掌握方向,否则易损伤尿道或直肠,有时甚至无法进入闭锁部位以上的阴道腔。

3. 阴道横隔　双侧副中肾管会合后与泌尿生殖窦相连接处若未贯通,或阴道板腔道化时在不同部位未完全腔化贯通,阴道可有横隔形成。依据其发生部位可分为高位、中位、低位横隔,分别占46%、35%~40%、15%~20%。横隔厚度<1cm,通常有小孔与外界相通,并非完全梗阻。阴道下段横隔临床症状、查体、影像学检查与阴道下段闭锁相似。由于横隔一般较薄,手术与处女膜闭锁相似。

三、治疗

处女膜闭锁需要进行处女膜切开术(hymenectomy),手术方法简单、治疗效果亦佳。在任何年龄发现均可开始治疗,但是雌激素的作用更有利于组织的修复,因此最佳时机在初潮前后。手术方法是:

1. 首先穿刺抽出陈旧血液,在闭锁的处女膜最为突出部切开,切口方式取决于医师个人习惯,可以X形、T形、"十"字形、垂直切口或正中穿刺切开。注意事项:可以放金属导尿管作引导,以免误伤膀胱;手术者左手示指伸入肛门,向阴道顶起作引导,以免损伤直肠。

2. 排净阴道及宫腔内积血,以生理盐水冲洗。探查查看宫颈,如宫颈管粘连,应用小号扩张器予以扩张,使宫腔内积血排出。

3. 沿处女膜缘尽量剪除多余组织至容1~2横指为宜。通常薄膜切开后即自行消失;膜厚时伤口切缘需要时以3-0线/4-0可吸收线缝合或者电灼止血。术后可放置碘仿纱条或凡士林纱条压迫防止粘连。

(俞　梅　周慧梅)

参 考 文 献

1. Rabani SM. A rare non urologic cause for urinary retention; report of 2 cases. Nephrourol Mon,2013,5(2):766-768.

2. Winderl LM,Silverman RK. Prenatal diagnosis of congenital imperforate hymen. Obstetrics and gynecology,1995,85(5 Pt 2): 857-860.

3. Posner JC,Spandorfer PR. Early detection of imperforate hymen prevents morbidity from delays in diagnosis. Pediatrics,2005, 115(4):1008-1012.

4. Capraro VJ,Dillon WP,Gallego MB. Microperforate hymen:a distinct clinical entity. Obstetrics and gynecology,1974,44(6): 903-905.

5. Basaran M,Usal D,Aydemir C. Hymen sparing surgery for imperforate hymen:case reports and review of literature. J Pediatr Adolesc Gynecol,2009,22(4):61-64.

第6节　妇科炎症性疾病的
误诊分析和对策

盆腔结核的误诊分析

结核病近年在全球发病率呈回升趋势,全世界每年约有 800 万的新发结核病例,其中腹、盆腔结核发病率为 0.1%~0.79%。盆腔结核临床表现各异,因获取病原学证据困难,故初诊往往较困难,有报道女性盆腔结核误诊率高达 65.3%,特别是盆腔包块合并腹水的病例。盆腔结核性包块与妇科肿瘤等疾病存在许多相似的症状,临床上无特异性诊断指标,更难鉴别。

❤ 病例1

张某,63 岁,G₃P₁,因"腹胀 2 月余"入院。患者 44 岁自然绝经,绝经后未予激素替代治疗。2013 年 10 月无明显诱因出现腹胀,伴进食量减少、尿量减少,无腹痛、低热、咳嗽、胸痛、盗汗等,近 6 个月体重下降 5kg。于外院消化内科就诊行腹部超声检查提示腹水 7.4cm,肿瘤标志物 CA125 707.7U/ml,CA153 33.86U/ml。胸部 X 线检查未发现病灶,结核菌试验阴性。MRI 检查提示大量盆腔积液,直肠中段肠壁增厚,肠腔狭窄,建议胃肠镜检查。遂行胃镜检查:反流性食管炎;贲门溃烂;胃溃疡。肠镜示:慢性结肠炎。2013 年 11 月 8 日外院行 PET-CT 示:双侧卵巢区代谢异常活跃灶,边界欠清晰,考虑恶性病变;网膜、腹膜、系膜、肝被膜区、肠道浆膜面等部位增厚伴代谢不均匀增高,考虑广泛腹盆腔转移,腹盆腔大量积液,腹膜后区淋巴结影,部分代谢轻度增高。就诊于我院门诊,复查 CA125 604.6U/ml,为行进一步治疗入院。

患者入院后完善相关检查和化验,行腹腔镜探查和盆腔腹膜活检术,术中见淡红色腹水约 200ml,盆腹腔遍布粟粒样小结节,双侧输卵管腊肠样,僵硬,表面遍布粟粒样结节。留取直肠子宫陷凹,输卵管及腹膜结节送冷冻病理,病理回报:(左、右)少许卵巢组织,未见特殊;(直肠子宫陷凹,卵管)肉芽肿性炎,(腹水)未找到瘤细胞。特殊染色:抗酸染色(-),PAS 染色(-),六胺银染色(-),考虑结核可能性大。术程顺利。术毕安返病房。术后追问病史,患者年轻时曾有肺结核史,完善血 TB-SPOT 淋巴细胞培养 + 干扰素:阳性。规范进行抗结核治疗后患者病情好转。

❤ 病例2

秦 ×,21 岁,G₀P₀,未婚无性生活史。因"闭经 3 年余"入院。患者既往月经规则,15岁月经初潮,3/28~30天,量中,无痛经。3年前无明显诱因下出现月经量明显减少,月经周期及经期无改变。2~3个月后出现停经,服中药治疗无效,后改服妈富隆(去氧孕烯炔雌醇片)连续3个周期仍无撤退性出血;换用戊酸雌二醇片(补佳乐)1mg和黄体酮胶囊100mg 21天,停药后无撤退性出血;继而改用芬吗通(地屈孕酮)(1/10)28天,停药仍无撤退性出血。治疗期间均无周期性下腹痛。2013年11月20日到我院门诊就诊,查性激素六项提示有排卵,甲功正常,2013年11月28日子宫双附件B超:子宫内膜1.0cm。起病以来,精神、食欲、睡眠良好,二便正常,体重无明显变化。为行进一步诊治入院。

患者入院后完善相关检查,与患者及家属充分沟通,行宫腔镜检查和诊刮术,术中探宫腔深7cm,检查镜下见宫腔局限,浑黄视野不清,扩宫后如泉涌般流出粉黄色液体,总量约15ml,分别留取阴拭子、宫颈拭子,并取部分宫腔液体送涂片和细菌培养。再次宫腔镜下观察,宫腔形态规则,散在黄苔样似内膜组织,以右后壁为著,刮取少许内膜送病理。病理证实为内膜结核。追问病史患者爷爷既往有结核病史。术后予以正规抗结核治疗。

诊治经验与点评

病例1中的患者为老年女性,有典型的腹胀、腹水的临床表现,查血CA125水平显著升高,行PET/CT等影像学检查提示:双侧卵巢区代谢异常活跃灶,考虑恶性病变;大网膜、腹膜、肠系膜、肝被膜区、肠道浆膜面等部位增厚伴代谢不均匀增高,考虑广泛腹盆腔转移。临床上,往往首先会考虑卵巢恶性肿瘤。一直以来,CA125作为肿瘤标志物常用于卵巢癌的诊断、治疗和随访,往往忽视了盆腔结核也有CA125升高的现象。有报道60%以上的盆腔结核,特别是有腹水的患者伴有CA125的升高。

本例患者胸部 X 线检查未发现病灶,结核菌试验阴性,更具有迷惑性。盆腔结核多为血行播散形成的继发感染病灶,而继发病灶往往在原发病灶消失后 12 个月乃至 10 余年才被发现,当发现盆腔结核性包块时,部分患者肺内病灶可能已吸收而不留痕迹,故易误导临床排除结核病的诊断。

另外,由于 PET-CT 诊断恶性肿瘤的有效性,临床上广泛应用于恶性肿瘤的筛查和妇科恶性肿瘤诊断、分期、再分期和复发的评估,但临床医师往往忽视了 PET-CT 的假阳性率,对其诊断结果的过分依赖,也是造成误诊的原因之一。

当遇到非典型的病例如本例的情况时,腹腔镜探查术显得尤为重要。然而,即便镜下所见有时也难以区分肿瘤转移性改变与结核病灶,因此对可疑病灶和卵巢多点活检是非常重要的环节。即使肉眼卵巢完全正常,也必须进行活检,以避免发生漏诊。

病例 2 中的患者以月经量少,继发闭经为主诉就诊。由于病史不典型(否认结核感染史和结核病接触史),无典型结核中毒症状,妇科医师受专科知识限制,诊断思路往往倾向于与本科相关的疾病而忽略其他专科的疾病,故遇到本病常首先考虑为内分泌紊乱所致的继发性闭经、子宫附件慢性炎症等,对肺外结核病认识不足。加之年纪较轻,未婚无性生活,迟迟未做诊断性刮宫,造成很长一段时间的误诊误治。

由结核分枝杆菌感染引起的Ⅳ型变态反应可造成输卵管、子宫内膜、卵巢等脏器质性破坏,机体免疫功能紊乱导致闭经、不孕、宫外孕、流产和卵巢功能早期衰竭。女性盆腔结核患者妊娠率约 19.2%,活产率仅为7.2%,在盆腔结核早期阶段抗结核治疗,可使约 30% 患者恢复生育功能。因此,早期诊断盆腔结核对女性生殖健康有决定性作用。但如果病情延误,结核破坏严重后损害一般都是不可逆的,即使应用足够治疗后获得正常妊娠的机会也很小,特别是在子宫内膜遭到破坏,代之以瘢痕组织,使宫腔粘连,此时即便使用辅助生育技术也不能成功。

所以,对于长期原因不明的月经紊乱和不孕症患者建议常规行宫腔镜检查术,通过宫腔镜检查我们可以观察宫腔形态的改变以及子宫内膜的变化,以排除子宫内膜结核和子宫内膜病变。

总结起来,避免盆腔结核误诊的要点如下:

1. 临床医师应拓宽专科知识及诊疗思路,不要仅仅依靠经验或固定思维模式对疾病进行诊断和治疗,在考虑多发病、常见病的同时也应考虑其他病因的可能。

2. 生殖器结核病史及临床症状均不典型,因此要求我们详细询问病史及全面体格检查对正确诊断很有帮助。特别要详细询问既往有无明确的结核病史或与结核患者有无密切接触史,是否存在月经减少、闭经、不孕症等。即使患者否认结核病相关病史,我们也应考虑结核因素的存在。

3. 血清 CA125 及 PET-ET 等影像学检查仅可作为辅助诊断,切勿过分依赖,否则容易造成误诊误治。

4. 结核菌素试验阴性的结果受许多因素的影响,如急性感染期、营养不良等,缺乏临床鉴别价值。可应用新的血清学诊断方法来提高诊断率。如目前临床中常采用 T-spot TB 检测对活动性肺外结核的诊断,其敏感性为94%,显著高于结核菌素试验(47%)。

5. 在盆腔包块合并腹水时,腹水中脱落细胞检查有意义,如卵巢癌晚期在腹水中可以找到癌细胞,但是盆腔结核性包块合并腹水却很难发现结核分枝杆菌,所以当腹水脱落细胞检查未发现癌细胞时要考虑到盆腔结核的可能。

6. 腹腔镜在盆腔结核的诊断中有较高的价值。当临床出现盆腔肿块、腹腔积液伴 CA125 升高的女性患者，与卵巢肿瘤不易鉴别时，若找不到明确恶性疾病的证据时，可尽早行腹腔镜探查术代替剖腹探查。当有不明原因的月经减少、闭经或不孕，宫腔镜检查是很好的诊断治疗手段。

输卵管积水的处理

输卵管积水主要是由于盆腔炎症未得到及时控制所导致输卵管组织破坏、浆液性渗出物聚集，从而形成广泛粘连、增生及瘢痕，继发引起输卵管增粗、阻塞，甚至伞端闭锁。输卵管积水对育龄期女性最大的影响是导致其不孕，虽然临床工作中我们有多种手段可以有效地处理输卵管积水，但是由于各种处理方式均有利有弊，加上患者病变程度和具体要求均存在个体差异，输卵管积水的处理问题显得十分棘手。如何正确地处理输卵管积水成为临床医师关注的重点和难点。我们结合以下病例具体分析：

♥ 病例

张×，30岁，G_4P_0，因"未避孕未孕 7 年余，IVF 失败史"入院。患者平素月经规律。24 岁结婚，婚后性生活 1~2 次／周。2003~2006 年间早孕期人流三次，后未避孕未孕至今。2014 年 3 月我院 B 超示"双侧卵管积水可能性大"。2014 年 4 月于本地医院行子宫输卵管碘油造影可见双侧输卵管近端、远端膨大，涂抹片未见盆腔内弥散。2014 年 4 月我院查性激素（月经第 2 天）：LH 2.53mU/ml，FSH 7.68mU/ml，E2 30.18pg/ml，PRL8.43ng/ml，TSTO 0.28ng/dl。2013 年 4 月、5 月监测基础体温双相，B 超监测均可见卵泡发育。2014 年 5 月外院 IVF-ET 一次失败。2014 年 3 月其爱人查精液未见明显异常。现为进一步诊治。

入院诊断：继发不孕，IVF-ET 失败史。

诊治经过：完善相关检查和化验,于 2014 年 6 月行腹腔镜联合宫腔镜检查＋通液术。术中见盆腔粘连严重,双侧输卵管形态僵硬,水肿增粗直径约 4cm×3cm,伞端包埋,分离粘连后见伞端破坏面积大于 1/2,宫腔镜下宫腔形态未见明显异常,通液显示双侧卵管中段不通。与患者家属充分沟通,表示辅助生育要求强烈,遂行双卵管近端离断远端造口术。术后患者恢复可,积极行 IVF-ET 治疗。

思考问题：

1. 该患者这么年轻,激素水平基本正常,有排卵,爱人精液未见明显异常,什么原因导致 IVF 失败?

2. 输卵管积水对妊娠有何影响? 输卵管积水如何评估?

3. 什么样的患者需要 IVF? 输卵管积水对 IVF 的影响究竟如何?

4. 输卵管积水的处理策略到底如何?

💗 诊治经验与点评

1. **输卵管积水的病因** 造成输卵管积水的主要原因有盆腔感染性疾病、前次异位妊娠史、子宫内膜异位症、开腹手术史、腹膜炎史和结核史等。文献统计显示：输卵管积水患者约有 28% 的患者在近期至少有一次终止妊娠的历史,25% 合并盆腔感染性疾病,19% 合并子宫内膜异位症,另有 15% 有前次腹腔或盆腔手术史,2% 继发于结核,11% 不明原因。

2. **输卵管积水的诊断** 输卵管积水可以通过输卵管造影(HSG),妇科超声、腹腔镜检查,输卵管镜检查等来诊断。

（1）输卵管造影(HSG)：由于其不需要麻醉,操作简单,是目前诊断输卵管积水应用最广的一种手段。输卵管积水在 HSG 的典型表现为输卵管增粗扩张,20 分钟后延迟片示双侧输卵管残留影,盆腔内无造影剂弥散。通过输卵管造影结果能很好地对输卵管病变进行评估分级,它的影像学表现能很好地反映输卵管黏膜的结构。黏膜的破坏程度虽不一定与附件区粘连相关,但与不良妊娠结局密切相关,是预测评估妊娠率的一个很好的指标。HSG 诊断输卵管积水堵塞的敏感性为 65%,特异性为 83%。

(2)超声诊断:部分输卵管积水在超声能显示出来的,主要是在输卵管炎症的急性期,输卵管的炎症造成伞端阻塞,炎症的渗出液积在输卵管的管腔内使其增粗并能在超声上有所显示:在子宫一侧或双侧出现异常回声,明显地显示腊肠样,管腔内呈低回声或点状回声。超声检查较之 HSG 的优势在于能更好地测量扩张卵管的体积。

(3)腹腔镜检查:是诊断输卵管积水的金标准,腹腔镜可以直接确诊输卵管积水,在腹腔镜下可以看到伞端和周围的粘连情况以来判定输卵管的功能,并且可以发现其他可能引起不孕的盆腔疾病如子宫内膜异位症等,在诊断的同时提供治疗。

3. **输卵管积水对不孕的影响**　输卵管积水是输卵管炎的后遗症,其影响临床妊娠率,特别是对 IVF-ET 的影响的机制有:输卵管积水可反流入子宫腔冲刷胚胎以及存在于子宫内膜表面干扰内膜与胚胎相互作用而抑制胚胎着床;炎症性输卵管积水损害子宫内膜容受性,输卵管积水不孕患者子宫内膜整合素、孕激素和氢化酶调节基因表达缺陷,明显高于其他因素不孕患者和正常妇女;输卵管积水常由病原体感染所致,其中微生物、组织碎片、淋巴细胞及其他毒性物质流入宫腔降低内膜对胚胎的容受性,同时一些细胞因子、前列腺素、白细胞趋化因子和其他炎症介质等干扰内膜功能,影响早期胚胎发育;输卵管积水中的化学成分与血清相似,只是 Ca^{2+}、K^+、葡萄糖和乳酸较低,而低钾、低乳酸、低糖的输卵管积水不利于胚胎发育成囊胚,输卵管积水缺乏活性氧化物也可能阻碍囊胚形成;输卵管积水的患者卵巢对促性腺激素反应减低,血 FSH 升高,E_2 水平下降,获卵数减少。输卵管积水会对卵泡的发育以及卵巢的功能产生不利影响。

对于输卵管积水的患者,应尽早采用适当的方法进行处理,以免病情发展进一步损害卵巢储备,对生殖功能产生不可逆转的破坏作用。

4. 输卵管积水的治疗策略　影响输卵管积水预后的因素主要集中在于输卵管功能、管腔内壁破坏程度、管周粘连(包括粘连的类型、程度、范围、部位、与卵巢关系),有无内膜异位症、子宫腺肌瘤等合并症,其中输卵管形态粘连程度、输卵管腔黏膜完好状况是决定术后妊娠率的最重要的两个因素。术前应当充分评估。而经腹腔镜检查对输卵管功能的评价最为准确。病变程度轻的患者的宫内妊娠率明显优于严重受损者。

目前国内外常用的输卵管的评估分期方法:Ⅰ期:无输卵管周围粘连;输卵管积水直径 <15mm;输卵管伞端外翻;无肌层纤维化。Ⅱ期:输卵管周围疏松粘连,不固定;15mm≤输卵管积水直径≤30mm;输卵管伞端部分保留;肌层轻度纤维化。Ⅲ期:输卵管粘连部分固定;输卵管积水直径 >30mm;输卵管伞端包埋,分离后见伞端结构缺失 <l/2;肌层中度纤维化。Ⅳ期:输卵管固定粘连致密;输卵管积水直径 >30mm;无输卵管伞或输卵管伞包埋,分离后见伞端结构缺失 >l/2 或完全消失;肌层明显纤维化。

Ⅰ期和Ⅱ期的宫内妊娠率可达 30%~80%,而Ⅲ期和Ⅳ期则在 10% 以下,可见只有当输卵管黏膜功能正常时,行输卵管造口术才可能带来满意的妊娠结局。当患者有手术意愿时,输卵管分期在Ⅰ、Ⅱ期,可行输卵管造口术,通过手术复通输卵管,术后加强维持其通畅及功能的治疗;对于输卵管分期Ⅲ期以上,即使复通后自然受孕率极低,可建议行 IVF-ET 治疗。

5. 输卵管积水患者 IVF-ET 预处理常见术式比较

对于输卵管积水的预处理方式主要包括手术处理、阴道超声引导下输卵管积水穿刺抽吸术等。超声引导下输卵管积水穿刺虽然可以迅速有效地去除输卵管积水,但积水在抽吸完后会迅速复发,另外穿刺可能会造成输卵管壁损伤,增加异位妊娠及盆腔感染的风险。在实际临床上应用的并不广泛。随着腹腔镜手术的开展和不断完善,腹腔镜手术成为输卵管积水的主要处理方式。就最常见的几种腹腔镜术式进行介绍比较:

(1)输卵管造口术:

1)优点:保留输卵管,可引流输卵管积水到腹腔,减少流入宫腔的液体量,手术治疗后仍有自然妊娠的机会。避免影响同侧卵巢血流。

2)缺点:积水可能复发。再次积水也增加了患者二次手术的风险及费用。另外保留下来的输卵管,往往因原有慢性炎症的影响,在管内黏膜留下不同程度的损害,使管壁纤维化而僵硬,增加了异位妊娠的发生几率。

(2)输卵管切除术:

1)优点:目前学界公认输卵管积水可降低 IVF-ET 的妊娠率。现有多个回顾性及前瞻性研究表明,对于拟行 IVF-ET 的输卵管积水患者,切除积水的输卵管,可明显提高临床妊娠率、种植率,降低异位妊娠率和流产率。有 RCT 表明,如果 B 超检查下可见积水,行输卵管切除术患者的临床妊娠率和继续妊娠率明显高于对照组。由此可见,对于输卵管积水比较严重(双侧输卵管积水或者输卵管积水 B 超下可见)的患者,行输卵管切除的确是行之有效的方法。而且此种术式的异位妊娠率和流产率低。

2)缺点:该手术可能破坏同侧输卵管与卵巢系膜间

的血运供应及神经,而影响该侧卵巢的激素分泌及卵泡发育,在一定程度上降低卵巢储备及卵巢对促性腺激素的反应;再就是永久失去患侧卵管自然受孕的能力。

（3）输卵管近段离断远端造口术:

1）优点:创伤性相对较小,简单安全。能有效改善IVF临床结局的同时不降低卵巢反应性以及异位妊娠的发生率。近期多个 RCT 均表明,行输卵管离断的患者,其妊娠结局明显优于未处理组。在 2010 年 Johnson 等对输卵管积水手术处理方式循证医学研究表明,腹腔镜下输卵管离断术和腹腔镜下输卵管切除术相比,在改善妊娠结局方面可以达到类似的效果。

2）缺点:可使局部血流阻力轻微增加,但文献并不对动脉血流和卵巢功能造成不良影响。

结合本例患者,我们不难发现造成其不孕及 IVF-ET 失败的最大问题就在于输卵管积水。由于患者盆腔粘连严重,输卵管形态僵硬,水肿增粗,直径 4cm,伞端包埋,破坏面积较大,所以我们没有采用输卵管造口整形术而选择了半根治的手术。手术方式的选择上考虑到虽然腹腔镜下输卵管切除术在切除病灶,提高 IVF 妊娠率方面最为肯定,但切除输卵管手术过程中会对卵巢血管动脉弓有损伤,会导致同侧卵巢的血供减少,从而影响卵巢内卵泡的发育和卵巢甾体激素的合成。而输卵管近端阻断术在改善 IVF 结局上与卵管切除术效果相当,且有利于术后近期卵巢储备功能改善。当患者无保留输卵管意愿时,我们更倾向于输卵管近端离段术。但不管临床医师选择哪种术式,都应该注意手术技巧和熟练程度,尽可能避免损伤输卵管系膜内血管,尽量多地保留输卵管系膜,保持卵巢良好血供。若输卵管与卵巢致密粘连,手术中宁可保留部分输卵管组织,而没必要为了完成一个彻底的输卵管切除术而损伤卵巢血供。

在我院,对于输卵管积水的患者,处理遵守基本原则如下:对输卵管黏膜完好无粘连或仅伞端轻度粘连时应行输卵管伞端造口整形术。通过手术复通输卵管,术后加强维持其通畅及功能的治疗。

对于输卵管病变严重,粘连广泛或无整形手术希望的炎性输卵管,或行输卵管造口术后仍未孕者,在征得患者夫妻双方同意的情况下,建议行输卵管近端离断远端造口术,术后积极 IVF-ET 治疗。

介于两者之间的患者,特别是年龄≥40 岁的患者,考虑到 IVF 的成功率和经济因素,尽量行输卵管造口整形术,争取保留和恢复其自然生理功能。

当然,临床上要具体问题具体分析:如患者有进行辅助生殖技术治疗的意愿,则可适当放宽输卵管离断术和切除术的指征,以期获得良好的 IVF 结局;如患者无进行辅助生殖技术治疗的意愿,则行输卵管造口术,予以自然妊娠的机会,但要严密监测异位妊娠的发生。

盆腔脓肿的误诊分析及处理原则

由于女性生殖系统解剖结构的特殊性及盆腔感染的病理过程特点,盆腔炎症往往是由于病原菌逆行感染所致。大约有 1/10 的生育期女性曾患有盆腔炎症,在妇科急腹症中居首位,但由于其临床表现各异,缺乏特异性的实验室检查,导致治疗常常不及时,感染很易引起播散,严重感染时可引起盆腔脓肿。

♥ 病例

尹 ×,18 岁,G_0P_0,因"发现盆腔包块 1 个月"入院。患者平素月经规律,7 天 /27~33 天,量不多,痛经(+),VAS 7 分,无恶心及呕吐,无腹痛及腹泻。2014 年 8 月因脐周部位疼痛 1 周于本地医院行超声检查发现右侧卵巢囊肿,自诉直径为 5cm。疼痛位于偏上腹部,持续一周缓解,后未再疼痛。9 月 4 日就诊于我院,行超声检查发现右附件区见低回声,大小 6.4cm×3.8cm×5.3cm,形态不规则,边界尚清,内可见数个小无回声,CDFI:周边及内见较丰富血流信号,RI:0.6cm。血常规及肿瘤标志物 AFP、CEA、CA19-9、hCG 正常,CA125 升高为 334U/ml。患者无腹胀,无食欲减退。无尿频及尿急,无大便习惯改变。既往:阑尾炎行阑尾切除术。

入院诊断:考虑右卵巢囊肿,不除外巧克力囊肿或卵巢恶性肿瘤,完善相关化验后,全麻下行腹腔镜探查术,术中进镜后可见整个盆腔炎性充血表现,双侧输卵管及卵巢形态失常,卵巢被增粗充血的输卵管包绕、直肠子宫陷凹被炎性粘连带封闭、升结肠于右侧卵管根部粘连、肝脏表面可见大量膜带状粘连。分离粘连后解剖右侧输卵管,暴露卵巢,可见大量炎性粘连组织,右侧卵巢可见血体样组织。暴露左侧卵巢,分离左侧输卵管过程中可见白色脓性液体流出。向患者家属交代病情,表示要求保留双侧输卵管。冲洗盆腔,留置腹腔引流管于直肠子宫陷凹中。盆腔组织送细菌培养。术后静脉使用罗氏芬(头孢曲松钠)联合甲硝唑抗感染 2 周。

思考问题:

1. 患者为什么最初会误诊? 盆腔脓肿的临床表现和诊断要点是什么吗?

2. 盆腔脓肿药物治疗该如何选择? 如何评估药物治疗效果?

3. 盆腔脓肿手术治疗的指征是什么? 手术方式如何选择?

4. 盆腔脓肿是否可以采用其他治疗方法?

诊治经验与点评

1. 盆腔脓肿的临床特征

(1)好发因素:盆腔脓肿的好发年龄为 20~40 岁,导致盆腔脓肿的主要风险因素包括盆腔炎史,多个性伴侣,宫内节育器和免疫抑制状态。而盆腔炎症发病较隐匿，约50%患者盆腔炎的历史就诊前未被发现。患者近期分娩、流产、原发不孕和继发不孕病史都可能与盆腔炎密切相关。另外，肠道憩室炎、阑尾炎、炎性肠道疾病和妇产科手术史也是导致盆腔脓肿的好发因素，因此，详细询问病史就显得尤为重要。

（2）临床表现：妇科盆腔脓肿多由急性盆腔炎发展而来，也可发生在慢性盆腔炎反复发作后，甚至可存在于无症状的妇女。故盆腔脓肿临床表现复杂多样，术前误诊率较高。临床症状以腹痛（98%）及发热寒战（50%）为主，28%的患者阴道有异常分泌物，26%的患者伴有恶心，21%的有不规则阴道出血。由于脓液刺激直肠和膀胱，患者有里急后重感，大便次数增多，粪便常带有黏液，也可有尿频和排尿困难等征象。查体可以在腹部或盆腔可触及单侧或双侧包块。大约有70%卵巢卵管脓肿为单侧，常伴有宫颈举痛、摇摆痛。

（3）病原学：盆腔脓肿病原学有两大特点：一是导致盆腔脓肿的病菌除了A族β-溶血链球菌、沙眼衣原体和淋病奈瑟菌之外，绝大多数都是寄居于阴道和宫颈的正常菌群。二是盆腹腔脓肿形成的病原体多为需氧菌、厌氧菌和兼性菌的混合感染。厌氧菌占到所有感染中的1/2以上。其中最常见的是大肠埃希菌（37%）、脆弱类杆菌B（22%）、其他类杆菌（26%）、消化道链球菌（19%）、消化道球菌（11%）。

（4）实验室检查：常常无特异性。典型的急性盆腔脓肿往往白细胞增多，中性粒细胞升高，盆腔脓肿患者中位白细胞数为15×10^9/L。但慢性盆腔脓肿或已局限的盆腔脓肿白细胞可正常。另外部分患者的血清CA125水平也有显著升高，而且CA125水平与病变严重程度相关。血清学检查中C-反应蛋白（CRP）和血沉对盆腔脓肿严重程度及对药物治疗敏感性有很好的预测作用。有学者提出当 ESR>39mm/h（敏感性 79%，特异性 83%），CRP>11.5mg/L（敏感性 72%，特异性 63%），提示可能预后不佳，需要积极干预。

（5）辅助检查：

1）超声检查：盆腔脓肿超声表现多样性，缺乏特异性，以混合性包块和囊性包块为主。混合性包块形态不规则，包块与周围组织粘连，边界模糊，内部回声不均匀，实质性部分可为低回声或高回声，夹杂不规则液暗区，内可见密集光点。囊性包块形态可为管状、烧瓶状、圆形或不规则形。包块呈单房或多房，边界可清晰或模糊。囊壁可厚薄不均、毛糙或纤薄光整。有的囊壁上可见不规则团块向内突起，囊内液暗区内均可见密集光点漂浮。易与卵巢巧克力囊肿和卵巢恶性肿瘤相混淆。

2）CT 和 MRI 检查：盆腔 CT 和 MRI 是重要的辅助检查手段，特别是在诊断不明确的情况下。盆腔脓肿典型的 CT 表现是附件区厚壁的囊性包块，内有分隔，周围有炎症改变，外缘模糊。CT 平扫脓肿呈等低混杂密度，病变内气泡是脓肿最特异性征象，但少见。增强扫描脓肿壁环状及分层状强化，其内分隔亦明显增强，脓肿壁及分隔厚度均匀、光整，囊实性肿块的实性成分明显强化，液性部分无强化；附件区常伴随有匍行的扩张、积脓的输卵管管样结构。CT 重建图像更易识别管状结构，有助于与其他复杂囊性包块鉴别。输卵管系膜增厚前移和子宫边界模糊提示炎症是附件起源，有助于与其他盆腔脓肿鉴别。

盆腔脓肿在 MRI 上的典型表现为 T_1WI 呈低信号，T_2WI 呈不均质中等信号至高信号，T_2WI 囊性病灶背侧可见低信号液平形成，T_1WI 上被膜的最内层可见环状高信号带为其特征性表现。

2. 盆腔脓肿的治疗　盆腔脓肿的治疗方法包括抗菌药物疗法、手术治疗、充分引流和支持疗法等。治疗效果取决于很多因素,如脓肿的数量及部位、引流的技术、脓肿定位是否准确、患者全身情况、细菌种类以及原发病和继发病等。单用静脉使用广谱抗菌可成功治疗34%~87.5% 盆腔脓肿患者,是对于未破裂的盆腔脓肿首选治疗。但单用抗生素治疗盆腔脓肿容易复发,大约有25% 的盆腔脓肿的患者需要手术干预。文献报道:患者年龄较大(≥35 岁)和脓肿体积较大(≥8cm)都是预示患者需要手术干预的指标。

(1) 药物治疗:目前,盆腔脓肿致病菌的耐药性显著增高,严重影响了治疗时抗菌药物的选择和患者的预后。临床上尽快获得病原学资料,对抗菌药物选用具有重要的指导意义。在获得药物敏感试验结果前,可根据经验治疗选择,获得药物敏感结果后应及时调整。抗菌的疗程应超过 2 周。

临床首选克林霉素、甲硝唑、头孢类抗生素。一则是这些抗生素能有效地对抗难治性厌氧菌如脆弱类杆菌B。二则盆腔脓肿脓腔为酸性、低氧环境,使得一般的抗生素渗入脓腔困难,而这些抗生素能通过多核细胞主动转运进入脓腔。有学者总结用这些抗生素作为初始治疗盆腔脓肿的有效率可达 50%~90%。另外,阿米卡星也是一个不错的选择,阿米卡星是除美罗培南外对革兰阴性杆菌最敏感的药物。

对于未破裂的盆腔脓肿,目前推荐的药物方案为克林霉素联合氨基糖苷类抗生素加 / 不加氨苄西林,或头孢类抗生素联合甲硝唑。对于严重的盆腔感染治疗可考虑碳青霉烯类抗菌药物,它具有超广谱的抗菌活性,是目前抗革兰阴性杆菌感染最为稳定有效的抗菌药物,对大部分耐药菌保持较高的敏感率。

(2) 手术治疗:手术治疗指征:①输卵管卵巢脓肿破裂:这是急诊手术的指征,因为在此情况下,病情可能在数小时内发展成脓毒血症,导致患者低体温、低血压和急腹症,如果治疗不及时,患者可能最终死于多器官衰竭。一旦考虑有脓肿破裂,应尽快手术。②若药物治疗48~72小时后失败,应积极手术治疗或行脓腔引流。治疗失败的指征包括:脓肿体积增大,发热曲线持续上升,脓肿破裂伴有腹膜炎的症状。③另外,对于脓肿≥8cm者也不建议单用抗生素治疗等待临床反应,应立即引流。

对于有生育要求的患者,也应适当放宽手术指征,可以减少并发症,减少不孕。绝经后女性患盆腔脓肿极为少见,只占所有病例中的1.7%。文献报道44%的绝经后盆腔脓肿患者伴发妇科恶性肿瘤。因此,对于所有绝经后的病例都建议手术探查。

手术方式的选择:剖腹手术仍是目前最常用的方法,但越来越多的学者推荐腹腔镜下手术,其手术腹壁切口小、手术干扰少、术中失血少、治疗更彻底有效,且切口感染较少发生。

盆腔脓肿切除术式根据患者的情况而定。年轻患者仅切除病灶,保留生育功能,如患侧附件切除、患侧输卵管切除、患侧输卵管造口或切开排脓等,尽量分离粘连以恢复生育功能,防止异位妊娠;中年妇女手术尽可能彻底,但应尽可能保留卵巢功能;近绝经或已绝经者行全子宫及双附件切除术;对盆腔粘连严重、脏器充血、组织水肿、手术分离困难者可仅行脓肿引流术。因术中分离粘连时脓肿容易破裂,术中容易发生泌尿系损伤及肠道损伤,有报道其肠损伤的几率达8.4%。因此现在的手术范围越来越趋于保守。

(3)B超或CT引导下脓肿穿刺引流术:近20多年,B超或CT引导下脓肿引流联合抗生素治疗盆腔脓肿被广泛使用。综合文献报道超声引导穿刺抽脓、冲洗脓腔并向脓腔内留置抗生素能达到与不手术相类似的疗效,有报道此种治疗成功率可到80%。同时避免了术中对脓肿范围和周围解剖了解不清而给患者带来的危险。

Gjelland 等对 302 例卵巢输卵管脓肿行经阴道超声介入治疗,结果显示 93.4% 患者得到有效治疗。特别是对于手术后发生的脓肿,采用超声引导下穿刺治疗可作为最佳的治疗方法。影像学引导穿刺术治疗盆腔脓肿应尽早进行,其过程简便易行,时间短,患者痛苦小,而且准确可靠,安全性高。但该法仅适用于单纯感染性脓肿,不适用于肿瘤并发感染者,对于后穹隆穿刺及切开引流操作疗效欠佳者往往需要其他手术治疗。

(4)支持治疗:盆腔脓肿患者部分存在衰竭状态,应酌情补液、输血、血浆、人血蛋白及复方氨基酸等以维持基本营养和水电解质平衡。

结合该例患者不难发现盆腔脓肿常由盆腔炎发展而来,应详细询问盆腔炎相关病史,包括外科急腹症史。但很多慢性盆腔脓肿没有明显症状,白细胞常常正常,由于常规的超声和血清学检查缺乏特异性,加之盆腔脓肿处于急性期,B 超常提示附件区包块血流丰富,CA125 升高,有一定迷惑性,因此常常误诊为巧克力囊肿或卵巢恶性肿瘤。当诊断困难时可考虑辅助盆腔 CT 或 MRI 检查。另外,CRP 和血沉的值对临床诊治也有很好的指导意义。

盆腔感染初始治疗推荐静脉抗感染治疗。盆腔脓肿的病原菌多为寄居在阴道黏膜的正常菌群,且多为混合感染,抗生素推荐使用克林霉素、甲硝唑和头孢类抗生素。若考虑脓肿破裂,药物抗感染 48 小时症状无缓解,或患者≥35 岁,盆腔包块≥7cm;考虑合并外科急症的患者和绝经后的患者,应积极手术干预或穿刺抽吸引流。对无生育的患者,手术指征应适当放宽。目前手术方式趋于保守,手术过程应小心解剖,避免损伤。

盆腔放线菌病的处理

盆腔放线菌病在临床中并不常见,它是由放线菌引起的一种渐进性、化脓性、肉芽肿性的亚急性至慢性感染性疾病,以局部扩散、化脓或肉芽肿性炎症、多发脓肿、窦道、瘘管为特征。由于盆腔放线菌病病程隐匿,临床表现缺乏特异性,微生物检测手段有限,易与普通炎症或肿瘤混淆,加之临床医师对之认识不足,常常造成误诊误治。现在我们结合以下病例来谈谈盆腔放线菌病的诊治。

💟 **病例**

患者42岁,G_2P_1,因"下腹胀痛伴白细胞升高7个月"入院。平素月经规律,置入IUD 20余年。2013年9月因"腹痛,右卵管积水"于本地医院行"腹腔镜下右侧输卵管切除术",术后病理提示:右输卵管慢性炎症。术后患者出现小便不畅、排尿困难,伴下腹部两侧持续性胀痛,影响正常生活。后就诊吉林市中心医院,查CA125 24.60U/ml、CA199 10.44U/ml、CEA 1.34ng/ml、AFP 24.60U/ml;腹部CT提示:①双附件区肿瘤性病变可能性大,膀胱、双输尿管及子宫受侵可能;②双侧肾及输尿管积水。置入双侧DJ管后泌尿系症状缓解,但下腹胀痛持续性加重。2013年11月、12月复查B超均提示双附件区肿物(左附件区6.6cm×5.1cm,右附件区见6.6cm×5.3cm)。查体:子宫中位、常大,固定;附件:右侧稍厚,左侧可及肿物固定可达盆壁;患者诉近3~4年每天稀便3~4次,近2年体重无明显诱因减轻20斤。2013年12月23日为行进一步诊治就诊我院。

诊治经过:2014年1月入院后查血常规:WBC 19.64×10^9/L,HGB 106g/L;盆腔B超提示双附件囊实性包块,Ca不除外;泌尿系B超提示双肾盂积水,双输尿管扩张,膀胱后壁与附件区包块分界不清,需除外受侵;外院术后病理我院会诊:右纤维血管脂肪组织及输卵管显慢性炎。复查盆腔MR提示双附件区占位,右侧范围约

4.9cm×6.1cm，局部与子宫及双侧盆壁分界不清，左侧约6.2cm×5.3×8.0cm，右侧盆壁多发淋巴结。临床考虑为"盆腔放线菌病"，遂将IUD取出，予青霉素800万U注射14天后改口服阿莫西林，患者诉腹痛明显缓解。2014年04月复查MR提示双侧附件区病灶较前明显缩小（左附件区3.5cm×3.0cm，右附件区4.3cm×2.5cm），稀便注射青霉素后好转。患者于2014年5月在全麻下行腹腔镜探查＋粘连松解＋左附件切除术，术中见子宫完全后屈位，子宫前壁与腹膜完全粘连，子宫表面与肠管及包块粘连致密，形成巨大包块，侵及左侧盆壁，左侧附件完全被包裹于包块中，直肠子宫陷凹封闭，乙状结肠扭曲粘连覆盖于左侧盆壁，肠壁僵硬，见黄色黏稠脓性颗粒物，取黄色液体、纤维化组织各送细菌培养。病理回报：符合盆腔放线菌病。

思考问题：

1. 盆腔放线菌病究竟是何种疾病？诊断标准如何？

2. 为什么此例患者临床表现与常见的盆腔炎症及肿瘤非常相似，但却诊断为放线菌病？如何鉴别？

3. 盆腔放线菌病如何治疗？

诊治经验与点评

1. **放线菌的概述**　放线菌属为兼性厌氧菌，常寄生于人类或动物口腔龋齿、扁桃体隐窝、上呼吸道、胃肠道和泌尿生殖道（女性外生殖器）。放线菌病为散在发生，一般认为多属内源性疾病，无明显传染性。已知的14种放线菌属中有6种可对人类致病。致病菌多为伊氏放线菌。

放线菌致病能力差，一般情况下它们并不对人体致病，但当机体全身或局部（如皮肤黏膜机械屏障受损）抵抗力降低、尤其是同时伴有其他需氧菌感染而利于厌氧性的放线菌生长时，则可引起放线菌病，含放线菌的脓性分泌物吸入呼吸道中可引起胸部放线菌病,放线菌沿消化管破损处或腹壁受损处感染引起腹部放线菌病。极少数患者有明显免疫缺陷或(和)感染的放线菌致病性较强时,则可引起严重的血行播散。

盆腔放线菌病在 1970 年以前通常因自发肠源性疾病或肠道手术引起,如化脓性阑尾炎穿孔和阑尾切除术等,所以那段时期的放线菌病病程短,发病急,不形成广泛的粘连和大的脓肿。1970 年之后,由于抗生素的广泛应用,上述原因引起的放线菌病逐渐下降,但女性生殖道源性的盆腹腔放线菌病的病例在不断增加。这种类型的放线菌病病程较隐匿,通常于盆腹腔形成脓肿,广泛的粘连和压迫,甚至形成窦道和瘘。病因和发病机制的研究显示,此种放线菌病是放线菌沿生殖道黏膜的上行性感染,长期使用宫内节育器(IUD)和阴道栓的患者感染盆腔放线菌的机会增多,因其破坏局部的黏膜屏障。

2. 盆腔放线菌的临床特点与辅助检查

(1)临床表现:该病的发病年龄 26~52 岁,绝大多数为三四十岁,也有少数为绝经后妇女的报告。早期症状隐匿,就诊时常酷似晚期的恶性肿瘤。临床症状常表现为慢性腹痛(85%)、食欲缺乏消瘦(44%)、阴道异常分泌物(24%)、子宫积脓、不规则阴道出血、固定且边界不清的盆腔实性包块等(直径 0.3~20cm,平均 3.5cm)。因其可侵蚀周围组织,纤维化可引起便秘、肠梗阻、输尿管梗阻,甚至有肝脏或肾脏的转移,部分患者还可有发热、贫血等表现。查体常有附件区包块,盆腔呈现“冰冻骨盆”的表现。部分盆腔放线菌病在单或双侧输卵管卵巢脓肿的基础上发展成的广泛的盆腔脓肿和粘连压迫,脓肿壁厚,形成木头样肿块(wood-Like mass),类似于晚期卵巢癌。

(2)实验室检查:可有白细胞、中性粒细胞增高,红细胞沉降率,C- 反应蛋白升高、CEA、CA125 等肿瘤标志物正常或稍高。

（3）影像学检查:缺乏特异性,难以与炎性肠病和盆腔恶性肿瘤相鉴别。超声检查可见子宫积液、输卵管-卵巢脓肿或卵巢肿物、质地不均包块。CT 对其诊治意义比较明确,不仅可以判断盆腹腔脏器的受累范围,识别肿块壁的特征,还可以引导脓肿的穿刺、引流。磁共振成像的影像提示,放线菌病的广泛浸润病灶在 T_2 加权相的信号,较典型的卵巢恶性肿瘤和感染略低,同时血管相对少或纤维化表现明显。

（4）细菌学检查:硫黄结节和脓液中含有菌丝体,可将上述标本于特定的培养基中培养,无氧条件下培养两周,可以得到结果,并采用特定指标进行菌种的鉴别。由于放线菌需进行长时间的厌氧培养,且其对抗菌药物敏感,培养前如使用过任一种抗生素均可能影响培养结果。由于放线菌本身检出率低,且缺乏特异性的辅助检查方法,绝大多数病例为术中或术后诊断,易造成不必要的器官切除。有文献统计近 20 年的病例发现均为术中、术后诊断。盆腔放线菌病术前确诊率不足 20%。

（5）病理学特点:盆腔放线菌病以形成多发而相互分离的含有"硫黄颗粒"的化脓性病灶和反应性纤维化为特征,晚期常形成瘘管。"硫黄颗粒"对于诊断放线菌病具有标志性。其既可在脓肿中的脓液中找到,又可在窦道或瘘管中的排出物中找到;结节肉眼可见,呈淡黄色,密度大于水,清洗后置于载玻片上,压碎,于显微镜下可见到典型结构:①颗粒呈菊花状,中心为大团的革兰染色阳性菌丝体;②单一的菌丝体呈特征性的 V 或 Y 形;③菌丝体外包绕呈放射状排列的嗜伊红棒状体,但应注意,仅半数病例可找到此颗粒,且往往需要连续多层切片仔细寻找。厚而血管相对少的纤维壁和缺少可见的坏死成分,是放线菌病的特点。这种炎性病变向周围组织扩散,特征是不侵犯黏膜。

3. 放线菌病的治疗

（1）药物治疗：青霉素是治疗放线菌病的首选药物。它的出现使放线菌病的治愈率由 5% 升至 90%，且病例很少有复发。建议视病情轻重剂量为 1000~2000 万 U 青霉素每天静脉滴注，持续 2~6 周后改为口服，2~4g/d，持续 2~6 个月的方案可能最为适当。可以巩固疗效，防止复发。青霉素过敏者可用四环素，尤其是二甲胺四环素和强力霉素。由于放线菌与需氧菌共栖，且常合并消化链球菌和脆弱拟杆菌感染等，建议配伍应用其他广谱抗生素和甲硝唑。药物治疗的最初 48~72 小时内应密切监测，如无明显效果，应及时手术。

（2）手术治疗：手术的目的在于切除坏死组织和瘘管，引流脓肿，解除脏器梗阻，多点活组织检查（活检）和改善抗生素疗效等。处理放线菌病以选择开腹手术为宜，腹腔镜手术主要用于活检和单纯切除附件，即使在先期使用抗生素的情况下，腹腔镜手术仍可因广泛的炎症反应而困难重重。

（3）支持治疗：对于严重、泛发感染的患者，应注意补充营养，并适当应用免疫调节剂增强患者抵抗力。

4. 盆腔放线菌病与 IUD 的关系及筛查

许多学者认为盆腔放线菌病与放置避孕环（IUD）有关，85% 的女性患者有 3 年以上 IUD 使用史。25% 的妇女放置 IUD 2~3 年后检测到放线菌，与放置时间呈正相关，平均使用 IUD 8~10 年后发病率明显增加，塑料环更易发病。有些患者甚至在取出 IUD 后发病。可能由 IUD 刺激使子宫内膜不同程度受损、宫内菌群失调、子宫内膜血供不足所致。此外，生殖道上行感染、输卵管卵巢感染播散亦为发病因素之一。该病好发于子宫和输卵管，卵巢外膜能有效抵抗周围炎症，故发生在卵巢的放线菌病少见。而卵巢感染可能与病菌通过排卵破孔进入有关。也有报道张力性尿失禁吊带手术后放线菌感染病例。推测任何异物导致的菌群失调可能是其诱发因素。

1992年起,美国妇产科协会推荐使用阴道宫颈刮片筛查IUD使用者放线菌的带菌状况。其典型表现为发现放线菌样微生物(ALOs),ALOs的阳性率与放置IUD的时间及其类型有关。但鉴于相对高的ALOs检出率与罕见临床发病率之间悬殊的差别,两者之间的关系尚不明确,学术界仍有争议。

5. **预防**　尽管本病较为少见,但鉴于其严重性,大多数学者主张对IUD使用者进行密切监测。如宫颈刮片发现ALOs,建议取出IUD。无盆腔炎性病变(PID)征象者,下一月经周期重复宫颈刮片;有PID者,青霉素治疗2~4周,症状、体征消失后重复宫颈刮片,如正常,可重新放置IUD。另外,围绝经期应及时取出IUD。

结合本病例,我们总结一下,盆腔放线菌病与其他盆腔肿物的鉴别要点:

1. 病史中有使用IUD的历史。

2. 放线菌病的盆腔肿块形成较快,形成瘘管或窦道多见,病变早期即广泛侵犯盆肇或周围组织,但不侵犯黏膜,不伴腹水,抗生素治疗后CA125降低、肿块缩小、临床症状减轻。

3. 可行宫颈刮片,找到ALOs。

4. 生殖道拭子、IUD或病灶的穿刺、引流液行细菌涂片或细菌培养:脓液中可找到菌丝体。

5. 病理学检查　镜下找到"硫黄颗粒",此为最具特异性的诊断点。

在临床中,若在无明确恶性肿瘤证据的情况下,应谨慎进行广泛性和根治性的手术以及放射治疗、化学药物治疗等辅助治疗,尤其是对于尚未生育的患者,宜先取材送检取到确诊病理后再处理;如果遇有IUD使用者出现的盆腔肿瘤和炎性病变,临床医师应考虑到盆腔放线菌病可能,这对正确的诊断和选择恰当的治疗策略很有帮助。

（熊　巍　于　昕）

参 考 文 献

1. Putong NM, Pitisuttithum P, Supanaranond W, et al. Mycobacterium tuberculosis infection among HIV/AIDS patients in Thailand: clinical manifestations and outcomes. Southeast Asian J Trop Med Public Health, 2002, 33(2): 346-351.

2. Sonia M. Genital tuberculosis and implantation in assistedreproduction. Rev Gynecol Pract, 2003, 3: 160-164.

3. Tripathy SN, Tripathy SN. Infertility and pregnancy outcome in female genital tuberculosis. Int J Gynaecol Obstet, 2002, 76: 159-163.

4. de Vynck WE, Kruger TF, Joubert JJ, et al. Genital tuberculosis associated with female infertility in the western Cape. S Afr Med J, 1990, 77: 630-631.

5. Falk V, Ludviksson K, Agren G. Genital tuberculosis in women. Analysis of 187 newly diagnosed cases from 47 Swedish hospitals during the ten-years period 1968 to 1977. Am J Obstet Gynecol, 1986, 138(7 Pt 2): 974-977.

6. Thakur V, Mukherjee U, Kumar K. Elevated serum cancer antigen 1 25 levels in advanced abdominal tuberculosis. Med Oncol, 2001, 18(4): 289-291.

7. Diel R, Loddenkemper R, Nienhaus A. Evidence-based comparison of commercial interferon-gammare leaseassays for detecting active TB: a meta analysis. Chest, 2010, 137(4): 952-968.

8. Blazar AS, Hogan JW, Seifer DB, et al. The impact of hydrosalpinx on successful pregnancy in tubal factor infertility treated by in vitro fertilization. Fertil Steril, 1997, 67(3): 517-520.

9. Taylor RC, Berkowitz J, Meeomb P, et a1. Role of laparscopicsalpingostomy in the treatment of hydrosalpinx. Fertil Steril, 2001, 75:594.

10. Hammadieh N, Afnan M, Evans, et al. A postal survey of hydrosalpinx management prior to IVF in the United Kingdom. Hum Reprod, 2004, 19(4):1009-1012.

11. Johnson N, van Voorst S, Sowter MC, et al. Surgical treatment for tubal disease in women due to undergo in vitro fertilisation. Cochrane Database Syst Rev, 2010, 1. 1399-1400.

12. Bontis JN, Dinas KD. Management of hydrosalpinx: reconstructive surgery or IVF? Ann N Y Acad Sci, 2000, 900:260-271.

13. Nelson AL, Sinow RM, Oliak D. Transrectal ultrasonagraphically guided drainage of gynecologic pelvic abscesses. Am J Obstet Gynecol, 2000, 182(6):1382-1388.

14. Demirtas O, Akman L, Demirtas GS, et al. The role of the serum inflammatory markers for predicting the tubo-ovarian abscess in acute pelvic inflammatory disease: a single-center 5-year experience. Arch Gynecol Obstet, 2013, 287(3):519-523.

15. McNeeley SG, Hendrix SL, Mazzoni MM, et al. Medically sound, cost effective treatment for pelvic inflammatory disease and tubo-ovarian abscess. Am J Obstet Gynecol, 1998, 178: 1272-1278.

16. Ibrahim Uyar, Ibrahim Gulhan, Mehmet Sipahi. Risk factors for surgery in patients with tuba-ovarian abscess. Archives of Gynecology and Obstetrics, 2012, 10, 286(4):973-975.

17. Varras M, Polyzos D, Perouli E, et al. Tubo-ovarian abscesses spectrum of sonographic findings with surgical and pathological correlations. Clin Exp Obstet Gynecol, 2003, 2-3:117-121.

18. Terao M, Koga K, Fujimoto A. Factors that predict poor clinical course among patients hospitalized with pelvic inflammatory disease. J Obstet Gynaecol Res, 2014, 2, 40(2):495-500.

19. Mirhashemi R, Schoell WM, Estape R, et al. Trends in the management of pelvic abscesses. J Am Coll Surg, 1999, 188(5): 567-572.

20. GjeUand K, Ekerhoyd E, Granberg S. Transvaginal ultrasound guided aspiration for treatment of tubo-ovarian abscess: a study of 302 case. Am J Obstét Gynecol, 2005, 193(4): 1323.

21. Yeager BA, Hoxie J, Weisman RA, et a1. Actinomycosis in the acquired immunodeficiency cy syndrome-related complex. Arch Otolaryngol Head Neck Surg, 1986, 1(12): 1293-1295.

22. Smego RA, ogia G. Actinomyeosis. Clin Infect Dis, 1998, 26: 1255-1261, 1262-1263.

23. Fiorino AS. Intrauterine contraceptive device-associated actinomyeotie abscess and Actinomyces detection on cervical smear. Obstet Gynecol, 1996, 87: 142-149.

24. 邓姗,黄惠芳. 盆腔放线菌病. 中华妇产科杂志,2003,3(38): 180-181.

第7节 腹腔妊娠

腹腔妊娠是一种罕见的异位妊娠,其发病率为1:15 000次正常妊娠,占异位妊娠的0.003%。其临床表现不典型,诊断较困难,对母儿威胁极大,其母体死亡率约5%,死亡率为异位妊娠总死亡率的17倍,胎儿存活率仅1‰,如能及时作出诊断进行正确处理可大大降低母婴病死率。

腹腔妊娠可分为原发性和继发性腹腔妊娠。前者指孕卵直接种植于腹膜、肠系膜、大网膜、腹部脏器(肝、脾、肠曲等)及大血管等处并生长发育,临床极为少见,诊断需符合3个条件,即:①输卵管、卵巢均正常,无近期妊娠的依据;②无子宫腹膜瘘形成;③妊娠只存在于腹腔,且妊娠期短,足以排除来源于输卵管。而后者往往为输卵管妊娠流产或破裂后,胚胎落入腹腔,极少数存活胚胎的绒毛组织附着于腹腔重新种植而获得营养,可形成继发性腹腔妊娠;偶尔可继发于卵巢妊娠或宫内妊娠因子宫存在缺陷(如瘢痕子宫裂开、宫壁发育不良导致破裂或子宫腹膜瘘)破裂后,胎儿游离于腹腔内。

一、诊断要点

临床表现:大多数患者病史中有输卵管妊娠流产或破裂的症状,在停经后的不同时期多有突发性下腹剧痛或持续性下腹痛史。部分患者腹痛发作时伴有严重休克或伴有少量阴道流血。随后阴道流血停止,腹部逐渐增大,胎动明显,孕妇多伴有不适感,随着胎儿长大上述症状加重。

当胚胎种植在肠道时,常伴有恶心、呕吐,罕有肠梗阻发生或瘘管形成。

若胎儿死亡,妊娠征象可消失,月经恢复来潮。粘连的脏器和大网膜包裹死胎,胎儿逐渐缩小发生干尸化,钙化形成石胎,若继发感染可形成脓肿,可向母体的肠管、阴道、膀胱或腹壁穿通,排出胎儿骨骼。

腹部检查发现子宫轮廓不清,胎儿肢体极易触及,胎位多异常,以横位或臀位为主。先露部高浮、胎儿存活者,胎心异常清晰、腹部可听到母体血管杂音,此为腹腔妊娠较典型体征之一,常在胎盘附着部位闻及。

盆腔检查宫颈位置上移,常于耻骨联合后方扪及,子宫由于妊娠反应性增大、肥厚,但比妊娠月份小,偏于一侧,胎儿位于另一侧,先露部位往往在后穹隆处更容易触及。近预产期时可有阵痛样假分娩发动,但宫颈不扩张。

(1)妊娠试验:尿及血 β-hCG 升高。

(2)腹腔镜检查:对可疑的妊娠早期患者可行此检查。

(3)超声检查:B 型超声典型表现为胚胎或胎儿与

母体膀胱间缺乏肌层组织,宫腔空虚,宫腔回声线条状、居中;子宫外见到胎囊或胎体反射,有时可见胎心搏动及胎儿骨骼等。羊水无回声区(液性暗区)接近体表(<1cm)。

(4)磁共振:对软组织分辨率高并且可以多平面成像,其对盆腔脏器结构的评估优于超声。如果超声提示可疑腹腔妊娠,可行 MRI 明确诊断。

(5)腹部 X 线:尤其在晚期妊娠显示胎儿位置较高、呈持续横位;胎儿肢体多呈伸展状或位置特殊;侧位片可见胎体贴近母体腹壁,如侧位片见胎儿骨骼与母体脊柱重叠,有助于诊断;有时可见钙化石胎。但考虑到对胎儿的放射性损伤,近年来很少采用。

(6)缩宫素刺激试验:极少数的腹腔妊娠是在小剂量缩宫素刺激试验,无子宫收缩时才发现的。

二、治疗

腹腔妊娠具体治疗方式因妊娠期长短、胎盘情况而异。妊娠早期腹腔妊娠处理与输卵管妊娠相同,可行腹腔镜手术清除异位妊娠病灶。孕中期腹腔妊娠治疗的关键是胎盘的处理,需根据种植部位、胎儿存活及死亡时间长短来决定,对于胎盘较大的腹腔妊娠,一般保留胎盘,术后应用 MTX 治疗。而晚期腹腔妊娠的治疗应根据胎儿是否存活及死亡时间长短来决定,也有腹腔妊娠至足月活产的报道。由此可见,临床上应强调治疗的个体化。

病例 1

28 岁女性,G_1P_0,停经 47 天,下腹痛 9 小时。患者平素月经规律,3~5/30 天,末次月经 2012 年 09 月 28 日。2012 年 11 月 13 日突发下腹痛 9 小时,进行性加重,伴肛门坠胀感,无阴道出血,无发热,无恶心呕吐,无腹泻。遂就诊查体:腹部明显压痛、反跳痛,轻度肌紧张,肝脾肋下未触及,未及明显异常包块,移动性浊音(+)。妇检:宫颈:轻度糜烂,宫颈举痛阳性;宫体:子宫前位,饱满,轻压痛;双附件区:右侧附件区压痛明显,触诊不满意;左侧附件区未及明显异常。辅助检查尿 hCG 阳性。超声检查:子宫大小形态可,内膜厚约 1.4cm,肌层回声尚均,右卵巢与子宫间可见混合回声,大小约 2.7cm×1.9cm,内见无回声,大小约 1.9cm×1.1cm,内未见明确胎芽及胎心搏动,CDFI:周边未见明确血流信号。双附件区及直肠子宫陷凹可见杂乱混合回声,包绕子宫及双卵巢。盆腔内可见游离液性暗区,较深处约 6.0cm,内充满细密点状回声。因"右侧输卵管妊娠?"急诊行腹腔镜检查,术中见妊娠物黏附于直肠前壁,遂行妊娠物清除术,术中出血 100ml,盆腔积血 1000ml。术后血 hCG 由术前7559.8mIU/ml 降至 5555.10mIU/ml,此后定期复查血hCG 术后 2 周降至正常。

病例 2

31 岁女性,G_4P_0,输卵管妊娠术后 1 个月余,血 β-hCG 持续异常,下腹痛加重 10 天。患者平素月经规律,末次月经 2013 年 12 月 20 日。2014 年 1 月 27 日因"宫外孕"行腹腔镜下右侧输卵管切除术,术中右侧输卵管可见 3cm×3cm×3cm 肿物,术后病理示右输卵管妊娠,2014 年 1 月 29 日血 β-hCG 由术前 7383.17mIU/ml降至 1699mIU/ml,术后乳房胀痛、下腹痛好转,阴道出血 1 周自行停止。2014 年 2 月 20 日再次出现下腹痛,为阵发性、痉挛性疼痛,伴乳房胀痛、恶心,2014 年 2 月 25 日血 β-hCG 1313mIU/ml,2014 年 2 月 26 日 B 超示:右卵巢旁见 3.3cm×2.3cm 不均质包块,2014 年 2 月 28 日血β-hCG 943.6mIU/ml。2014 年 03 月 03 日我院就诊,查体:HR 110bpm,BP 80/48mmHg,腹膨隆,中下腹触诊肌紧张,压痛及反跳痛明显,右上腹触痛、反跳痛明显,向背部放射;妇科查体:宫颈举痛(+),子宫中位,正常大小,质中,子宫前方偏右侧囊性;右附件区边界不清,张力不大,无局部压痛点,但整体有压痛,左附件区(-);B超提示:子宫内膜厚约0.6cm,宫腔空虚,右附件区见无回声,大小约5.0cm×3.4cm,形态规则,边界清,盆腔见游离液性暗区,较深处约6.0cm,子宫漂浮于其中,透声差,呈絮状中等回声。提示:右附件区囊肿,盆腔积液、透声差,积血? HGB 82g/L,遂急诊行腹腔镜探查,术中见盆腹腔大量积血及血凝块2000ml,右卵巢囊肿直径约5^+cm,表面光滑,剔除之;子宫右前壁可见2处直径约0.5cm紫蓝色结节;上腹腔见大网膜可见一直径约5cm凝血块,表面有较活跃渗血,因腹腔镜操作困难,转为开腹手术,切除部分大网膜及病灶,断端结扎,探查肠管未见明显异常。术后一周(2014年3月10日)血β-hCG 18.7mIU/ml。术后病理证实。

💗 诊治经验与点评

上述两个病例均是妊娠早期的腹腔妊娠,术前诊断极为困难。

当腹腔妊娠组织种植在附件周围时,很难与输卵管妊娠相鉴别,常有误诊病例报道。病例1中具有典型的输卵管妊娠流产或破裂的症状,停经后突发下腹痛;虽腹腔妊娠时阴道出血比输卵管妊娠少见,但子宫内膜出现妊娠反应时仍会有阴道出血;该患者超声提示卵巢与子宫间混合回声,故而术前误诊为输卵管妊娠,而腹腔镜检查起到了明确诊断的作用。随着腹腔镜手术的开展,亦成为早期腹腔妊娠的主要治疗方式,由于妊娠组织小,胎盘未形成,附着部位不易出血,通常局部清除妊娠灶,如不能彻底切除则术后给予MTX治疗。与输卵管妊娠相比,单纯MTX治疗腹腔妊娠的成功率极低,可能与腹腔妊娠诊断时的孕周较大有关。

病例2虽然初次手术切除了患侧输卵管,病理检查也证实为妊娠组织,但仍有小部分绒毛组织种植在腹腔,而腹腔内的大网膜血管丰富,病灶常被大网膜包裹,所以继发性妊娠以大网膜妊娠最常见。妊娠组织浸润破坏种植处的血管引起严重的腹腔内出血导致急性腹痛和休克。故而当妊娠物种植入血管表面时,为避免难以控制的大出血,不建议行腹腔镜手术,而应行开腹手术更容易控制出血。

♥ 病例3

26岁女性,G_2P_0,停经26^{+3}周,B超可疑腹腔妊娠13天。患者平素月经规律,末次月经2012年11月17日,预产期为2013年8月24日。停经30^+天测尿hCG阳性,停经40^+天出现早孕反应,2013年01月16日(停经8^{+4}周)外院B超:宫内早孕(宫内探及大小约5.7cm×4.7cm孕囊,可见胚体及原始心管搏动,头臀约3.5cm。),停经16周自觉胎动,停经17^{+3}周突然出现腹痛,为两侧腹及下腹持续性钝痛,拒按,翻身等活动时疼痛明显加重,以左侧腹为主;未治疗,疼痛持续2天后自然缓解。2013年5月8日(停经24^{+4}周)本地产科初诊,B超示:①盆腔下段完整宫体及宫颈结构,内膜厚1.4cm;②宫体上方见羊膜囊样结构,羊膜囊与宫颈无直接关系,妊娠符合25周(横位,活胎);③团块状胎盘位于妊娠囊下部,妊娠囊下段借助厚约3.4cm软组织与宫体关系密切;④建议上级专科医院进一步检查除外子宫畸形及异位妊娠。患者在多院会诊均考虑腹腔内妊娠,为进一步诊治来我院,入院后完善各项检查,经MRI及B超检查确诊为腹腔妊娠,经妇产科多名专家教授讨论,向患者及家属充分告知病情及风险,共同拟定治疗方案。患者及家属要求继续妊娠意愿强烈,愿意承担风险,遂给予地塞米松促胎肺成熟,密切监测胎心、自数胎动、生命体征、腹痛等症状;预防性补铁、输血科备案优先供血。妊娠至 32^{+6} 周，因患者出现下腹轻微坠胀感，充分术前准备后行剖腹探查取胎术，术中见胎盘附着在破裂的残角子宫，遂将残角子宫及附着胎盘一并切除，手术过程顺利，术中出血约 250ml，术后安全返回病房，早产儿 Apgar 评分好。

💟 诊治经验与点评

腹腔妊娠由于胎盘附着位置异常，血液供应不足，故胎儿存活至足月的几率极小且对母体危害极大，所以一旦诊断应立即终止妊娠。极少数情况下，可在密切监测母体的前提下，尝试期待治疗以提高胎儿成熟度并获得活产儿。该患者孕 17^+ 周时曾出现腹痛，可能就是残角子宫破裂，只是破裂部位血运不丰富，未造成腹腔内大出血、休克，从而未引起患者及医师重视。由于脐带血运仍然存在且羊膜囊完整，故胎儿在腹腔内继续存活。

如果在妊娠晚期诊断为腹腔妊娠，可行剖腹手术取出存活的胎儿。因腹腔妊娠时腹腔内血管极度扩张，缺乏收缩性，手术时极易造成大出血，因此必须作好充足的术前准备，备血要足、充分的肠道准备、备血管造影栓塞。

胎盘的处理是治疗关键所在：如胎盘附着在大网膜、输卵管、子宫和卵巢等处，可连同附着脏器一并切除，一般不做胎盘部分切除术；只有迫不得已时，才可尝试剥离胎盘，剥离前必须将供应胎盘的血管全部结扎，而胎盘可能种植在重要脏器或大血管上，粘连致密不易剥离，且缺乏阻止胎盘出血的正常机制——子宫收缩，如强行剥离，必将造成致命性出血；通常建议在靠近胎盘处结扎脐血管并将胎盘留在原位定期随诊，或术后予 MTX 或选择性的动脉栓塞促进胎盘吸收退化；某些情况下，为避免手术治疗或胎盘破裂大出血的风险可以将胎儿及胎盘都留在原位，曾有病例报道在 B 超引导下对 14^+ 孕周的腹腔妊娠行杀胚术，妊娠囊吸收极其缓慢，在术后 6 个月时羊水量仍正常,但在术后 9 个月时明显减少。

术后随诊:术后可用超声或各种胎盘激素监测胎盘的吸收情况,通常产后数月内血 hCG 明显下降,但在数月甚至数年后胎盘才可完全吸收;而胎盘坏死发生炎性反应,可引起一些并发症,常见的有脓肿形成、败血症、迟发性出血、肠梗阻、输尿管梗阻、腹腔脏器穿孔和切口裂开等,一旦发生上述情况,需再次开腹,即便如此,也较初次手术时强行剥离胎盘安全。

(商　晓　孙智晶)

参 考 文 献

1. 曹泽毅 . 中华妇产科学 . 第 3 版 . 北京:人民卫生出版社,2014.

2. 李巨 . 临床妇产科急症学 . 北京:人民军医出版社,2002:66-68.

3. 北京协和医院医疗诊疗常规妇科诊疗常规 . 北京:人民卫生出版社,2012:47.

4. 王利娟,苟文丽,高积勇 . 腹腔妊娠 54 例临床分析 . 中国妇幼健康研究,2006,17:395.

5. Onan MA,Turp AB,Saltik A,et al. Primary omental pregnancy:case report. Hum Reprod,2005,20:807.

6. Kitade M,Takeuchi H,Kikuchi I,et al. A case of simultaneous tubal-splenic pregnancy after assisted reproductive technology. Fertil Steril,2005,83:1042.

7. Ludwig M,Kaisi M,Bauer O,et al. The forgotten child—a case of heterotopic,intra-abdominal and intrauterine pregnancy carried to term. Hum Reprod,1999,14:1372.

8. Jazayeri A,Davis TA,Contreras DN. Diagnosis and management of abdominal pregnancy. A case report. J Reprod Med,2002,47:

1047.

9. Rahaman J,Berkowitz R,Mitty H,et al. Minimally invasive management of an advanced abdominal pregnancy. Obstet Gynecol,2004,103:1064.

10. Gerli S,Rossetti D,Baiocchi G,et al. Early ultrasonographic diagnosis and laparoscopic treatment of abdominal pregnancy. Eur J Obstet Gynecol Reprod Biol,2004,113:103.

11. Cardosi RJ,Nackley AC,Londono J,et al. Embolization for advanced abdominal pregnancy with a retained placenta. A case report. J Reprod Med,2002,47:861.

12. Zinger M,Rosenfeld D. Failed treatment of abdominal pregnancy with methotrexate. A case report. J Reprod Med, 2001,46:392.

13. Beddock R,Naepels P,Gondry C,et al. [Diagnosis and current concepts of management of advanced abdominal pregnancy]. Gynecol Obstet Fertil,2004,32:55.

14. Oneko O,Petru E,Masenga G,et al. Management of the placenta in advanced abdominal pregnancies at an East african tertiary referral center. J Womens Health(Larchmt),2010,19: 1369.

15. Mitra AG,LeQuire MH. Minimally invasive management of 14. 5-week abdominal pregnancy without laparotomy:a novel approach using percutaneous sonographically guided feticide and systemic methotrexate. J Ultrasound Med,2003,22:709.

16. Cetinkaya MB,Kokcu A,Alper T. Follow up of the regression of the placenta left in situ in an advanced abdominal pregnancy using the Cavalieri method. J Obstet Gynaecol Res,2005,31: 22.

17. Ayinde OA,Aimakhu CO,Adeyanju OA,e al. Abdominal pregnancy at the University College Hospital,Ibadan:a ten-year review. Afr J Reprod Health,2005,9:123.

第8节 宫角妊娠

宫角妊娠是受精卵种植在子宫与输卵管交界的子宫角部,从严格意义上讲,不属于宫外孕范畴,较罕见。其发生与盆腔感染及输卵管炎症等有关,因炎症使输卵管粘连迂曲、管腔变窄、近端粘连,致受精卵输送受阻延误;子宫内外机械性压迫如肿瘤等以及宫腔内手术操作粘连机会增多和宫内避孕器的放置等,都可能致病;残角子宫、输卵管切除术亦是诱发因素。

随妊娠进展其孕囊既可向宫腔内扩展,亦可在宫角处向外扩展。向宫腔内扩展的宫角妊娠孕卵种植于子宫输卵管口的宫腔侧,孕囊偏离宫腔中线,位于宫腔底部一侧并向宫腔内发育,其肿大部位于圆韧带内侧,周边肌壁层完整,破裂率极低;随时间推移,增大的孕囊逐渐移入宫腔内,占据整个宫腔,但胎盘仍附着于子宫角,由于宫角处肌层较薄,部分病例因滋养层发育不良,早期容易流产,流产率约为38.5%;幸存至妊娠足月者可自然分娩,但因胎盘长于宫角,产后亦造成胎盘滞留。若孕囊向宫角及其外侧扩展者,宫角膨胀外突,导致宫角破裂,因宫角局部血运丰富,可发生致命性大出血,因此及时正确的诊断和治疗极为重要。

诊断

目前宫角妊娠的诊断多依据 Jansen 等提出的标准:①腹痛伴有子宫不对称增大,继以流产、破裂或阴道分娩;②直视下发现子宫角一侧扩大伴有圆韧带外侧移位;③胎盘滞留在子宫角部。符合上述任何一项即可考虑为宫角妊娠,但其中②、③项均需术后定论,如何在术前特别是破裂前确诊是非常重要的。

1. 临床表现 宫角妊娠的主要表现为停经、阴道流血、腹痛,与异位妊娠相比无特异性。宫角妊娠因种植部位异常,早期较易发生流产,表现为反复阴道出血,血量常超过月经量;腹痛多为隐痛,若突然剧烈腹痛,要警惕宫角妊娠局部破裂所致腹腔内出血。

妇科检查:子宫增大,不规整,宫角隆起或突出,呈不对称状。

2. 辅助检查

(1)妊娠试验:尿及血 β-hCG 升高。

(2)腹腔镜检查:可见子宫稍增大,一侧宫角突出,并可见宫角局部因妊娠胚胎着床呈紫蓝色,圆韧带在其外侧。

(3)超声检查:超声是目前无创诊断宫角妊娠的主要辅助手段,其正确率为 60%~80%,诊断标准为宫腔内未见妊娠囊,妊娠囊(包块)位于膨隆的一侧子宫角,周边有完整的薄层肌壁包绕,且与子宫内膜线相连或紧邻。分型:①妊娠囊型:子宫角处可见完整的妊娠囊征,其内可见卵黄囊胚芽或原始心管搏动;②混合包块型:子宫角处包块内部回声混杂,未见妊娠囊回声,子宫体积较大,患侧子宫角向外膨隆较明显。

3. 鉴别诊断 宫角妊娠与输卵管间质部妊娠的临床症状有时难以区别,宫角妊娠既有向宫角外扩展的可能性,又有向宫腔内扩展而转为正常妊娠的可能,治疗时可选择清宫或切除包块,但对于有特殊生育要求的患者,若覆盖妊娠囊的宫角肌层组织正常,可以在超声密切观察下继续妊娠至足月剖宫产,故明确诊断有重大的意义。而输卵管间质部位于输卵管近端子宫壁内段,狭窄而短,妊娠时胚胎是向宫腔外生长,故大多数情况下其发生破裂的时间较宫角妊娠早,确诊后需及时手术,因两者临床处理不同,故早孕期进行鉴别诊断,有重要临床指导意义。

病例 1

30 岁女性，G_3P_0，停经 56 天，下腹痛 15 小时，加重 7 小时。患者平素月经规律，末次月经：2013 年 5 月 11 日。停经 30^+ 天自测尿 hCG（+），15 小时前无明显诱因出现下腹痛，呈持续性胀痛，无阴道出血，无恶心呕吐，无发热；7 小时前腹痛加重，遂于 2013 年 7 月 6 日急诊就诊于我院，盆腔超声示：子宫内膜厚约 1.5cm，左附件区见高回声，大小 4.3cm×3.3cm，内见无回声，大小 0.9cm×0.8cm，盆腔见游离液性暗区，深约 4.6cm，另见混合回声包块，范围约 11.3cm×5.1cm。提示：左附件高回声，符合宫外孕表现；盆腔积液；盆腔混合回声，血肿可能性大。BP：120/74mmHg，HR 96bpm，妇科查体：宫颈举痛（+）；宫体及双附件触及不满意，行后穹隆穿刺抽出不凝血 5ml，考虑腹腔内出血，左输卵管妊娠破裂。急诊行腹腔镜手术，术中见盆腔内积血 3000ml，左侧宫角破裂，遂行左宫角妊娠病灶清除 + 左侧输卵管切除 + 诊刮术，自体血回输 700ml，术后监测 48 小时内血 β-hCG 下降 60%。未补充 MTX 治疗，术后恢复良好出院。

诊治经验与点评

宫角妊娠与输卵管间质部妊娠两者由于发生位置靠近，鉴别上有一定困难，超声图像上两者的主要区别包括：①宫角妊娠时孕囊与子宫相通，孕囊与子宫内膜相连；而输卵管间质部妊娠时孕囊与子宫腔不相通，孕囊与子宫内膜之间有子宫肌壁相隔。②宫角妊娠时子宫横切面见偏心孕囊光环，孕囊周围有一层相对较厚而完整的肌层；而输卵管间质部妊娠时可显示胚囊周围虽有薄层肌肉围绕，但其外上方肌层不完全或消失。③宫角妊娠时宫角突出，膨大的地方靠近宫体，在超声动态观察下，可见增大的孕囊逐渐移向宫腔；而输卵管间质部妊娠时双侧宫角基本对称，膨大的部分不靠近宫体。④超声若能探及圆韧带，宫角妊娠时胎囊位于圆韧带内侧，而间质部妊娠时胚囊位于圆韧带外上方。

该病例中宫角妊娠已破裂，此时超声下宫角外侧肌层显示不清，难以明确诊断。而腹腔镜手术既可以明确诊断，又可以进行治疗。该患者行腹腔镜下宫角妊娠物清除术，妊娠组织有残留可能，术后应重视血 hCG 的监测及时补充 MTX 治疗。

目前认为治疗方案应根据病灶的大小、附着的部位（与内膜线距离）和子宫肌壁厚度（孕囊附着的部位）进行个体化选择，以微创不影响生育为最佳方案。

超声监视下清宫术是最微创的治疗方案，适用于病灶小、距内膜连线近以及病灶附着部位的肌壁较厚的病例，但吸宫不全的发生率亦高，故而术后应注意监测血 hCG，必要时补充药物治疗。

腹腔镜手术是目前宫角妊娠最常用的治疗手段，既可以明确诊断，还可以同时进行治疗。术式的选择应根据超声和腹腔镜的诊断以及患者有无生育要求综合考虑。腹腔镜监视下清宫术为首选，术前超声提示孕囊附着的部位与内膜线相连且靠近宫腔侧，腹腔镜下病灶没有破裂，就可以尝试此术式，即使穿孔也可以在腹腔镜下及时修补；其次考虑腹腔镜下宫角切开取胚术，尤其是在宫角破裂时，术后应密切监测血 hCG，必要时补充 MTX 治疗；若妊娠组织种植深，难以清除干净且止血效果不好，可行腹腔镜下宫角切除，但对患者的损伤大。

宫腔镜治疗宫角妊娠并不常见，但对吸宫不全和胚胎机化者，宫腔镜治疗有一定优势。宫腔镜手术尤其适用于年轻需保留生育功能的患者，不必因宫角手术延长再次妊娠的时间或担心妊娠后期子宫破裂等危险的发生。

传统的治疗宫角妊娠的方法是剖腹行子宫角楔形切

除或子宫切除,此方式虽然彻底,但创伤大。

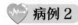病例2

32 岁女性,G_3P_0,停经 42 天,阴道不规则流血 14 天。患者既往月经规律,末次月经 2012 年 7 月 13 日。自 2012 年 8 月 10 日开始出现阴道不规则流血,量同月经的第 3~4 天,淋漓不断至今,偶伴下腹痛。2012 年 8 月 24 日血 hCG:1447mIU/ml。B 超:子宫大小 5.0cm×4.8cm×3.9cm,形态如常,内膜厚 0.5cm,前壁近右宫角可见大小约 2.1cm×2.0cm 的混合性回声团块,周边及其内可见较丰富血流信号。考虑:右侧宫角处低回声团块,宫角妊娠待除外。妇科查体无特殊,2012 年 8 月 25 日急诊行腹腔镜探查:右侧宫角凸起,有一直径 1.5cm 紫蓝色包块,遂腹腔镜监测下刮宫,未刮出绒毛样组织,故切开右侧宫角行妊娠物清除术,找到绒毛组织,缝合止血;手术顺利,出血不多,术后肌内注射 MTX,8 月 27 日血 β-hCG:577.9mIU/ml。

诊治经验与点评

随着影像学技术和临床医学的飞速发展,宫角妊娠的术前诊断符合率进一步提高,在破裂前作出诊断,既可以选择不同的治疗方式,又有利于保留生育功能。近年来,妇科医师腹腔镜手术的技巧及熟练程度均有提高,腹腔镜手术已成为宫角妊娠最常用的安全和有效的治疗手段。术中既能明确诊断,也能清楚评估宫角肌层的厚度和膨大的程度,提高了手术的安全性及准确率。该病例中在早孕期即通过超声检查高度怀疑宫角妊娠,遂行腹腔镜探查明确诊断,同时尝试在腹腔镜监视下清宫术这一创伤小的术式,但未成功,转行宫角切开取胚术,可见其治疗的选择要量力而行、灵活运用、个体化选择。

病例 3

39 岁女性，G_2P_0，胚胎移植后 31 天，突发腹痛 10^+ 小时。患者平素月经规律，末次月经 2014 年 4 月 16 日。患者因不孕（双侧输卵管切断）于我院生殖中心行 IVF-ET，5 月 13 日移植胚胎 2 枚，5 月 22 日血 β-hCG：231.42mIU/ml，6 月 5 日 血 β-hCG：4258.9mIU/ml。10^+ 小时前无明显诱因出现腹痛、恶心、呕吐，呕吐物为胃内容物，无头痛、头晕、胸痛、胸闷等不适。2014 年 6 月 13 日晚我院急诊就诊，BP 103/86mmHg，HGB 109g/L，在如厕过程中出现一过性意识丧失，大便失禁，收入抢救室治疗，复测 BP 84/59mmHg，HGB 100g/L，查体全腹压痛（＋）、反跳痛（±），移动性浊音（±）。急查盆腔 B 超示：子宫内膜厚约 1.0cm，宫腔内未见明确孕囊样回声，左附件区未见明显异常；右附件区可见低回声，范围约 6.6cm×3.7cm，形态欠规则，边界尚清，其内可见数个无回声，较大者 3.2cm×2.8cm；子宫左后方可见混合回声区，范围约 11.7cm×7.5cm×4.5cm，形态不规则，边界欠清，其内可见不规则中高回声及无回声区。下腹部及肝周可见液性暗区，较深处 3.4cm，提示：右附件区低回声包块，子宫左后方混合回声，盆腔积血可能，腹腔积液。查肝胆胰脾 B 超及泌尿系 B 超未见明显异常，因双侧卵管已切断，考虑宫角妊娠破裂，腹腔内出血可能，于 2014 年 6 月 14 日急诊在全麻下行开腹右宫角妊娠物清除＋刮宫＋右侧卵巢囊肿剥除＋粘连松解术，术中见盆腔粘连重，腹膜呈紫蓝色，腹腔内充满积血及血凝块，cell-saver 吸出大部积血，右侧宫角处有破口，可见绒毛组织出血活跃，扩大子宫破口，完全清除右侧宫角妊娠物，并从破口处进入宫腔行刮宫术。缝合右侧宫角；左侧附件区粘连包裹，未见左卵管；右卵管根部切断，右卵巢多房囊肿，表面有破口，伴活跃出血，囊内液清亮，似为黄体囊肿，剥除囊肿。腹腔内积血及术中出血共3000ml,自体血回输800ml,输注红细胞4U,血浆400ml,术后返ICU监测生命体征平稳后转回病房。2014年6月18日复查血β-hCG:239.9mIU/ml。

诊治经验与点评

由于宫角部的肌层组织薄,又是子宫血管与卵巢动静脉及输卵管血管吻合处,血液供应十分丰富,孕卵种植在此异常位置,随着孕周增长,宫角肌层变薄,一旦发生宫角破裂,易造成失血性休克而严重危及孕妇生命。该病例中患者移植胚胎后一个月突发腹痛,结合病史双侧卵管切断,考虑宫角妊娠破裂可能性大,结合超声、生命体征不平稳,已出现失血性休克,应在纠正休克的同时进行手术,而开腹手术对发生宫角妊娠破裂和失血性休克的患者更为快捷和有效,故而该病例选择了此传统术式,清除病灶并控制出血。

（商　晓　孙智晶）

参 考 文 献

1. 鲁红. 妇科超声诊断与鉴别诊断. 北京:人民军医出版社,2012:194.

2. 李巨. 临床妇产科急症学. 北京:人民军医出版社,2002:71-73.

3. 北京协和医院. 北京协和医院医疗诊疗常规——妇科诊疗常规. 北京:人民卫生出版社,2012:48.

4. 曹泽毅. 中华妇产科学. 第2版. 北京:人民卫生出版社,2004:1457-1458.

5. Tarim E,Ulus an S,Kilicdag E,et al. Angular pregnancy. J Obstet Gynaecol Res,2004,30(5):377.

6. 严英榴,杨秀雄,沈理.产前超声断学.北京:人民卫生出版社,2002:833.

第9节　宫 颈 妊 娠

　　宫颈妊娠是指受精卵在宫颈管内着床和发育,是一种罕见类型的异位妊娠,在所有异位妊娠中所占比例不到 1%,发病率约为 1/9000 次妊娠。宫颈妊娠的病因尚不明确,其原因可能有:前次宫颈或子宫手术史(诊刮、剖宫产等)导致子宫内膜损伤、宫颈创伤及宫腔环境异常;受精卵在能着床前由于子宫内膜容受性不佳快速运输至宫颈管内;在 IVF 妊娠中宫颈妊娠的发病率高达 0.1%,占 IVF 异位妊娠的 3.7%。由于颈管肌壁的收缩力弱,开放的血窦不易闭锁,流产时常出现难以控制的大出血,以往需进行子宫切除。随着甲氨蝶呤和子宫动脉栓塞在宫颈妊娠治疗方面研究及治疗经验的积累,多数患者已经能够保留生育功能。但由于该病发病率较低,在诊断及治疗上仍有一些需要注意的问题。

病例

　　女性,35 岁,因"停经 55 天,阴道出血 22 天"就诊。患者月经规律,末次月经 2014 年 2 月 13 日,2014年 3 月自测尿妊娠试验(+),3 月 18 日少许阴道出血,本地医院建议观察。3 月 23 日阴道出血增多,自诉有肉样组织物排出,未送病理。3 月 24 日外院 B 超:内膜厚 1.5cm,双侧附件未见异常,β-hCG 7399mIU/ml。3月 31 日外院复查 B 超:内膜厚 1.4cm,宫颈可见一不均回声 2.2cm×1.6cm,内见卵黄囊样结构 0.8cm×0.5cm,未见胎芽胎心,双侧附件未见明显异常。4 月 3 日于外院给予 MTX 80mg im,并予米非司酮 50mg 口服,4 月6 日患者再次出现阴道出血,色鲜红,量多。4 月 8 日外

院查 β-hCG 18 000mIU/ml,就诊于我院急诊,查 β-hCG 28 464.20mIU/ml,B 超:子宫内膜厚 1.2cm,宫腔及双附件区未见明确囊实性包块,宫颈管内可见混合回声,3.9cm×2.7cm,以中高回声为主,内可见小无回声区,边界尚清,盆腔未见明确游离液性暗区。既往 2 次人流史。患者入院后考虑诊断为宫颈妊娠,行子宫动脉栓塞术,之后行清宫术,术中宫颈管内钳夹出陈旧绒毛组织,大小约 2cm×2cm,见中量蜕膜,并搔刮宫腔,将绒毛组织及宫腔刮出物分别送病理。手术顺利,出血约 10ml。术后监测 β-hCG 逐渐下降至正常。

 诊治经验与点评

一、宫颈妊娠的诊断

宫颈妊娠的典型临床表现为停经后无痛性阴道出血,查体时可发现宫颈膨大、紫蓝色着色。这些表现并无特异性,但是由于早期诊断对于早期治疗以及防止出现危及生命的大出血至关重要,这些患者都需要考虑宫颈妊娠的可能性。阴道出血可发生于妊娠 5 周左右,由于宫颈平滑肌组织少,收缩功能差,可能出现大量阴道出血,严重者甚至休克死亡。而出现下腹部疼痛或痉挛者不足 1/3。宫颈外口可能扩张,有时可见蓝紫色妊娠组织,宫颈内口紧闭。需要特别注意的是,在不能除外宫颈妊娠的诊断时,应当避免双合诊,以免出现大出血。

超声检查在宫颈妊娠的诊断中最为重要,典型的表现为:①宫体正常或略大,宫腔空虚;②宫颈膨大如球状,与宫体相连呈沙漏状(8 字形、葫芦形);③宫颈管内可见完整的孕囊,有时还可见到胚芽或原始心管搏动,如胚胎已死亡则回声紊乱;④宫颈内口关闭,胚胎不超过内口。彩色多普勒超声检查可显示胚胎着床后特征性的滋养层血流。文献报道超声诊断宫颈妊娠的正确率为 87.5%。磁共振成像可以更好地评估宫颈形态及滋养细胞在宫颈肌层的种植情况,在不典型复杂病例的诊断中有一定意义。血 β-hCG 水平升高虽不能用于诊断宫颈妊娠,但高水平 β-hCG 往往提示胚胎活性高、血供丰富,预示在治疗过程中出血风险增高,可用于指导治疗方案。

二、宫颈妊娠的鉴别诊断

由于宫颈妊娠较为罕见,容易误诊。需要鉴别的疾病包括不全流产、滋养细胞疾病、瘢痕妊娠、宫颈肌瘤等,其中最容易混淆的是不全流产。在流产过程中的宫内妊娠可能由于宫颈外口闭合导致妊娠组织滞留在宫颈管内,被误认为宫颈妊娠。如果超声见妊娠物没有完全通过宫颈内口,宫腔内见妊娠物或血凝块,则有可能是不全流产。鉴别要点包括:不全流产宫颈内口通常是开放的,颈管内孕囊边界不规则,呈皱缩的锯齿状,无原始心管搏动,孕囊周围无滋养细胞层血流信号。而典型的宫颈妊娠宫颈内口闭合,孕囊边界规则,有时可见胎芽及胎心,多普勒超声提示宫颈间质内滋养层周围血流信号。当用阴道探头轻柔地挤压宫颈时,没有看见宫颈管内孕囊运动(孕囊滑动征阴性,negative sliding sac sign)则提示宫颈妊娠。如果诊断不确切,可次日重复超声观察孕囊是否排出,或行 MRI 检查进一步明确。

三、宫颈妊娠的药物治疗

由于宫颈妊娠的病例有限,处理经验主要局限于个案报道和小样本的系列报道,部分治疗方法参考输卵管妊娠,目前尚无公认的治疗指南。

最常用的药物是甲氨蝶呤(MTX)和氯化钾,通过局部或全身用药杀灭胚胎、降低绒毛活性,待胚胎组织自然排出从而避免手术操作,该方案胚胎自然排出周期长,并可能合并阴道不规则出血或大出血、胚胎排出障碍等意外情况。全身用药:单次用药 MTX 50mg/m² 肌内注射;连续用药:① MTX 0.5~1mg/kg,隔天肌内注射或静脉滴注,共 4 次,同时交错隔天用四氢叶酸 0.1mg/kg,共 4 次;

② MTX 15~20mg, 每天肌内注射或静脉滴注, 连续 3~4
天, 共 50~60mg。局部用药(羊膜腔内注射): 对孕周较
大、孕囊较大、有胎心出现、血 β-hCG 水平高者宜为首选,
可联合全身用药提高治疗成功率。在阴道 B 超引导下,
经宫颈壁穿刺进入宫颈妊娠包块, 抽空囊腔内液体, 注入
药物(50mg MTX)直接杀灭胚胎组织。对有心管搏动者,
可用 20% 氯化钾 1ml 在 B 超引导下注入胚胎或胚囊, 确
认心管搏动停止后随访, 可行宫颈搔刮术或等待妊娠物
自行脱落。需要注意的是胎囊内注射应在手术室进行,
因为孕囊破裂有大出血的风险。其他药物包括氟尿嘧
啶、米非司酮、天花粉等。

四、宫颈妊娠的手术治疗

宫颈妊娠诊断明确时一般不贸然行清宫术, 因为
手术过程中可能出现不可控制的大出血需要行子宫切
除, 而且由于宫颈内膜不能很好蜕膜化, 绒毛易于植入
宫颈间质, 导致清宫不全几率增加。术前采用一些方
法可以减少出血风险, 包括: 杀胚药物使用、子宫动脉
栓塞术(UAE)、经阴道结扎子宫动脉宫颈支、髂内动脉
结扎、宫颈环扎术、宫颈内注射血管加压素等。目前的
经验更推荐子宫动脉栓塞术。UAE 可有效阻断宫颈血
供(2~6 周), 降低胚胎组织活性, 降低手术出血风险并
提高治疗成功率。该方案虽然有一定手术操作风险, 但
妊娠组织取出后观察周期短, 大出血发生率降低。由于
UAE 后数小时即开始形成侧支循环, 清宫术应在栓塞
后尽快进行, 最佳间隔时间尚不确定, 数小时至 24 小时
均有报道。

如果术后发生种植部位出血, 可以放置尿管以水囊
压迫宫颈并引流。UAE 作为阴道大出血时的急诊止血
方案也十分有效。全子宫切除术仅用于完成生育并且不
愿意承担出血风险的患者, 或在发生无法控制的大出血
时用于抢救患者生命。

综上所述,宫颈妊娠是一种罕见的异位妊娠,早期诊断对于避免不可控制的大出血及子宫切除非常重要。应当根据患者的孕周、胎囊大小、有无胎心、血 β-hCG 水平等因素综合选择适当的治疗方案,尽量保留生育功能。

(李　源　孙智晶)

参 考 文 献

1. Cervical pregnancy. www. uptodate. com,2014.
2. 汤萍萍,刘欣燕,陈娜,等. 宫颈妊娠的诊断和治疗. 中国医学科学院学报,2010,32(5):497-500.
3. 胡琢瑛,卞度宏. 宫颈妊娠的保守治疗. 实用妇产科杂志,2006,22(4):202-203.
4. 谢欢宇,方芳. 宫颈妊娠. 实用妇产科杂志,2009,25(4):196-198.

第 10 节　卵巢良性肿瘤的误诊分析和对策

卵巢成熟畸胎瘤

成熟畸胎瘤是卵巢常见的良性肿瘤,发病率占全部卵巢肿瘤的32.4%,占生殖细胞来源肿瘤的85%~96.5%。可以发生于任何年龄,20~50 岁之间发病者为81.8%。在畸胎瘤的诊治过程中,需要与其他类型卵巢肿瘤鉴别诊断,明确诊断后在后续的治疗仍有一些值得思考的问题。

思考问题:

1. 畸胎瘤的临床特点,如何与其他类型卵巢肿瘤鉴别?

2. 明确诊断后治疗方式如何选择?

3. 如何避免畸胎瘤复发?

病例 1

患者 26 岁,G_1P_0,因"体检发现卵巢囊肿并持续存在 1 年"入院。

患者平素月经规律,5~6/32 天,量中,痛经(-)。2013 年 8 月于外院行 B 超检查发现右侧卵巢囊肿,直径约 5~6cm,查 CA199 411.9U/ml,CEA 及 AFP(-);11 月就诊于我院,B 超结果提示:右附件区见中高回声 6.7cm×5.3cm,边界尚清,内回声不均,内见裂隙状无回声。2014 年 1 月于我院复查 CA199 126.6U/ml,CEA、CA125(-);再次复查超声囊肿持续存在,大小较前无明显变化。为求进一步诊治入院。

患者近期精神睡眠可,饮食两便如常,体重无明显变化。

诊治经过:入院妇科检查示右附件区可及囊性肿物,约 6cm,光滑,囊实性,活动可,三合诊同上。综合分析该患者的病史及临床资料,考虑卵巢来源囊肿可能性大,规律随诊,囊肿持续存在,直径大于 4cm,有明确手术指征,CA199 升高,根据超声提示囊肿性质,考虑畸胎瘤可能性大。遂在全麻下行腹腔镜右卵巢囊肿剥除术 + 左卵巢探查术,术中见右卵巢囊肿囊腔内为油脂和毛发结构,无明显头节。同时探查左卵巢,其内为卵泡组织,未见明确异常。术后病理提示:右卵巢成熟性囊性畸胎瘤,可见成熟的脑组织。患者术后恢复好,如期出院。

病例 2

患者 36 岁,G_2P_2,因"腹胀 1 个月,发现巨大盆腔包块 1 周"入院。患者月经规律,5/30 天,量中,无痛经。近 5 年未体检。近 1 年自觉腹围增大,体重增加 5kg,考虑肥胖未就诊。近1个月自觉腹胀,伴无诱因间断性左下腹疼痛,无恶心、呕吐及消瘦症状。2013年3月就诊于我院,查体腹部膨隆,可触及巨大包块,约20cm×20cm大小,质地中等,无压痛,叩诊呈浊音,左下腹压痛(+)。超声提示:盆腹腔巨大占位,直径约21cm×20cm,边界清楚,形态规则,囊内反光强、密集光点回声,同时可见清亮液体,液内漂浮少量光点,其液平面可随体位变动而变化。CDFI:包块内部及周边无血流信号。提示盆腔巨大囊实性包块,附件来源可能性大。CT提示:上中腹部至盆腔内可见约20cm×19cm大小的混杂密度影,内含脂肪,囊肿内可见骨骼、牙齿等高密度影,包块边缘清楚,轮廓光滑规整,与周围脏器分界清楚。在盆腔层面、病灶位于子宫左侧,与子宫分界不清。诊断:盆腹腔巨大占位。附件来源可能性大,畸胎瘤可能。查CA199:202U/ml,CA125(-)。为进一步治疗入院。

患者近期精神睡眠可,进食较前减少,两便如常,体重较前增加约5kg。

诊治经过:入院妇科检查示腹部膨隆,可及盆腔巨大肿物,直径约20cm,可活动,直肠子宫陷凹未及异常结节。根据患者病史、临床症状及辅助检查结果提示盆腔巨大包块,卵巢来源可能性大,有明确手术指征。讨论手术入径,腹腔镜手术空间小,难度大。故全麻下行开腹探查术,取左侧脐旁纵行切口约10cm,打开腹腔可见盆腔巨大占位,外壁光滑,囊腔内可见油脂、毛发及液体,取穿刺口洗净囊内液体约2000ml,将囊肿放入标本袋中,可见囊肿来源于左侧卵巢,未见正常卵巢组织,遂行左附件切除术,标本袋完整取出标本,腹腔内无囊内容物渗漏。台下剖视标本囊内可见头节、牙齿、毛发及大量油脂。术后病理:左卵巢成熟性囊性畸胎瘤,未见未成熟脑组织。患者术后恢复可,如期出院。

诊治经验与点评

一、临床特点

1. 单侧多见,双侧占12%。多为圆形,表面光滑或呈分叶状。

2. 一般中等大小,大约60%直径是5~10cm,10cm以下者占64.9%,而90%直径小于15cm。偶有直径巨大囊肿。

3. 肿瘤包膜完整,半实质感。囊内含有皮脂和毛发,亦可见牙齿和骨骼等。

4. 本病20%发生恶变,最常见是鳞状细胞癌。亦有可能为未成熟畸胎瘤,根据病理结果来决定是否需要后续治疗。

5. 症状及体征:主要表现为下腹不适;如囊肿较大,压迫膀胱可引起尿频、排尿困难,压迫直肠引起下坠感及大便不畅;如囊肿发生蒂扭转、破裂、感染或恶变时以腹痛为主,多为下腹痛,也可为绞痛。患者可于腹部触到大小不一的肿块,边界清晰。妇科检查更容易触及。

二、诊断及鉴别诊断非常重要

1. 患者病史,妇科查体非常重要。

2. 辅助检查 超声最常用,可行下腹平片及查血清CA199、AFP帮助明确诊断。

超声表现特点:成熟型畸胎瘤多数边界清晰,包膜、轮廓完整、光滑;瘤内油脂样物质呈现均质、密集细小光点,部分或完全布满囊腔;油脂与黏、浆液同在一个囊腔时,则可见一回声增强的水平,称液脂面;有毛发时可见球形或半球形光团,伴声影或声衰减。液内的毛发光团有浮动感;骨、牙齿和软骨呈条片状强回声,伴声影或声衰减;实质性部分呈现不均质性实性肿块,有弥漫分布的中等回声或强回声。

下腹平片表现特点：发现有特异的骨化和钙化，或牙齿；壁上可出现包壳样钙化；部分可出现低密度的透光阴影。

3. 鉴别诊断

（1）卵巢巧克力囊肿：为卵巢子宫内膜异位症，多发生于年轻育龄女性，多有继发痛经进行性加重，B超可见卵巢无回声内见致密光点，血 CA125 水平明显升高可协助诊断。

（2）卵巢良性肿瘤：可发生于各年龄，均可无症状，若发生扭转可有突发下腹痛等急腹症表现，病程较长，查体单侧多见，光滑，活动，囊性，多无腹水，肿瘤标志物多不升高。

三、治疗方式的选择

随着手术方式的进步，腹腔镜手术以其创伤小、恢复快、术后粘连少、住院时间短而被广泛采用，但根据患者年龄、囊肿大小手术方式应个体化选择。

1. **单侧的卵巢畸胎瘤的年轻患者** 一般行单侧囊肿剔除术，必要时对侧行探查术。如畸胎瘤为双侧，应行双侧囊肿剔除术，最大限度保留卵巢功能。需要注意畸胎瘤的多房性，应逐一剔除。如病例 1 中患者行腹腔镜卵巢囊肿剔除术，术后恢复好。

2. **手术入径的选择** 体积较小的卵巢畸胎瘤可行腹腔镜手术，术中应将盆腹腔彻底清洗干净避免种植；对于巨大的卵巢畸胎瘤，建议行开腹手术，应最大限度避免囊内液体渗漏造成病灶的腹腔内种植，故病例 2 中患者行开腹手术，完整切除囊肿；具体术式的选择应根据患者的年龄、生育情况、是否绝经等多个因素个体化决定。

四、成熟性畸胎瘤复发和恶变

成熟性囊性畸胎瘤的复发率为 2% 左右，复发时间间隔超过 10 年，多见于双侧病变患者，因此强调第一次手术的彻底性:应将囊壁组织剔除干净,避免残留。成熟性囊性畸胎瘤的恶变率为 2%~3%,恶变易发生在头节附近,以鳞癌变最为常见。发生鳞癌变的患者预后不佳,死亡率可达 75%~86%。

黏液性囊腺瘤

卵巢黏液性囊腺瘤是卵巢常见的上皮性肿瘤之一,占卵巢良性肿瘤的 20%。临床表现多样,绝大多数发生于 20~50 岁之间,多为单侧、多房。卵巢黏液性囊腺瘤是一种病理学分化与表现多样的良性肿瘤,可发展成为多种组织学类型的交界性和恶性肿瘤,恶变过程表现为黏液性囊腺瘤、肠型交界性瘤和分化好的黏液性癌,组织病理学呈阶梯形,相对连续,但可明显地分辨。本文旨在对该病的诊治结合病例并复习文献探讨如下:

病例

患者 18 岁,G_0P_0,因“月经周期缩短 4 月余,自觉腹胀、腹围增加 4 个月”就诊我院。

患者平素月经规律,6~7 天 /30 天,量中,痛经(+),VAS 6~7 分,需服用止痛片,LMP:2014 年 7 月 7 日。4 个月前月经周期缩短,7 天 /15 天,略少于月经量。近 4 个月自觉腹胀、腹围增加,偶有下腹隐痛、肋下酸痛,可自行缓解,自认为体重增加,未予诊治。2014 年 7 月 8 日就诊外院行 B 超检查示:腹腔内巨大囊性肿物,上至剑突下,下至盆腔子宫前方,内见条索样分隔,未见明显血流信号,盆腹腔积液约 4.8cm;腹盆 CT 提示:腹、盆腔内可见巨大的囊性肿块,大小约 12cm×24cm,伴分隔,考虑卵巢来源可能;查 CA125 316.80U/ml,余未见明显异常。2014 年 7 月 9 日就诊于我院,腹盆增强 CT 示:腹盆大量积液。腹盆部见巨大肿块影,边界清楚,最大截面约 24cm×14cm,囊性为主,内见间隔,增强间隔可见强化,囊性成分未见明显强化。膀胱充盈可，形态正常，膀胱壁光整，未见明显增厚。子宫形态尚可，直肠壁不厚。盆腔及双侧腹股沟未见异常增大的淋巴结影。诊断意见：腹盆部巨大占位，考虑附件来源可能，恶性病变不除外；腹盆积液。查 CA125 311.2U/ml。为进一步治疗入院。

患者自发病以来，饮食可，少量进食即有饱腹感，大小便正常，体重约增加 3~5kg。

诊治经过：入院妇科检查示肛查子宫扪及不清，可及盆腔巨大肿物平脐，直肠窝光滑。综合该患者的临床资料及辅助检查，考虑附件来源肿物可能性大，有明确手术指征。术前评估无手术禁忌，2014 年 7 月 15 日行剖腹探查，术中见盆腹腔巨大肿物，来源于左侧卵巢，直径约30cm，囊肿表面光滑，未见乳头。细针分次穿刺囊肿各房，吸出清凉黏稠囊内液 4000ml，后行卵巢囊肿剥除术，保留正常卵巢组织，台下切开囊肿内壁未见乳头状结构，术中冷冻病理：符合黏液性囊腺瘤。术后石蜡病理提示：（腹水）增生的间皮细胞，未见瘤细胞；卵巢黏液性囊腺瘤。术后恢复可，如期出院。

💗 诊治经验与点评

一、该病无明显临床表现，无特异性诊断方法

卵巢黏液性囊腺瘤无特异临床表现，大多数患者发现时瘤体体积已较大，术前通过临床表现、肿瘤标志物及影像学辅助检查均很难对良性和恶性作出判断（CT如图 2-7 所示），只有通过术中冷冻切片病理学检查，从而决定手术切除的范围。此病例内患者无特殊不适症状，仅仅表现为月经周期紊乱及腹围增大。病理检查可见瘤体体积较大，其表面灰白、光滑，切面多是多房，其囊腔内被胶冻状黏液充满，囊壁稍厚。囊壁主要被单层柱状黏液上皮覆盖（如图 2-8 所示）。

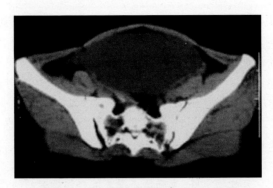

图 2-7　卵巢黏液性囊腺瘤的 CT 表现

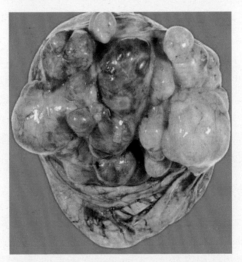

图 2-8　卵巢黏液性囊腺瘤的病理大体表现

二、该病的治疗以手术为主,手术方式的选择应按照个体化决定

该病一经发现应手术治疗,结合患者年龄、生育情况及对侧卵巢情况来决定手术方式。手术路径包括腹腔镜手术和开腹手术。据文献报道,腹腔镜手术与传统剖腹手术切除肿瘤后的复发率无显著差异。对于年轻妇女、单侧良性肿瘤者,可以行患侧附件切除术或者卵巢肿瘤剥除术,而保留其对侧正常卵巢的功能;对于绝经后的患者,可以行全子宫、双侧附件切除术。术前已经发生破裂的卵巢黏液性囊腺瘤,应反复冲洗盆腹腔,防止囊液对盆腔、腹腔造成污染,以免出现肿瘤种植,进而引起腹膜假性黏液瘤。

总之,卵巢黏液性囊腺瘤无特异性临床表现,术前诊断困难,发现卵巢来源的盆腹腔巨大包块应尽快手术治疗,文献报道肿瘤剔除术后复发率16.2%,较行子宫附件切除术后复发率稍高。如病理诊断明确为卵巢黏液性囊腺瘤,手术方式的选择应个体化。如术后囊肿复发,应积极再次手术治疗。

腹膜假黏液瘤

腹膜假黏液瘤(pseudomyxomaperitonei,PMP)是一种少见的临床疾病,其发病率低,女性较多见,为低度恶性肿瘤。该病大多起源于卵巢和阑尾原发肿瘤。本病临床表现及体征无明显特异性,误诊率高。腹腔内可见胶冻样黏稠性液体且腹膜或网膜上有黏液种植。病程一般较长且易复发。结合以下病例并复习文献探讨如下:

病例

患者 40 岁,G_1P_1,因“腹围增加伴腹胀 2 个月,发现巨大盆腹腔肿物 1 个月”就诊我院。

患者既往体健,自述近 3 年未行体检。2014 年 1 月自觉腹围增加伴腹胀,渐加重,不能弯腰,并出现食欲下降,偶有恶心、反酸,体重下降 2~3kg,无发热、无明显腹痛,无恶心、呕吐,无血便、无尿频,无阴道排液及异常出血,2014 年 2 月 15 日就诊外院,发现“腹水”收住消化科,间断放腹水 2 次,共 40ml 胶冻状液体,送病理未出报告。2014 年 2 月 25 日外院 B 超发现盆腔巨大网状囊性回声,横径 28cm,上极达脐上 5.1cm,达右侧肋缘下,下极包绕子宫。提示:不除外腹腔黏液瘤。外院腹盆 CT 提示:盆腹腔积液,盆腹腔较大囊性病变伴分隔,右侧卵巢来源的囊腺瘤可能大。肝右叶顶部可疑低密度影,性质待定。2014 年 2 月 25 日我院 PET-CT:盆腹腔内见囊性低密度影,右侧下后壁实性密度增高影,与右附件区相连。盆腹腔内大量积液;肝脏外形缩小,表面不光整,无代谢增高。现为求明确诊断并进一步诊治入我院。

患者一般情况可,精神欠佳,进食减少约 1/3,近一个月出现稀便,1~2 次/天,小便基本正常。近一周出现间断右肋下及右背部岔气样刺痛,可忍受,并出现憋气,夜间不能平卧。CT 如图 2-9 所示。

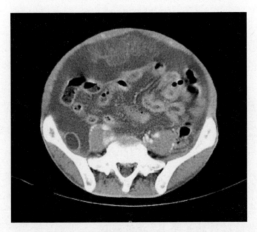

图 2-9　腹膜黏液瘤的 CT 表现

诊治经过:入院妇科检查示子宫常大,可活动,双附件扪及不清,活动差,直肠子宫陷凹光滑。综合分析该患者的病史及临床资料,患者盆腔巨大包块严重影响进食,根据辅助检查提示不除外腹膜黏液瘤,有手术指征,评估患者无手术禁忌,遂于全麻下行开腹探查术,术中探查见:盆腹腔充满胶冻样黏液,多房性,共抽吸出 6000ml 黏液,右卵巢失去正常结构,直径约 20cm。左卵巢正常。子宫正常。大网膜未见明确肿瘤种植。肝表面布满粘连带。脾脏表面胶冻样膜性组织。阑尾呈肿大僵硬样变,尾部见黏液瘤。遂行全子宫＋双卵管＋右卵巢切除＋右卵巢动静脉高位结扎＋大网膜切除＋阑尾切除＋粘连分解术(左卵巢正常,予以保留)。手术基本切净。术中输入胶体液和晶体液各3000ml,输注红细胞2U,术后安返病房。术后病理:阑尾不典型黏液性囊腺瘤(上皮轻～中度不典型增生),合并腹膜假黏液瘤病(黏液池中偶见轻度异型的黏液上皮);后者累及局部大网膜(腹膜、脾表面)及右卵巢;双侧卵管未见特殊;增殖期子宫内膜;慢性宫颈及宫颈内膜炎,宫颈内膜小息肉。(右)卵巢黏液瘤(pseudomyxoma ovarii)。免疫组化结果:CA-125(－),CA199(＋),CDX2(＋),CEA(＋),CK7(＋),CK20(＋＋),ER(－),Ki-67(index 1%)。患者术后恢复可,如期出院。现规律随诊中。

❤ 诊治经验与点评

一、该病临床表现无特异性,诊断难度大

腹膜假黏液腺瘤为一种惰性疾病,是相对少见的腹膜转移性肿瘤。其特征为腹腔内胶冻样腹水积聚伴腹膜和网膜上多发性分泌黏液的肿瘤。PMP的原发肿瘤主要来源于阑尾或卵巢的黏液囊肿、囊腺瘤或囊腺癌。黏液囊肿破裂后,含肿瘤细胞的液体随重力先在下腹和盆腔积聚,然后种植、粘连和播散,可形成大量继发灶,称为"再分布现象"。PMP较少发生淋巴结或远处转移。多数PMP患者起病隐匿,多在拟诊为阑尾炎或卵巢肿瘤进行剖腹探查时意外发现。

临床表现缺乏特异性,自诉日渐腹胀腹痛消瘦腹部隆起;体检全身一般状况尚好,腹部膨隆并可触及高低不平硬块,此为本病的显著特点。文献报道该病的5年生存率为40%。

腹腔穿刺、B超、CT及腹腔镜检查有助于确诊本病。诊断性腹腔穿刺仅抽出少量胶冻样液体；B超示腹腔液性暗区略呈灰白色，其内弥漫分布粗大光点光斑光环，随深呼吸体位变动加压或冲击探查见"礼花样"飘动应高度疑为本病；CT示腹膜增厚，腹腔内大量水样低密度影，腹腔和盆腔弥漫性囊性肿块，囊肿大小不等，多在1cm以下，大网膜腹膜浸润增厚；大量腹水常有分隔现象，腹水呈胶冻样密度较低。腹腔镜活检取病变组织送病理检查可帮助明确诊断。

二、鉴别诊断困难，误诊率高

本病早期缺乏特异性的临床表现，需与肝硬化腹水、结核性腹膜炎、晚期癌肿及腹膜恶性间皮瘤等疾病鉴别。以下几点可排除"肝硬化腹水"：

1. 患者无肝病史，一般健康状况较好。

2. 长期服保肝利尿药无效，腹围反见增大。

3. 体检腹外形不似"蛙腹"，浊音区不在腹两侧，无移动性浊音。

4. 腹穿抽不出腹水，粗针可吸出胶冻样黏液。

5. B超探查腹腔内大量无回声暗区有分隔。

6. 肝功正常，血小板正常。

三、手术治疗后仍易复发

该病的主要治疗方法是手术切除，由于诊断时肿瘤常已广泛播散，手术常常难以彻底清除，最常用的术式是肿瘤细胞减灭术。这种手术方式术后并发症发生率较低，患者在术后可恢复正常生活，但大部分患者在几年内复发，再次手术难度较大且成功率低，无复发时间较第一次手术后明显缩短。最终患者因手术后严重并发症或肿瘤进展死亡。

对于该病术后是否需要辅助放化疗国际上存在争议，有文献报道给予与不给予化疗两组患者生存率无显著差异。在本文的病例中，术后向患者及家属充分交代化疗的利弊,患者选择暂不行放化疗。

文献报道腹腔内灌注化疗可改善预后,延长复发间期,即将溶液加热到44℃左右进行腹腔内温热化疗。此方法治疗阑尾或大肠癌的效果已得到证实。温热化疗溶液比正常体温的溶液对肿瘤细胞更有细胞毒性。从理论上讲,PMP患者血行及淋巴转移少见,因此该病更适应腹腔内灌注化疗。

总之,腹膜假黏液瘤属于低度恶性的肿瘤,又称为交界性肿瘤,也就是说介于良恶性之间。该病病程较长,有向腹腔种植和分泌黏液的特点,但种植灶不经淋巴和血液转移,不向脏器浸润,它只和腹腔脏器抢占腹腔有限的空间,最后挤压腹腔正常脏器而致腹胀、肠梗阻、进食困难等。故称之为低度恶性。应行手术治疗,文献报道该病的5年生存率为40%左右。建议每年体格检查,争取做到早发现、早治疗,旨在改善预后。

妊娠合并卵巢囊肿

卵巢囊肿是妇科的常见病,生育年龄妇女妊娠合并卵巢囊肿并不少见。文献报道发病率约为0.2%,以成熟性畸胎瘤及浆液性囊腺瘤居多。妊娠合并卵巢囊肿较非孕时更易发生扭转、破裂,可引起流产、早产,分娩时产道梗阻导致难产、滞产,危害母儿安全。妊娠合并卵巢囊肿诊断上并不困难,但在处理上要兼顾母体和胎儿两方面的因素,故仍有一些值得思考的问题。

思考问题:

1. 妊娠合并卵巢囊肿的诊断。
2. 妊娠合并卵巢囊肿的临床特征。
3. 妊娠合并卵巢囊肿的处理。

病例 1

患者27岁,G_1P_0,因"宫内孕15^{+5}周,超声提示双附件区囊实肿物1周"入院。停经41天查尿妊娠反应阳性，行B超提示双侧附件区囊实性团块，边界毛糙，左侧肿物大小4.8cm×4.5cm×4.2cm，右侧肿物大小6.8cm×6.9cm×4.7cm。孕期无发热、腹痛、腹胀、恶心、呕吐、阴道不规则出血、阴道排液等不适。规律随诊，囊肿持续存在。停经14^{+5}我院B超提示左侧附件区见混合回声，大小约4.3cm×3.7cm，右侧附件区见混合回声，大小7.0cm×5.5cm×5.0cm；提示宫内早中孕，双侧附件区畸胎瘤可能性大。血清CA199（2014年5月20日）：67.6U/ml；AFP（2014年5月20日）：23.5ng/ml。考虑妊娠合并卵巢囊肿入院治疗。

诊治经过：入院后麻醉科会诊无明确手术禁忌，交代手术的利弊及胎儿流产、感染等风险，孕16周在全麻下行腹腔镜双侧卵巢囊肿剔除术，术中见右侧卵巢6cm左右囊肿、左侧卵巢5cm左右囊肿，刺破后均有黄色均质液体流出，内均见头发、牙齿等物体。手术顺利。术后安放病房。术后予哌替啶止痛及预防宫缩。术后恢复可，如期出院。术后石蜡病理诊断为双卵巢成熟畸胎瘤。

❤ 病例2

患者28岁，G₃P₁，因"停经13^{+6}周，左下腹痛2天，伴发热1天"入院。停经45天查尿hCG阳性，外院行B超示宫内早孕。无规律产检，2天前出现活动后左下腹痛，伴恶心呕吐，休息后好转，近1天出现发热伴阴道少量出血急诊就诊，B超检查见：子宫增大，宫内见胚胎，头臀长约7.2cm，可见胎心搏动，宫颈内口扩张，右卵巢大小3.2cm×2.9cm，子宫前方可见混合回声，17.8cm×12.4cm×5.8cm，形态不规则，边界清，其内可见数个无回声，较大者5.9cm×4.5cm，CDFI：周边可见点条状血流信号盆腹腔可见游离积液，深约2.0cm。查体左下腹可及巨大囊实性包块，蒂不压痛明显，考虑为妊娠合并卵巢囊肿蒂扭转。急诊入院。

诊治经过：入院后麻醉科会诊无明确手术禁忌，交代手术的利弊及胎儿流产、感染等风险，在全麻下行腹腔镜探查术，术中见左附件17cm×12cm×6cm巨大囊肿约360°扭转，左卵巢呈紫黑色，解除扭转后观察卵巢血供未恢复，后行左附件切除术，台下剖视囊肿见头发、牙齿等物体。手术顺利。术后安放病房。术后予哌替啶止痛及预防宫缩、黄体酮保胎。术后阴道出血较前增多，术后第二天难免流产。术后石蜡病理诊断为左卵巢成熟畸胎瘤。

♥ 诊治经验与点评

一、妊娠合并卵巢囊肿的诊断

妊娠合并卵巢囊肿的患者多无临床症状。有文献报道，80%以上的妊娠合并卵巢囊肿可由超声检出。因超声的无创性及安全性，其作为卵巢囊肿的检查手段已广泛应用于临床，特别适用于妊娠期女性。通过超声不但可了解囊肿的位置、形态、大小以及与子宫的关系，还能判断囊肿的性质及血流情况，结合妇科检查来判断卵巢囊肿的性质。

磁共振成像（MRI）作为影像学检查方法，在妊娠期间检查是安全的，但其费用较高，不宜作为常规检查，多在超声检查诊断困难、无法辨认肿瘤的来源及性质时使用。

据文献数据统计，妊娠合并卵巢囊肿多在孕早期经超声发现，中孕期诊断率在10%左右，诊断时间的早晚与孕妇有无规律的产前检查密切相关。病例1患者孕早期发现卵巢囊肿，规律随诊囊肿持续存在，中孕期及时手术治疗可继续维持妊娠；病例2患者无定期产检，因急腹症就诊，错过最佳诊断及治疗时机导致难免流产。

二、妊娠合并卵巢囊肿的临床特征

根据最新国内外文献报道,妊娠合并卵巢囊肿以成熟畸胎瘤最多见,其次是浆液性或黏液性囊腺瘤。

妊娠合并卵巢囊肿扭转的发生率为3%~7%,要高于非孕期,其中卵巢畸胎瘤直径约7~10cm、光滑、活动、质地较沉重,故其扭转最为常见。临床可表现为孕妇突感一侧下腹痛,伴恶心、呕吐症状。该表现与流产或早产有相似之处,易误诊或漏诊,应详细询问病史并配合妇科查体,行超声检查来明确诊断。

三、妊娠合并卵巢囊肿的处理

如孕早期发现卵巢囊肿,可根据超声判定囊肿性质,如考虑为良性,可至孕8周后复查超声检查囊肿有无缩小和消失。如囊肿持续存在,除外恶性可能后,建议在孕16~22周择期行囊肿剥除术,因为此时子宫敏感性最低,子宫又不过大,有手术空间,操作较方便,手术后的流产率明显低于孕早期。随着手术技术的进步,腹腔镜下卵巢囊肿剥除术,因其手术时间短、术后恢复快、母胎并发症少,正在逐步替代开腹手术。

如卵巢囊肿发生扭转、破裂及恶变等并发症,不管在妊娠任何时期,均应行急诊手术以改善母儿结局。

（周　倩　于　昕）

参 考 文 献

1. Zakhem A, Aftimos G, Kreidy R, et al. Malignant struma ovarii: report of two cases and selected review of the literature. J Surg Oncol, 1990, 43（1）:61-65.

2. Savelli L, Teata AC, Timmernan D, et al. Imaging of gynecological disease（4）:clinical and ultrasound characteristics of struma ovarii. Ultrasound Obstet Gynecol, 2008, 32（2）:210-219.

3. Zannoni GF, Gallotta V, Legge F, et al. Pseudo-Meigs, syndrome associated with malignant strumaovarii: a case report. Gynecol Oncol, 2004, 94 (1): 226-228.

4. Roth LM, Talerman A. The enigma of struma ovarii. Pathol, 2007, 39 (1): 139-146.

5. Kempers RD, Dockerty MB, Hoffman DL, et al. Struma ovarii ascitic, hyperthyroid and asymptomatic syndromes. Ann Int Med, 1970, 72 (6): 883-893.

6. Brenner W, Bohuslavizki KH, Wolf H, et al. Radiotherapy with iodine-131 in recurrent malignmtatrumaovarii. Eur J Nucl Med, 1996, 23 (1): 91-94.

7. 李建军, 朱兰, 郎景和, 等. 卵巢黏液性囊腺瘤患者不同手术治疗预后的对比研究. 现代妇产科进展, 2003, 12 (6): 439-441.

8. 詹雪梅, 房昭, 练晓勤, 等. 腹腔镜治疗卵巢黏液性囊腺瘤的临床探讨. 腹腔镜外科杂志, 2010, 15 (2): 127-129.

9. Dutt N, BemeyDM. Clear cell carcinoma of the ovary arising in a mucous cystadenoma. J ClinPathol, 2000, 53: 938-939.

10. 张莹艳, 张军. 卵巢黏液性囊腺瘤手术后2次复发1例教训分析. 实用妇产科杂志, 2008, 24 (2): 126.

11. Pinto MM, Greenebaum E, Simsir A, et al. CAl25 and carcinoembryonic antigen assay vs cytodiagnostic experience in the classification of benign ovarian cysts. Acta Cytol, 1997, 41: 1456-1462.

12. Elias D, Gilly F, Quenet F, et al. Pseudomyxomaperitonei: a French multicentric study of 301 patients treated with cytoreductive surgery and intraperitoneal chemotherapy. Eur J Surg Oncol, 2010, 36 (5): 456-462.

13. Iner TJ, Shia J, Jaques DP, et al. Long-term survival following treatment of pseudomyxomaperitonei: an analysis of surgical therapy therapy. nn Surg, 2005, 241 (2): 300-308.

14. Arbaker PH. Cytoreductive surgery and perioperative intraperitoneal chemotherapy as a curative approach to pseudomyxomaperitonei syndrome. Eur J Surg Oncol, 2001, 27 (3): 239-243.

15. Eraco M, Kusamura S, Gronchi A. Cytoreductive surgery (peritonectomy) and intraperitoneal hyperthermic chemotherapy: an innovative and effective approach to the treatment of pseudomyxomaperitonei. Tumori, 2003, 89 (4 Suppl): 54-55.

16. Enk RM, Verwaal VJ, Antonini N, et al. Survival analysis of pseudomyxomaperitonei patients treated by cytoreductive surgery and hyperthermic intraperitoneal chemotherapy. Ann Surg, 2007, 245 (1): 104-109.

17. Deraco M, Gronchi A, Mazzaferro V, et al. Feasibility of peritonectomy associated with intraperitoneal hyperthermic perfusion in patients with Pseudomyxomaperitonei. Tumori, 2002, 88 (5): 370-375.

18. Bryant J, Clegg AJ, Sidhu MK, et al. Systematic review of the Sμgarbaker procedure for pseudomyxomaperitonei. Br J Surg, 2005, 92 (2): 153-158.

19. Hsieh SY, Chiu CT, Sheen IS, et al. A clinical study on pseudomyxomaperitonei. J Gastroenterol Hepatol, 1995, 10 (1): 86-91.

20. Carmignani CP, Hampton R, Sugarbaker CE, et al. Utility of CEA and CA 19-9 tumor markers in diagnosis and prognostic assessment of mucinous epithelial cancers of the appendix. J Surg Oncol, 2004, 87 (4): 162-166.

21. Baratti D, Kusamura S, Martinetti A, et al. Prognostic value of circulating tumor markers in patients with pseudomyxoma-peritonei treated with cytoreductive surgery and hyperthermic intraperitoneal chemotherapy. Ann Surg Oncol, 2007, 14 (8): 2300-2308.

22. Ee JK, Song SH, Kim I, et al. Retrospective multicenter study of a clinicopathologic analysis of pseudomyxomaperitonei associated with ovarian tumors (KGOG 3005). Int J Gynecol Cancer, 2008, 18 (5): 916-920.

23. Iner TJ, Shia J, Jaques DP, et al. Long-term survival following treatment of pseudomyxomaperitonei: an analysis of surgical therapy. Ann Surg, 2005, 241 (2): 300-308.

24. Aratti D, Kusamura S, Nonaka D, et al. Pseudomyxomaperitonei: clinical pathological and biological prognostic factors in patients treated with cytoreductive surgery and hyperthermic intraperitoneal chemotherapy (HIPEC). Ann Surg Oncol, 2008, 15 (2): 526-534.

25. Onnett BM, Yan H, Kurman RJ, et al. Patients with pseudomyxomaperitonei associated with disseminated peritoneal adenomucinosis have a significantly more favorable prognosis than patients with peritoneal mucinous carcinomatosis. Cancer, 2001, 92 (1): 85-91.

26. Schwartz N, Timor-Tritsch IE, Wang E. Adnexal masses in pregnancy. ClinObstetGynecol, 2009, 52 (4): 570-585.

27. Marret H, Lhomme C, Lecuru F, et al. Guidelines for the management of ovarian cancer during pregnancy. European Journal of Obstetrics & Gynecology and Reproductive Biology, 2010, 149: 18-21.

28. Yen CF, Lin SL, Murk W, et al. Risk analysis of torsion and malignancy for adnexal masses during pregnancy. Fertil Steril, 2009, 91: 1895-1902.

29. Lavery JP, Koontz WL, Layman L, et al. Sonographic evaluation of the adnexa during early pregnancy. Surg Gynecol Obstet, 1986, 163: 319-323.

30. Bernhard LM, Klebba PK, Gray DL, et al. Predictors of persistence of adnexal masses in pregnancy. Obstet Gynecol,

1999,93:585-589.

31. Caspi B,Levi R,Appelman Z,et al. Conservative management of ovarian cystic teratoma during pregnancy and laborAm J Obstet Gynecol,2000,182(3):503-505.

32. Yinon Y,Beiner M,Gotlieb W,et al. Clinical outcome of cystectomy compared with unilateral salpingo-oophorectomy as fertility-sparing treatment of borderline ovarian tumors. Fertil Steril,2007,88:479-484.

33. Agarwal N,Parul KA,Bhatla N,et al. Management and outcome of pregnancies complicated with adnexal masses. Arch Gynecol Obstet,2003,267(3):148-152.

34. Sayar H. Malignant adnexal masses in pregnancy. Obstet Gynecol Clin North Am,2005,32(4):569-593.

35. 郎景和. 妊娠合并肿瘤的处理策略. 中国实用妇科与产科杂志,2007,23(10):737-739.

第 11 节 盆腔器官脱垂

盆腔器官脱垂(pelvic organ prolapse,POP)是由于盆底支持组织受损、缺陷、退行性变导致的子宫(或子宫切除术后的阴道穹隆)、阴道前壁、阴道后壁部分或全部脱出阴道口,影响 50% 以上的经产妇,并且发病率随着人口老龄化逐年上升,严重影响老年女性的生活质量。因此,自 20 世纪 90 年代逐渐兴起了一门新兴学科——女性泌尿学和盆底重建外科。随着妇科泌尿专家对盆底解剖和功能的理解逐渐加深,POP 的手术治疗方式也突飞猛进、日新月异。临床上,结合患者典型的临床表现、POP-Q 评分系统,诊断和分度上通常并不困难;然而,针对患者的个体情况,如何选择适宜的治疗方式一直是临床的难点。本文结合病例,简要介绍 POP 主要的手术方式,以供同道参考。

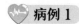 **病例1**

患者,33岁,G_1P_1,因"阴道脱出物6年、加重1年"入院。近6年自觉阴道内有肿物,尚未脱出阴道外口,平卧后能还纳,无自觉症状。逐渐加重,近1年阴道肿物显著增大,脱出于阴道外口,平卧后仍能还纳,行走时不适感,摩擦内裤。无咳嗽、喷嚏等腹压增加后漏尿情况,无尿频、无尿急及尿痛。便秘,1次/3~4天,费力。既往史:2004年阴道分娩一男婴,出生体重3.2kg,自述产程顺利,产后5个月参加工作。否认慢性咳嗽等其他慢性病史。查体:宫颈显著延长,POP-Q评分见表2-1。辅助检查:带托后1小时尿垫试验:0g;尿流率检查:排尿量520.2ml,平均尿流率12.5ml/s;残余尿0ml。诊断:子宫脱垂(Ⅲ);阴道前壁膨出(Ⅱ);阴道后壁膨出(Ⅰ)。

表2-1 病例1 POP-Q评分

0	0	+3
5	3	8
−2	−2	−3

临床处理:行保留子宫的骶前固定术+阴道前壁修补+宫颈截除术。

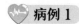 **病例2**

患者,76岁,G_3P_3,50岁自然绝经,无激素替代史。因"阴道脱出物5年余,伴排尿困难、尿频尿急1年"入院。近5~6年前诉阴道有鹅蛋大小肿物脱出,影响走路,平卧时能自行还纳,伴小便不畅、尿频、尿急,无夜尿、漏尿。既往史:3次阴道分娩,过程顺利,新生儿出生体重均约3000g左右,产后无重体力活动,有便秘。高血压病、糖尿病10^+年。否认性生活需求。尿动力检查:平均尿流

率 6.5ml/s，最大尿流率 22.5ml/s，排尿量 338.0ml，残余尿约 70ml。POP-Q 评分见表 2-2。诊断：子宫脱垂（Ⅲ）；阴道前壁膨出（Ⅱ）；阴道后壁膨出（Ⅰ）。佩戴子宫托治疗失败。

表 2-2　病例 2 POP-Q 评分

+3	+5	+6
5	3	8
−2	−2	−3

临床处理：行阴道半封闭手术。

病例 3

患者，62 岁，G_4P_2，55 岁自然绝经，未使用激素补充治疗。因"阴道脱出物 2 年，咳嗽漏尿 1 个月"入院。2 年前患者白天久站后阴道脱出一包块，约 3cm，平卧休息一夜后，包块可自然回纳，后症状逐渐加重，近 2 个月出现站立阴道包块即膨出，且无法自然还纳，近 1 个月出现包块破溃，伴流血及流脓，同时出现咳嗽后漏尿，并有下腹坠胀感，溃疡油外敷治疗后阴道黏膜完整。既往史：阴道分娩 2 次，过程顺利，产后未过早参加体力劳动。高血压、糖尿病 10^+ 年，药物治疗，血压、血糖控制好，ECG、UCG、肺功能评估心肺功能好。查体：外阴：（−）；阴道：黏膜好；宫颈：光；子宫：中位，萎缩；双附件：（−）。POP-Q 评分见表 2-3。辅助检查：尿动力检查：残余尿 50ml，平均尿流率 6.2ml/s，膀胱充盈过程咳嗽未出现漏尿，膀胱最大容量 309ml。诊断：子宫脱垂（Ⅲ）；阴道前壁膨出（Ⅲ）；阴道后壁膨出（Ⅱ）。

临床处理：行阴式全子宫切除 +Avaulta 前路网片 +阴道后壁桥式修补 +TVT-O（经闭孔无张力阴道吊带术）。

表 2-3　病例 3 POP-Q

+2	+5	+4
5	3	8
−1	−1	−2

病例 4

患者,68 岁,G_2P_2,因"子宫脱垂外院行盆底重建术后 19 个月,网片暴露 2 个月"入院。患者 19 个月前因"子宫脱垂Ⅲ度＋阴道前壁膨出Ⅲ度＋阴道后壁膨出Ⅱ度"在外院行经阴道子宫切除术＋全盆底重建术(合成网片套盒,Avaulta,USA)。术后出现直肠前壁与阴道之间血肿,直径约 5cm,经过抗感染、止血治疗后自行吸收。因患者有下肢静脉血栓,术后局部未用雌激素。2 个月前患者门诊随诊时发现阴道后壁网片暴露。现有尿急,无尿频、尿不净、排尿困难,平时咳嗽、大笑、打喷嚏及快走时无漏尿,夜尿 2 次。查体:外阴正常;阴道后壁至会阴体 2/3 阴道壁均有网片暴露面积 5cm×2cm;阴道前壁无网片暴露。盆腔未及异常。POP-Q 评分见表 2-4。诊断:网片侵蚀;阴式全子宫切除术后;加用网片的全盆底重建术后。

表 2-4　病例 4 POP-Q 评分

−2	−2	−6
5	3	8
−2	−2	

临床处理:暴露网片取出术＋生物补片覆盖。

诊治经验与点评

上述四个病例中,虽然患者均诊断为症状性、中重度盆腔器官脱垂,但临床选择的手术方式却各不相同。这提示我们 POP 的治疗必须个体化。针对不同年龄、脱垂程度、性生活的需求，甚至经济条件，为患者选择适宜的手术方式。

一、熟悉和理解盆底结构的功能解剖学

现代盆底解剖学观念认为盆底肌肉、结缔组织和分布的神经相互作用，是一个动态平衡系统，而不是各部分简单的累加。1992 年，Delancey 提出了"三个水平"理论，即将支持阴道的筋膜、韧带等结缔组织分为上、中、下三个水平：Ⅰ水平为最上段的支持，由主骶韧带复合体完成；Ⅱ水平为阴道中段的侧方支持，包括盆腔筋膜腱弓、阴道直肠筋膜和耻骨尿道韧带；Ⅲ水平为远端的支持结构，包括会阴体、会阴隔膜和尿道外韧带。

澳大利亚妇科泌尿医师在此基础上，提出了"整体理论（integral theory）"及"三腔室系统（three compartments system）"。该理论核心是盆底功能障碍性疾病的发生是由于支持盆腔器官的结缔组织韧带损伤所致解剖结构改变，手术应通过修复受损韧带完成解剖结构的重建，从而恢复盆底功能。三腔室系统（three compartments system）是人为地将盆腔分为前、中、后三区。前盆腔组织缺陷主要指阴道前壁膨出，同时合并或不合并尿道及膀胱膨出。中盆腔缺陷以子宫或阴道穹隆脱垂以及肠膨出、道格拉斯窝疝形成为特征。后盆腔缺陷主要指直肠膨出和会阴体组织的缺陷。

只有在充分理解盆底的功能解剖，才能在修复和重建中分清盆底缺陷层次，有的放矢。针对不同腔室的不同类型、不同缺陷程度，针对性地选择修补方式，选择最合适的盆底重建术。

二、熟练掌握不同手术方式的适应证

盆底重建手术术式种类繁多，初学者经常感到迷茫，不知如何选择。总体而言，根据修补和重建的腔室分类，较容易记忆和理解，也符合前文所述的整体理论。

1. **前盆腔缺陷**　手术方式有阴道前壁修补术、阴道旁缺陷修补术（VRPR）、膀胱筋膜修补术、耻骨尿道筋膜悬吊术及植入替代材料（合成补片、生物补片）加强阴道前壁。其中，阴道前壁修补术是一种经典的手术方式，用于治疗阴道前壁膨出。该术式是切开阴道前壁黏膜，暴露膀胱，折叠缝合膀胱筋膜，切除、修整多余的阴道黏膜，最后进行缝合。该手术简单易行，但术后容易复发，尤其是重度阴道前壁膨出的患者，文献报道一年的治愈率约为 34.5%~56.4%。因此，对于重度膨出患者，现在多主张加用补片（合成网片、生物补片）加强前盆腔缺陷，可以显著提高解剖成功率（82.5%~95%），但存在网片暴露、侵蚀以及影响患者性功能等术后并发症。

2. **中盆腔缺陷**　经典的修补手术方式包括子宫切除术、曼氏手术（Manchester repair）、阴道封闭术（Le Fort 手术）。新兴的重建术式包括骶骨阴道固定术或骶棘韧带固定术、宫骶韧带高位缝合术及植入替代材料加强。对于是否保留子宫，目前意见尚不统一。有研究结果显示保留子宫的盆底重建术并不影响患者术后功能恢复。一项 meta 分析提示保留子宫的骶棘韧带固定术与经阴道子宫切除术相比，可以缩短手术时间、减少术中出血，术后恢复快，更好地保护性功能；但也有相反结论，如保留子宫的骶骨固定术可能会增加复发的风险。因此，还需要长期的随访来证实安全性。

骶骨阴道固定术（sacral colpopexy）：适应证：阴道穹隆中、重度膨出患者；子宫重度脱垂患者；尤为适合年轻患者。该手术方式具有效果持久、成功率高（85%~95%）的特点。已有循证医学证据支持该术式疗效优于骶棘韧带固定术、子宫骶韧带悬吊术以及经阴道放置网片。并且能较好地恢复阴道轴向和保持阴道长度，阴道松弛状态下平均长度为 8cm（5~10cm），骶骨阴道固定术后患者的阴道长度为 8.5cm，明显长于子宫骶韧带悬吊术

（8.05cm）和经阴道加用网片重建术（Prolift，6.9cm），从而可以保留性交功能。手术路径可以经腹、经腹腔镜或机器人辅助手术。经腹途径与经阴道途径相比，术后穹隆脱垂复发率低、复发时间延长、较少发生性交疼痛。骶骨固定术也可以应用自体移植物和合成网片。

阴道闭合术：1877年由 Le Fort 发明，缝合阴道前后壁中间大部分，形成阴道纵隔，使阴道基本闭合（两侧留孔道，引流宫颈分泌物、监测异常出血），称之为阴道半封闭术。随后于1925年在 Le Fort 手术的基础上实施了将阴道完全封闭不留腔隙的手术，即完全阴道封闭术。目前临床多采用阴道半封闭术，即 Le Fort 手术。适应证：仅适用于重度子宫或阴道穹隆脱垂且没有性生活要求的绝经妇女。该手术不能纠正与解剖缺陷相联系的子宫或阴道脱垂，因此手术仅适用于无法耐受大范围手术的患者。文献总结成功率为91%~100%，该术式操作简单、出血少、效果好，手术安全性高、适合年老合并较重内科合并症患者。术后有出血、感染和压力性尿失禁的风险。术前应行宫颈细胞学和诊断性刮宫除外宫颈和内膜病变。

骶棘韧带固定术（sacrospinous ligament fixation，SSLF）：即将阴道顶端固定在骶棘韧带。适应证为中重度子宫脱垂、阴道前后壁膨出或穹隆膨出。因骶棘韧带无弹性，不会因牵拉而延长导致膨出复发，手术疗效确切。客观治愈率为69%~100%，即使在术后7年成功率也能高达90%以上。阴道前壁是脱垂最容易复发的部位，复发率约18.3%（1%~43.8%）。为降低复发率有如下建议：尽管多数学者认为单侧固定即可达到提升阴道顶端，但亦有学者认为如果局部组织足够宽，缝合时无张力，双侧SSLF 能够更好地恢复阴部的正常解剖，减少阴道穹隆膨出的复发。

高位子宫骶韧带悬吊术（high uterosacral ligament

suspension，HUS）：此术式是由美国 Mayo 医院在 McCall 后穹隆成形术（McCall's culdoplasty）基础上进行改良，即是在坐骨棘水平缝合缩短骶韧带后，将阴道顶端或穹隆悬吊于其上，故而又称为阴道骶韧带悬吊术。适应证包括：子宫或阴道穹隆脱垂；直肠子宫陷凹疝，疗效可达86%。可经开腹、腹腔镜或阴道途径完成。此术式可以保留子宫，在解剖复位、缓解症状的同时保留了生育功能，适用于较年轻的患者。

3. 后盆腔缺陷　手术方式包括经阴道途径的直肠阴道筋膜加固缝合术、特定部位缺陷修补术、中线筋膜加固缝合术、阴道后壁"桥"式缝合术及植入替代材料（合成补片、生物补片）加强阴道后壁。直肠阴道筋膜加固缝合术是一种经典的阴道后壁膨出修补术，与阴道前壁修补术相似，水分离阴道黏膜和阴道直肠隔间隙，剥离、剪除多余的阴道黏膜，缝合加固直肠阴道筋膜、肛提肌。该术式在实现解剖修复的同时缓解排便困难的症状。在此基础上，逐渐发展了特定部位缺陷修补术、中线筋膜加固缝合术以及"桥"式缝合术，适应证同经典手术。"桥"式缝合术摒弃了阴道后壁膨出修补术中切除多余阴道黏膜，利用自身组织加固了直肠阴道筋膜并减少了分离黏膜导致的出血。对于后壁加用网片的修补术，目前临床疗效和指征尚不确切，且网片的暴露和侵蚀的发生率较高，现在倾向于生物补片。

4. 全盆底重建术　重度的盆腔器官脱垂，尤其是合并多个腔室的重度脱垂，即使加用了网片，仍有很高的复发和再手术的风险。近年来发展的利用移植材料进行全盆底重建，如 Prolift、Prosima、Apogee 和 Perigee 以及 Avaulta 等。虽然显著提高了解剖修复成功率（89.9%~95.6%），但存在较多并发症，如网片暴露、侵蚀，阴道狭窄、挛缩、疼痛等，严重影响患者的生活质量，尤其是性生活。2008 年和 2011 年美国 FDA 就经阴道植入网片引发的并发症进行了两次安全警示,部分POP网片套盒退市,因此,对于网片的安全性仍需要更长期的观察和随访,临床医师应谨慎应用。

上述列举的手术方式,并非哪一种具有绝对优势,还要考虑到术者的经验,对术式的熟练程度,结合患者实际情况,选择安全性高、并发症少、临床有效的手术方式。

综上所述,对于前文列举的四个病例,临床分析如下:

病例1:患者为育龄期女性,仍有性生活需求,脱垂以中盆腔为著,子宫脱垂Ⅲ度,因此行保留子宫的骶前固定术;查体时虽然整个子宫脱垂至Ⅲ度,但以宫颈延长为主,因此术中同时行宫颈截除术。

病例2:患者老年女性,重度POP,子宫托治疗失败,合并基础疾病(高血压、糖尿病),且早已无性生活需求,因此行阴道半封闭术。

病例3:对于重度盆腔器官脱垂,尤其是合并多个腔室的重度脱垂,单纯行修补术或韧带固定术,术后容易复发,目前研究结果更趋向加用合成补片的修补和重建。此例患者为绝经后老年女性,前、中盆腔重度脱垂,且对性生活需求低,建议行全子宫切除 + 加用合成补片加强前、中盆腔缺陷,降低了复发率。患者后壁存在Ⅱ脱垂,同时行阴道后壁修补术。

病例4:加用合成补片的全盆底重建术,存在10%的网片暴露和侵蚀的风险,以后壁多见。处理的原则就是修剪暴露的网片。对于直径小于1cm的网片可在门诊操作,直径超过1cm的网片侵蚀,范围过大,一方面患者难以耐受疼痛,另一方面非麻醉状态下阴道暴露困难,难以修剪干净。如果修剪面积过大,阴道黏膜缺损需要生物补片覆盖,同时加强阴道的支持效果,建议加用生物补片修补和加强修剪的部分。

三、POP合并尿失禁患者的处理

对POP合并尿失禁的患者,施行盆底重建术是否同时行抗尿失禁手术一直存在争议,尚缺乏明确的临床建议。脱垂术后,新发压力性尿失禁的发生率为12%,排尿困难的发生率为9%。最新的循证医学证据倾向于对于术前明确合并压力性尿失禁或隐匿性压力性尿失禁的POP患者,术中同时行抗尿失禁手术患者可能获益,降低术后新发尿失禁的风险。不过,可能有手术时间延长、花费更高、术后有排尿困难的潜在风险,目前相关报道较少。因此,对于病例4,我们还是采取了同期行抗尿失禁手术。

四、POP 的非手术治疗

值得注意的是临床实践中不要忽略非手术治疗,包括子宫托、盆底肌肉功能训练、改变生活方式(避免托举重物、减重)等。已有临床研究表明子宫托、盆底肌肉功能训练能够显著缓解轻、中度脱垂患者的症状。还有研究显示,POP 修复和重建围术期进行盆底肌肉功能训练(pelvic floor muscle training,PFMT),能够有效缓解盆底症状,降低复发。因此不要一遇到脱垂患者,就只想到手术治疗。总之,随着妇科泌尿学和盆底重建外科蓬勃发展,更多的手术方式、修补材料也会不断涌现。没有一种术式或治疗方法可以适用于所有患者,要根据患者病情、需求及相关因素综合考虑,为患者选择最合适的。

（梁　硕　孙智晶）

参 考 文 献

1. 朱兰,郎景和.女性盆底学.第2版.北京:人民卫生出版社,2014.

2. DeLancey JOL. Anatomic aspects of vaginal eversion after hysterectomy. Am J Obstet Gynecol,1992,166(6 Pt 1):1717-

1724.

3. Petros PE, Ulmsten UI. An integral theory of female urinary incontinence. Experimental and clinical considerations. Acta Obstet Gynecol Scand Suppl, 1990, 153: 7-31.

4. Altman D, Väyrynen T, Engh ME, et al; Nordic Transvaginal Mesh Group. Anterior colporrhaphy versus transvaginal mesh for pelvic-organ prolapse. N Engl J Med, 2011, 364 (19): 1826-1836.

5. Nguyen JN, Burchette RJ. Outcome after anterior vaginal prolapse repair: a randomized controlled trial. Obstet Gynecol, 2008, 111 (4): 891-898.

6. Delroy CA, Castro Rde A, Dias MM, et al. The use of transvaginal synthetic mesh for anterior vaginal wall prolapse repair: a randomized controlled trial. Int Urogynecol J, 2013, 24 (11): 1899-1907.

7. Maher C, Feiner B, Baessler K, et al. Surgical management of pelvic organ prolapse in women. Cochrane Database Syst Rev, 2010, 14 (4): CD004014.

8. Farthmann J, Watermann D, Erbes T, et al. Functional outcome after pelvic floor reconstructive surgery with or without concomitant hysterectomy. Arch Gynecol Obstet, 2014 [Epub ahead of print].

9. Gutman R, Maher C. Uterine-preserving POP surgery. Int Urogynecol J, 2013, 24 (11): 1803-1813.

10. Alshaikh GK. Comparison of sacrospinous hysteropexy and uterosacral suspension for treatment of uterine prolapse. Obstet Gynecol, 2014, 123 (Suppl 1): 102S.

11. Milani R, Cesana MC, Spelzini F, et al. Iliococcygeus fixation or abdominal sacral colpopexy for the treatment of vaginal vault prolapse: a retrospective cohort study. Int Urogynecol J, 2014, 25 (2): 279-284.

12. Filmar GA, Fisher HW, Aranda E, et al. Laparoscopic uterosacral ligament suspension and sacral colpopexy: results and complications. Int Urogynecol J, 2014. 1645-1653.

13. Maher C1, Feiner B, Baessler K, et al. Surgical management of pelvic organ prolapse in women. Cochrane Database Syst Rev, 2013, 4: CD004014.

14. Anatomic outcomes of vaginal mesh procedure (Prolift) compared with uterosacral ligament suspension and abdominal sacrocolpopexy for pelvic organ prolapse: a Fellows' Pelvic Research Network study. Sanses TV, Shahryarinejad A, Molden S, et al; Fellows' Pelvic Research Network. Am J Obstet Gynecol, 2009, 201 (5): 519. 1-8.

15. Lu YX, Hu ML, Wang WY, et al. Colpocleisis in elderly patients with severe pelvic organ prolapse. Zhonghua Fu Chan Ke Za Zhi, 2010, 45 (5): 331-337.

16. Zebede S, Smith AL, Plowright LN, et al. Obliterative LeFort colpocleisis in a large group of elderly women. Obstet Gynecol, 2013, 121 (2 Pt 1): 279-284.

17. Tseng LH, Chen I, Chang SD, et al. Modern role of sacrospinous ligament fixation for pelvic organ prolapse surgery—a systemic review. Taiwan J Obstet Gynecol, 2013, 52 (3): 311-317.

18. Aksakal O, Doğanay M, Onur Topçu H, et al. Long-term surgical outcomes of vaginal sacrospinous ligament fixation in women with pelvic organ prolapse. Minerva Chir, 2014, 69 (4): 239-244.

19. Khan ZA1, Thomas L, Emery SJ. Outcomes and complications of trans-vaginal mesh repair using the Prolift™ kit for pelvic organ prolapse at 4 years median follow-up in a tertiary referral centre. Arch Gynecol Obstet, 2014, 290 (6): 1151-7

20. Zyczynski HM, Carey MP, Smith AR, et al. One-year clinical outcomes after prolapse surgery with nonanchored mesh and

vaginal support device. Am J Obstet Gynecol,2010,203(6):
587,1-8.

21. Hagen S,Stark D. Conservative prevention and management of
pelvic organ prolapse in women. Cochrane Database Syst Rev,
2011,12:CD003882.

22. 王晓茜,朱兰,李玢,等. 子宫托治疗盆腔器官脱垂临床疗
效及对患者生活质量的影响,中华医学杂志,2013,93(37).
2982-2985.

23. Doreen McClurg,Paul Hilton,Lucia Dolan,et al. Pelvic floor
muscle training as an adjunct to prolapse surgery:a randomised
feasibility study. Int Urogynecol J,2014,25(7):883-891.

第12节　卵巢巧克力囊肿破裂

卵巢巧克力囊肿即卵巢子宫内膜异位症囊肿,是由
于异位的子宫内膜组织随卵巢激素的周期性变化在卵
巢内发生周期性出血而形成的单个或多个囊肿,因每个
周期出血反复填充囊腔,囊内压力增加导致囊壁薄弱处
渗漏或破裂,囊内液流出后在周围形成粘连,卵巢巧克
力囊肿有很强的自发性破裂倾向。卵巢巧克力囊肿多
发生在月经期前后、月经期或排卵后、妊娠期,因为月经
期卵巢巧克力囊肿内再次出血,如出血量多,使囊内压
力急骤升高,囊肿易发生破裂,而在排卵期卵巢表面有
破口,此处壁薄也易发生破裂。破裂后临床表现为突发
一侧下腹部疼痛,因破口大小不同,流出的囊内液量不
一,腹痛的严重程度也不同,破口小一般无临床症状或
仅被误认为痛经,仅在发生较大破裂时以急腹症行手术
探查才被确诊;破口大,流出液体多,则腹痛剧烈可伴有
恶心、呕吐及肛门坠胀感,甚至疼痛可蔓延至全腹。查
体时腹膜刺激征明显,可有移动性浊音,超声检查腹腔
内可见液性暗区,后穹隆穿刺常可抽出巧克力样液体及

陈旧性血性液体。如破口小,流出液体少时,腹痛轻微能自行缓解,可无腹膜刺激征,部分患者可因症状不重而未及时就医,因此卵巢巧克力囊肿实际发生数量较临床报道病例数多。一般认为,卵巢巧克力囊肿壁弹性较差,月经期异位的子宫内膜反复出血,致使囊内压力过高,囊壁常出现小裂隙并有少量血液渗出,但裂隙很快又被渗出物引起的局部腹膜炎和组织纤维化所愈合,以致卵巢与周围的子宫、乙状结肠、阔韧带等紧密粘连,固定在盆腔内不能活动。

💟 病例1

患者 ××,未婚,G_0P_0,因"右下腹痛10小时,发现右卵巢囊肿1年余"2014年6月13日入院。患者平素月经规律,6天/30天,量中,偶有痛经,LMP:2014年5月12日,患者2012年8月,因右下腹偶有针刺样疼痛,行超声检查发现右卵巢囊肿2~3cm,未予特殊处理。自发现囊肿以来,有2次突发下腹痛,2013年9月,复查超声,囊肿增大至4cm,考虑巧克力囊肿可能性大,予GnRHa治疗3次,末次2014年2月。6月12日凌晨患者于跑步机慢跑后突发右下腹剧烈腹痛,伴恶心和肛门坠胀,无阴道出血。至我院急诊,超声提示子宫内膜厚1.1cm,右附件无回声约4.2cm×2.6cm,壁较厚,内充满弱光点,考虑右附件区囊肿,巧克力囊肿可能性大。尿hCG阴性,血CA125 37.3U/ml。急诊查血常规WBC $9.19×10^9$/L,NEUT 88.5%,Hb 121g/L,PLT $78×10^9$/L,考虑患者右卵巢巧克力囊肿破裂可能性大收入院。予达立新+佳尔纳二联保守抗感染治疗4天,下腹痛好转、体温血象完全正常后出院。

💟 病例2

患者 ××,26岁,G_0P_0,因"痛经3个月,发现卵巢囊

肿 2 个月,腹痛 3 天"入院,患者平素月经规律,7~8 天 /
28~29 天,量较多,无明显痛经,LMP:2014 年 8 月 10
日,2014 年 6 月 9 日因月经期腹痛到外院就诊,超声提
示左卵巢巧克力囊肿 4.8cm×3.5cm×4.2cm。CA19-9
33.29U/ml,CA125 96.18U/ml。未治疗。8 月 11 日出现
下腹痛,持续性阵发性加重,以右下腹为重,伴恶心、无呕
吐,不伴发热。到宣武医院就诊给予抗感染治疗,效果不
佳,8 月 12 日来我院急诊就诊,查体:腹肌紧张,压痛反
跳痛(+),宫颈举摆痛(+),子宫中后位,活动差,子宫后
方可及痛性结节,偏左侧可及包块,下缘触痛,边界欠清。
2014 年 8 月 13 日查全血细胞分析 WBC 16.28×10^9/L,
NEUT% 92.4%,PLT 223×10^9/L,NEUT:15.05×10^9/L。
CA19-9 51.4U/ml,CEA 0.29ng/ml,CA125 174.7U/ml。
2014 年 8 月 4 日超声:子宫 4.0cm×4.4cm×3.1cm,内膜
厚 1.0cm,肌层回声均。宫体左后方见无回声,9.5cm×
8.3cm×6.4cm,内见分隔,另见细密点状回声,局部可
见流动,CDFI:分隔上可探及血流。考虑巧克力囊肿
破裂伴发感染,急诊收入院手术,术中见情况:盆腹腔
遍布巧克力液,肠管于腹壁多处粘连,左卵巢见直径约
8cm 包块,表面有巧克力液,左卵管粘连于左卵巢,行
囊肿剔除术,术后予头孢他定(头孢他啶)+佳尔钠(甲
硝唑磷酸二钠)抗感染治疗,术后第 3 天体温血象正常
出院。

病例 3

患者 ××,G_1P_1,因"腹泻 2 天,下腹痛伴发热 1 天"
入院。患者既往月经规律,末次月经 2012 年 6 月 7 日。
2 天前无明显诱因出现腹泻,为淡黄色稀水样便,5~6 次 /
天,无血丝及黏脓,自服中成药(具体药名及计量不详),
后腹泻停止。1 天前于大便后出现下腹痛不适,呈不规
律钝痛,同时觉发热,自测体温最高为 38.3℃,外科就诊

暂不考虑外科疾病,转至妇科急诊,检查B超:肝胆脾胰双肾未见异常。右附件区混合回声(7.2cm×5.3cm)。查体:腹肌紧张,压痛(+),宫颈:举痛(+),子宫丰满,活动差,与周围组织粘连固定;子宫右侧可扪及一囊性包块,大小欠清,张力大,与子宫关系密切,压痛明显,左附件增厚,压痛;2012年6月24日B超:右附件区混合回声(7.2cm×5.3cm)。血常规WBC:23.46×10⁹/L,HGB:143g/L,PLT:302×10⁹/L;NEUT%:88%,尿hCG(-)。考虑腹痛原因待查:巧克力囊肿破裂?卵巢囊肿扭转?急诊收入院手术,术中见:子宫常大,前壁下段与膀胱粘连致密,盆腔内可见大量暗褐色黏稠液体,肠管表面充血、水肿并粘连,双侧输卵管增粗、水肿,右侧卵巢明显增大,内形成两房囊肿,上方较大一房直径约4cm,表面可见一长2.5cm破口,内为暗褐色黏稠液体,较小一房直径约3cm,内为稀薄淡黄色脂质,并可见毛发。手术顺利,术后诊断:①右侧卵巢巧克力囊肿破裂;②右侧卵巢畸胎瘤,抗感染治疗3天出院。

💗 诊治经验与点评

从以上病例可以看出,卵巢巧克力囊肿术前诊断较困难,误诊率高。结合文献报道,巧克力囊肿误诊为卵巢囊肿蒂扭转和阑尾炎较多。

一、与卵巢囊肿蒂扭转鉴别

卵巢囊肿蒂扭多发生于活动性较好的卵巢肿瘤,表现有很多相似之处,该病腹痛并非突然发生,且有逐渐加剧的特点,多在体位突然改变、剧烈运动、同房过程中起病,查体可触及卵巢肿物及触痛明显的扭转蒂,超声显示患侧附件的肿块边界多清晰、光滑,部分可在肿瘤与子宫间探及蒂样回声,局部压痛明显,一般不伴盆腔积液或微量积液。而巧克力囊肿破裂多有痛经史,多发生与月经周期有关系,多发生在月经期及排卵后,妇科查体:卵巢巧克力囊肿多位于子宫后方,活动差,卵巢囊肿蒂扭转多位于子宫前方,有助于鉴别。

二、与阑尾炎鉴别

阑尾炎有转移性右下腹痛的特点,右下腹压痛、反跳痛,血白细胞及中性粒细胞明显升高,误诊原因可能与外科不常规做妇科查体及超声检查有关,因此外科医师对疑诊阑尾炎的患者行超声是有必要的。

三、与宫外孕、黄体破裂鉴别

卵巢巧克力囊肿破裂不伴有休克或血压下降,而有明显的腹膜刺激征及痛经史有助于鉴别。宫外孕多有停经史,尿 hCG 阳性或血 hCG 升高;黄体囊肿破裂多在月经周期的月经前期的黄体期,常在剧烈活动或同房时起病,超声显示包块形状不规则,包块内呈絮状强回声,CDFI 示包块血供丰富,因此出血量通常较多,甚至合并上腹腔积液。

四、与盆腔炎性疾病鉴别

盆腔炎性包块多不以急性突发性下腹部疼痛起病,超声显示盆腔积液透声较差,可见细弱光点或光带回声,附件区可无明显包块,部分患者有输卵管增粗、积脓等表现。

巧克力囊肿破裂常表现为突然下腹剧痛,位于一侧或整个下腹部,伴有恶心、呕吐及肛门坠胀感。之所以出现以上症状是因为巧克力样内容物溢入腹腔,引起化学性腹膜炎。腹膜刺激反应常导致发热及白细胞升高。超声检查提示:附件区囊性包块,壁较厚,内回声不均,直肠子宫陷凹有液性暗区。巧克力囊肿的超声表现随病程和月经周期变化而变化,疾病早期,巧克力囊肿呈圆形,张力较大,壁不厚,内壁光滑,内有密集低回声光点。随着病程延长逐渐变成不规则形状,囊壁增厚,表面粗糙,囊内出现粘连带和贴壁光块,其内密集光块逐渐密集甚至呈实性。查体:子宫后方附件区可及一侧或双侧囊性包块,活动较差或较固定,直肠子宫陷凹或骶骨韧带处可及触痛结节。术中可见含有大量黏稠巧克力色液体,因此被称为巧克力囊肿,通常与周围组织结构形成致命粘连如腹膜、输卵管及肠道组织。CA125并不是子宫内膜异位症诊断的敏感指标,只有Ⅲ期和Ⅳ期子宫内膜异位症和CA125升高有很好的相关性,广泛的腹腔内病变、粘连和巧克力囊肿破裂通常与CA125升高有关。巧克力囊肿破裂后,巧克力样液体外溢至腹腔刺激腹膜引起腹膜炎,并可继发感染,严重时引起感染性休克甚至危及生命。囊液反复外溢可造成腹腔内粘连,加重盆腹腔粘连或形成新的病灶,使痛经进行性加重或导致不育。

为了提高卵巢巧克力囊肿破裂诊断率应注意以下几点:

1. 有无痛经史及子宫内膜异位症病史。

2. 发病时间是否在月经期或排卵后。

3. 妇科查体包块是否位于子宫后方并且活动性不良或子宫后壁、直肠子宫陷凹及骶骨韧带处有无触痛结节。

4. 超声检查时注意囊肿边界及内容物,注意盆腔内有无液性暗区。

5. 是否有剧烈腹痛和明显腹膜刺激征,而无血压下降及休克的发生。

6. 子宫内膜异位症CA125一般很少超过100IU/L,卵巢巧克力囊肿破裂可异常升高,最高达到10 000IU/L以上,CA125异常升高对巧克力囊肿破裂诊断也有一定意义。

巧克力囊肿破裂是否手术及手术时机应根据破裂的时间、病变程度以及手术能达到的治疗目的综合考虑。如果破口不大,症状和体征不严重,可先行保守治疗,然后根据病情进行处理。若囊肿破口大,急腹症明显,破裂时间在24~48小时以内,则行急诊手术;如果破裂在48小时以上,患者腹痛缓解,此时组织水肿、糟脆,手术困难,效果不理想,可先保守治疗,待局部反应消退后手术治疗。

卵巢巧克力囊肿破裂应及时手术治疗,以免发生盆腹腔粘连及形成新病灶,发病24小时内手术发现囊内液体虽流入腹腔但未黏附于脏器表面易于清除而24小时后手术者有不同程度的黏附甚至有粘连发生。因此应争取早期确诊及早手术治疗,术中应注意松解粘连及彻底冲洗盆腹腔,尽量清除病灶。根据病变程度、患者年龄及对生育的要求采取不同的术式,年轻有生育要求者应行病灶清除术或病侧附件切除术,对年龄较大者应采用附件及子宫切除术,卵巢巧克力囊肿破裂术后复发率远高于未破裂者,术后酌情追加药物治疗是非常有必要的。无论何种治疗,子宫内膜异位症总体复发率为50%以上,作为一种慢性活动性疾病,患者总处于复发危险之中,特别是年轻的保守些手术的患者,手术尽量切除病灶,冲洗干净,术后补充药物治疗如GnRHa、口服避孕药或左炔诺酮宫内缓释系统、LNG-IUS(Mirena)可以有效降低复发率。

(梁　兵　孙智晶)

参 考 文 献

1. 周力,吴葆桢,黄荣丽,等.卵巢巧克力囊肿破裂——一种新型的妇科急腹症.中华妇产科杂志,1988,23(3):150-152.

2. 郎景和.子宫内膜异位症基础与临床研究的几个问题.中国实用妇科与产科杂志,2002,18(3):129-130.

3. 林蓓,金桂娟,曹梅,等,血清CA125测定在卵巢子宫内膜异位囊肿破裂诊断中的意义.中国妇产科临产杂志.2003,4

（1）:60-61.

4. Park CM,SY Kim. Rupture of an endometrioma with extremely high serum CA-125 level（>10,000 IU/ml）and ascites resembling ovarian cancer. Eur J Gynaecol Oncol,2014,35（4）: 469-472.

5. Uharcek P,M Mlyncek,J Ravinger. Elevation of serum CA 125 and D-dimer levels associated with rupture of ovarian endometrioma. Int J Biol Markers,2007,22（3）:203-205.

6. 于丽,马茹,肖丽萍.经腹及阴道联合二维超声诊断附件良性包块的评价.中国实用妇产与产科杂志,2004,20（11）: 687-688.

第13节　生殖道瘘

膀胱阴道瘘

生殖道与泌尿道之间的任何部位形成异常通道就构成了尿瘘,尿液自阴道排出,不能控制。根据解剖位置划分,最为常见的尿瘘为膀胱阴道瘘。膀胱阴道瘘是妇科盆腔手术后一种常见而又严重的并发症,以阴道不可控制性的持续漏尿为主要症状。根据病变程度又分为简单尿瘘和复杂尿瘘。简单尿瘘指瘘孔直径 <3cm,复杂尿瘘指直径≥3cm 或瘘孔边缘距输尿管开口 <0.5cm。

思考问题:

1. 膀胱阴道瘘的诊断。

2. 膀胱阴道瘘的治疗。

病例

45 岁,G_5P_1,开腹全子宫切除术后 2 个月余,阴道排液 1 个月入院。患者因"子宫肌瘤"行开腹全子宫双附件切除术,膀胱腹膜返折处粘连致密,术中发现膀胱顶部偏后壁破口,长约1.5cm,紧邻阴道残端前壁正中。3-0可吸收线连续缝合,亚甲蓝充盈膀胱,无液体溢出。术后2周拔除尿管,自解小便顺畅,测残余尿5ml。拔尿管后2天开始出现间断性阴道排液,伴自解小便量少。亚甲蓝试验可见亚甲蓝液自阴道内流出。膀胱镜检查见膀胱三角后区偏左侧可见瘘口,直径约1cm,距离左侧输尿管口约2cm。继续放置尿管6周,并每天予欧维婷(雌三醇)涂阴道壁。现术后2个月余,查体仍可见阴道内少许清亮液体,残端愈合好。泌尿系B超:双肾、输尿管及膀胱未见明显异常。既往:1993年剖宫产,2003年开腹子宫肌瘤剔除术。

入院诊断:膀胱阴道瘘。

治疗:入院行膀胱阴道瘘修补术,术中探查见肠管与阴道残端和部分膀胱壁紧密粘连,分离粘连后,从膀胱后壁打开膀胱,直视下放置双侧输尿管单J管,左侧输尿管开口距离瘘口约1cm。游离膀胱后壁,充分显露阴道瘘口。修剪阴道壁瘘口瘢痕组织,1-0薇乔连续纵行缝合。从侧腹膜充分游离膀胱侧壁,前腹膜分离部分膀胱前壁,使瘘口周围膀胱壁充分减张。3-0 Dexon可吸收线分三层分别连续缝合膀胱黏膜和外层膀胱壁。单J管经尿道引出,膀胱造瘘留置蘑菇头导尿管经左下腹引出。盆底留置引流管一根,经右下腹引出。术后膀胱冲洗,白蛋白支持治疗。术后2周拔除尿管,无漏尿。

❤ 诊治经验与点评

一、膀胱阴道瘘的诊断

典型的病史是患者近期手术史,阴道不可控制的流液,长期刺激可引起外阴部痒和烧灼痛。根据瘘孔的位置,患者可表现为持续漏尿、体位性漏尿、压力性尿失禁或膀胱充盈性漏尿等,如较高位的膀胱瘘孔患者在站立时无漏尿,而平卧时则漏尿不止;瘘孔极小者在膀胱充盈时方漏尿。漏尿发生的时间也因病因不同而有区别,坏死型尿瘘多在产后及手术后 3~14 天开始漏尿,手术直接损伤者术后即开始漏尿。查体外阴呈皮炎改变,大瘘孔妇科检查容易发现,小瘘孔则通过触摸瘘孔边缘的瘢痕组织明确诊断。如患者系盆腔手术后,检查未发现瘘孔,仅见尿液自阴道穹隆一侧流出,多为输尿管阴道瘘。检查暴露不满意时,患者可取膝胸卧位,用单叶拉钩将阴道后壁上提,可查见位于耻骨后或较高位置的瘘孔。

辅助检查首先应明确漏出的液体为尿液,可通过比较漏出液与尿液、血液中的电解质和肌酐来明确。可行亚甲蓝试验,将三个棉球逐一放在阴道顶端、中 1/3 处和远端。用稀释的亚甲蓝溶液 200ml 充盈膀胱,嘱患者走动 30 分钟,然后逐一取出棉球,蓝染提示膀胱阴道瘘。根据蓝染海绵是在阴道上、中、下段估计瘘孔的位置。海绵无色或黄染提示可能输尿管阴道瘘。必要时可行膀胱镜检查明确瘘孔的位置、大小、数目及瘘孔和膀胱三角的关系等。

二、膀胱阴道瘘的治疗

膀胱阴道瘘治疗分为保守治疗和手术治疗。保守治疗仅限于分娩或手术后 1 周内发生的较小的膀胱阴道瘘,留置直径较粗的导尿管于膀胱内,4 周 ~3 个月有愈合可能。保证患者营养和液体的摄入,促进瘘孔愈合。治疗中要注意治疗外阴皮炎和泌尿系感染。绝经后妇女可以给予雌激素,促进阴道上皮增生,有利于伤口愈合。长期放置引流管拔除前,应重复亚甲蓝检查明确瘘孔是否愈合。

手术修补为主要治疗方法,但要注意时间的选择。直接损伤的尿瘘应尽早手术修补;其他原因所致尿瘘应等待 3~6 个月,待组织水肿消退、局部血液供应恢复正常再行手术;瘘修补失败后至少应等待 3 个月后再次手术。术前要排除尿路感染,治疗外阴阴道炎症,绝经患者术前口服雌激素两周以上，以促进阴道上皮增生，有利于伤口愈合。围术期常规应用抗生素预防感染。膀胱阴道瘘手术修补首选经阴道手术，不能经阴道手术或复杂尿瘘者，应选择经腹或经腹-阴道联合手术。经阴道修补时最好采取俯卧位或膝胸卧位，以利显露和操作。如瘘孔位置较低、暴露无困难，亦可采取膀胱截石位。经腹修补膀胱阴道瘘取仰卧头低位，以脚架分开下肢，有利于术中经阴道顶起膀胱以利显露。术中充分分离膀胱瘘口与阴道瘘口之间的粘连并尽量清除坏死组织，游离瘘孔周围组织，完全切除瘢痕，在张力最小的情况下，分层（膀胱黏膜、筋膜和阴道黏膜）严密缝合瘘孔，各层缝合方向应有错位。术后留置 18 号双腔管或蘑菇头导尿管 10~14 天，避免阻塞或脱落。困难尿瘘修补或有反复手术失败史者，可经耻骨上行膀胱造瘘。拔管后应密切注意有无漏尿现象，如发现漏尿，可再度放置导尿管或输尿管导管，仍有愈合之可能。

当瘘孔较大且修复手术困难时，患者开始须卧床 5~7 天；瘘孔较小，没有太多瘢痕形成而且缝合比较牢靠的患者可在术后 24~48 小时后离床活动。术后保持外阴部清洁，绝经患者术后继续服用雌激素一个月，积极的营养支持治疗，3 个月内禁止性生活。

直肠阴道瘘

妇产科最常见的粪瘘为肠道阴道瘘。可以根据瘘口在阴道的位置，分为低位、中位和高位瘘。还可根据解剖结构分为肛门阴道瘘、直肠阴道瘘、结肠阴道瘘和小肠阴道瘘，其中最为常见的是直肠阴道瘘。产伤是引起直肠阴道瘘的主要原因。胎头长时间压迫导致缺血坏死，难产手术操作，会阴撕裂达直肠黏膜、会阴撕裂缝合的缝线穿过直肠黏膜，侧切口缺血感染等均可导致直肠阴道瘘。盆腔手术如广泛子宫切除、复杂的子宫切除手术、阴道后壁手术、会阴手术、左半结肠和直肠手术直接损伤直肠，或使用吻合器不当等也可引起直肠阴道瘘。某些少见疾病，如感染性肠疾病（克罗恩病或溃疡性结肠炎）、先天畸形、长期持续放置子宫托、盆腔恶性肿瘤浸润或放疗也可引起直肠阴道瘘。肛瘘是指肛管（齿状线以下）和会阴或肛周皮肤之间的窦道，通常继发于肛周脓肿，也可能是侧切伤口的并发症，瘘管周围由炎性肉芽组织构成，瘘管构成可能复杂。

思考问题：
1. 直肠阴道瘘的诊断。
2. 直肠阴道瘘的治疗。

病例

患者 26 岁，G_1P_1，产后 11 个月。足月阴道分娩，新生儿体重 3650g，产时会阴Ⅲ度裂伤，予缝合，术后 9 天发现稀样便从阴道排出，色黄，气味如大便，诊断阴道直肠瘘。现偶有稀水样便从阴道流出，严重影响生活质量。查体会阴体缩短约 1cm，处女膜内约 1cm 处有一直径 1cm 瘘口，左侧可见瘢痕组织。

入院诊断：直肠阴道瘘。

治疗经过：肠道准备后行阴道直肠瘘修补术。术中见瘘口处直肠黏膜外翻，瘘周有瘢痕组织。三角形切除阴道后壁瘢痕，3-0 可吸收线间断缝合直肠黏膜。Allis 钳钳夹阴道后壁与会阴皮肤之间瘢痕的两端，修剪去除多余的瘢痕，松解肛门外括约肌的两端，3-0 PDS 线间断重叠缝合肛门外括约肌两端。稍分离阴道后壁黏膜下方肛门内括约肌，3-0 PDS 线 U 形缝合肛门内括约肌两断端。2-0 可吸收线连续缝合阴道后壁黏膜。会阴体皮肤 2-0 可吸收线间断缝合。修补成形后指诊肛门松紧适宜，阴道容 2 指松。

诊治经验与点评

一、直肠阴道瘘的诊断

根据病史、症状及妇科检查一般不难诊断。主要症状是阴道排气、排便。瘘孔大者,阴道内可排出成形粪便。瘘孔小者,稀便可自瘘孔经阴道排出或有阴道排气。患者可以有反复的阴道、外阴和泌尿系感染。伴有肛门括约肌受损的患者可能有大便急迫或便失禁。查体时大的粪瘘容易发现,小的粪瘘则需要仔细寻找,如在阴道后壁见到鲜红的肉芽组织,常为瘘孔所在部位,可用探针从阴道肉芽处向直肠方向探查,直肠内手指触及探针即可证实瘘孔的存在。对于小的瘘孔多采用直肠内注亚甲蓝液,观察阴道内有无亚甲蓝液溢出。产伤所致的瘘常常位于阴道下 1/3,处女膜以里。阴道直肠隔变薄,阴道穹隆处小的瘘孔、小肠和结肠阴道瘘需行钡剂灌肠检查方能确诊,必要时可辅助下消化道的内镜检查。检查时要同时评估肛门括约肌功能以确定是否同时存在括约肌的损伤。肛门内超声或肛门测压有助于明确括约肌的损伤程度。一般认为距离肛门 3cm 以内即齿状线以下的瘘为肛门阴道瘘,而齿状线以上的瘘为直肠阴道瘘。

二、直肠阴道瘘的治疗

新鲜的小瘘口通过胃肠外营养、禁食等保守治疗,部分瘘孔可以自行愈合。但对大部分患者,手术修补仍为主要的治疗方法。手术损伤引起的粪瘘应在术中立即修补。压迫坏死性粪瘘,需待炎症消退后再行手术修补,一般需 3~6 个月。高位巨大直肠阴道瘘合并尿瘘者、前次手术失败阴道瘢痕严重者,应先行暂时性乙状结肠造瘘,至少 3 个月之后再行修补手术。术前 3 天严格肠道准备,每天冲洗阴道。经阴道修补者选择膀胱截石位,高位瘘也可经腹修补。术中需充分游离瘘孔周围组织,彻底切除瘘管和周围瘢痕,在无张力情况下,分层缝合直肠黏膜、直肠阴道筋膜和阴道黏膜，严密关闭瘘孔，避免形成死腔。如有肛门括约肌损伤，要同时修补，重叠缝合括约肌断端，否则瘘修补后可能持续粪失禁。术毕阴道内填塞油纱卷压迫，以减少渗血、避免形成死腔。避免患者在术后1周内排便，可采取以下措施：术后3天禁食，同时给予静脉高营养。必要时给予肠蠕动抑制剂，之后逐渐过渡为少渣饮食。第5天起，口服药物软化大便，逐渐使患者恢复正常排便，避免便秘。外阴冲洗每天两次，保持外阴清洁。术后3个月内避免性生活。

（陈　娟）

参 考 文 献

北京协和医院.北京协和医院医疗诊疗常规——产科诊疗常规.北京：人民卫生出版社，2012.

第14节　先天性无阴道

　　先天性无阴道常合并无子宫或仅有始基子宫，一般输卵管、卵巢发育正常，故第二性征为正常女性表现，染色体核型为女性核型 46,XX，又称为 Mayer-Rokitanskyl-Kuster-Hauser（简称 MRKH）综合征，其发生率约为1/4000。患者幼年时无症状，大多是在青春期因原发性闭经而就诊时被发现，少数患者婚后发现性交困难而就诊。极少数有功能性子宫的患者，可出现规律的周期性腹痛。先天性无阴道患者的治疗目标是建立一个新阴道，以解决患者的性生活和性角色问题。治疗方法的选择需根据患者的意愿、自身发育情况以及本地的医疗条件和术者的经验，可采取非手术的治疗方法（顶压法）和手术治疗。手术方法中各种术式种类繁多、各有利弊。

随着阴道成形术各种术式的经验积累和对新阴道功能评价的深入,该术式向着简单化、微创化和利用自身材料的方向发展,以使对患者的损伤降到最低程度,并使新阴道的功能尽量接近生理状态。

病例

张××,22岁,以"原发闭经,周期性下腹痛1月余"为主诉入院。

患者为足月顺产儿,出生体重不详。否认母亲孕期接触烟、酒、药物、放射性毒物等接触史。幼时身高、智力与同龄人相似,乳房13岁开始发育,发育良好,阴毛、腋毛正常。青春期开始无月经来潮,2010年9月我院行盆腔超声检查提示:始基子宫可能性大(图2-10),查双泌尿系超声未及明显异常,抽血查性激素六项未及明显异常,曾监测基础体温提示单项,有时双项。2013年12月19日于301医院查染色体示:46,XX;G-带核型分析未见明显异常。2013年12月我院确诊为MRKH综合征。体格检查提示双乳房发育良好。盆腔检查可见外阴发育正常,前庭可见一浅凹,肛查未及异常。辅助检查中,2013年12月我院查全脊柱平片未及明显异常,双侧泌尿系超声未见异常。性激素水平LH 2.14mIU/ml,FSH 6.2mIU/ml,E_2 94.1pg/ml,PRL 16.55ng/ml,TSTO

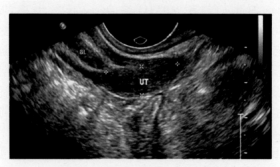

图2-10　盆腔B超提示始基子宫

42.3ng/dl,P 1.22ng/ml。2014 年 1 月 CA125 24.0U/ml,MRI 提示阴道缺如,双侧卵巢正常(图 2-11)。2014 年 1 月我院行"生物补片法人工阴道成形术",手术顺利,手术以软模具填充,术后 1 周会阴拆线后更换硅胶模具,并教会患者自行更换。术后定期随访,现术后 6 个月,门诊查体提示新阴道黏膜化好,长度同正常阴道(图 2-12)。目前已有性生活,FSFI 评分满意,佩戴模具继续随访中。

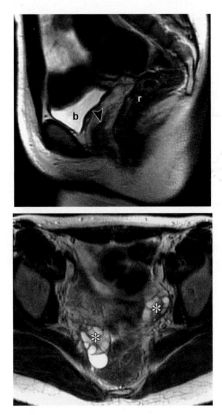

图 2-11　MRI

左图矢状位:宫颈和子宫的完全缺如,在直肠(r)和膀胱(b)之间可见上端为盲袋的阴道(箭头所示);右图横断面:可见双侧正常卵巢(*)

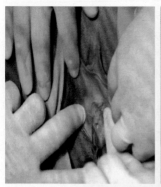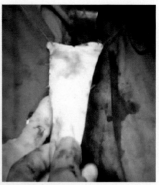
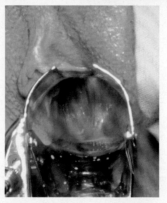

图 2-12 生物补片法人工阴道成形术

左图提示未见阴道;右图示生物补片缝合成"筒状"置入
人造穴道内;下图示术后 3 个月随访时所见新阴道

诊治经验与点评

一、诊断要点

1. 女性第二性征发育正常,但无月经来潮。

2. 性生活困难。

3. 妇科检查无阴道开口,有时呈一浅凹或深约 2~
3cm 的凹陷。肛查可扪及一小子宫(始基子宫)。

4. 超声检查,可了解子宫及双侧卵巢的情况,并除
外泌尿系统畸形。

5. 染色体检查,若核型为 46,XY,则考虑完全型雄激素不敏感综合征的诊断。

6. 少数患者需做放射造影或 CT 等检查,以便明确泌尿系或骨骼脊柱等方面的畸形。

7. 鉴别诊断方面,主要与其他原发闭经为临床表现的疾病相鉴别,包括阴道闭锁、真假两性畸形等。

二、治疗

一般于结婚前 6 个月进行,或者近期有性生活意愿者。由于先天性无阴道(MRKH 综合征)患者普遍存在自卑心理,特别是近年来随着人们观点的开放,年轻人婚前性行为增多,部分患者更愿意先做手术成形阴道,再找异性朋友。目前鉴于人文关怀的理念,如患者愿早进行手术也可考虑手术。

1. **非手术治疗**　即顶压法,用不同尺寸的木质或塑料模具逐号压迫阴道,直至有合适的长度,这种方法最简单,不用手术,费用较低。但需在医师的指导和随诊下进行,适合于外阴发育较好,组织松软,有短浅阴道凹陷形成的患者。

2. **手术治疗**　手术治疗的基本原理是在尿道与直肠之间分离造穴,形成一个人工腔道,应用不同的方法寻找一个合适的替代组织来重建阴道。手术时机可选在结婚前 3~6 个月进行。有下列方法,各有利弊。

(1)羊膜法阴道成形术:是在尿道和直肠之间造穴,然后用羊膜(生小孩以后胎盘的附着面)衬在造穴后的"人工阴道"创面,慢慢让阴道的黏膜生长过去。优点是羊膜来源广泛,手术花费少。缺点是术后需要佩戴模具扩张阴道较长时间,并且因不是自体组织,存在感染病毒的风险。

(2)乙状结肠或回肠代阴道术:可选用直肠、乙状结肠、回肠作为供体,以乙状结肠比较常用,对患者的身体影响更小,不易引起狭窄,肌层更厚,形成的阴道可有收缩功能。手术步骤为造穴、切取肠段、肠段近侧端缝合并固定在阴道与盆腹膜结合部,另一端拉至阴道口,吻合移植肠段远端与前庭开口处黏膜,形成阴道外口。术后不需佩戴模具进行扩张。该术式成功率比较高。缺点是需剖腹或腹腔镜手术,手术创伤较大,有可能发生切口感染、吻合口瘘、肠梗阻、肠吻合处腹膜炎等肠道外科并发症;黏膜较薄,性交时容易损伤,造成出血、感染等;人工阴道脱垂;若使用肠吻合器则费用昂贵等,且术后肠腺大量分泌使形成的阴道有异味。

（3）盆腔腹膜阴道法成形术:可开腹或腹腔镜微创完成,将始基子宫表面的腹膜及部分膀胱浆膜和直肠浆膜垫衬至造穴后的“人工阴道”,形成的新阴道较滑润,且用自身组织无感染风险,相对费用较低。术后需要佩戴模具扩张阴道较长时间。此术式成功率较高,但手术复杂,手术技巧要求较高。手术有损伤膀胱和直肠的可能性。新阴道黏膜化时间较长,术后需佩戴阴道模具的时间较长,但较羊膜法的时间短。再造的阴道顶端薄弱,佩戴模具易致移位、出血或肉芽组织形成等。

（4）皮瓣阴道成形术:可用带蒂的大小阴唇皮瓣、腹股沟皮瓣、下腹壁轴型皮下蒂皮瓣等形成人工阴道。皮瓣多带血管,以保证成活。手术较为复杂,多为整形外科医师采用。术后不需要佩戴模具。最大的缺点是供皮区瘢痕明显,不符合患者审美要求。另外,术后有毛发生长、皮瓣脱垂发生、成形的阴道较臃肿。

（5）皮片阴道成形术:一般取自体腹部或大腿的中厚皮片、自体颊黏膜等,手术也是先行造穴,将皮片缝合成筒状,送入腔穴,缝合创面,完成阴道再造。术后需要佩带一定时间的模具进行扩张阴道。

（6）生物补片阴道成形术:近来兴起的一种手术,造穴和羊膜法一样,选择生物材料填充在腔穴表面,因为材料的优点,所造的穴所形成的阴道黏膜较为厚,阴道黏膜上皮化时间短,与正常阴道组织接近。术后需佩戴模具的时间也相应缩短。优点是手术简单易行,手术和麻醉时间短,阴道黏膜上皮化时间短,且形成的阴道黏膜较厚、光滑红润,弹性好,瘢痕的形成及挛缩均不明显。补片成品化,没有供区瘢痕,符合患者美观需要,保护患者隐私。缺点是费用较为昂贵。最为年轻的术式,远期效果尚待进一步评价。

三、术后随访及注意事项

1. 手术后 7~14 天内是以阴道纱布软模具填充,7~14 天后更换为硅胶假体或玻璃模具,6 个月内每天 24 小时持续佩戴以扩张阴道。6 个月后视性生活的情况而定。

2. 性生活开始的时间 阴道黏膜上皮形成后,大约 3~6 个月,视不同术式阴道黏膜上皮化的时间不同而不同,应定期随诊,由医师决定。

3. 佩戴模具 规律性生活(至少每周 2 次)可不戴模具。如果性生活不规律,还需间断佩戴模具。如自觉人工阴道狭窄或长度不够,可间断佩戴模具。

4. 随诊 前 1 年每 3 个月定期随诊一次,以后规律性生活后,若无不适,可每年或数年随诊一次。随诊主要了解术后伤口愈合情况和阴道口的松紧程度。

此例患者属较为典型的 MRKH 综合征患者,原发闭经,染色体核型证实为女性核型,卵巢功能正常,妇科查体未见阴道,盆腔和泌尿系超声协助诊断。手术治疗选择来源广泛、容易获得的生物补片来进行"人工阴道成形术"再造新阴道,效果良好,目前进一步随访中。

(周慧梅 孙智晶)

参 考 文 献

1. 朱兰,Felix Wong,郎景和. 女性生殖器官发育异常的微创手

术及图谱 . 北京 : 人民卫生出版社 , 2010.

2. 周慧梅 , 郎景和 , 朱兰 . 组织工程医用生物补片用于阴道重建的动物实验研究 . 中华妇产科杂志 , 2009 , 44 (11) : 846-850.

3. 朱兰 , 周慧梅 , 郎景和 . 组织工程医用补片在人工阴道成形术中的应用 . 中国实用妇科与产科杂志 , 2006 , 22 (12) : 953-954.

4. Zhu L , Zhou H , Sun Z. Anatomic and sexual outcomes after vaginoplasty using tissue-engineered biomaterial graft in patients with Mayer-Rokitansky-Küster-Hauser syndrome : a new minimally invasive and effective surgery. J Sex Med , 2013 , 10 (6) : 1652-1658.

5. Bombard DS , Mousa SA. Mayer-Rokitansky-Kuster-Hauser syndrome : complications , diagnosis and possible treatment options : a review. Gynecol Endocrinol , 2014 , 30 (9) : 618-623.

第 15 节　性传播疾病的误诊分析和对策

尖 锐 湿 疣

尖锐湿疣 (condyloma acuminate) 是由人乳头病毒 (human papilloma virus , HPV) 感染引起的鳞状上皮增生性疣状病变 , 主要与低危型 HPV6、11 有关。促使 HPV 感染的危险因素有过早性交、多个性伴侣、免疫力低下、高性激素水平、吸烟等。往往与多种性传播疾病 , 如淋病、滴虫病、梅毒、外阴阴道假丝酵母菌病、衣原体感染等并存。整合感染时尖锐湿疣的表现常不明显。机体产生的细胞免疫及体液免疫可清除 HPV , 大部分感染者的 HPV 被清除 , 一部分人呈 HPV 潜伏感染 , 少数呈亚临床 HPV 感染 , 极少数发生临床可见的尖锐湿疣。

潜伏感染是指皮肤黏膜肉眼观正常,醋酸试验、阴道镜等检查阴性,但分子生物学发现 HPV;亚临床感染是指无肉眼可见疣症,但细胞学、醋酸试验、阴道镜、病理检查发现 HPV 感染的改变。

思考问题:

1. 尖锐湿疣的流行病学特点。

2. 尖锐湿疣的临床特点。

3. 尖锐湿疣的诊断和鉴别诊断。

4. 尖锐湿疣的治疗要点。

 病例

55 岁女性,46 岁自然绝经,2013 年 1 月在本地医院行外阴肿物活检术,病理:倾向于外阴尖锐湿疣,HPV 高危型 16/18 强阳性,低危型 6/11 强阳性。2013 年 3 月再次行外阴肿物灼烧术,术后 1 个月创面愈合不良,2 周前发现左侧小阴唇外侧肿物,约黄豆大小,无红肿及破溃。于 2013 年 5 月再次行外阴肿物切除术。患者取膀胱截石位,常规消毒铺巾,Allice 钳钳夹外阴肿物并牵拉,沿肿物外侧 0.5cm 完整切除肿物,创面稍有渗血,予电凝止血,4-0 可吸收缝线间断缝合,术后愈合佳,病理符合尖锐湿疣,随诊至今,未再次复发。

诊治经验与点评

一、流行病学特点

1. 我国目前最常见的性传播疾病之一。

2. 主要的传播途径是经性交直接传播,也可通过污染的物品间接传播。

3. 好发于性活跃的中青年。

4. 尖锐湿疣患者的性伴侣中约 60% 发生 HPV 感染。

5. HPV 感染的母亲所生新生儿可患喉乳头瘤,一般认为通过软产道感染。

二、临床特点

1. 绝大部分生殖道肛门 HPV 感染是潜伏感染或亚临床感染,无自觉症状,仅少部分有瘙痒、灼痛、白带增多。

2. 潜伏期　1~8 个月,平均 3 个月。

3. 好发部位　外生殖器及肛门附近皮肤黏膜湿润区。

4. 形态　淡红色尖端稍尖的赘生物,呈乳头状、菜花状及鸡冠状,根部多蒂易发生糜烂、渗液有恶臭;干燥部位呈扁平疣状。宫颈表面不典型,光滑、颗粒状、沟回状,妊娠时可明显增大增多。

5. HPV 感染的母亲所生新生儿可患乳头瘤,一般认为通过母亲软产道感染。

三、诊断及鉴别诊断

1. **诊断**

(1)有不洁性交史、配偶感染史或间接感染史。

(2)有尖锐湿疣形态学表现。

(3)醋酸白实验阳性(组织表面涂以 3%~5% 醋酸液,3~5 分钟后组织变白为阳性,不变色为阴性)。

(4)细胞学检查　细胞学涂片中可见 HPV 感染特征就是空泡细胞以及角化不良细胞、角化不全细胞和湿疣外底层细胞。

(5)阴道镜检查　有助于发现亚临床病变,醋酸试验可提高阳性率。

(6)病理检查　挖空细胞出现为 HPV 感染的特征性改变(图 2-13)。

(7)核酸检测　PCR、DNA 探针杂交检测。

2. **鉴别诊断**　需与扁平湿疣、生殖器鲍温样丘疹、假性湿疣及生殖器鳞状细胞癌等疾病鉴别。

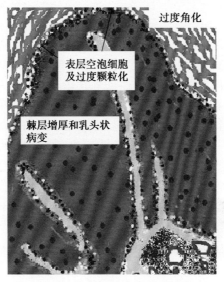

过度角化

表层空泡细胞
及过度颗粒化

棘层增厚和乳头状
病变

图 2-13　尖锐湿疣的病理图解

四、治疗

1. **局部药物治疗**　外用药物鬼臼毒素,其局部用效果好,但有致畸作用,孕妇禁用;其他外用药物包括足叶草毒素酊、三氯醋酸、咪奎莫特霜。

2. **物理疗法**　包括微波、激光、冷冻方法;但冷冻治疗不适用于阴道病灶。

3. **手术治疗**　数目多、面积广、药物治疗失败的患者可手术切除。

4. **干扰素**　多用于病情严重、持续存在反复发作的患者,费用高,全身给药有副作用,推荐局部用药。

5. **亚临床感染的处理**　不推荐治疗,应密切随访并预防他人感染。

6. **性伴侣的处理**　性伴侣应进行治疗,推荐使用避孕套阻断传播途径。

生殖器疱疹

生殖器疱疹(genital herpes)是由单纯疱疹病毒(herpes simplex virus, HSV)引起的性传播疾病,特点是生殖器及肛门皮肤溃疡,慢性反复发作。HSV 分为 HSV-1 及 HSV-2 两个血清型。HSV-1 主要引起口唇部疱疹, HSV-2 主要引起生殖器疱疹(阴唇、阴蒂、宫颈等)、肛门及腰以下皮肤疱疹,但两者也可交叉。70%~90% 原发性生殖器疱疹由 HSV-2 引起,由 HSV-1 引起者占 10%~30%。复发性生殖器疱疹主要由 HSV-2 引起。HSV-1 与 HSV-2 两者的抗原性不同,所产生的抗体也不同。

思考问题:

1. 生殖器疱疹的流行病学特点。
2. 生殖器疱疹的临床特点。
3. 生殖器疱疹的诊断与鉴别诊断。
4. 妊娠与生殖器疱疹。
5. 生殖器疱疹的治疗。

病例 1

52 岁女性,大小阴唇红肿、疼痛 5 天,按过敏性皮炎治疗无效,病情加重,体检:大、小阴唇及阴道口潮红,小阴唇内、外侧多个小水疱,体温 38℃,脉搏 80 次 / 分。实验室检查:外周血白细胞数 9.0×10^9/L,中性粒细胞 65%,水疱基底渗出物作疱疹病毒抗原检测,HSV-2(+)。本人无婚外性交史,其丈夫有冶游史,曾患生殖器溃疡并治疗。按生殖器疱疹治疗 3 天后病情明显好转,阴部红肿基本消退。1 周后,患者阴道分泌物仍较多,伴四肢有红斑,复诊检查见小阴唇外侧水疱均消失,小阴唇内侧近阴道口处分泌物稍多,有多个黄豆大扁平湿疣,四肢及掌心见暗红斑。取湿疣表面渗出物作 TP(+),血清 RPR:32,TPHA(+)。患者丈夫的血清 RPR(−),但

TPHA（＋）。

诊断：生殖器疱疹，Ⅱ期梅毒。

治疗：抗梅毒治疗 1 周后扁平湿疣消退，2 周后四肢及手掌暗红斑消失。治疗后 3 个月复查 RPR 1：4,6 个月 RPR1：1。此期间未见阴部疱疹复发，未见四肢及掌心发现暗红斑。继续随访。

诊治经验与误诊分析

一、流行病学特点

1. HSV 在体外不易存活，主要由性交直接传播。

2. 传染性强，与患有阴茎疱疹的男性发生一次性接触的女性，约 60%~80% 感染。

3. 人群感染高达 80%~90%，甚至高于梅毒、淋病，女性患者居多。

4. 患口唇疱疹的患者，并不能对生殖器疱疹有免疫性。

二、临床特点

1. 多数为携带者。

2. 原发性生殖器疱疹潜伏期为 2~10 天。

3. 初发疱疹较大，疼痛明显，病程可持续 20 天左右。

4. 女性多在阴唇、阴阜、阴蒂、肛周及阴道发生，约 90% 同时侵犯宫颈（图 2-14）。

5. 病灶临床表现进展：烧灼感→红丘疹→小水疱→脓疱→破溃糜烂→结痂。

6. 常伴有淋巴结肿大压痛。

7. 几乎 100% 的患者会出现复发性生殖器疱疹。

8. 复发后一般在原处，多在原发疹后 1~4 个月内，第 1 年可复发 4~6 次。

9. 复发全身症状较原发轻，通常皮损约 10 天消退。

10. 引起复发的原因包括发热、月经、劳累、精神紧张、精神创伤、发热感染。

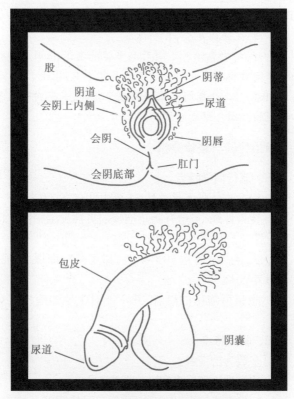

图 2-14 生殖器疱疹的可能生长部位

三、生殖器疱疹的诊断与鉴别诊断

1. **诊断** 目前诊断生殖器疱疹主要靠病史、症状、体征和病理,另外也可通过酶联免疫吸附试验或放射免疫测定检测病毒抗原。借助 PCR 技术扩增 HSV-DNA,诊断可靠。新生儿脐血清特异 IgM 阳性,提示宫内感染。

2. **鉴别诊断** 需要鉴别诊断的疾病包括:硬下疳、淋病、固定红斑性药疹。

四、妊娠与生殖器疱疹

1. 孕妇生殖器疱疹病毒感染率比一般人高 2~3 倍,

且病情较严重。

2. 可引起不孕、不育、死胎、畸形、流产。

3. 多为经软产道感染新生儿,也可通过胎盘造成胎儿宫内感染。

4. 新生儿对生殖器疱疹病毒敏感,通过产道时,可有 40%~60% 的机会被感染。

5. 新生儿症状包括:高热、带状分布的疱疹、肝脾大、脑炎或败血症。

6. 60% 受染新生儿死亡,痊愈且无后遗症的仅占 15%。

7. 原发性生殖道疱疹对胎儿危害大,妊娠早期应终止妊娠。

8. 分娩时原则上应对软产道有疱疹病变的产妇行剖宫产,即使病变已治愈。

9. 初次感染发病不足 1 个月者,仍以剖宫产结束分娩为宜。

10. 发病超过 1 周的复发型疱疹可经阴道分娩。

五、治疗

无彻底治愈方法,治疗的原则是减轻症状,缩短病程。

治疗分为一般性的对症治疗及抗病毒治疗。一般性的对症治疗包括每天等渗生理盐水清洗、口服止痛药物、外用抗生素药膏、外用盐酸利多卡因软膏等。

抗病毒药物目前常用阿昔洛韦每次 0.2g,每天 5~6 次口服,干扰 HSV-DNA 合成。连用约 10 天为一疗程。复发者同样剂量,连服 5 天。也可局部使用。对胎儿无明显毒性。

对于女性复发性生殖器疱疹须作妇科检查以除外宫颈癌。

获得性免疫缺陷综合征

获得性免疫缺陷综合征(AIDS,又称艾滋病),其病原体是 DNA 逆转录病毒——人类免疫缺陷病毒,包括 HIV-1 和 HIV-2,其中引起世界流行的是 HIV-1。

患者从感染 HIV 到发展为艾滋病的潜伏期长短不一,短至几个月,长达 17 年,平均 8 年。由于 HIV 感染后期常发生各种机会性感染及恶性肿瘤,因此,临床表现多样。我国于 1996 年 7 月起执行的《HIV/AIDS 诊断标准及处理原则》标准中,将艾滋病分为急性期、无症状期、艾滋病期。目前该疾病尚无治愈方法,主要采取一般治疗、抗病毒药物及对症处理。一线推荐方案为:AZT(或 d4T)+3TC+EFV(或 NVP)。

随着艾滋病在我国的流行发展和蔓延,育龄妇女感染人数在增多。在预防艾滋病母婴传播工作中,需要重视 HIV 感染妇女的生殖健康,进一步帮助育龄妇女尤其是艾滋病高发地区的妇女知晓本人和伴侣的艾滋病病毒感染状态,帮助他们选择安全的性行为方式和知情选择意向。实施计划生育,采取积极有效的避孕措施,尽可能地避免非意愿妊娠和生育。

思考问题:

1. 获得性免疫缺陷综合征的流行病学特点。
2. 获得性免疫缺陷综合征的临床特点。
3. HIV 对妊娠的影响。
4. 妊娠合并 HIV 的处理。
5. 如何预防母婴传播。
6. 医护人员职业暴露的处理。

病例

26 岁女性,G_2P_1,孕 38^{+2} 周,入院待产。孕期从未进行产检,第一胎分娩时因失血多曾输过血。B 超示孕足月,羊水偏少。血清检测 HIV 阳性、配偶阴性。入院诊断:宫内晚孕,HIV 携带者。行剖宫产娩一男婴,重 2500g,出生时 1 分钟 Apgar 评分 2 分,因畸形放弃抢救,产后 30 分钟死亡。

临床处理要点：

1. 阻断艾滋病母婴传播 综合抗病毒治疗＋安全助产（择期剖宫产）＋人工喂养。

2. 除社会性预防措施外，还应杜绝 HIV 医源性传染，如严格遵守采血法，避免血液污染。

3. 对 HIV 阳性的产妇应采取母婴隔离监护。

4. 处理患者时各种器械及医疗用品都应严格消毒。

5. 医护人员应进行自我防护。

♥ 诊治经验与点评

一、获得性免疫缺陷综合征流行病学特点

1. 我国主要为 HIV-1 流行。

2. 三种传播途径 性传播、血液传播和母婴垂直传播。

3. 性接触是主要的传播途径。

4. 全球艾滋病儿童 90% 基于母婴传播。

5. 母婴传播可发生于孕产任何时期，包括：宫内传播、产时传播及产后传播。

二、获得性免疫缺陷综合征临床特点

1. 逐渐加重的免疫抑制，主要是细胞免疫。

2. 主要靶细胞 胸腺起源的 T 淋巴细胞——CD4 细胞。

3. 潜伏期通常为几天到几周。

4. 急性发病持续不足 10 天。

5. 急性发病常见症状 发热、夜间多汗、疲倦、皮疹、头痛、淋巴结肿大、咽炎、肌肉疼痛、关节疼痛、恶心呕吐和腹泻等。

6. 慢性病毒血症的平均时间为 10 年。

7. 当出现临床症状且 HIV 检查阳性时，可得出艾滋病的诊断。

8. 常见症状　淋巴结肿大、口腔黏膜白斑、鹅口疮、血小板减少。

9. 机会性感染　念珠菌、疱疹病毒（持续性）、带状疱疹、结核、巨细胞病毒、弓形虫。

三、HIV 与妊娠

1. 经胎盘的病毒感染发生在妊娠早期，如孕早期确诊，应行人工流产终止妊娠。

2. 大部分传播发生在分娩时。

3. 垂直传播在早产中多见，尤其在胎膜破裂时间较长时。

4. 15%~25% 的新生儿因母亲未进行抗病毒治疗而受到感染。

5. 围产期 HIV 传播与血浆中病毒 RNA 的负荷密切相关，当 RNA 水平大于 100 000 拷贝 /ml，感染几率超过40%。

6. 许多孕妇在孕期无症状，但所产新生儿最后发展成艾滋病。

7. 血清 HIV 阳性的孕妇妊娠并不增加母体患病率及死亡率，但胎儿的不良预后大大增加（早产儿 20%，胎儿生长受限 24%）。

8. HIV 感染孕产妇孕期易合并贫血，引起贫血的原因是多因素的，其中骨髓造血干细胞的 HIV 感染和维生素 B_{12} 等营养元素的缺乏是最常见的原因。产妇对产后出血耐受性亦差。

四、妊娠合并 HIV 的处理

1. 所有的孕妇均应进行血清学检查并给予充分的咨询及心理支持。

2. 考虑到极高的发病率和病死率，应对感染孕妇进行联合抗逆转录病毒治疗。

3. 应进行其他性传播疾病及结核病的筛查，并接种乙肝疫苗、流感疫苗肺炎球菌疫苗。

4. 每 3~4 个月(或每个妊娠阶段)进行 CD4(+)T 细胞数量检查及 HIV-RNA 水平监测。

5. 如 CD4(+)T 细胞数量小于 200/ul,应用药物预防卡氏肺囊虫肺炎。

6. 应建立起母 - 婴传播的完整记录以统计儿童中的 HIV 感染情况。

五、预防垂直传播

1. 两个重要方法　抗病毒治疗和剖宫产。

2. 选择性剖宫产可降低 50% 的垂直传播危险。

3. HIV-RNA 负荷大于 1000 拷贝 /ml 的孕妇应选择剖宫产,并进行抗病毒治疗。

4. 大量研究表明,综合预防干预措施可使围产期 HIV 传播率降到 2% 以下,采取有效的抗病毒药物预防可使母婴传播率减少 90%。

5. AZT(齐多夫定)在减少围产期传播方面有不可替代的作用,应在孕 13 周以后开始选择含有 AZT 的三联抗病毒治疗方案。

6. 妊娠晚期才接受治疗的孕妇,可以在妊娠 38 周前任何时间开始抗病毒治疗,超过 38 周或出现临产的孕妇暂缓三联抗病毒治疗。

7. EFV(依非韦伦)有致畸风险,出于妊娠前 3 个月孕妇禁用,可选择将其更换为 NVP。

8. 如果感染 HIV 的孕妇在妊娠期间没有接受抗病毒治疗,应该在分娩期服用短程抗病毒药物来预防母婴传播。

9. 择期剖宫产应在妊娠 38 周进行,从而减少胎膜破裂的发生。

10. 哺乳造成 HIV 感染的几率为 16%,HIV 阳性的产妇不推荐母乳喂养。

六、医护人员职业暴露的处理

1. 尽量挤出创口血液。

2. 肥皂水和大量流动水冲洗创口。

3. 70% 酒精或其他皮肤消毒剂。

4. 若血液/体液溅入眼睛或口腔,生理盐水或清水冲洗至少 10 分钟,勿揉眼。

5. 暴露后首次预防性用药在 2 小时内效果最好。

6. 常见药物　齐多夫定、双汰芝、司他夫定。

(1) 服药时间 28 天,监测血常规,多饮水。

(2) 接受血清学检查:暴露当天,第 6 周,第 3、6 个月,追踪 1 年。

(3) 暴露 6 个月血清学阴性前,停止性生活或安全性生活。

(4) 报告医院感染管理部门。

（娄文佳　于　昕）

参 考 文 献

1. 丰有吉,沈铿. 妇产科学. 第 2 版. 北京:人民卫生出版社, 2010:296-298,300-303.

2. Jonathan S. Berek 原著,郎景和,向阳主译,Berek&NOVAK 妇科学. 北京:人民卫生出版社,2008:344-355.

3. 段涛,丰有吉,狄文,译. 威廉姆斯产科学. 第 21 版. 济南:山东科学技术出版社,2005:1324-1352.

第 16 节　阴 道 闭 锁

阴道闭锁(vaginal atresia)特指具有发育良好的子宫合并部分或完全性阴道闭锁畸形,伴或不伴宫颈发育异常。此类患者通常均有功能正常的子宫内膜。根据阴道闭锁的解剖学特点将其分为两型(图 2-15):Ⅰ型——阴道下段闭锁,有发育正常的阴道上端、宫颈及子宫;Ⅱ

型——阴道完全闭锁,多合并宫颈发育不良,子宫体发育正常或虽有畸形但内膜有功能。

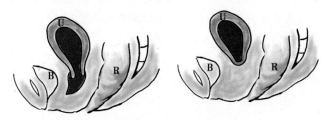

图 2-15 阴道闭锁的解剖学分型
左:Ⅰ型;右:Ⅱ型。B:膀胱;U:子宫;R:直肠

思考问题:

1. 阴道闭锁的诊断。
2. 需要与何种畸形鉴别?
3. 阴道闭锁的手术治疗。
4. 预后及妊娠结局如何?

病例 1

女,20 岁,周期性下腹痛 5 年,持续性下腹痛 1 年余。

患者无月经来潮,自 14 岁始周期性下腹痛 6~7 天 / 30 天,进行性加重,腹痛明显,伴肛门坠胀感及腰酸,伴恶心,无呕吐,无尿频、头晕、心慌。间歇期初无腹痛,后出现轻微下腹痛,可耐受,无明显加重。1 年前出现持续性下腹痛,难以耐受,腹痛无周期性加重。给予去氧孕烯炔雌醇(妈富隆)持续口服,疼痛基本缓解。

查体:外阴可见前庭凹陷 3cm,阴道口可见处女膜一圈,内 2cm 为盲端,肛诊子宫稍小,双附件可及囊性增厚。

辅助检查:B 超示子宫腔宫腔线分离,宽约 2.3cm,内充满点状细密回声,阴道显示长约 7cm,内见液性暗区,宽约 5.4cm,内充满点状细密回声。脊柱正侧位未见明显异常,泌尿系超声未见明显异常。

病例2

女,17岁,周期性下腹痛2年。

患者无月经来潮,自15岁始周期性下腹痛,伴腰酸,无明显肛门坠胀感,无恶心、呕吐。

查体:可见处女膜,无阴道口,肛诊子宫增大,不活动,左附件区增厚,伴压痛。

辅助检查:2013年8月26日我院B超显示:子宫11.3cm×6.8cm×4.3cm,内膜显示不清,宫腔内见液性无回声区,范围9.1cm×2.8cm,内充满细点状细腻低回声,其内见1.7cm×1.2cm高回声,肌层回声均。双卵巢未显示。左附件区见无回声3.7cm×3.2cm,内见分隔,腔内充满细点状回声。右附件区见无回声8.8cm×3.7cm,内见分隔,腔内充满细点状回声。

诊治经验与点评

一、阴道闭锁的诊断

1. **临床表现** 阴道闭锁属于生殖道梗阻性疾病,多于青春期发病。主要表现为无月经初潮、周期性腹痛以及盆腔包块。由于长期经血逆流,一些患者可能会发生子宫内膜异位症,有痛经、附件区囊肿的症状。

2. **查体** Ⅰ型阴道闭锁者子宫正常,内膜功能好,表现为阴道上端扩张积血,严重时可有宫颈及宫腔积血。检查时盆腔肿块位置较低,多位于直肠的前方,肛诊时可扪及闭锁的阴道后方囊性包块,即隔后腔。Ⅱ型患者阴道完全闭锁,多伴有宫颈发育异常,由于阴道为完全闭锁,经血易通过输卵管反流至盆腔,形成输卵管积血及内异症的机会增加。此类患者无阴道上段囊性包块,肛诊时通常无隔后腔。但有时由于经血潴留子宫过分扩张,可能呈现出类似于隔后腔的囊性形态。

3. **辅助检查** 主要依靠影像学,超声、盆腔MRI等检查可以清楚地发现阴道或宫腔积血,并且有助于评估子宫发育的情况,除外其他生殖道畸形。另外,阴道发育异常可合并其他畸形,最常见的为泌尿系统发育异常,文献报道可达 40%,单侧肾缺如(21%),盆腔肾、马蹄肾、双重输尿管畸形。另外还可合并脊柱发育异常(10%~12%),泌尿系统的超声和脊柱正侧位 X 线片也很重要。

二、鉴别诊断

1. 处女膜闭锁 患者也可出现类似的表现,闭经、周期性腹痛,查体时可以见处女膜闭锁、向外膨出,肛查可及处女膜后方积血的阴道。

2. 先天性无阴道 先天性无阴道又称 Mayer-Rokitansky-Kuster-Hauser(MRKH)综合征,特指先天性无子宫无阴道,有的患者可有始基子宫。此类患者因为没有有功能的子宫,通常无周期性腹痛,临床上无明显症状,主要表现为原发闭经,临床查体才能发现无阴道,肛查无子宫,影像学检查如超声、MRI 提示无子宫,双侧附件基本正常。有些患者也可合并脊柱侧弯畸形及泌尿系统畸形。

3. 雄激素不敏感综合征 患者社会性别完全为女性,临床表现为原发闭经,但无腹痛等其他症状,查体为女性外阴,无阴道。染色体及雄激素检查可辅助明确诊断。该病患者可合并性腺肿瘤,因此影像学对"双附件"的评估也相当重要。

三、阴道闭锁的手术治疗

阴道闭锁为生殖道梗阻,手术是根本的治疗措施,故一经诊断,应择期手术治疗。Ⅰ型阴道闭锁的患者存在隔后腔,便于定位,同时阴道上段扩张可以提供充足的黏膜,手术成功率高,如患者无明显手术禁忌证可直接行闭锁段切开;Ⅱ型阴道闭锁的手术与大多数妇科手术不同,应选在经期症状重、积血多时,因这时有利于我们辨明方向,认清解剖结构,减少膀胱和直肠损伤几率。但Ⅱ型闭锁的患者没有正常的宫颈,行宫颈贯通有一定的困难,通常需要留置宫颈管支撑物,如蘑菇头或Foley尿管(图2-16),也有"宫颈管"内置入血管支架的报道(图2-17)。许多患者即使贯通术后仍会出现"宫颈"粘连、再闭锁,难以保留生育功能,因此亦有学者主张Ⅱ型闭锁的患者首选子宫切除术。

四、预后及妊娠结局如何

上述两例患者均接受了手术治疗,第一例为Ⅰ型阴道闭锁,行阴道闭锁切开,术后阴道放置模具3个月,阴道成形效果好,术后月经正常来潮。第二例为Ⅱ型阴道闭锁,第一次行阴道成形、子宫阴道贯通术,术后6个月月经基本正常,但逐渐出现月经经量减少,痛经加重,1年后行腹腔镜全子宫切除+左卵巢巧克力囊肿剥除术。

Ⅰ型阴道闭锁患者手术效果好,术后月经及性生活无影响,可以正常妊娠。由Ⅱ型闭锁多合并宫颈发育不良,术后易出现再狭窄梗阻,有学者建议完全无宫颈结构者首选全子宫切除术治疗,文献报道此类阴道闭锁保守治疗术后妊娠的机会极少,迄今为止仅有6例术后成功妊娠的报道。因此Ⅱ型阴道闭锁治疗较为复杂和困难,

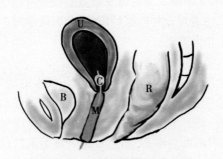

图2-16　Ⅱ型阴道闭锁的手术
B. 膀胱;U. 子宫;R. 直肠;C. 尿管;M. 模具

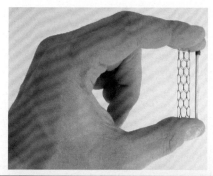

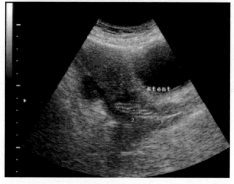

图 2-17　应用血管支架作为宫颈支架及超声表现

应充分评估患者子宫、宫颈发育的情况再进一步决定手术方式。

（杨　洁　周慧梅）

参 考 文 献

1. 郎景和. 妇科手术笔记第二卷. 中国科学技术出版社, 2004: 45-49.

2. Decherney AH. 现代妇产科疾病诊断及治疗. 第 8 版. 刘新民, 译. 北京: 人民卫生出版社, 1998: 77-89.

3. 冷金花, 郎景和, 连利娟, 等. 阴道闭锁 16 例临床分析. 中华妇产科杂志,2002,37(4):217-219.

4. Fujimoto VY, Miller JH, Klein NA, et al. Congenital cervical atresia:report of seven cases and review of the literature. Am J Obstet Gynecol,1997,177:1419-1425.

5. Roberts CP, Rock JA. Surgical methods in the treatment of congenital anomalies of the uterine cervix. Curr Opin Obstet Gynecol,2011,23(4):251-257.

6. Grund D, Köhler C, Krauel H, et al. A new approach to preserve fertility by using a coated nitinol stent in a patient with recurrent cervical stenosis. Fertil Steril,2007,88(3):763-764.

第 17 节　阴道斜隔综合征

阴道斜隔综合征,国外文献称为 Herlyn-Werner-Wun-derlich syndrome(HWWS)。Purslow 于 1922 年首次报告这类罕见的畸形,包括双子宫、梗阻性阴道斜隔和一侧肾缺如。主要的临床表现是月经初潮后周期性腹痛和盆腔包块。盆腔子宫内膜异位症和盆腔感染是主要的临床并发症。北京协和医院将其分为 Ⅰ 型(无孔型)、Ⅱ 型(隔上孔型)和Ⅲ型(双宫颈瘘型),Ⅱ 型发病几率最高,约占50%。其解剖分型在术中确诊。在临床分析中将 Ⅰ 型称为梗阻型,Ⅱ 型和Ⅲ型称为非梗阻型。近年来,临床医师逐渐认识了阴道斜隔综合征,早期诊断、早期治疗可预防并发症,改善预后。本病的诊断要点在于对本病的认识。

诊断依据:

1. **双子宫双宫颈**　通过暴露阴道可以看到两个独立的宫颈,查体和影像学发现两个互不相连的子宫。

2. **阴道斜隔**　即不同于把阴道分为两侧的阴道纵隔,也不同于把阴道分为上下两节的阴道横隔。阴道斜隔表现为一片两面均覆盖阴道上皮的膜状组织,起源于两个宫颈之间,斜升附着于一侧的阴道壁,形成盲管把该侧的宫颈遮蔽在内,隔的后方与宫颈之间有一个腔成为"隔后腔"。

3. 泌尿系畸形 几乎100%的合并与斜隔同侧的肾脏及输尿管缺如。

治疗:手术治疗是唯一有效的方法,经阴道斜隔切开引流术是最理想的手术治疗。合并盆腔包块,有手术指征者,需同时行腹腔镜及开腹手术。

病例1

张××,15岁,G_0P_0,未婚。

主诉:进行性加重经期腹痛2年。

现病史:患者11岁初潮,月经规律,5~6天/30天,量中,后出现渐进性加重经期腹痛,伴肛门坠胀感,口服止痛药效果不明显。2003年11月26日本地医院因"盆腔包块"行开腹手术,术中见盆腔包块直径约13cm,与周围组织粘连,穿刺抽出巧克力样液,行左侧附件切除术。2004年1月~2004年9月2日周期注射诺雷德3.6mg/月,用药期间闭经。2004年11月30日月经来潮,第2个月出现严重痛经,持续7天。2005年1月13日复查超声提示:双子宫、左侧宫腔积血,阴道少量积液;左肾缺如。2005年1月25日就诊我院,考虑阴道斜隔综合征入院。

辅助检查:2005年1月28日我院超声:右侧子宫2.8cm×3.3cm×3.9cm,内膜厚0.3cm,肌层回声均,右卵巢3.7cm×1.6cm,左卵巢未见。左侧子宫宫体:7.5cm×5.2cm,内探及5.6cm×3.3cm无回声,宫颈显示不清,其下方与阴道相连,可见7.8cm×0.8cm无回声,其与子宫相连处可见多个分隔。

2005年1月28日行阴道斜隔切开术+宫颈成形术。术中见阴道-宫颈稍小,阴道上1/3处膨出,黏膜稍显蓝色。空针头穿入抽搐暗红色液体5ml,横行切开约2cm,其后方见宫颈,非宫颈形态,连于宫体,子宫增大如孕8

周。粗针穿入宫颈,抽出咖啡色液体 20ml,横行扩宫颈约 1.5cm,间断缝合宫颈一周,置蘑菇头引流管于宫颈管。

术后随诊:

2005 年 7 月 11 日术后 6 个月,月经正常,无明显痛经。

2007 年 7 月 2 日术后 1 年,月经正常,无明显痛经,取出宫颈引流管。复查超声:左侧子宫 5.0cm×3.9cm×3.1cm,内膜厚 0.7cm,右侧子宫大小 4.3cm×3.9cm×2.4cm,内膜厚 0.6cm,肌层回声均。右卵巢 3.1cm×2.0cm,左卵巢未显示。双附件区未见明显囊实性包块。

❤ 病例 2

许 ××,24 岁,G_0P_0,24 岁结婚。

主诉:经期右下腹痛 5 个月,发现盆腔包块 2 个月。

现病史:患者既往月经规律,4~5 天/30 天,量中,无痛经。2002 年 3 月出现经期右下腹痛,外院诊断为盆腔感染,予抗感染治疗后腹痛消失。2002 年 4 月出现经期下腹痛伴有高热,最高达 39.7℃外院超声无异常发现,每次均予抗感染治疗,症状可以缓解。2002 年 6 月 24 日因腹痛发热就诊我院急诊,行超声检查提示:双子宫,左侧子宫 3.1cm×3.2cm×2.6cm,内膜厚 0.5cm;右侧子宫 3.4cm×3.2cm×2.4cm,内膜厚 0.4cm,右附件区见 5.6cm×4.8cm 低回声,内见 1.7cm×2.5cm 无回声。提示:双子宫畸形,右附件区厚壁囊性包块。右侧肾缺如。考虑阴道斜隔收入院。

辅助检查:2002 年 06 月 24 日我院超声:左侧宫体 3.1cm×3.2cm×2.6cm,内膜 0.5cm;右侧宫体 3.4cm×3.2cm×2.4cm,内膜 0.4cm。右侧附件区见 5.6cm×4.8cm 低回声,内见 1.7cm×2.5cm 无回声。提示:双子宫,右附件区厚壁囊性包块。双肾超声提示右肾缺如可能性大。

2002 年 8 月 27 日行腹腔镜盆腔粘连松解术＋右卵巢卵管脓肿切开术＋阴道斜隔切开术。术中见双侧子宫,右侧子宫稍大,左侧子宫正常大小。左侧附件正常,右侧附件包裹成囊肿,大小约6cm,与大网膜肠管粘连。阴道右侧壁松弛,切开见隔后腔3cm×2cm,有脓液流出,隔后近右侧宫颈处有一宫颈,探宫腔深6cm,左侧子宫深8cm。

❤️病例2

刘××,31岁,G_0P_0,工具避孕。

主诉:月经不规律10年余。

现病史:患者14岁月经初潮,痛经(+)。近10年出现月经期延长为15~20天,前4天为正常月经量,后表现为淋漓不尽,为咖啡色分泌物。2006年开始口服中成药、短效避孕药效果不佳。2009年07月28日就诊我院,查体发现宫颈略偏左,正常大小,活动好,宫颈右侧上11点可见一直径2mm小孔,有巧克力样液流出。双合诊可触及双宫体,右侧宫体与宫颈相连,左侧宫体略大,张力大。双侧附件未及包块。

辅助检查:2009年8月4日盆腹腔超声:可见两个独立完整的子宫,左侧子宫4.4cm×3.7cm×2.7cm,右侧子宫4.0cm×3.7cm×3.0cm,均有完整的内膜,厚度分别为0.7cm、0.7cm,可见两个宫颈。提示:双子宫、双宫颈;右肾窝及盆腔未探及肾脏结构,左肾12.8cm×4.4cm×5.1cm,结构清,肾盂输尿管未见扩张,提示:右肾缺如。

2009年8月18日行阴道斜隔切开术。术中见宫颈右侧约10点处小孔,挤压后流出暗红色液体,空针头刺入后沿针头横行切开黏膜,进入隔后腔,吸入暗红色血液5ml,隔后腔深约3cm,可触及小宫颈口,探针探双侧宫腔均约为7cm,切除前后隔黏膜,2-0 Dexon间断缝合阴道黏膜,中间紧贴左侧宫颈。

术后随诊:2009年10月30日自然妊娠,双胎妊娠,均在右侧宫腔妊娠。于宫内孕37^{+2}周行剖宫取子术分娩。剖宫术中见右侧宫腔双胎妊娠,胎儿胎盘娩出后将子宫托出盆腔,见双侧子宫,两个子宫之间有一不甚明显的嵴状隆起凸向右侧宫腔,切开嵴状隆起,左侧为左侧子宫宫腔,考虑该嵴状隆起为两个子宫之间的隔。刮宫一周后,卵圆钳通宫颈顺利。2-0 Ethicon连续缝合关闭双子宫之间的隔。

❤ 诊治经验与点评

一、梗阻型阴道斜隔综合征的临床特点

1. **发病年龄**　梗阻型阴道斜隔综合征多于月经初潮后即出现周期性进行性加重的下腹痛。发病年龄在青少年,平均发病年龄为(12.86±1.84)岁,从初潮至主要临床症状出现的平均时间为0.3年。

2. **临床症状**　进行性加重的痛经是主要临床症状,部分可合并阴道点滴出血、异常排液等。

3. **体征**　因患者多为未婚无性生活的女孩,罕行阴道检查,多于初步诊断后术中所见阴道斜隔,隔后腔膨隆,穿刺有积血,切开后见另一侧宫颈,部分宫颈发育欠佳,甚至闭锁。发生率约为35%。

4. **并发症**　梗阻型阴道斜隔综合征的主要并发症是盆腔子宫内膜异位症,发生率约为37%,最早可发生于月经初潮后6个月,表现为卵巢子宫内膜异位囊肿,且100%的异位囊肿发生于斜隔同侧,严重者合并同侧输卵管积血、盆腔粘连。见图2-18。

二、非梗阻型阴道斜隔综合征的临床特点

1. **发病年龄**　非梗阻型阴道斜隔综合征出现腹痛的时间与月经初潮的间隔时间较长,部分病例与月经无相关性。发病年龄多在育龄期妇女,平均发病年龄为(20.68±7.43)岁,从初潮至主要临床症状出现的平均时间为3年。

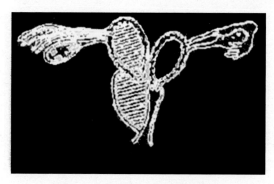

图 2-18　梗阻型阴道斜隔综合征

2. **临床症状**　痛经是主要临床症状,40% 的患者就诊的主诉为阴道异常排液、排脓,表现为盆腔感染的症状;25% 的患者表现为阴道不规则出血、经期延长、点滴出血。

3. **体征**　阴道检查可见阴道斜隔,部分患者见隔上小孔,有脓液流出,可触及阴道壁肿物,张力较小,位置较低,不同于阴道壁囊肿;另一类型患者常规妇科检查很难发现宫颈间的瘘口,常于术中切开斜隔后发现隔后宫颈的瘘口而诊断分型。

4. **并发症**　非梗阻型阴道斜隔综合征的常见并发症是盆腔感染、继发盆腔脓肿,表现为输卵管卵巢脓肿,发生率约为 20%。

5. **生育状况**　单纯的阴道斜隔综合征并不影响患者术后的妊娠和生育,且妊娠结局良好。部分患者在诊断阴道斜隔综合征之前就已完成了生育。子宫内膜异位症或盆腔炎症粘连可能是不孕的主要原因,而非双子宫畸形引起不孕,见图 2-19。

阴道斜隔综合征的临床表现与分型密切相关。对于月经初潮后出现的周期性腹痛,合并盆腔包块、一侧肾缺如的青少年,应该怀疑阴道斜隔综合征的可能。盆腹腔超声有助于进一步诊断,结合盆腔检查术前即可确诊。

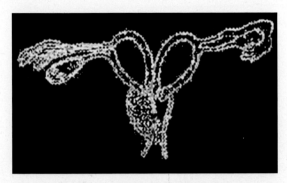

图 2-19　非梗阻型阴道斜隔综合征

强调早期诊断、早期手术切除斜隔的意义在于避免并发症，改善预后。

（仝佳丽　周慧梅）

参 考 文 献

1. Purslow CE. A case of unilateral hematocolpos, hematometra, and haematosalpinx. J ObstetGynaecol Br Emp, 1922, 29: 643.

2. Jiali Tong, Lan Zhu, Jinghe Lang. Clinical characteristics of 70 patients with Herlyn-Werner-Wunderlich syndrome. Int. J of Gynecol& Obstet, 2013: 173-175.

3. Burgis J. Obstructive mullerian anomalies: case report, diagnosis, and management. Am J Obstet Gynecol, 2001, 185: 338-344.

4. Marian Goluda, Marian St, Gabrys, MieczyslawUjec, et al. Bicornuate rudimentary uterine horns with functioning endometrium and complete cervical-vaginal agenesis coexisting with ovarian endometriosis: a case report. Fertil&Steril, 2006, 86: 462. 9-11.

5. Carlo Bulletti, Maria ElisabettaCoccia, Silvia Battistoni, et al. Endometriosis and Fertility. J Assist Reprod Genet, 2010, 27: 441-447.

第18节 子宫肌壁间妊娠

子宫肌壁间妊娠是一种罕见的异位妊娠,指妊娠物位于子宫肌壁,完全由子宫肌层环绕,与子宫腔、输卵管不通,约占总异位妊娠的1%。目前其发病机制尚不明确,发病危险因素有:剖宫产史、子宫肌瘤剔除史、多次清宫、体外受精和子宫腺肌病、盆腔手术史等,早期临床表现不特异,可能无明显症状或仅有轻度阴道出血和腹痛,因此,起初常被诊断为宫内孕行清宫术,多次均不成功,清宫后血 hCG 持续不降,超声又提示子宫肌层病灶,血供丰富,继而被误诊为滋养细胞肿瘤予以化疗。20 世纪90 年代以前,子宫肌壁间妊娠通常是在患者发生停经、急腹症、失血性休克急诊手术时发现子宫破裂才得以诊断。宫底部的肌壁间妊娠超声图像与宫角妊娠、输卵管间质部妊娠仍很难鉴别,三维超声、MRI 和腹腔镜检查可立体观察妊娠囊与子宫的关系,有利于进一步明确诊断。如肌壁间妊娠发生退变、机化,尤其是血 hCG 不太高的情况下,其超声表现非常类似肌瘤或肌壁间肌瘤囊性变,因此,诊断要结合病史,仔细鉴别,子宫肌壁间妊娠彩色多普勒超声通常表现包块血流丰富,阻力指数(RI)较低。未破裂的子宫肌壁间妊娠二维超声下表现非常类似于退化的子宫肌瘤、妊娠滋养细胞疾病(GTD)。

如果肌壁间妊娠没有得到早期诊断及处理易发生子宫破裂大出血而导致子宫切除、失去生育功能。目前文献中仅有两例子宫肌壁间妊娠分别妊娠至 30 周和 37 周新生儿存活的报道,且这两例均在剖宫产过程中均切除了子宫。多数子宫肌壁间妊娠需要手术处理,严重时需要切除子宫。子宫肌壁间妊娠越早期得到诊断,越有可能进行保守处理、减少并发症的发生,从而保留生育功能。子宫肌壁间妊娠的早期诊断需要对该病的临床表现能够早期识别、了解其发生的危险因素，以及各种影像学检查的辅助。

病例 1

患者 ××，27 岁，G_7P_2，因"清宫术后阴道不规则出血 4 个月，外院化疗 4 程"入院，患者平素月经规律，因停经 2 个月余，本地医院清宫术两次，术后未送病理。清宫术后 1 个月余阴道出血，查血 hCG>2000IU/L，超声提示子宫增大，子宫下段混合性包块伴前壁肌层浸润，再次行诊刮术，术后病理报：实性坏死组织中见少量分泌期子宫内膜及绒毛组织，少数绒毛纤维化，滋养细胞灶性增生。诊断为绒癌。先予 DDP 化疗 1 程；然后给予长春新碱＋放线菌素 D＋环磷酰胺＋氟尿嘧啶联合化疗 2 程，依托泊苷(VP16)+MTX+更生霉素联合化疗 1 程后我院就诊，门诊查 hCG 90.2IU/L，再次突然出现阴道大出血，我院急诊超声提示子宫 8.2cm×7.3cm×6.1cm 大小，内膜厚 0.5cm，内膜显示不清，子宫下段近前壁肌层见 4.8cm×4.2cm 不规则中低回声，边界欠清，与肌层分界不清，CDFI 见周边少许血流信号。既往：6 年前和 2 年前外院行两次剖宫产术。入院诊断：子宫肌壁占位性病变，子宫瘢痕肌壁间妊娠可能性大。入院完善相关检查后行全麻下全子宫切除术，术中见子宫下段原瘢痕处坏死样病灶，直径约 4cm，几乎穿透浆膜，内膜完整。术后病理：宫腔内膜下及肌壁间可见凝血及退变的绒毛，符合子宫肌壁间妊娠的诊断。术后第 2 天复查 hCG 8.6IU/L，术后 7 天、术后 1 个月复查 hCG 正常范围。

病例 2

患者 ××，31 岁，G_2P_1，因"两次清宫术后 4 个月，化疗 3 程，血 hCG 异常"入院，患者平素月经规律，于 2004 年 2 月 10 日和 3 月 20 日因"胚胎停育"及"不全流产"

外院清宫两次,术后因血 hCG 不下降低,诊断为"侵蚀性葡萄胎",给予氟尿嘧啶单药化疗 3 程,血 hCG 仍波动在 4000~6000IU/L 之间。我院超声提示子宫后壁及右侧宫角 7.7cm×4.6cm 混合回声区,血流丰富,血 β-hCG 24 500IU/L,肺部 CT 检查未见异常,外院清宫组织病理切片会诊:妊娠子宫内膜及蜕膜样组织,未见绒毛,拟诊为宫角妊娠或子宫肌壁间妊娠。于 7 月 15 日行剖腹探查,术中见子宫右侧壁宫底部直径为 3cm 的病灶,切开肌层,见肌壁间妊娠绒毛,行病灶挖除术及子宫修补术,挖除病灶送病理报:镜下可见绒毛及滋养细胞,伴大片坏死。术后诊断子宫肌壁间妊娠。术后 28 天血 β-hCG 仍波动在 300~500IU/L 之间,于 8 月 20 日和 9 月 24 日之间分别给予 MTX 肌内注射,11 月 15 日复查血 β-hCG 降至正常。

❤ 病例 3

患者 ××,31 岁,G_4P_2,因"停经 50 天,超声提示子宫下段右前壁肌层内 1.6cm×1.6cm×0.8cm 胎囊,内见胎芽及胎心搏动"入院,查血 hCG 26 707IU/L,既往:患者平素月经规律,有两次剖宫产史。入院诊断:子宫肌壁间妊娠,入院当天及第 10 天,分别予超声引导下胎囊内注射 MTX 80mg,1 个月后复查血 hCG 降至正常,随后恢复规律月经。

❤ 诊治经验与点评

病例 1 和病例 2 尽管在本地医院行两次清宫术,因妊娠灶在子宫肌壁间,仍无法清除妊娠物,因此术后 hCG 不降,术后超声又提示子宫肌层浸润病灶,再次诊刮,病理提示滋养细胞灶性增生,考虑滋养细胞肿瘤,进而被误诊为滋养细胞疾病并给予化疗,分析其误诊原因主要是因本地医院第 1 次超声未提示子宫肌壁间妊娠从而后续的治疗及诊断偏离了正确方向。因此,当患者初诊为宫内妊娠,多次清宫均不成功时,血 hCG 不降,超声提示子宫肌层血流丰富病灶要考虑子宫肌壁间妊娠可能。随着超声技术的改进,特别是三维超声和多普勒超声的应用,越来越多的肌壁间妊娠能够得到早期诊断。在诊断子宫肌壁间妊娠时需要与以下几种进行鉴别诊断:

1. **胚胎停育**　有停经史,伴或不伴有阴道出血,超声提示宫内见孕囊,有或无胚芽,无胎心,hCG 监测上升不满意甚至下降,清宫术中可见绒毛组织,术后病理可见绒毛,术后 hCG 下降明显。子宫肌壁间妊娠清宫术中通常无绒毛组织,术后 hCG 通常下降不满意甚至上升,超声常提示子宫肌层占位病变。

2. **滋养细胞疾病**　可继发于葡萄胎、正常妊娠或人流 / 清宫术后,血 hCG 不降或持续上升,影像学往往提示子宫肌层丰富血流病灶,肺部 CT 常发现转移灶。盆腔MRI 或三维超声可以显示病灶与子宫的关系,病灶通常与宫腔相通。

3. **宫角妊娠**　有停经史,伴或不伴腹痛、阴道出血,超声提示妊娠囊位于宫底近宫角处,病灶部位血流丰富,清宫 / 人流时,易于漏吸 / 刮,术后 hCG 不降甚至上升,术后超声往往仍可见血流丰富的子宫病灶,盆腔 MRI 和三维超声有助于判断病灶与子宫的关系,腹腔镜或宫腔镜下有助于鉴别。

4. **子宫肌壁间肌瘤变性**　通常既往有子宫肌瘤病史,常有下腹痛,伴或不伴发热、白细胞升高,hCG 正常范围内,超声提示子宫肌壁间低回声病灶。

关于子宫肌壁间妊娠的治疗,文献中报道的子宫肌壁间妊娠的治疗方法有:期待处理,挖除病灶、子宫动脉栓塞、全身或局部给予甲氨蝶呤(MTX)、全子宫切除和胎儿内注射氯化钾。以前由于受对该疾病认识有限和影像学发展手术技巧等限制,诊断时多数已发生子宫破裂大出血,因此处理上也以手术切除子宫和保守手术为主。随着对该疾病认识的深入和医学技术的发展,处理越来越多样化,具体如何处理要根据病变的大小、患者的一般情况及是否保留生育的要求来决定。

如诊断时已发生子宫破裂,通常需急诊开腹行子宫切除术或病灶切除术,子宫动脉栓塞也是有效的止血办法。如肌壁间妊娠在子宫破裂前诊断,结合患者年龄和生育要求,可采用保留生育功能的治疗方法。手术治疗可以采用开腹或腹腔镜手术,也有文献报道可先用宫腔镜检查排除宫角妊娠或侵袭性葡萄胎,明确诊断后再行腹腔镜手术。手术处理要非常小心大出血,因为妊娠子宫血供丰富。有术者介绍开腹手术时可先钳夹子宫动脉,阻断妊娠物的血流,再切开子宫肌层可减少术中失血。

常用的药物治疗方法有全身或胎囊局部子宫肌内注射 MTX,当 hCG 较高时,常采用超声引导下妊娠物局部注射,成功率高且副作用小;对于 hCG 较低的患者全身用药也很有效。对于 hCG 很低的患者,也可采用期待疗法,但需密切监测。保守治疗,尽管创伤小,但通常需要长期随诊,如果失败仍有需要手术可能。也可采用手术联合药物的治疗方法,手术切除妊娠病灶,药物全身或局部注射。

（梁　兵　孙智晶）

参 考 文 献

1. 金滢,向阳,潘艳萍,等. 子宫肌壁间妊娠五例分析. 中华妇产科杂志,2004,42（42）:264-265.

2. Keera E,Helbich T,Sliutz G,et al. The modem management of interstitial or intramural pregnancy is MRI and"alloyed"diagnostic

gold standard or the real thing. Fertil Steril, 2000, 73 (5): 1063-1064.

3. Wu PJ, CM Han, CJ Wang, CL Lee. Early detection and minimally invasive management of intramural pregnancy. J Minim Invasive Gynecol, 2013, 20 (1): 123-126.

4. K Bannon, C Fernandez, D Rojas, EM Levine, S Locher. Diagnosis and management of intramural ectopic pregnancy. J Minim Invasive Gynecol, 2013, 20 (5): 697-700.

5. E Kirk, K Mcdonald, J Rees, A Govind. Intramural ectopic pregnancy: a case and review of the literature. Eur J Obstet Gynecol Reprod Biol, 2013, 168 (2): 129-133.

6. G Fait, G Goyert, A Sundareson, PA Jr. Intramural pregnancy with fetal survival: case history and discussion of etiologic factors. Obstet Gynecol, 1987, 70 (3 Pt 2): 472-474.

7. Wang S, Y Dong, X Meng. Intramural ectopic pregnancy: treatment using uterine artery embolization. J Minim Invasive Gynecol, 2013, 20 (2): 241-243.

8. Petit L, C Lecointre, G Ducarme. Intramural ectopic pregnancy with live birth at 37 weeks of gestation. Arch Gynecol Obstet, 2013, 287 (3): 613-614.

9. McGowan L. Intramural Pregnancy. JAMA, 1965, 192: 637-638.

10. LGS Ra, HS Young, K In, SJ Chul, KS Pyung et al. Diagnosis of early intramural ectopic pregnancy. J Clin Ultrasound, 2005, 33 (4): 190-192.

第19节　子宫肌瘤的个体化治疗

　　子宫平滑肌瘤是女性生殖器中最常见的良性肿瘤，可引起异常子宫出血、疼痛、压迫症状等。治疗方式和治疗时机主张个体化，主要取决于以下几个因素：症状的类型和严重程度；肌瘤的大小；肌瘤的位置；患者年龄；生育计划和既往妊娠史等。

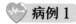 **病例 1**

　　康×,45 岁女性,无生育要求,主因发现子宫肌瘤 2 年余,月经量增多伴贫血 1 年入院。患者查体发现子宫多发肌瘤,其中最大一枚为黏膜下肌瘤,大小 2cm 左右,无明显增大。发现肌瘤后即出现经期下腹不适,逐渐加重,需口服止疼片,伴肛门坠胀感,无其他不适。发现肌瘤 1 年后月经量增多,为原来经量 2~3 倍,伴头晕、乏力,HGB 最低 95g/L。术前复查盆腔超声:子宫多发肌瘤,其中黏膜下肌瘤 2.9cm×2.1cm,与后壁相连。遂收入院行宫腔镜下子宫肌瘤剔除术,术中探子宫前位,宫腔深 10cm,宫腔镜检查,可见后壁突起一枚肌瘤,直径约 4~5cm,基底部宽,附着于整个后壁,瘤体大部分位于宫腔内;以电切环切开肌瘤基底部,粉碎切开部分瘤体,并配合卵圆钳取出其余部分瘤体,再次检查,见宫腔后壁平整,肌瘤基底部约 3cm×3cm,创面稍有渗血,予电凝止血。手术时间约 1 小时,术中计算膨宫液出入平衡,出血约 50ml。术后予缩宫素 10U 入壶,10U 入液,并予呋塞米 10mg 入壶。术后子宫收缩好,阴道出血少,手术当天即出院。

病例 2

　　林××,48 岁,主因查体发现子宫肌瘤 1 个月余入院。患者 2010 年前查体自诉子宫未见异常。2014 年 8 月 20 日查体盆腔 B 超示:子宫 5.6cm×5.4cm×5.5cm,形态失常,肌层见多发小肌瘤,紧贴子宫左旁见一实性回声结节 6.7cm×4.6cm×3.7cm,边界清,超声提示:子宫多发肌瘤,阔韧带肌瘤可能。患者月经仍规律,无月经改变,无贫血,无腹痛、腹胀,入院前 2 个月感夜尿增多,2次/夜,白天小便无改变。妇科查体:可及子宫中位,略丰满,表面不平,子宫左后方外凸肌瘤结节,直径6~7cm。入院后行膀胱镜检查＋左侧输尿管D-J管放置术。随后于2014年9月25日行腹腔镜全子宫＋双侧输卵管切除术,术中探查子宫正常大小,左下方阔韧带内肌瘤直径约7cm,双附件外观正常。百克钳电凝并切断输卵管系膜至根部,电凝后切断卵巢固有韧带和圆韧带,打开阔韧带前后叶;牵引肌瘤由外向内剥离,可见肌瘤蒂部位于子宫后壁下段,电凝蒂部后离断肌瘤。其余步骤同常规腹腔镜全子宫切除术。离断阔韧带肌瘤蒂部后,左侧阔韧带内无活跃出血,探查可见输尿管走行,无输尿管损伤。术后恢复好,建议术后3个月内拔除输尿管D-J管。

病例3

李×,39岁,G_2P_0,2004年手术绝经。主因血管平滑肌瘤病四次术后,再次发现盆腔包块6个月于2012年9月11日收入院。2003年9月开腹子宫肌瘤(15cm)剔除术;2004年"子宫肌瘤复发"(15cm)开腹全子宫切除术及阑尾切除术,术后病理:"(子宫)静脉内平滑肌瘤病,肌层及宫旁血管可见瘤栓"。2007年发现"盆腔包块7cm"。2010年拟代孕行促排卵治疗后盆腔占位增大至27cm,腹膜后转移并下腔静脉、髂静脉及右心房内瘤栓。2010年09月我院行右心、下腔静脉、左肾静脉内肿物切除＋左生殖静脉内肿物切除术,术后病理符合静脉内平滑肌瘤病。术后患者服来曲唑6个月,肌内注射达菲林(注射用醋酸曲普瑞林)9针。2011年10月行右侧附件切除＋右卵巢动静脉高位结扎＋腹腔巨大肿物切除＋下腔静脉及双侧髂总静脉、髂外静脉、髂内静脉内瘤栓取出＋下腔静脉及双侧髂总静脉重建＋双侧髂内静脉结扎术;术中见几乎整个腹腔的后腹壁、前腹壁与巨大肿瘤广泛粘连。术后病理(耻骨上皮下结节、盆腔肿物、右侧附件、直肠右旁肿物、左侧盆腔肿物、左髂血管内肿物、下腔静脉及右髂血管内肿物)符合血管内平滑肌瘤病。术后自 2011 年 11 月~2012 年 1 月予达菲林共计 3 针治疗,于 2011 年 11 月 8 日开始服来曲唑 2.5mg QD1 个月,后患者自行停药。2012 年 3 月患者自觉腹围进行性增大,术前肌内注射达菲林 1 针,并口服来曲唑 1 片 QD×9 天。

入院查体: 盆腔囊实性包块约 14cm,活动差,边界尚清。

辅助检查:

超声心动:EF 67%,心脏结构与功能未见异常。

B 超:左肾盂积水,宽 2.1cm。盆腔内见多个混合回声包块,左侧较大者 11.8cm×7.5cm×6.2cm,膀胱后方较大者 8.2cm×5.7cm,右侧较大者 4.8cm×3.8cm,边界尚清,囊实性。CDFI:实性部分内见少许血流信号。

CT 及 CTU:盆腔多发囊性及囊实性占位,较前明显增多、增大;此次新见左侧闭孔内肌受累,增强呈逐渐轻度强化;双肾积水,左侧为著,左输尿管中下段显示不清,较前明显;右输尿管下段显示不清,较前明显;膀胱受压改变,较前明显;下腹壁切口处软组织密度影,较前增大;左肺下叶后肋膈角内结节影较前为新发;后下纵隔内软组织密度影,较前明显增大。

入院后经多科会诊,评估该患者手术等级为 E 级,经律师公证签署手术同意书和输血同意书,备红细胞悬液 20U,血浆 2000ml,自体血备血 800ml,请泌尿科会诊放置右侧输尿管 DJ 管(左侧放置失败),请介入科行"超选择滋养动脉(左侧臀下动脉分支)栓塞术"。于 2012 年 9 月 25 日 8:05~21:15,在全麻下行开腹"腹盆腔广泛粘连松解术 + 肠粘连松解术 + 肠管浆肌层修补术 + 盆腔血管内平滑肌瘤剔除术 + 左侧髂总静脉内平滑肌瘤剔除术 + 左侧输尿管修补术 + 左侧输尿管 DJ 管放置术 + 左侧卵巢切除术"。术中出血 1200ml,导尿 2700ml,输液 9000ml,输血(CELL SAVER + 自体血预留)共约 465ml,

输红细胞悬液 4U,血浆 800ml。2012 年 10 月 25 日复查盆腹腔 B 超提示:盆腔可见范围约 3~4cm 包块;下腔静脉和髂血管 B 超未见明显异常赘生物。2012 年 10 月 26 日妇检:阴道残端光滑,无异常赘生物,阴道少许淡黄色分泌物,左侧盆腔可及一范围约 4cm 质地中等包块。随访 2 年,左侧盆腔包块增至 9~10cm 并维持,现仍在随访中。

♥ 诊治经验与点评

子宫肌瘤的治疗包括:

1. 期待治疗 于无症状肌瘤患者,或不愿接受药物或手术治疗,可选择期待治疗。

(1)起初需行超声检查除外卵巢肿物,此后每年行盆腔检查,对于贫血或月经过多的患者,还需定期查血常规。

(2)如果期待过程中出现肌瘤增大或出现症状,需要进一步评估以决定治疗方式。

(3)对于月经过多的患者,需要筛查是否患有甲状腺减退症或血液系统疾病。

2. 药物治疗 目前没有任何一种药物可使子宫肌瘤消失,对于有症状的子宫肌瘤,药物治疗只是针对与肌瘤相关的症状。

(1)口服避孕药:过去大家认为子宫肌瘤是口服避孕药禁忌证,但许多临床经验证实口服避孕药可以缓解部分患者与肌瘤相关的月经过多,原理可能是使内膜萎缩,且并不引起子宫体积的增大。所以,在选择有创性治疗方式之前,口服避孕药可以成为一种选择。

(2)左炔诺孕酮宫内节育器(LNG-IUD):对肌瘤引起的月经过多,LNG-IUD 可有效减少阴道出血量并升高血细胞比容。能用宫腔镜手术切除的黏膜下肌瘤是 LNG-IUD 的禁忌证。

（3）促性腺激素释放激素类似物（GnRH-a）:适应证:由于该药长期应用造成低雌激素状态带来副作用,且停药后肌瘤体积迅速恢复,所以多在术前应用3~6个月,可使肌瘤体积缩小(3个月减少35%~60%),配合口服铁剂,可有效减少阴道出血,并使血红蛋白上升至近正常水平,这样就增加了微创手术可能性,减少了术中输血可能。

应用时间:因为在降调节之前,点火效应引起雌激素升高,至少需要三周达到降调节期,所以最佳应用时间在月经期1~5天,或在黄体晚期,应用时一定要确认患者未怀孕。

反向添加:如需长期应用,为减少低雌激素状态引起的副作用,可应用反向添加治疗,替勃龙2.5mg QD可有效减轻潮热及骨质丢失,且不影响治疗效果。

（4）米非司酮:米非司酮为孕激素受体拮抗剂,一项研究表明,口服米非司酮5mg/d或10mg/d,两种剂量均有减少子宫体积作用,6个月后减少48%,1年后减少52%。

但Cochrane系统综述却提出,米非司酮可以减少肌瘤相关的阴道出血,提高生活质量,但不能减小肌瘤体积。另外,米非司酮的长期应用仍有争议,因为其有可能引起内膜病变。

3. **手术治疗**　手术是子宫肌瘤的主要治疗方法,子宫切除术是最终的手术方式,其他包括各种途径的子宫肌瘤剥除术、子宫动脉栓塞术、MRI或超声引导下聚焦超声等,子宫内膜去除术。

手术指征包括:子宫体积明显增大,有压迫症状,恶性可能,是流产或不孕的原因等。

（1）全子宫切除术:适用于:急性子宫出血,其他治疗方法无效;已完成生育,合并其他妇科疾病,如宫颈上皮内瘤变、内膜病变、子宫内膜异位症等;其他有创治疗失败;多发肌瘤,症状明显,完成生育,希望一次手术解决问题。

(2) 子宫肌瘤剔除术:适用于:未完成生育或强烈要求保留子宫者。手术方式可分为开腹、腹腔镜、宫腔镜、经阴道等。

下面根据患者是否有不孕问题及肌瘤的位置,可将肌瘤进行如下分类:

1) 对于没有不孕问题的患者:

a. 黏膜下肌瘤:分为 3 种类型,0 型:有蒂黏膜下肌瘤,未向肌层扩展;Ⅰ 型:无蒂,向肌层扩展 <50%;Ⅱ 型:无蒂,向肌层扩展 >50%。

因为即使无症状仅影像学发现的黏膜下肌瘤,可因改变宫腔形态而影响受孕,因此如有生育要求的患者,无论是否有症状,都建议行肌瘤剔除术。

0 型和 1 型黏膜下肌瘤以及直径小于 4cm 的 2 型黏膜下肌瘤,首选宫腔镜子宫肌瘤剔除。肌瘤大小并非绝对适应证或禁忌证,手术医师根据自身手术技巧、肌瘤个数、其他肌瘤情况以及合并其他疾病,来选择手术方式。可通过术前用 GnRH-a 或一次切除不净时重复手术切除来达到较好的宫腔镜手术切除效果。为了避免子宫穿孔的手术并发症发生,浆膜下肌层厚度不能低于 5mm。术中需重视液体平衡。

b. 肌壁间及浆膜下肌瘤:对于无症状的肌壁间及浆膜下肌瘤,且不存在不孕问题,目前尚无数据证明剔除肌瘤有助于怀孕,亦无证据支持孕期剔除肌瘤;剖宫产术中剔除肌瘤目前没有数据证明其必要性,但该手术不增加术后病率;孕期发生的肌瘤,产后无需常规性剔除术。

对于有症状的患者,建议手术。可以选择的手术方式包括:腹腔镜子宫肌瘤剔除:适于数目 <3 个的肌壁间或浆膜下子宫肌瘤,直径 <8cm;开腹子宫肌瘤剔除:适于多发肌瘤(数目 >3 个)或直径 >9cm。开腹手术有住院时间长、手术出血多等缺点,腹腔镜或宫腔镜等微创手术术后形成粘连相对少,不管何种术式,均推荐术中用防粘连膜。

2)对于有不孕问题的患者:

a. 拟自然受孕者:黏膜下肌瘤对尝试自然受孕的患者有负面影响,对于 0 型和 1 型黏膜下肌瘤,宫腔镜子宫肌瘤剔除术后,可以提高自然妊娠率。

对于不孕患者,认为肌壁间肌瘤对自然怀孕有影响,但影响受孕的肌瘤的大小、数目的标准,仍缺乏证据。特定大小的肌壁间肌瘤(直径 5~7cm),有研究证明腹腔镜剔除肌瘤可增加妊娠率。

对于浆膜下肌瘤,目前没有证据证明其对自然怀孕的影响,也无证据说明剔除后对妊娠的益处。所以,当浆膜下肌瘤与其他引起不孕的因素同时存在时,目前尚无法回答是否有剔除肌瘤的指征。

b. 拟借助辅助生育技术(ART)受孕者:浆膜下肌瘤无明显影响,肌壁间或黏膜下对于妊娠有负面影响,可使妊娠率、移植率、活产率降低,使流产率升高。直径大于 4cm 的肌瘤,会对 ART 结果造成负面影响。宫腔镜下黏膜下肌瘤剔除术可提高妊娠率;肌壁间肌瘤剔除术,不能提高妊娠率;浆膜下肌瘤剔除术,尚未评估。

综上,对于不孕合并黏膜下肌瘤的患者,无论是否借助 ART,均建议宫腔镜下子宫肌瘤剔除术;对于不孕合并无症状且不影响宫腔形态的肌壁间及浆膜下肌瘤,目前尚无证据指导其处理,所以需个体化评估风险与获益,告知患者带肌瘤怀孕风险及手术风险,再做治疗决定。

(3)对于围绝经期和绝经后子宫肌瘤患者:因为 40 岁以上妇女子宫肌瘤的自然发展进程难以预测,建议每年随诊。如患者无保留生育要求愿望,可行子宫切除术,可提高生活质量,并可一定程度提高性生活满意度。如患者有保留生育要求,可行肌瘤剔除术,需向其交代复发及再次手术风险,虽妊娠率低,仍有妊娠可能,妊娠结局差,自然流产率高。

4. 替代传统手术(肌瘤剔除或子宫切除)**的治疗方法**

(1)子宫动脉栓塞(UAE):

1)近期效果:90%的患者有月经过多、压迫症状及盆腔痛等症状的缓解。

2)远期效果:栓塞后6个月,子宫体积缩小30%~60%,最大肌瘤体积缩小50%~80%。

3)栓塞后手术:栓塞后3个月,手术切除子宫占2%,栓塞后2年,占13%~24%,栓塞后5年,占28%。

4)对于激素水平影响:对于激素水平正常的<45岁的患者,认为激素水平无影响。

5)与手术相比:

UAE:住院时间短,花费低;术后再次手术几率高。

开腹全子宫切除:术后6周,手术并发症发生率高,术后1年,两者无差别。症状缓解情况、生活质量在术后12个月、24个月两者无差别。

开腹子宫肌瘤剔除术:术后6个月内手术并发症高于UAE,术后妊娠率高于UAE,症状化解、子宫体积减少、生活质量提高与UAE无明显差别。

尚无数据对比UAE与腹腔镜、经阴道手术的差别。

综上,认为对于有症状且无生育要求的子宫肌瘤患者可选择子宫动脉栓塞术。

(2)MRI或超声引导下聚焦超声:严格指征:单发或最多两枚前壁肌瘤,直径5~12cm,MRI表现为T_2加权相低信号,该技术可作用于10%的肌瘤,其中45%以上达到血流阻断作用,60%~70%有症状的缓解。但对于肌瘤体积的减小不如其他技术,仅为15%~40%。该技术与手术以及栓塞的比较,尚需进一步研究。

(3)宫腔镜子宫肌瘤剔除术的替代方法:对于无生育要求的妇女,子宫内膜去除术对黏膜下肌瘤有效。第二代子宫内膜去除技术(包括热凝固术、热消融术、射频消融术),比起第一代技术(宫腔镜子宫内膜电切术、激光或滚球内膜消融术)具有优势,主要体现在手术时间短,手术并发症发生率低,主要适用于麻醉或手术风险高的患者。术后妊娠率低,宫腔镜子宫内膜电切术术后为0.7%,第二代内膜去除技术术后约5%。流产风险及产科风险高,需告知患者风险,并建议严格避孕。

从病例1可以总结以下经验:术前影像学评估黏膜下肌瘤大小,对于手术方式的选择会有影响,该患者的手术医师认为,如术前超声提示肌瘤直径准确,会更倾向于选择腹腔镜下子宫肌瘤剔除术,所以术前可考虑选择磁共振等更客观准确的影像学检查协助评估肌瘤的大小、位置等。宫腔镜手术操作时间偏长时,一定要仔细核对术中膨宫液出入是否平衡,以避免过度水化综合征的发生,如无禁忌证,也可以像本病例一样,预防性使用呋塞米。术中对瘤床确切止血,术后观察子宫收缩及阴道出血情况极为重要。

5. 特殊位置的子宫肌瘤

(1)阔韧带子宫肌瘤:子宫阔韧带肌瘤位于宫体侧壁向宫旁生长,突入阔韧带之间,可分为真、假两种。真性肌瘤位于阔韧带前后腹膜之间,不与子宫相连;假性肌瘤则连于宫体或宫颈侧壁,向阔韧带前后叶腹膜之间生长,实际上是子宫浆膜下肌瘤的一种。阔韧带肌瘤虽较少见,但临床上有重要意义,诊断时易与卵巢肿瘤混淆,手术方法及难度无明显区别。

从病例2可以总结以下经验:

1)阔韧带肌瘤由于其位置邻近输尿管,可能压迫输尿管,严重时甚至导致肾积水,故手术指征放宽。

2)手术的关键在于预防输尿管损伤和止血:必要时术前可放置输尿管导管或D-J管,术中需仔细辨别输尿管的走行;肌瘤较大影响操作时可放置举宫器辅助暴露,游离输尿管,下推输尿管或阔韧带后叶。

3)肌瘤上附着着扁条索状物时,需沿宫底顺其走行观察是否进入腹股沟股环,确认不是输尿管后才可电凝切断。

4)肌瘤剥出后行残腔止血时,先冲洗残腔,查清出血点的位置及确认无输尿管后,再电凝止血。若电凝止血困难,可缝扎止血,间断缝合,不用"8"字,以免扭曲输尿管。如无活动性出血,可不必缝合瘤腔,术后腔隙内放置引流管。

(2)宫颈肌瘤:宫颈肌瘤的临床表现除月经过多、发现盆腔包块外,压迫症状是其主要特点,妇科检查时可以发现宫颈变形,如呈月牙形、颈管增粗或呈不倒翁形,当诊断不清时可结合 B 超或 MRI 检查。

治疗以手术为主,宫颈肌瘤生长过大后手术,将增加手术难度,易造成输尿管损伤,故一旦发现应积极手术治疗,术式选择应根据患者的年龄、生育要求,肌瘤生长的位置来决定。

宫颈肌瘤手术最易发生的并发症及预防方法:

1)宫颈周围脏器损伤:肌瘤位于宫颈前壁使膀胱上移,在剔除肌瘤前,要提起返折腹膜横行切开,位置要尽量高,以防误切膀胱;同理应用在肌瘤位于宫颈后壁,防止误切直肠;如果宫颈周围没有粘连,则钝性分离膀胱宫颈间隙及直肠宫颈间隙,如果宫颈周围粘连较致密,则一定紧贴宫颈锐性分离两间隙,防止损伤膀胱直肠;宫颈肌瘤位于盆腔深部,主骶韧带不能暴露,难以处理,所以先剔除肌瘤,暴露术野,直视下断扎主骶韧带。处理韧带时要仔细辨认宫颈筋膜及输尿管走向,在筋膜内断扎主骶韧带不会伤及输尿管。如果肌瘤巨大,在瘤体剔除后形成巨大瘤窝,组织疏松,宫颈筋膜及输尿管难以分辨,则一定要继续游离输尿管后,推开输尿管,断扎主骶韧带;肌瘤剔除后关闭瘤腔时,缝合针不能突破宫颈筋膜,只能在筋膜内操作,否则易损伤膀胱、直肠、输尿管;术前可行输尿管导管或 D-J 管放置术。

2)出血:瘤窝要彻底止血,需避开输尿管电凝或结扎止血,如止血不彻底,术后易形成盆腔血肿。

(3)血管内平滑肌瘤病:静脉内平滑肌瘤病(intravenous leiomyomatosis,IVL)组织病理学为良性病变,具有侵犯静脉等不良生物学行为,可超出子宫范围,沿静脉回流方向通过子宫静脉、卵巢静脉延伸至下腔静脉,累及右心或肺动脉,为心脏内平滑肌瘤病(intracardiac leiomyomatosis,ICL)。

IVL 的发病机制目前考虑为子宫平滑肌瘤向脉管内侵袭形成。

IVL 的临床表现包括:①盆腔包块:盆腔不适及压迫感、腹部肿块、不规则阴道出血;②静脉回流障碍:下肢水肿、腹胀、腹水、少尿、肾衰竭、Budd-Chiari 综合征;③心脏有关:间歇性晕厥、心脏扩大、呼吸困难、心悸、充血性心力衰竭以及心律失常。

手术及解剖学证实其延伸途径有两组:左、右子宫静脉 - 髂内静脉 - 髂总静脉 - 下腔静脉 - 右心;左卵巢静脉 - 左肾静脉 - 下腔静脉 - 右心、右卵巢静脉 - 下腔静脉 - 右心。

病理学检查对诊断起决定性作用,肿瘤由成熟的梭形平滑肌细胞和丰富的血管组成,平滑肌瘤细胞均无核分裂象或仅有极少量核分裂象(<2 个 / 高倍视野),瘤体表面被覆一层扁平血管内皮细胞。肿瘤细胞波形蛋白(vimentin)、结蛋白(desmin)和平滑肌肌动蛋白(SMA)均为阳性。

手术治疗包括一期手术和分期手术。一期手术是指由心脏外科、血管外科和妇产科医师同期参与,一次性完成在心脏直视下取栓、盆腔腹部肿瘤切除、子宫和双侧附件切除及下腔静脉取栓等手术,优点在于应用体外循环可有效地控制术中出血,深低温能较好地保护重要器官,提供良好的术野显露,充分的时间切除肿瘤,减少术中栓塞。分期手术是指将手术分为肾静脉上和肾静脉下两个阶段,手术间隔时间4~6周,避免了一期手术的不足,但增加手术的痛苦和住院费用。

药物治疗主要为抗雌激素治疗,药物包括他莫昔芬、甲羟孕酮、GnRH激动剂(GnRH-a)等,临床观察其具有抑制静脉瘤栓生长,使肺部转移灶或肿瘤暂时退缩等作用。抗雌激素治疗可作为不能手术,术后残留肿瘤或术后高风险复发患者的辅助治疗。

(4)妊娠合并子宫肌瘤红色变性:子宫肌瘤红色变性多见于妊娠期或产褥期,有资料表明,妊娠期子宫肌瘤切除者,约40%有红色变性。所以,对妊娠期急性严重的腹痛伴发热、包块者,应警惕子宫肌瘤红色变性的可能。

临床症状主要为下腹部持续性疼痛,可伴恶心、呕吐、低热,体征有下腹部拒按,有压痛和反跳痛,似急性腹膜炎表现。可伴白细胞计数升高。B超诊断明确为子宫肌瘤。手术后子宫肌瘤标本剖视面均呈暗红色,如半熟牛肉状,腥臭,质软,漩涡状结构消失。病理回报均为子宫肌瘤红色变性。

治疗:

(1)保守治疗:对于<36周妊娠,特别<35周妊娠的患者首先采用保守治疗,不做手术,对症治疗后,绝大多数病例均能自行缓解。有报道保守治疗症状有效率可达83.7%,证实了保守治疗的可行性,可有效延长胎龄,使新生儿预后更好。

保守治疗包括:卧床休息,充分静脉补液及支持治疗;应用硫酸镁保胎治疗;给予抗生素预防感染。

(2)手术治疗:足月或近足月妊娠的患者可直接行剖宫产加肌瘤挖除或子宫切除。经充分保守治疗无效者,特别妊娠<34周者,可考虑单纯摘除变性之肌瘤,但此手术风险较大,因妊娠子宫组织充血、水肿,术中出血往往较多,故术前应充分备足血源;术后容易造成流产、早产;术中摘除变性肌瘤,应紧贴肌瘤壁剥离,尽可能不切开宫腔,不碰破胎膜,术后加强保胎治疗,并应用大量广谱抗生素预防感染。使妊娠维持至36周以上,再择期行剖宫产术。

(周星楠　于　昕)

参 考 文 献

1. Alternatives to Hysterectomy in the Management of Leiomyomas. ACOG Practice Bulletin No. 96. American College of Obstetricians and Gynecologists. Obstet Gynecol,2008,112:201.

2. Stewart EA. Uterine fibroids. Lancet,2001,357:293.

3. Sayed GH,Zakherah MS,El-Nashar SA,et al. A randomized clinical trial of a levonorgestrel-releasing intrauterine system and a low-dose combined oral contraceptive for fibroid-related menorrhagia. Int J Gynaecol Obstet,2011,112:126-130.

4. Orsini G,Laricchia L,Fanelli M. Low-dose combination oral contraceptives use in women with uterine leiomyomas. Minerva Ginecol,2002,54:253-261.

5. Marjoribanks J,Lethaby A,Farquhar C. Surgery versus medical therapy for heavy menstrual bleeding. Cochrane Database Syst Rev,2006.

6. Grigorieva V,Chen-Mok M,Tarasova M,et al. Use of a levonorg-estrel-releasing intrauterine system to treat bleeding related to uterine leiomyomas. Fertil Steril,2003,79:1194.

7. Starczewski A,Iwanicki M. Intrauterine therapy with levonorgestrel releasing IUD of women with hypermenorrhea secondary to

uterine fibroids]. Ginekol Pol,2000,71:1221.

8. Magalhães J,Aldrighi JM,de Lima GR. Uterine volume and menstrual patterns in users of the levonorgestrel-releasing intrauterine system with idiopathic menorrhagia or menorrhagia due to leiomyomas. Contraception,2007,75:193.

9. Zapata LB,Whiteman MK,Tepper NK,et al. Intrauterine device use among women with uterine fibroids:a systematic review. Contraception,2010,82:41.

10. Friedman AJ,Barbieri RL,Doubilet PM,et al. A randomized, double-blind trial of a gonadotropin releasing-hormone agonist (leuprolide)with or without medroxyprogesterone acetate in the treatment of leiomyomata uteri. Fertil Steril,1988,49:404.

11. Carr BR,Marshburn PB,Weatherall PT,et al. An evaluation of the effect of gonadotropin-releasing hormone analogs and medroxyprogesterone acetate on uterine leiomyomata volume by magnetic resonance imaging:a prospective,randomized,double blind,placebo-controlled,crossover trial. J Clin Endocrinol Metab,1993,76:1217.

12. Minaguchi H,Wong JM,Snabes MC. Clinical use of nafarelin in the treatment of leiomyomas. A review of the literature. J Reprod Med,2000,45:481.

13. Morris EP,Rymer J,Robinson J,et al. Efficacy of tibolone as "add-back therapy" in conjunction with a gonadotropin-releasing hormone analogue in the treatment of uterine fibroids. Fertil Steril,2008,89:421-428.

14. Steinauer J,Pritts EA,Jackson R,et al. Systematic review of mifepristone for the treatment of uterine leiomyomata. Obstet Gynecol,2004,103:1331.

15. Fiscella K,Eisinger SH,Meldrum S,et al. Effect of mifepristone for symptomatic leiomyomata on quality of life and uterine size: a randomized controlled trial. Obstet Gynecol,2006,108:1381.

16. Carbonell Esteve JL, Acosta R, Heredia B, et al. Mifepristone for the treatment of uterine leiomyomas: a randomized controlled trial. Obstet Gynecol, 2008, 112: 1029.

17. Engman M, Granberg S, Williams AR, et al. Mifepristone for treatment of uterine leiomyoma. A prospective randomized placebo controlled trial. Hum Reprod, 2009, 24: 1870.

18. Bagaria M, Suneja A, Vaid NB, et al. Low-dose mifepristone in treatment of uterine leiomyoma: a randomised double-blind placebo-controlled clinical trial. Aust N Z J Obstet Gynaecol, 2009, 49: 77.

19. Eisinger SH, Bonfiglio T, Fiscella K, et al. Twelve-month safety and efficacy of low-dose mifepristone for uterine myomas. J Minim Invasive Gynecol, 2005, 12: 227.

20. Murphy AA, Kettel LM, Morales AJ, et al. Regression of uterine leiomyomata in response to the antiprogesterone RU 486. J Clin Endocrinol Metab, 1993, 76: 513.

21. Eisinger SH, Bonfiglio T, Fiscella K, et al. Twelve-month safety and efficacy of low-dose mifepristone for uterine myomas. J Minim Invasive Gynecol, 2005, 12: 227-233.

22. Tristan M, Orozco LJ, Steed A, et al. Mifepristone for uterine fibroids. Cochrane Database Syst Rev, 2012, 8: CD007687.

23. Marret H, Fritel X, Ouldamer L, et al. Therapeutic management of uterine fibroid tumors: updated French guidelines. Eur J Obstet Gynecol Reprod Biol, 2012, 165: 156.

24. 刘艳生, 陈龙, 葛伟平, 等. 腹腔镜下阔韧带子宫肌瘤剔除术32例临床分析. 中国微创外科杂志, 2012, 12(10): 876-877.

25. 曹泽毅. 妇科肿瘤学. 北京: 北京出版社, 2000: 699-705.

26. 侯学涛, 李敏, 谭冬梅, 等. 腹腔镜子宫阔韧带肌瘤切除术11例临床分析. 腹腔镜外科杂志, 2010, 15(10): 737-738.

27. 陶萍. 宫颈肌瘤的临床术式探讨. 河北医学, 2012, 18(4):

488-490.

28. Lam PM,Lo KW,Yu MY,et al. Intravenous leiomyomatosis：two cases with different routes of tumor extension. J Vasc Surg，2004，39（2）：465-469.

29. Moorjani N,Kuo J,Ashley S. Intravenous uterine leiomyosarcoma mitosis with intracardial extension. J Card Surg，2005，20（4）：382-385.

30. Arinami Y,Kodama S,Kase H. Successful one-stage complete removal of an entire intravenous leiomyomatosis in the heart，vena caval,ana uterus. Gynecol Oncol，1997，64（3）：547-550.

31. 李旻,潘凌亚,连丽娟,等. 伴有心脏受累的静脉内平滑肌瘤病临床分析. 现代妇产科进展，2006，15（3）：191-194.

32. 苏应宽,徐增祥,江森. 新编实用妇科学. 济南：山东科学技术出版社，1995：378.

33. 张蕊,王杨,白颖,等. 妊娠期子宫肌瘤红色变性的诊治体会. 中外医疗，2010，29（18）：85.

第20节 纵隔子宫

胚胎发育过程中,双侧副中肾管向中线靠拢、融合形成子宫,随后中隔被吸收、子宫管腔化,发育完成。当中隔吸收受阻或不全则形成纵隔子宫（septum uterus）。根据隔末端附着位置分为完全纵隔和不全纵隔。纵隔末端到达或超过宫颈内口者为完全纵隔子宫,约占纵隔子宫的14%~17%,纵隔末端终止在子宫内口水平以上者为不全纵隔子宫,约20%~25%的纵隔子宫合并阴道纵隔。

病例

付××,28岁,G_0P_0,LMP：2014年6月30日,因"未避孕未孕2^+年,发现子宫畸形6个月"入院。

患者14岁月经初潮,周期规律,6~7天/28~30天,量偏多,无痛经。婚后同居,计划妊娠,规律性生活(1~2次/周),偶有性生活困难,未避孕未孕2⁺年。爱人查精液正常,本人测基础体温"双相"。PV:外阴未见异常;阴道:见一纵隔,起自宫颈,至处女膜缘,纵隔两侧均可容2指;宫颈:似有两个,暴露不清;宫体、双附件:未见异常。辅助检查:2013年11月北京协和医院B超提示:子宫5.4cm×5.0cm×3.7cm,横切面见两个内膜回声,左侧厚1.2cm,右侧厚1.0cm,子宫纵隔合并阴道纵隔?(图2-20)双肾、输尿管未见异常。2014年7月北京协和医院MRI:完全子宫纵隔,阴道纵隔,双宫颈?(图2-21)。

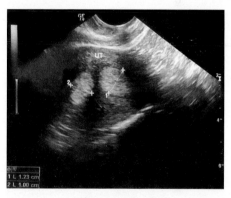

图2-20 TVS示子宫肌层连续,宫底未见明显凹陷,宫腔两个内膜回声

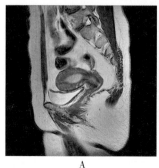
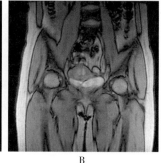

A   B

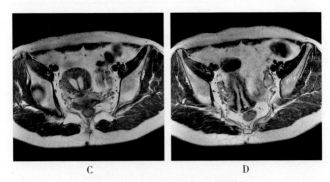

图 2-21　MRI 示子宫形态结构

A. 矢状面；B. 冠状面；C、D. 横断面

　　患者入院后行宫腹腔镜联合检查＋治疗，术中腹腔镜见子宫形态大致正常（图 2-22A），双附件未见异常。宫腔镜见阴道纵隔（图 2-22B）、双宫颈（图 2-22C），形态略显幼稚、子宫完全纵隔。行腹腔镜检查＋通液＋阴道

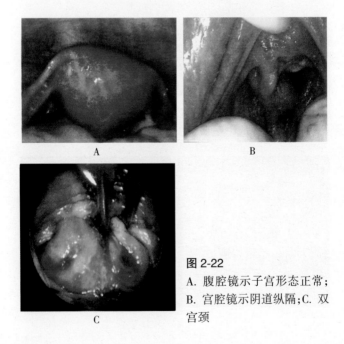

图 2-22

A. 腹腔镜示子宫形态正常；B. 宫腔镜示阴道纵隔；C. 双宫颈

纵隔及子宫纵隔切除＋放环术。患者目前芬吗通(雌二醇片)治疗中,拟 3 个月后行宫腔镜检查＋取环术。

💓 诊治经验与点评

一、诊断

患者可无临床症状,普通人群中纵隔子宫发病率约为 2.3%。习惯性流产、不孕患者中纵隔子宫的发生率明显增高,分别 5.3%、15.4%。合并阴道纵隔者可存在性生活困难,部分患者可出现经量偏多等非特异性症状,也可合并泌尿系统畸形。纵隔子宫妊娠者可能出现流产、早产、胎儿生长受限等。患者的染色体、激素水平无异常,影像学和诊断性手术是重要的诊断手段,包括子宫输卵管碘油造影、超声检查、磁共振检查、宫腹腔镜检查。

1. **子宫输卵管碘油造影**(hysterosalpingography,HSG)　借助造影剂充盈和弥散显示宫腔形态,评估双侧输卵管是否通畅的方法。HSG 作为一种间接地检查方法缺乏特异性,一方面因为结果受造影剂充盈、主观读片差异等因素影响,另一方面因为 HSG 不能显示子宫的外形轮廓特征,无法和其他类型的子宫发育异常如双角子宫、鞍状子宫等相鉴别,因而在诊断上存在一定局限性。HSG 作为一种有创检查方法,造影剂的使用、放射线的辐射也一定程度上影响了其应用。随着超声、磁共振等检查的普及和改进,HSG 已不再是纵隔子宫的首选或必备的检查方法。

2. **经腹/经阴道超声**(transabdominal/transvaginal ultrasound,BUS/TVS)　目前二维超声应用已很普遍,超声图像上纵隔子宫的典型表现为子宫底部浆膜面完整连续、无明显凹陷切迹,宫腔内见两个分隔的内膜回声,即"猫眼征"。超声检查不但可显示宫腔形态,还可显示子宫的整体形态,有助于双角子宫、鞍状子宫、双子宫的鉴别诊断。但是,由于宫腔变形等影响,超声影像可能与子宫内膜息肉、宫腔粘连等混淆。另外,TVS可能难以显示冠状切面,也一定程度影响诊断效率。

三维超声克服了经阴道超声因为解剖学局限所致的扫描切面和数量的限制,可较为完整地获得直观、清晰的子宫冠状切面图像,更好地评估宫底、宫角、纵隔、宫颈的解剖关系,也可更精准地完成纵隔长度、厚度及其与宫底肌层距离的测量,为超声诊断纵隔子宫提供了重要依据。

3. **磁共振成像**(magnetic resonance imaging,MRI)无创,能多方位、多层面评估子宫、纵隔的结构及形态,清晰直观,优于超声,但费用昂贵,并不作为临床常规检查方法,在较复杂的子宫及生殖系统畸形诊断中有重要价值。在T_2WI图像中,纵隔子宫表现为自宫底向宫腔、宫颈纵行延续的线状低信号,将内膜分为两部分,子宫底大致平坦或略有凹陷,冠状面和横断面图像显示较清晰。

4. **宫腔镜检查**　宫腔镜检查是直视下评估宫腔及宫颈管形态结构的微创方法。宫腔镜下纵隔可为上宽下窄、自宫底向下、表面可覆盖薄层内膜。完全纵隔子宫者,宫腔被分为两个腔隙,每个腔隙仅见一个输卵管开口。宫腔镜无法观测子宫的外形轮廓,因此难以鉴别双角子宫、鞍状子宫,需联合超声或腹腔镜明确诊断。

5. **腹腔镜检查**　腹腔镜可以直观地观察子宫的形态,对于不孕的患者还可以同时观察盆腔、输卵管、卵巢的情况,明确不孕的原因。纵隔子宫患者腹腔镜下子宫可无明显异常,子宫底部浆膜平坦,宫底凹陷不明显或轻微凹陷,子宫横径可增宽大于前后径,可与双子宫、双角子宫、鞍状子宫鉴别。腹腔镜极少单独使用,与宫腔镜联合是诊断纵隔子宫的金标准。

二、治疗

1. **适应证及原则**　大部分纵隔子宫不影响生育,不需手术治疗。当纵隔的存在引起不孕、流产、早产、胎儿生长受限等时需手术治疗。一般以月经干净后一周内手术为宜,手术以去除纵隔、恢复宫腔形态为目的。

2. **手术方式**　标准的手术方式为宫腹腔镜联合检查 + 手术治疗,也可选择宫腔镜联合 B 超手术治疗。

腹腔镜手术的主要目的是探查和监测。探查包括全面观察盆腔器官、子宫外形轮廓,可与其他子宫畸形如双子宫、双角子宫、鞍状子宫鉴别,不孕患者可同时行通液术。监测主要用于指导宫腔镜纵隔切除的范围和深度,可通过腹腔镜下透光试验完成,即调暗腹腔镜光源亮度,将宫腔镜依次置于宫底及两侧宫角,当腹腔镜下见子宫腔内透出光亮均匀一致时表明纵隔组织已基本切除。

宫腔镜手术的主要目的是探查和治疗。探查包括观察阴道、宫颈、宫腔的形态和结构、输卵管的开口情况,了解纵隔的长度、宽度、起止、纵隔与宫颈的关系等。治疗是指用切开纵隔,清晰显露双侧输卵管开口、恢复宫腔形态。

3. **特殊并发症**　除出血、感染等手术常见并发症外,手术治疗的特殊并发症包括:子宫穿孔、过度水化综合征、宫腔粘连。

(1)子宫穿孔:发生穿孔最初的征象为宫腔塌陷、视线不清,随着大量灌流液进入腹腔,可出现腹部膨隆、B超或腹腔镜可见腹腔大量积液,宫腔镜可见肠管、网膜等盆腹腔器官。查找穿孔的部位、有无邻近器官损伤,及时修补缝合。避免子宫穿孔的发生远比治疗穿孔重要,发生的主要原因为纵隔与宫底的位置关系不清、经验不足、宫颈狭窄等,术中超声、腹腔镜监视下手术可提高安全性,减少或避免子宫穿孔的发生。

(2)过度水化综合征:因灌流液大量吸收相关的体液超负荷和低钠血症。患者可首先表现为心率缓慢、血压升高,继而出现血压降低、恶心呕吐、头痛嗜睡等,如未及时发现和救治可危及生命。较复杂的子宫纵隔切除术宫腔镜手术时间长,易发生过度水化综合征。术中低压灌流,避免切除过多的子宫肌层组织、手术时间限制在1小时内、术中术后监测电解质等有助于避免其发生。

(3)宫腔粘连:是严重的术后并发症,影响术后妊娠,目前多采用术后放置宫内节育器和应用大剂量雌激素预防宫腔粘连。从理论上讲,宫内节育器可以通过物理阻隔的方法预防粘连,大剂量雌激素有促进子宫内膜修复、上皮化的作用,但是近年来国内外学者对应用两者预防宫腔粘连的效果研究结论不一,尚存在争议。对于不适合应用雌激素的患者,有学者报道 GnRH-a 用于子宫纵隔切除术后宫腔粘连的预防也有良好的效果。

三、预后

纵隔子宫是否影响妊娠与受精卵着床位置有关,尽管不是所有的纵隔子宫均能引起不孕或流产,但是在该人群中纵隔子宫所占比例较高提示手术治疗对有症状者的必要性。目前关于纵隔切除手术对不孕、反复流产患者术后妊娠改善的情况,缺乏大规模的、较高证据级别的大样本研究,2013年 Fafael 等 meta 分析显示术后总的妊娠率、活产率分别为 63.5% 和 50.2%。另外,尽管罕见,目前有 18 例宫腔镜术后妊娠子宫破裂的病例报道,在这18 例中 8 例术中出现了子宫穿孔,5 例术后 3 个月内妊娠,提示应根据术中情况适当避孕、妊娠期间加强监测是必要的。

这是一例完全纵隔子宫合并双宫颈、阴道纵隔的病例。患者因"不孕"开始医疗诊治,经 PV、TVS、MRI 初步诊断,最终宫腹腔镜检查 + 治疗明确诊断、完成治疗。追问病史,患者主诉中除"不孕"外,还提到了"偶有性生活困难"、"月经量稍多"这些不太特异的主诉其实也是提示生殖道畸形的重要信息。MRI 不同层面很清晰地展示了子宫的外部形态、宫腔形态。术后雌激素治疗 + 宫内节育器，目的是促进内膜修复、避免宫腔粘连。

（李晓川　周慧梅）

参 考 文 献

1. 朱兰，Felix Wong，郎景和．女性生殖器官发育异常的微创手术及图谱．北京：人民卫生出版社，2010．

2. Chan YY，Jayaprakasan K，Zamora J，et al. The prevalence of congenital uterine anomalies in unselected and high-risk populations：a systematic review. Hum Reprod Update，2011，17：761-771.

3. Paradisi R，Barzanti R，Fabbri R. The techniques and outcomes of hysteroscopic metroplasty. Curr Opin Obstet Gynecol，2014，26：295-301.

4. Tonguc EA，Var T，Yilmaz N，et al. Intrauterine device or estrogen treatment after hysteroscopic uterine septum resection. Int J Gynaecol Obstet，2010，109：226-229.

5. Valle RF，Ekpo GE. Hysteroscopic metroplasty for the septate uterus：review and meta-analysis. J Minim Invasive Gynecol，2013，20：22-42.

6. 刘大菊，田秦杰，陈蓉，等．促性腺激素释放激素激动剂预防子宫纵隔切除术后宫腔粘连的初步研究．生殖医学杂志，2013，22（2）：83-86.

第 21 节　卵巢子宫内膜
异位囊肿的诊治陷阱

　　子宫内膜异位症（内异症，EM）是生育年龄妇女的常见病，发病率可高达 10%~15%，包括腹膜型（PEM）、卵巢型（又称巧囊，OEM）、深部浸润型（DIE）和其他部位的子宫内膜异位症（OtEM）。其特点是子宫内膜在子宫腔以外的部位出现、生长、浸润、反复出血，或者引发疼痛、不育及结节包块。其中以巧囊最为常见，约占内异症患者的 17%~44%，占卵巢良性肿瘤的 35%。

对于一般类型巧囊的诊治已为熟知，其诊断主要包括以下几点：

1. 疼痛症状　包括痛经、性交痛、大便痛、慢性盆腔痛等，进行性加重。

2. 超声　于附件区可见一侧或双侧低~中等回声，伴细密点状回声。

3. 实验室检查　CA125 轻度升高，多在 200IU/L 以内。

4. 查体　可及附件区囊性包块，活动性差。

部分合并有子宫腺肌病和深部内异症同时伴有其他症状和体征（见子宫内膜异位症其他章节）。其治疗的主要方式如下：①期待治疗；②药物治疗：促性腺激素释放激素激动剂 / 拮抗剂，孕激素类药物，雄激素类衍生物，芳香化酶抑制剂等；③手术治疗：囊肿穿刺术、囊肿剥除术和附件切除术。然而，在实际情况中仍存在一些特殊情况，导致对巧囊的诊断延迟，延误治疗。在这里结合几个临床中遇见的实际病例，为大家逐个解析。

❤ 病例 1

患者女性，42 岁，G_2P_1，月经第 2 天，右下腹剧烈疼痛伴恶心呕吐 3 小时急诊就诊。平素月经规律 5/28 天，量中，伴痛经（++），间断应用 NSAIDs 类止痛药。2 年前查体发现右卵巢囊肿 5$^+$cm，未治疗，定期复查缓慢增长。急诊血压 135/74mmHg，心率 115 次 / 分，呼吸 22 次 / 分，体温 37.8℃；查体：腹部平坦，腹壁略紧张，移动性浊音（－）；后穹隆触痛明显，右附件区可及囊性包块，边界欠清，压痛明显；实验室检查：尿 hCG（－），WBC（－），血常规 WBC $11.3 \times 10^9/L$,中性粒 70%,生化指标正常,凝血功能大致正常,CA125 932IU/L;B 超:右附件区可见囊性包块 5.1cm×4.2cm,内见细密点状回声,囊壁可见少许血流信号;盆腔积液深 3.2cm。

问题:该患者考虑诊断是什么?需要与哪些疾病相鉴别?其下一步的治疗措施?

处理:予以广谱抗生素静脉抗感染积极补液治疗的同时,动态监测血色素及超声变化:每 6 小时监测血色素及凝血情况,连续监测 24 小时,血象略有上升,血色素无明显降低,凝血无明显改变,生命体征平稳。体温最高 38.5℃。腹痛症状略有好转。24 小时后复查超声,右卵巢囊肿 3.7cm×2.5cm,盆腔积液 4.3cm。考虑巧囊破裂可能,予以 GnRH-a 治疗 3 个月后,定期复查 CA125 逐渐下降至 89IU/ml,右卵巢囊肿逐渐缩小,3 个月后超声未提示。患者无生育计划,后续周期性口服短效避孕药治疗 6 个月随诊无复发。

💟 诊治经验与点评

巧囊破裂是妇科急腹症之一。其发病原因包括自发性破裂和外力性破裂。主要是异位内膜对囊壁有侵袭穿透性作用,囊壁质地较脆、厚薄不一而缺乏弹性,并不断分泌生成经血导致囊内压力不断增高导致破裂,囊内液外溢入腹腔刺激腹膜并引起患者一系列症状。在临床诊断过程经常与以下几种疾病相混淆:

1. **急性盆腔炎** 无停经史,腹膜刺激征典型,宫颈举摆痛明显,伴有盆腔脓肿者可见附件区包块,部分超声提示厚壁多分隔,CA125 一定程度升高。但血象与体温多成正比,阴道分泌物可见脓细胞,细菌培养(以厌氧菌为主)阳性。既往无痛经及卵巢囊肿病史且抗感染治疗有效。

2. **卵巢囊肿扭转** 既往有卵巢囊肿病史,有剧烈活动或其他体位改变诱因后出现的剧烈腹痛。好发于瘤蒂长、中等大、活动度好无粘连、重心偏于一侧的肿瘤(如囊性畸胎瘤、黏液性及浆液性囊腺瘤最易发生蒂扭转)疼痛程度随囊肿扭转程度逐渐加重,部分患者随体位变化可有回复,疼痛逐渐消失。继续扭转甚至坏死者可有暂时疼痛缓解,但随着坏死后炎性介质的释放再次持续疼痛。

3. 异位妊娠破裂　多伴有明确的停经病史,部分患者可有不规则阴道出血,伴或轻微早孕反应。尿 hCG 阳性,血 β-hCG 倍增时间长于正常妊娠,P 值相对低。其临床症状与出血速度及量密切相关,白细胞正常,血色素进行性减低,超声提示:盆腔积液进行性增加,也有部分破裂包裹局限于附件区可见囊肿逐渐增大,宫腔未见妊娠囊。体温正常或轻度升高,查体子宫增大,质软,宫颈举摆痛,后穹隆饱满,可穿刺抽出不凝血。

4. 黄体破裂　无停经史,发生时间位于黄体期,一般无月经不规则病史或闭经史,一般无阴道流血,内出血严重者可有休克症状。腹膜刺激征较炎性疾病弱,超声可见增大卵巢内囊性黄体,包膜不完整,边界不清,黄体边缘见特征性的环状血流;盆腔积液随时间逐渐增加,血色素进行性下降。hCG 阴性,血象大致正常,无或轻度发热。

5. 阑尾炎　位于右侧的巧囊破裂应注意与急性阑尾炎相鉴别。伴右下腹压痛、反跳痛及肌紧张,伴白细胞计数升高、高热。伴有阑尾脓肿者可有右下腹包块,由于炎性刺激可有右下腹或盆腔积液。hCG 阴性,血色素无明显减低。这些均与巧囊破裂类似,但阑尾炎多伴有典型的转移性右下腹痛,初始疼痛可位于上腹或脐周,无外力史可既往有慢性阑尾炎或不洁饮食病史,查体疼痛点于麦氏点。此外,抗感染治疗有效,对激素不敏感。

6. 恶性肿瘤　盆腔积液、CA125 升高、发热、后穹隆质硬结节、附件区肿物,这些均与卵巢恶性肿瘤相符。但卵巢癌年龄以绝经后人群为主,CA 125 多呈进行性异常升高,伴有其他部位受累者可有全身症状,CT 可见多发转移及淋巴结肿大,穿刺腹水为淡血性,可见瘤细胞。查体后穹隆结节无触痛。

然而,巧囊由于其特殊的发病机制决定其破裂有其自身的临床特点:

1. 自发性破裂在时间上多位于月经期或围排卵期,导致压力突然增加或形成缺口。无停经史,可有阴道不规则出血。

2. 临床表现　突发剧烈下腹剧痛,呈持续性,通常起自一侧下腹而后蔓延至整个下腹痛甚至上腹腔疼痛,可有腹膜刺激征(包括压痛、反跳痛和肌紧张),伴恶心呕吐、肛门坠胀。发热多于 39℃ 以下,但无明显血压下降及休克征象。

3. 妇科检查　宫颈可有举摆痛,其他查体同子宫内膜异位症,一般情况如子宫后位活动差,宫骶韧带处触痛结节,后穹隆饱满,附件区可触及粘连性包块,境界不清,压痛明显。

4. 实验室检查　血象大多升高于 $10 \times 10^9/L$,可有应急性升高甚至达 $20 \times 10^9/L$,血色素稳定。CRP 相应升高。CA125、CA199 均可有不同程度升高,甚至少数 CA125 可大于 1000IU/ml。

5. 盆腔超声　附件区或子宫后方可见囊性包块,低至无回声区内见细密点状回声,有盆腔积液;动态观察小于近期囊肿大小并逐渐缩小。

6. 后穹隆穿刺可抽出巧克力色液体,但穿刺阴性者不能就此排除,可能是量少或黏稠难以抽出,也有可能存在粘连分隔。

7. 对激素敏感,GnRH-a 治疗效果显著,可观察到囊肿缩小和 CA125 迅速降低。在急诊诊治过程中有巧囊破裂的意识并掌握以上七点,绝大多数均可以做到明确诊断。

临床治疗过程中,对于无法确诊的患者通过可以明确诊断,排除恶性或其他急重症以免造成诊治的延误并迅速缓解症状。然而,明确诊断或高度怀疑巧囊破裂者由于急性期组织充血水肿较明显,容易出血,从手术安全的角度不主张此时进行大面积的粘连分离、深部结节切除和子宫切除等操作。可先抗感染治疗,应用 GnRH-a 抑制激素水平而后择期手术。近年有中国台湾省学者认为巧囊破裂应该尽早手术,对比破裂 72 小时内和大于 72 小时,患者基本情况和术后复发情况大致相当,但早期干预者妊娠率明显增加。认为早期干预可以防止异位内腹腔种植,从而减少粘连改善生育。相比于开腹手术,腹腔镜术后发热率和术后疼痛评分均明显减低,减少止痛药的应用和缩短住院时间。此外,术中应注意大量的生理盐水充分冲洗盆腹腔,彻底清除巧克力样液体,但不强求切净病灶,必要时择期再次手术。术后建议尽早应用激素类药物治疗,预防复发,提高生活质量,促进生育。

病例 2

患者女,38 岁,G_2P_0,巧囊术后 4 年,超声提示左附件区包块 1 年来我院门诊就诊。平素月经规律 7/25~28 天,量中,痛经(++)VAS 评分 7 分,用止痛药,经期伴肛门坠胀,稀便,大便痛(−),性交痛(−),CPP(−)。4 年前因双侧卵巢囊肿行腹腔镜卵巢囊肿剔除术,术后病理证实均为子宫内膜异位囊肿,术后予以 GnRH-a×6 个月 + 反向添加,试孕两年未孕。1 年前查体发现左附件区囊性低回声 2.3cm×1.9cm,CA125 68IU/ml。未治疗,定期复查囊肿逐渐增大,生殖中心 COH/IUI 均未受孕。今拟行 IVF-ET。复查超声囊肿增大至 6.3cm×4.8cm,内见细密点状回声,CA125 103IU/ml。查体左附件区囊性包块,固定,张力低,边界欠清晰。考虑巧囊复发,来我院门诊就诊。

问题:患者有生育要求,下一步的治疗方案是什么?

处理:月经第三天查卵巢储备功能 FSH 10.6mIU/ml,LH 8.7mIU/ml,E_2 53.5pg/ml。行超声引导下卵巢囊肿穿刺术,术中抽出咖啡色样液体约 80ml,送病理未见瘤细胞。术后予以 GnRHa×3 个月转生殖中心超长方案促排卵 -IVF,移植 2 枚胚胎,孕 8 周复查宫内单胎可见胎心胎芽,产科随诊。

💓 诊治经验与点评

该病例患者就诊时卵巢储备功能已表现为轻度的受损,如果这时贸然手术,很可能术后出现卵巢早衰,永久性卵巢功能减退,如不能供卵将丧失生育机会,给患者及家庭带来巨大影响。卵巢巧克力囊肿的形成过程是异位子宫内膜种植于卵巢表面并内陷形成囊泡,随病变进展,囊泡内反复出血,积血增多,而形成单个或多个囊肿。对卵巢皮质的侵袭性决定了对卵巢储备功能的损伤。此外,卵巢囊肿会影响卵巢的排卵和内分泌功能,或因卵巢周围组织粘连,从而引起卵巢的排卵障碍和输卵管拾卵及运卵障碍;还可导致盆腔局部微环境的变化而导致不孕。而手术本身对卵巢皮质不可避免地带来损伤,既往病理学检测在囊壁均可见不同发育程度的卵泡(图 2-23),术后卵巢储备功能存在一定程度的改变。巧囊合并不孕是子宫内膜异位症的热点问题,而复发巧囊合并不孕是热点中的难点,如何最大程度地保护卵巢功能,尽快完成生育任务是关键。

对于巧囊初治者,腹腔镜手术作为首选可以剔除囊肿明确诊断,恢复盆腔正常解剖结构,改善盆腔微环境,这些均有利于改善生育。术后予以激素类药物能够有效延缓复发。对于中重度内异症无生育要求患者,建议术

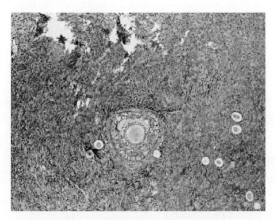

图 2-23 囊肿壁可见不同发育时期卵泡

后长期用药,可选择短效口服避孕药或左炔诺孕酮宫内缓释系统,但需要定期检测肝肾功等指标。对于有生育要求者,术后 6 个月 ~1 年是术后的妊娠黄金时间,对于年轻轻度内异症患者应术后积极妊娠,对于中重度者建议术后应用 GnRH-a 3~6 个月后积极妊娠,对于 1 年内仍未怀孕或年龄大于 35 岁者应考虑助孕。

除本身囊肿类型和内异症分期,术后因有生育要求不能长期口服药物以及助孕促排卵相应药物也是复发的危险因素之一。这些人基于既往巧克力囊肿手术病史诊断巧囊复发并不困难,但也应同时警惕巧囊恶变。恶变者往往 CA125 进行性升高,但由于内异症恶变往往为特殊类型卵巢肿瘤如透明细胞癌等,CA125 升高不显著;另外,超声可见囊实性改变,内可见多处分隔,分隔上见散在的乳头样强回声,血流信号丰富,必要时进一步 CT 或 MRI 检查;再者可行穿刺病理找瘤细胞。另外应该与假囊相鉴别。内异症术后盆腔粘连形成薄壁假囊,手术效果不满意,容易复发,可持续激素类药物或中药治疗,如可见单房较大囊肿也可以超声引导下穿刺抽吸囊内液,另外理疗和中医治疗也有一定效果。

对于明确诊断的巧囊复发者手术需慎重,尤其是仍有生育要求者。一方面,巧囊术后,尤其是开腹术后盆腔往往伴随严重粘连(图2-24),相应解剖结构移位,手术风险大,再次复发几率高;另一方面,巧囊剔除手术影响卵巢储备功能,有资料表明再次手术囊壁正常卵巢组织较初次手术明显增多,术后AFC、血流和激素水平均有明显下降。年轻有生育要求的尽量选择穿刺加GnRH-a,积极助孕,避免反复手术进一步破坏卵巢功能。对于合并其他不孕因素(如卵管积水或肌瘤等)或囊肿增长迅速等必须手术的患者,应更加谨慎手术操作,平衡好卵巢功能损失和囊肿复发的风险,详细告知患者卵巢功能损伤甚至早衰的可能,并在手术前后评估卵巢储备功能,依据卵巢功能制订积极的妊娠计划。卵巢功能的损伤是不可逆的,须把巧囊治疗放在整个生育计划中的一部分,不能单纯为了解决囊肿,顾此失彼,应从全局出发,统筹兼顾。

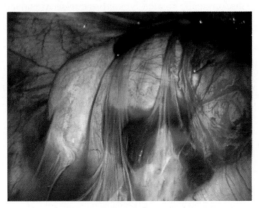

图2-24 再次手术盆腔粘连重

卵巢子宫内膜异位囊肿在育龄期女性常见,在多年的工作总结中已经形成对其诊治的一系列规范和原则,为大多数临床妇产科医师所掌握。但其破裂和复发的诊断和治疗是临床中的棘手问题。需要与多种妇科疾病相鉴别,另外要兼顾对卵巢储备功能的影响和再次手术的风险。应权衡利弊,结合全身一般状况,结合患者年龄及生育要求,避免不必要的手术。过左或右的治疗都有可能对患者及家庭带来经济和精神上的损失。

(史精华　戴　毅)

参 考 文 献

1. 刘红秀. 子宫内膜异位囊肿破裂误诊20例分析. 中国误诊学杂志,2001,1(12):1843-1844.

2. Tsai HJ. Suitable timing of surgical intervention for ruptured ovarian endometrioma. Taiwan J Obstet Gynecol,2015,54(1):105.

3. Huang YH,Liou JD,Hsieh CL,et al. Long-term follow-up of patients surgically treated for ruptured ovarian endometriotic cysts. Taiwan J Obstet Gynecol,2011,50(3):306-311.

4. Muzii L,Achilli C,Lecce F,et al. Second surgery for recurrent endometriomas is more harmful to healthy ovarian tissue and ovarian reserve than first surgery. Fertil Steril,2015,103(3):738-743.

5. Kodaman PH. Current Strategies for Endometriosis Management. Obstet Gynecol Clin North Am,2015,42(1):87-101.

6. Shi J,Leng J,Cui Q,et al. Follicle loss after laparoscopic treatment of ovarian endometriotic cysts. Int J Gynaecol Obstet,2011,115(3):277-281.

7. 冷金花,史精华. 子宫内膜异位症对生育的影响和治疗对策. 中华临床医师杂志(电子版),2012,6(3):1-4.

8. 史精华,冷金花,李孟慧,等. 腹腔镜卵巢子宫内膜异位囊肿剔除术对卵巢储备功能及生育的影响. 协和医学杂志,2011,2(2):124-128.

9. 金力,郎景和,范光升,等.子宫内膜异位症不孕患者的腹腔镜诊断与治疗.中华妇产科杂志,2001,36(1):48-49.

10. 王艳艳,冷金花,郎景和,等.腹腔镜下双侧卵巢子宫内膜异位囊肿剔除术后卵巢功能早衰二例报告及文献复习.中华妇产科杂志,2007,42(11):774-775.

第 22 节　复发性子宫内膜异位症治疗中的陷阱

子宫内膜异位症(endometriosis,内异症)是育龄期女性的常见病,发病率高达 10%~15%,其特征为子宫内膜在子宫腔以外的部位出现、生长、浸润、反复出血,引起疼痛、不育和结节包块,严重影响女性的生活和性生活质量。而复发性内异症是指经手术或规范的药物治疗后,患者症状、体征已消失,再次出现临床症状且恢复到治疗前水平甚至加重,或者再次出现内异症病灶。其在经手术治疗的患者中年复发率约为 5%~20%,5 年累计复发率可高达 40%,是目前妇产科医师面临的一个非常棘手的问题。本文将就复发性内异症常见的问题讨论如下:

一、复发性内异症的诊断

腹腔镜探查被公认为诊断复发的可靠标准,但根据病史及相关检查,复发性内异症的诊断并不困难,主要标准包括以下几条:①术后症状缓解 3 个月后再次出现,包括持续或周期性的慢性下腹痛、腰骶部疼痛、肛门痛及性交痛,疼痛症状对复发诊断的敏感性高达 79.6%,特异性为 70%;②术后盆腔阳性体征消失后又出现或加重至术前水平,其阳性预测值高达 86.7%;③术后超声检查发现新的内异症病灶,但需警惕 6 个月内形成的囊肿有包裹性积液的可能;④血清 CA125 下降后又升高,且除外其他疾病。符合上述②、③、④ 3 项标准之一且伴或不伴有

①标准者即可诊断为复发。

二、内异症复发的危险因素

目前,对内异症复发的危险因素的相关研究较多,发现临床分期、病变部位、年龄、手术方式、术后药物辅助治疗及术后妊娠与内异症复发相关。但由于不同研究人群、研究目的及研究方法不一,各家结果不尽统一。2009年,一项发表在 Human Reproduction Update 的系统综述总结了内异症复发的相关危险因素如下(表 2-5):

表 2-5　内异症复发的相关危险因素

作者 / 发表年份	危险因素
Abbott 等(2003)	rAFS 评分 >70 分
Busacca 等(1999a)	rAFS 分期、前次手术史
Fedele 等(2004)	年轻;妊娠是保护因素
Fedele 等(2005)	手术切除范围
Ghezzi 等(2001)	病变侧别
Jones 和 Sutton(2002)	双侧囊肿
Kikuchi 等(2006)	rAFS 评分、高龄
Koga 等(2006)	既往药物治疗;囊肿大小
Li 等(2005)	前次手术史、双侧盆腔受累、左侧盆腔受累、rAFS 评分高、年轻、子宫直肠窝触痛结节、使用克罗米芬; 保护因素:妊娠次数和术后孕激素治疗
Liu 等(2007)	疾病复发:rAFS 评分、年轻、既往药物治疗;痛经:rAFS 评分
Namnoum 等(1995)	保留卵巢
Parazzini 等(2005)	rAFS 分期、高龄

续表

作者/发表年份	危险因素
Saleh 和 Tulandi(1999)	囊肿大小
Vercellini 等(2006)	手术时年轻(痛经);术后药物治疗(疾病复发)
Vercellini 等(2008)	口服避孕药是保护因素
Vignali 等(2005)	年轻(疼痛);道格拉斯窝封闭(临床症状);初次手术的彻底性(再次手术)
Waller 和 Shaw(1993)	rAFS 分期

病例 1

女,43 岁,G_2P_1,双侧巧囊剔除术后 8 年,痛经渐进性加重 6 年,发现盆腔包块 1 年。患者平素月经规律,痛经(+++),VAS 7~8 分。8 年前行腹腔镜双侧巧囊剔除术,术后 GnRH-a 治疗 3 个月,后自然妊娠分娩一男婴。6 年前痛经再次出现,症状渐加重,现痛经 VAS(+++)8~9 分,CPP(+),伴深部性交痛(+),予口服避孕药、LNG-IUS 治疗后效欠佳。1 年前发现 B 超提示盆腔包块,直径约 3cm,后定期随诊,包块渐增大。考虑:盆腔包块,复发性内异症,遂来我院。我院 B 超提示子宫腺肌病,左附件囊肿,直径约 6.0cm×6.5cm,CA-125:136.4mIU/ml;查体:子宫增大如孕 10 周大小,左附件囊肿直径约 7cm,活动差,双侧宫骶韧带触痛结节。考虑患者复发性内异症、子宫腺肌病诊断可能性大;患者年龄较大,无生育要求,手术意愿强烈;子宫明显增大,盆腔包块持续存在,且药物治疗反应欠佳,手术指征明确。但手术困难,向患者充分交代手术风险,予 GnRH-a 治疗 3 个月后,行腹腔镜全子宫＋左附件＋双侧宫骶韧带深部浸润型内异症切除术,术后孕激素治疗。

💗 **病例2**

女，28岁，G_0P_0，原发不孕3年，双侧巧囊剔除术后2年，发现盆腔包块1年。患者平素月经规律，痛经（+）。2年前因"原发不孕，双附件包块"在本地医院行腹腔镜双侧巧囊剔除＋宫腔镜检查＋输卵管通液术，术中剔除双侧巧囊直径约5cm和7cm，多房，双侧输卵管通畅。术后GnRH-a治疗3个月，积极试孕1年未孕。1年前B超发现左附件包块直径约4cm，考虑：盆腔包块，复发性内异症，遂来我院。我院B超提示左附件囊肿，直径约6.0cm×5.5cm，CA 125：37.6mIU/ml；查体：左附件囊肿直径约6cm，活动欠佳；FSH：12mIU/ml，考虑患者原发不孕，复发性内异症；患者年龄年轻，原发不孕3年；双侧巧囊剔除史，卵巢储备功能降低；无明显痛经症状，行GnRH-a＋B超引导下囊肿穿刺术后转IVF-ET中心，予超长方案IVF-ET治疗，成功分娩一女活婴。

思考问题：

上述两例患者都是在双侧剔除术后复发，手术治疗的指征是什么？药物或保守治疗的指征又是什么？决策时我们又该考虑哪些因素呢？

💗 **诊治经验与点评**

目前文献中对复发性内异症的处理涉及较少，大体上其治疗原则与初治基本相同，需考虑患者的年龄、生育要求、既往治疗史、病变的范围及患者的意愿等，治疗目的仍为缓解疼痛、促进生育，减少再次复发。

1. 药物治疗　疼痛症状的复发是内异症复发的最常见形式，缓解疼痛也是复发性内异症的主要治疗目的之一。内异症的手术治疗是细胞减灭性治疗，而非治愈性治疗，术后复发几率高，因此药物治疗是内异症复发的主要治疗手段之一。单纯药物治疗可以减轻疼痛,尤其适用于对病情较轻且无生育要求者;术前药物抑制卵巢功能,可减轻盆腔炎症反应和充血,提高手术的安全性和成功率;术后药物抑制卵巢功能,可阻止或减少异位内膜细胞的播种,延缓复发,口服避孕药、孕激素及 LNG-IUS 和 GnRH-a 均可选择。

2. 手术治疗　复发性内异症的手术治疗主要适用于:①复发性内异症导致中度以上疼痛或盆腔包块,药物治疗无效者或不能耐受药物治疗的患者;②深部浸润型内异症或者合并盆腔包块和(或)不孕者;③盆腔包块较大、生长迅速或血清 CA125 明显升高,可疑恶变者。

手术范围应考虑患者的年龄、生育要求、既往治疗史、病变的范围及患者的意愿等。对于年龄较大且无生育要求者可考虑行全子宫 + 双附件切除术;对于年轻且有生育要求者,可行保守性手术,尽可能保留患者的生育能力。但需警惕,复发性内异症患者 2 次手术需交代以下问题:①由于术中粘连致密,手术风险大,再次手术容易发生盆腔脏器损伤,尤其是对于深部浸润型内异症患者。②手术可影响卵巢储备功能,甚至导致卵巢早衰,术后妊娠率(~25%)约为初治患者的 1/2(40%~50%),因此术前需评估患者的卵巢储备功能,同时术中注意卵巢功能的保护,不提倡过度电凝止血,因此对于复发性内异症合并不孕的患者,如无严重疼痛、囊肿直径小于 4cm 或者可疑超声表现,IVF 可作为首选。③对于复发性内异症合并疼痛的患者,二次手术术后缓解率也明显低于初治者,但术中/术后并发症明显增加,尤其对于深部浸润型内异症患者。因此,手术主要适用于药物治疗无效或不能耐受药物治疗的患者。④腹腔镜和开腹手术治疗复发性内异症的效果相当,因此对于有经验的医师来说腹腔镜手术仍可作为首选。

3. B 超引导下囊肿穿刺术(transvaginal aspiration)

1988年,Akamatsu等首次报道了B超引导下囊肿穿刺联合局部无水乙醇注射术(ethanol sclerotherapy)用于治疗6名复发性内异症患者,未发现明显副作用及再次复发情况。后期陆续多项研究报道了B超引导下囊肿穿刺结合/不结合硬化治疗复发性内异症的结果,发现其具有方便(门诊操作)、有效(有效性波动在43.4%~100%之间)、并发症少、对卵巢功能影响较小(术后妊娠率约为17.8%~43%)等优点,但多为回顾性研究,尚缺乏大样本的RCT研究。2013年,一项来自中国台湾省的研究发现,B超引导下囊肿穿刺结合95%无水乙醇硬化治疗复发性内异症患者,有效性为43.4%,影响其有效性的因素主要包括:囊肿大小、数目,术前CA-125水平及硬化治疗的持续时间。因此,B超引导下囊肿穿刺术可作为复发性内异症合并不孕或不能耐受再次手术患者的可选方案之一,但尚需进一步探讨。

经过对病例1的分析,患者年龄较大,无生育要求,手术意愿强烈;子宫明显增大,盆腔包块持续存在,且药物治疗反应欠佳,手术指征明确。但手术困难,向患者充分交代手术风险,予GnRH-a治疗3个月后,行腹腔镜全子宫+左附件+双侧宫骶韧带深部浸润型内异症切除术,术后孕激素治疗。

对于病例2,患者年龄年轻,原发不孕3年;双侧巧囊剔除史,卵巢储备功能降低;无明显痛经症状,行GnRH-a+B超引导下囊肿穿刺术后转IVF-ET中心,予超长方案IVF-ET治疗,患者已成功分娩一女活婴。

（贾双征　戴　毅　冷金花）

参 考 文 献

1. P Vercellini,E Somigliana,L Fedele. Endometriosis:pathogenesis

and treatment. Nat Rev Endocrinol, 2014, 10(5):261-275.

2. TT Hsieh, MY Chang, CL Hsieh, et al. Ultrasound-guided aspiration and ethanol sclerotherapy(EST)for treatment of cyst recurrence in patients after previous endometriosis surgery: analysis of influencing factors using a decision tree. J Minim Invasive Gynecol, 2013, 20(5):595-603.

3. N Berlanda, P Vercellini, E Somigliana et al. Role of surgery in endometriosis-associated subfertility. Semin Reprod Med, 2013, 31(2):133-43.

4. Johnson NP, L Hummelshoj. Consensus on current management of endometriosis. Hum Reprod, 2013, 28(6):1552-1568.

5. V Paolo, DM Sara, S Edgardo, et al. Long-term adjuvant therapy for the prevention of postoperative endometrioma recurrence: a systematic review and meta-analysis. Acta Obstet Gynecol Scand, 2013, 92(1):8-16.

6. Endometriosis and infertility: a committee opinion. Fertil Steril, 2012, 98(3):591-598.

7. SZ Jia, JH Leng, JH Shi, PR Sun, JH Lang. Health-related quality of life in women with endometriosis: a systematic review. J Ovarian Res, 2012, 5(1):29.

8. W Zhu, Z Tan, Z Fu, et al. Repeat transvaginal ultrasound-guided aspiration of ovarian endometrioma in infertile women with endometriosis. Am J Obstet Gynecol, 2011, 204(1):61. e1-6.

9. Berlanda N, P Vercellini, L Fedele. The outcomes of repeat surgery for recurrent symptomatic endometriosis. Curr Opin Obstet Gynecol, 2010, 22(4):320-325.

10. R Seracchioli, M Mabrouk, C Frascà, et al. Long-term oral contraceptive pills and postoperative pain management after laparoscopic excision of ovarian endometrioma: a randomized controlled trial. Fertil Steril, 2010, 94(2):464-471.

11. Guo SW. Recurrence of endometriosis and its control. Hum

Reprod Update, 2009, 15(4): 441-461.

12. CL Hsieh, CS Shiau, LM Lo, et al. Effectiveness of ultrasound-guided aspiration and sclerotherapy with 95% ethanol for treatment of recurrent ovarian endometriomas. Fertil Steril, 2009, 91(6): 2709-2713.

13. P Vercellini, E Somigliana, P Viganò, et al. The effect of second-line surgery on reproductive performance of women with recurrent endometriosis: a systematic review. Acta Obstet Gynecol Scand, 2009, 88(10): 1074-1082.

14. P Vercellini, G Barbara, A Abbiati, et al. Repetitive surgery for recurrent symptomatic endometriosis: what to do? Eur J Obstet Gynecol Reprod Biol, 2009, 146(1): 15-21.

15. 董喆, 冷金花, 复发性子宫内膜异位症的诊治进展. 中国妇产科临床杂志, 2009, 10(5): 391-393.

16. A Agostini, TD Lapparent, E Collette, et al. In situ methotrexate injection for treatment of recurrent endometriotic cysts. Eur J Obstet Gynecol Reprod Biol, 2007, 130(1): 129-131.

17. N Akamatsu, T Hirai, H Masaoka, et al. Ultrasonically guided puncture of endometrial cysts—aspiration of contents and infusion of ethanol. Nihon Sanka Fujinka Gakkai Zasshi, 1988, 40(2): 187-191.

第23节 腹壁子宫内膜异位症

腹壁子宫内膜异位症(abdominal wall endometriosis, AWE)是内膜异位症的一种少见类型, 仅占 0.5%~1.0%, 表现为异位内膜组织在腹壁皮下脂肪和(或)肌肉层内生长。虽然目前具体病因尚不清楚, 但患者通常有前次腹部手术史, 病灶多位于手术瘢痕内或瘢痕附近。剖宫产术和经腹子宫切除术被认为与该病的发生密切相关。

1. **病因** 患者发病年龄较轻, 具体病因尚不明确,最常见的发病部位是剖宫产手术瘢痕,少数为妇科手术瘢痕。目前比较公认的有2种理论:转移理论和化生理论。转移理论认为术中具有活性的内膜组织直接种植或转移至手术切口或切口附近组织造成AWE。文献报道约1%的盆腔手术存在内膜组织混入腹壁。化生理论认为原始胸膜潜能(pleural potential)的间充质细胞分化、化生引起AWE。其他的理论还包括淋巴转移、血行转移、细胞免疫异常等。目前认为剖宫产、早中孕期剖宫取胎术等是AWE发病的危险因素,而多次妊娠则是保护因素。我国的剖宫产率一直居高不下,因此腹壁子宫内膜异位症患者在临床上并不少见。文献报道剖宫产术后总的发病率约为0.01%~1%。腹腔镜穿刺孔的AWE更少见,多为个案报道。也有报道无腹部手术史的患者发生AWE。

2. **症状** 多数患者起病缓慢,出现临床症状时距离前次剖宫产的时间平均为3.7年。典型的症状是剖宫产等腹部手术瘢痕处及其周围出现皮下结节,伴腹部疼痛,经期包块增大,疼痛加重,非月经期疼痛可消失。患者的疼痛症状呈持续性或周期性。部分合并盆腔内异症或腺肌症的患者,则伴有相应的临床表现。

3. **体征** 腹部查体非常重要,尤其是触诊。除深部病灶外,多数患者腹部可触及质硬结节,圆形或椭圆形,表面不规则,固定,边界尚清,部分可有触痛或压痛。表浅病灶可见累及皮肤。深部病灶边界不易触清。小于1cm结节多不易触及。

4. **术前检查** 超声是首选的辅助检查,必要时需行CT、MRI检查。影像学检查有助于明确病灶的个数、位置、深度、与周围器官的关系(腹直肌筋膜、腹膜、腹腔脏器、骨盆等)、有无恶性表现等。近期有研究提示经腹弹性成像有助于提高AWE术前诊断的准确性。

超声下AWE表现为固定的不均匀低回声团块,病灶内可见点状回声。超声表现与病灶内出血和纤维成分所占的比例有关。

MRI 对腹壁软组织的观察有一定优势,有助于判断病灶与周围器官的层次关系。

CA125:单纯腹壁内异症患者,CA125 多正常或轻度升高。

细针抽吸活检:Medeiros 等报道了细针抽吸活检在 AWE 诊断中的临床价值,认为该方法是一种廉价、快速和准确的诊断方法,但目前国内开展的较少。

5. **诊断和鉴别诊断**　并非所有患者都有典型的周期性变化的症状,因此诊断具有一定的挑战性。前次腹部手术史,尤其是剖宫产史有助于判断,但确诊仍需根据术后病理结果。病理诊断的标准需要满足至少以下 2 个条件:病灶中存在子宫内膜间质,子宫内膜样腺体和含铁血黄素沉积。

AWE 需与腹壁瘤样病变及肿瘤相鉴别,常见的有:术后瘢痕纤维化,缝线肉芽肿,硬纤维瘤,脂肪瘤,腹壁脓肿、血肿,切口疝,结节性筋膜炎,原发或继发恶性病变等。

(1)瘢痕纤维化、缝线肉芽肿:肿块单发或多发,多为实性,无周期性疼痛,无丰富血流,CA125 正常。确诊依靠术后病理。

(2)腹壁硬纤维瘤:好发于腹壁肌层和筋膜鞘,瘤体生长缓慢,具有侵袭性、易复发性和局部破坏性,多数学者认为属于交界性肿瘤,组织形态学上没有恶性征象。影像学表现为形态相对规则、边界清晰、密度均匀的软组织肿块,侵袭周围组织时呈爪状浸润,瘤体一般无血流。CA125 正常。部分患者有多发性结肠息肉病家族史或有 Gardner 综合征。瘤体侵及相邻器官可产生相应症状。确诊需依靠术后病理。

(3)脂肪瘤:瘤体多位于皮下,可多发,生长缓慢,圆形,质软,可移动,一般无疼痛。CA125 正常。若探及丰富血流信号需排除恶变。

(4)腹壁脓肿、血肿:多为术后短期出现,胀痛为主,无周期性变化,脓肿者局部皮温升高,红肿,可伴有发热等全身症状。超声提示囊性液性暗区,穿刺引流可明确诊断。

(5)切口疝:常与腹壁切口愈合不佳有关,主要表现为站立时切口处有包块突出,咳嗽或腹部加压时更明显。通常疝环较大,平卧后包块可自行回纳消失。可伴有腹部隐痛、牵扯痛、下坠感等不适。超声可见肿块内疝内容物。

(6)原发或继发恶性病变:AWE 恶变非常罕见,截至 2014 年底个案报道仅 21 例。最常见的病理类型为透明细胞癌(71.4%),其次为内膜样腺癌(14.3%),极少数为肉瘤。肿块短期内生长迅速,内部血流丰富及绝经后患者需警惕恶变。继发恶变者可有原发肿瘤的临床表现。诊断以术后病理为准。

治疗

AWE 药物治疗多不敏感,以手术治疗为主。

手术目的:完整切除病灶,减少复发,预防恶变。

手术时机:重视术前查体,仅为影像学发现的腹部包块而无法触及者,手术需谨慎。高度怀疑 AWE 者,应尽快手术,因病灶越大,术后组织缺损越多,切口张力越大,导致缝合难度加大,组织愈合能力减弱。对于手术难以切净或有损伤重要器官可能时术前可药物治疗(如GnRH-a)3~6 个月。若患者合并子宫内膜异位症或子宫腺肌病,可药物治疗后手术,以减少内膜活性,可能有助于减少术后复发。

术中注意:病灶的位置及大小决定具体的手术方式。术中需完整切除原有瘢痕,依靠触诊,充分探查切口及周围腹壁组织,有时可发现新的病灶,以病灶周围脂肪或肌肉组织为指示完整切除病灶。手术创面充分止血,组织缺损较多者需使用补片加固腹壁结构,必要时请整形外科协助手术。术毕可吸收线缝合皮下及肌肉组织以减少缝线反应,注意避免死腔。手术切口常规丝线缝合。放置补片者需负压引流促进创面愈合,术后注意引流量及性质,避免增加腹压。

术后复发:文献报道病灶完整切除后复发率不足5%。

预防:重视医源性异位内膜的种植。进入宫腔内的经腹手术,特别是孕中期剖宫取胎术,均应用纱布垫保护好子宫切口周围术野。关腹后需冲洗腹壁切口。

❤ 病例

女,32岁,G₃P₂,发现腹壁肿物伴疼痛1年余。患者平素月经规律,6/28天,量中,轻度痛经,无慢性盆腔痛。2008年自然分娩,2010年因产科指征外院行子宫下段剖宫产。2012年11月自觉腹壁肿物,经前2天至月经后5天持续疼痛。我院超声提示子宫横切口处左侧端见不均质低回声,边界清,不规则,大小3.3cm×2.6cm×1.7cm,内见点状血流;子宫切口中部见低回声,大小1.8cm×1.3cm,未见血流。入院诊断"腹壁子宫内膜异位症,剖宫产手术史"。患者腹壁病灶较大且多发,术前向患者交代术中有进腹腔可能,手术切除范围大,必要时需使用补片加固腹壁。术中原切口左侧皮下可触及一固定结节,直径约3cm,与周围组织锐性分离并完整切除,结节位于筋膜上。原切口中部可及一固定结节,6cm×4cm大小,累及筋膜层,切开筋膜层,见结节向下侵犯腹直肌,锐性分离过程见结节向下侵及腹直肌后鞘及腹膜层,进入腹腔。探查子宫如孕6周,球形,双附件外观正常。完整切除病灶后筋膜缺损4cm×3cm,松解部分筋膜层及皮下脂肪组织,用补片修补筋膜层,皮下脂肪与筋膜层间置引流管一根。台下切开结节,切

面可见漩涡状结构,流出巧克力样液体,可见散在直径
0.1~0.2cm蓝色结节。术后第三天腹壁引流管引流液少
许,拔除。术后7天拆线,刀口甲级愈合。术后病理诊
断为子宫内膜异位症(图2-25腹壁内膜异位症的病理学
表现)。

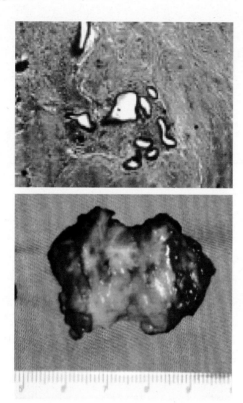

图2-25

💗 诊治经验与点评

该患者为年轻女性,剖宫产术后出现腹壁肿物伴周
期性疼痛,结合病史、查体及辅助检查,首先考虑腹壁子
宫内膜异位症(多发)。患者术前超声提示切口左侧皮下

一固定结节,直径约 3cm,与术中情况相符;切口中部一结节 1.8cm×1.3cm,而术中探查结节为 6cm×4cm,考虑病灶可能与皮下及肌肉组织交错分布,超声的分辨率有限,造成测量上出现一定误差。患者病灶较大,术前需交代术中有进腹腔可能,手术切除范围大,必要时需使用补片加固腹壁。术中发现病灶侵及腹膜,从病灶上方腹膜透光处进腹腔相对安全,可减少因粘连引起的脏器损伤。进腹腔后需探查子宫、双附件及盆腔,若发现异常可同时处理。安放补片后需留置引流减少创面积液,促进创面愈合。

(张加韧　戴　毅)

参 考 文 献

1. Ijichi S,Mori T,Suganuma I,et al. Clear cell carcinoma arising from cesarean section scar endometriosis:case report and review of the literature. Case Rep Obstet Gynecol,2014,2014:642483.

2. Khamechian T,Alizargar J,Mazoochi T. 5-Year data analysis of patients following abdominal wall endometrioma surgery. BMC Womens Health,2014,14(1):151.

3. Dwivedi AJ,Agrawal SN,Silva YJ. Abdominal wall endometriomas. Dig DisSci,2002,47:456-461.

4. R Victory,MP Diamond,DA Johns. Villar's nodule:a case report and systematic literature review of endometriosisexterna of the umbilicus. Journal of Minimally Invasive Gynecology,2007,14(1):23-32.

5. Ding Y,Zhu J. A retrospective review of abdominal wall endometriosis in Shanghai,China. I J Gynecol Obstet,2013,121(1):41-44.

6. Pathan ZA,Dinesh U,Rao R. Scar endometriosis. J Cytol,2010,

27：106-108.

7. A Emre,S Akbulut,M Yilmaz. Laparoscopictrocar port site endometriosis：a case report and brief literature review. International Surgery,2012,97（2）：135-139.

8. E Tom′as,A Mart′ın,C Garfia,et al. Abdominal wall endometriosis in absence of previous surgery. Journal of Ultrasoundin Medicine,1999,18（5）：373-374.

9. NS Nominato,LFVS Prates,I Lauar,et al. Caesarean section greatly increases risk of scar endometriosis. European Journal of Obstetrics Gynecology and Reproductive Biology,2010,152（1）：83-85.

10. MAP deOliveira,ACP de Leon,E Coutinho Freire,et al. Risk factors for abdominal scar endometriosis after obstetric hysterectomies：a case-control study. Acta Obstetriciaet Gynecologica Scandinavica,2007,86（1）：73-80.

11. R Gidwaney,RL Badler,BL Yam et al. Endometriosis of abdominal and pelvic wall scars：multimodality imaging findings,pathologic correlation,and radiologic mimics. Radiographics,2012,32（7）：2031-2043.

12. FDC Medeiros,DIM Cavalcante,MA da Silva Medeiros,et al. Fine-needle aspiration cytology of scar endometriosis：study of seven cases and literature review. Diagnostic Cytopathology,2011,1：18-21.

第三章

妇科内分泌与计划生育查房

第1节 "女性"外阴模糊不清的诊断思路

外生殖器性别不清主要是与雄激素异常有关,其临床表现多种多样,诊断和鉴别诊断较为复杂。根据病因不同,可以将外生殖器性别不清分为三大类:雄激素过多、雄激素不足和性腺分化异常,其中先天性肾上腺皮质增生(CAH)、不完全型雄激素不敏感综合征(IAIS)和真两性畸形最为常见。若针对46,XX,外阴模糊不清而言,主要考虑CAH和真两性畸形。临床遇到外生殖器模糊不清的新生儿时,应尽快转往有经验的医院或医师以尽早确诊,并尽早做出恰当的处理,这不仅对于疾病的治疗预后至关重要,也对减轻患者及其家属的心理负担具有重大的意义。

❤ **病例 1**

0 岁新生儿。

剖宫产新生儿,外阴模糊不清入院。

母亲 32 岁,G_2P_1,2012 年 7 月曾有一次胚胎停育清宫史,本次妊娠孕期基本平顺,血清学筛查均低风险,糖耐量检查诊断 GDM,饮食控制满意。EDC:2014 年 1 月 31 日,当天曾行普贝生引产,因宫缩过频提前取出。随后两天催产素引产未成功,2014 年 2 月 3 日人工破膜亦失败,决定行剖宫取子术。出生后一般情况好,体重4020g,发现外阴性别不明,大阴唇色素沉着、融合,阴茎长2cm,合并尿道下裂。转至新生儿病房进一步检查,发现房间隔缺损(继发孔型,左向右分流,舒张期房分流束3mm),查染色体为46,XX。出生三周后因吐奶明显,就诊于北京儿研所,化验提示低钠低钾,结合外阴情况,诊断为CAH。

💗 **病例2**

29岁,G_2P_0,先天性肾上腺皮质增生,有生育要求。

系足月顺产儿,母亲孕期无特殊用药史,出生时外生殖器即发现畸形,13岁外阴整形,并开始地塞米松0.375mg/d口服治疗,青春期后月经正常。结婚6年,2009年和2011年分别早孕,顾虑激素的副作用行人工流产。曾就诊我院内分泌科,鉴于生育要求,2013年4月将地塞米松改为氢化可的松10mg/d,2013年11月改为泼尼松2.5mg/d后,月经出现不规律现象,2~6天/11~35天不等,要求生育就诊我科。末次化验(2014年1月):LH 4.2mIU/ml,FSH 7.1mIU/ml,E_2 122.1pg/ml,P 8.87ng/ml,TSTO 61.4ng/dl,PRL 18.34ng/ml;17-羟孕酮69.6ng/ml,ACTH 231pmol/l,泼尼松剂量由内分泌科改为2.5mg/d。患者身高146cm,体重52kg,乳房Ⅴ级,外阴整形术后,阴道容纳两指,可顺利完成盆腔检查,子宫正常大小,附件区未触及异常。

💗 **诊治经验与点评**

先天性肾上腺增生(CAH)是最常见的常染色体隐性遗传病之一,典型CAH的发病率为1/16 000,非典型CAH的发病率为1/600。超过90%的病例是由于缺乏21α-羟化酶所致,编码该酶的基因——CYP21A2位于第6号染色体短臂上(6p21.3),基因突变导致分子缺陷的严重程度和疾病临床症状的严重程度具有相关性。其次，常见的由 8 号染色体长臂上 *CYP11B1* 编码的 11β- 羟化酶缺乏引起的CAH。还有一些少见的酶缺乏详见表3-1。

表 3-1　CAH 的原因和特点

酶缺乏	发病率	临床特点
典型 21α- 羟化酶	1/16 000	失盐,女性分辨不清的外生殖器,男性过早出现阴毛
非典型 21α- 羟化酶	1/600	多毛,青春期少女月经过少,男孩无症状
11β- 羟化酶	1/100 000	分化不清的外生殖器,男性化,高血压
3β- 羟化酶	少见	轻度男性化,严重病例可失盐
17α- 羟化酶	少见	女性青春期延迟,男性假两性畸形,高血压,低血钾

该病临床特征很广泛,从新生儿期的失盐及外阴男性化到成年期的非典型性 CAH 均可出现,共同的特点是肾上腺产生的雄激素前体超生理性升高。可分为单纯男性化型、失盐型和非经典型:

1. 单纯男性化型　表现为:①女性外生殖器男性化;②直线生长加速,高于同龄儿,骨龄提前,最终身高常不超过 150cm;③ ACTH 升高使皮肤色素沉着。经适当激素治疗后,妊娠率可达 33%~60%。

2. 失盐型　盐皮质激素系统亦受累,常婴儿期夭折,成年后性功能异常和女性生殖力低。

3. 非典型型　皮质醇分泌可以正常,临床表现极其类似多囊卵巢综合征,多在青春期后出现,40% 可发现肾上腺偶发瘤或增生。被诊断为 PCOS 的患者中,也有约1/3 实际为非典型 CAH。

CAH 单纯男性化型,通过补充足量肾上腺皮质激素以抑制 CRH-ACTH 分泌,从而抑制肾上腺产生过多的雄激素,纠正电解质平衡并阻止骨骺过早愈合。前两者疗效较满意,后者不易达到正常水平。其具体治疗目标包括:

(1)保持正常能量水平和体重,避免发生肾上腺危象。

(2)尽量减轻高雄激素血症,使女性患者恢复月经和生育能力。无自主排卵,在睾酮和雄烯二酮正常的情况下可以药物促排卵。

(3)17-羟孕酮达到轻度升高水平(大约为正常值的2倍),维持肾素在正常范围的中间左右。

(4)避免糖皮质激素替代过度。常用药物可用:泼尼松龙:5~7.5mg/d,1/3 晨起给药,2/3 睡前给药;地塞米松:0.5mg 夜间给药,可用于泼尼松龙控制不理想的患者;氟氢可的松:50~200μg/d,用于失盐型患者;多毛和痤疮可采用含环丙孕酮的口服避孕药(达英-35)等。女性患者需终生服药,否则男性化症状将反复。越早治疗,疗效和预后越好,2 岁以内开始治疗,能较好地控制阴道增大以及其他男性化表现的发展;可抑制骨骺过早愈合而改善身材矮小的程度;还可有效推迟肾上腺发育的年龄,女性早治疗者,月经初潮平均年龄 12 岁,初潮后乳房开始发育,婚后亦能妊娠,但容易发生自然流产。

女性外生殖器畸形需手术整形,缩小阴蒂,扩大融合的会阴,保留血管神经的阴蒂缩小术为首选手术方式。单独阴蒂整形可在儿童期进行,早手术对患者心理创伤较少。阴道矫形手术应在发育后进行。

11β-羟化酶缺乏引起的 CAH 与 21α-羟化酶缺乏的表现和治疗相似,但常伴有血压升高。另外,早孕期接触了过多的外源性雄激素也可以造成女性新生儿外阴模糊,所以在询问病史过程中,不要忘记了询问患者母亲在孕早期是否有过想要男孩服用特殊药物的情况。

真两性畸形系存在睾丸和卵巢两种性腺,染色体核型可以外 46,XX、46,XY 或其他各种嵌合。外生殖器的发育与同侧性腺相关,形态很不一致,也不容易分辨男女。绝大多数有阴蒂增大或小阴茎,有尿道下裂等。如胚胎期雄激素不足,出生时阴茎和阴囊发育不明显,常作为女性生活。长大后阴茎发育而就诊。约 2/3 的真两性畸形成年后有乳房发育,一部分能来月经,其他部位的畸形较为少见,智力正常。

对于病例 2 属于单纯男性化型,服用地塞米松期间月经很规律,还有过两次妊娠史,换成短效皮质醇激素后,反而月经不规则影响排卵,是否真有调整的必要,到底什么时候我们可以给予促排卵治疗呢?

糖皮质激素分为短效、中效和长效三类,其中氢化可的松、强的松(即泼尼松)和地塞米松分别是其代表药,其等效剂量为 0.75mg 地塞米松 =5mg 泼尼松 =20mg 氢化可的松。足量的激素本身就具有诱导排卵的功效,妊娠期应该继续服药。可以通过长效激素调整月经周期,但地塞米松可以通过胎盘抑制胎儿肾上腺功能,因此妊娠期间不宜使用,除非胎儿有罹患 CAH 的危险,即父亲为携带者,有必要抑制其肾上腺功能。病例 2 目前雄激素水平偏高,最好是低于 50ng/dl 再考虑促排卵治疗。

(邓　姗)

参 考 文 献

1. 葛秦生,田秦杰.实用女性生殖内分泌学.北京:人民卫生出版社,2008.

2. 孙爱军.实用生殖内分泌疾病诊治精要.北京:中国医药科技出版社,2013.

第2节 不育的诊疗流程

不育是一类较为特殊的疾病,涉及男女双方,任何一方的生殖系统问题以及性生活的情况都会导致不育,因此在评估上,也要涉及双方的多方面,正确的诊治流程不仅有利于尽快得到足够的临床信息,也有利于不育夫妇尽快能够怀孕,并减少费用。

一、不育夫妇的病史采集

不育检查的第一步是采集病史,也是极为重要的一步。因为不育的诊断标准是正常性生活未避孕一年,因此首先要详细询问不育的年限,包括结婚时间、期间是否同居、有无正常性生活,因为性生活的隐私性质,许多患者可能会回避一些明显的问题,甚至婚后一直没有性生活也不主动向医师说明;如继发不育,要询问前次妊娠的详细情况,有无流产、刮宫史、流产后或产后有无出血或感染史等,这些可能与输卵管性不育相关;月经史需要了解初潮年龄,月经周期长短,经期长短,出血量多少,有无痛经等;如闭经或月经不调,要详细询问闭经或月经改变的时间;有无功能性子宫出血及贫血史,曾用何种药物治疗,黄体酮撤退有无出血,是否用过人工周期治疗,结果如何,最后用药时间,原发闭经患者是否做过染色体检查等,这些情况可以判断患者是否有正常排卵以及可能需要的治疗措施;既往史需询问是否做过有关不育的检查、妇科疾病及其他全身性疾病或手术史等。

二、不育女性在体格检查中需要特别注意的体征

不育的体格检查首先包括患者的身高和体重,身高过于高大或矮小可能提示有性发育异常的可能,体重过重或过轻则有可能是月经异常和不排卵的重要原因。若

有贫血貌则需要考虑有无月经过多或血液病等。此外要注意皮肤毛发的情况,多毛、黑棘皮、痤疮等高雄激素的表现与排卵障碍有关。乳房的检查需要注意有无泌乳以及乳房发育的情况,若有泌乳要考虑高泌乳素血症、空泡蝶鞍及垂体泌乳素瘤等,妇科检查需要观察外阴与阴道有无各种畸形,注意有无各种阴道炎症;有无先天性宫颈闭锁、宫颈糜烂、息肉及囊肿,注意宫颈黏液的性质、量;子宫大小、位置、形态、软硬度及是否活动、有无压痛等;注意双侧附件有无包块及压痛,宫骶韧带有无触疼结节;有无子宫内膜及盆腔炎症等的征象。

三、不育夫妇的辅助检查

因为不育的主要原因包括:①男方因素;②排卵障碍;③输卵管因素;④各种女性生殖系统疾病;因此评估首先包括男性的精液检查;其次是女性有关排卵情况的各种检查,包括基础体温、子宫颈黏液、取内膜活检或在月经前查血孕激素水平等。我国临床最常用的是基础体温测定。但这些检查结果只能代表靶器官对雌、孕激素的生物学反应,并不能完全代表有无排卵,如卵泡不破裂综合征,即卵泡生长后无排卵,但却发生黄素化而分泌黄体酮,则会产生相应的体温、宫颈黏液以及内膜的变化。最可靠的排卵的辅助检查方法是连续的超声卵泡监测。输卵管的检查包括输卵管通液、子宫输卵管碘油造影和腹腔镜检查术,其中最为可靠的是腹腔镜手术。另外还需要根据病史和体格检查的发现,针对各种可能的女性生殖系统基础疾病进行检查:包括子宫内膜异位症、子宫肌瘤、子宫腺肌病、子宫内膜病变、宫腔粘连、宫颈病变等。

💗 病例

34岁,原发不育4年,平时月经规律,5~6天/30天,量中,无痛经,结婚8年,工具避孕4年,后不避孕4年,性生活1~2次/周,丈夫未查精液,测定基础体温双相,外院行卵泡监测,2次有排卵,2次黄素化未破裂,HSG正常,于2013年9月就诊。我院查丈夫精液:未见精子。男科就诊,查男方性激素正常,睾丸正常大小,输精管未触及,行附睾穿刺,穿刺液中见活动精子,予以冷冻保存。2013年10月13日行IVF-ET治疗,取卵10枚,当天男方再次行附睾穿刺,穿刺液中见活动精子,用当天穿刺液中的精子行单精子卵细胞质内注射受精,受精5枚,10月16日移植2枚胚胎,10月26日血hCG 165U/L,11月20日超声检查:宫内孕单胎,有胎芽胎心。

💗 诊治经验与点评

一、为什么不育评估时要先做男性精液的检查,精液检查结果怎么看?

正常怀孕是男女双方正常生殖功能的结果,因此男方精液检查是不育评估中非常重要的指标,由于精液检查简单易行,费用不高,而且精液质量几乎能够代表男性生殖功能的绝大多数内容,因此不育评估中应该先进行精液检查。病例中患者夫妇没有先查精液就对女方进行了卵泡监测,造成了时间和费用上不必要的浪费。

根据世界卫生组织1999年颁布的第4版标准,精液在室温下,应当30分钟内液化。正常值为精浆量≥2.0ml,pH 7.2~7.8范围,精子浓度为20×10^6/ml以上;活动率为75%以上;射精后60分钟内活力为快速向前运动(a级)25%以上;向前运动(a级和b级)50%以上;白细胞应少于1×10^6/ml。精液的采集方法决定精液检查的准确度。过长的禁欲时间会导致精子活率下降。精液的采集时间最好在禁欲48小时后,但不长于7天;首次分析应采集两份标本,两次精液采集时间不应少于5天或多于3个月;采集标本最好在实验室附近的房间里单独进行;普通避孕套影响精子的存活,不能用于精液收集;特殊情况不能手淫时,可用特制的避孕套采集,射出的精液符合以上标准为正常精子状态;精子浓度低于20×10^{6}/ml 为少精子症;具有向前运动的精子少于50%(a级和b级)或a级精子少于25%为弱精子症;具有正常形态的精子少于30%为畸精子症;具有三种变量均异常为少、弱、畸精子症(两种变量异常时可用两个前缀);所射精液中无精子则为无精子症;不射精则为无精液症。

　　由于世界范围内男性精液的质量都在逐年下降,因此在2010年世界卫生组织出版了第5版的精液正常值标准,该标准中,精子密度、存活率等指标比第4版有显著的下降,目前很多医院依然沿用第4版标准,未应用第5版标准。

二、不孕不育的患者需要考虑哪些因素和评估方式?

　　不育夫妇的初诊非常重要,是其后续评估和决定治疗方案的基础。夫妇一方或双方的因素均会导致受孕困难,因此,在进行有创治疗前必须考虑各种可能的诊断。不育的主要原因包括:男方因素,卵巢储备降低,排卵障碍(排卵因素),输卵管损伤、阻塞或卵管旁粘连(包括子宫内膜异位症导致输卵管或腹膜的粘连),子宫因素,系统性疾病(包括感染或慢性疾病,如自身免疫疾病或慢性肾衰),宫颈和免疫因素及不能解释的因素(包括虽有子宫内膜异位症但未造成输卵管或腹膜的粘连者)。开始不育治疗之前的基本检查是精液分析、确认排卵和检查输卵管的通畅性。虽然不育夫妇中仅仅因男方原因造成不育者只占20%,然而40%的不育夫妇可能存在男方因素。内分泌疾病会造成生育力降低,但通过治疗往往有效。排卵障碍占所有女性不育病例的20%~40%。这类疾病通常是最易于诊断和治疗。多囊卵巢综合征是引起稀发排卵和无排卵最常见的原因,排卵障碍在普通人群和不育妇女中均可能出现。输卵管和腹膜因素占女性不育者的 30%~40%。宫颈因素小于 5%。在不育的致病因素中,因子宫因素而就诊者占 15%,确诊不育患者中的高达 50%。

男性因素在不育夫妇中占很大的比例,但是由于患者和诊治的医师对不育的诊治流程不熟悉,因此常有不育夫妇中女性做了大量的检查,而没有进行精液检查,在进行精液检查后才发现男方存在严重的问题,既浪费了大量的时间,也付出了很多不必要的费用。

不育评估中,男性除了精液检查外,男性性激素对于生殖功能同样有非常重要的生理意义,因为男性的生殖功能最主要体现在精液的质量上,因此精液正常的男性通常不必测定性激素,而精液严重异常的患者则需要测定。严重生精功能障碍的患者,睾丸支持细胞数量减少功能衰竭,会导致 FSH、LH 水平升高,血 PRL 升高的意义和女性类似,也可能是因为存在高泌乳素血症或垂体泌乳素瘤,对因治疗后精液质量可能得到改善。

基础性激素水平的测定在女性不育的评估中更具有非常重要的作用。女性性激素主要包括血清 FSH、LH、PRL、E_2、T 和 P,通常在月经的第 2~5 天测定 FSH、LH、PRL、E_2、T 的水平,此时卵巢的生理周期应该为早卵泡期。如果患者存在月经稀发或闭经的临床表现,FSH、LH 水平低于正常,患者有可能存在下丘脑垂体功能性疾患导致的排卵障碍;FSH、LH 明显升高,则可能存在卵巢功能减退,甚至卵巢早衰或绝经;PRL 过高则可能存在高泌乳素血症或垂体泌乳素瘤,需要结合病史、体征并进一步检查;早卵泡期 E_2 水平过高同样是卵巢功能紊乱的征象,通常意味着卵巢储备功能下降指标,血 T 高者,可能存在多囊卵巢综合征、分泌雄激素肿瘤或先天性肾上腺皮质增生等,这些情况下 LH 也往往升高(而 FSH 相对正常)。早卵泡期测定血 P 价值不大,但对于闭经的患者需要测定血 P,以除外肾上腺皮质增生症。经前期测定血 P 可以判断是否排卵。

在进行了精液、女性基础激素和排卵功能的检查后，通常需要进行输卵管检查。

常用的输卵管检查包括有输卵管通液、子宫输卵管造影和腹腔镜检查等。

输卵管检查均应在月经干净 3~7 天实施，造影前禁性生活。

输卵管通液是最简单、安全、有效的输卵管检查方法，而且费用较低，由于通液对设备要求非常低，适用于广大基层卫生机构。其准确性可达 83%。但输卵管通液只能了解输卵管是否通畅，不能区分仅一侧输卵管通畅还是双侧输卵管均通，无法了解宫腔内状况。宫腔或输卵管腔增大（如输卵管积水、子宫肌瘤等）可造成输卵管通畅的假象，输卵管痉挛亦可造成输卵管不通的假象。今年以来有在超声监视下通液的方法，可以很好地提高通液的准确度，但同时也提高了费用和对设备的要求。

子宫输卵管造影在 X 线荧光屏下将造影剂经宫颈缓慢注入宫腔，随着造影剂的推入，可见子宫及输卵管显影，直至可见碘油自伞端滴出即摄片；等待一段时间后再摄腹部平片还可以观察碘油在盆腔内弥散情况。与通液相比其准确性更高。除可反映输卵管是否通畅以外，可全面观察子宫腔及输卵管腔内部的情况，对于诊断宫腔粘连、子宫畸形、子宫黏膜下肌瘤、子宫肌腺病、特别是生殖道结核有特异的诊断价值，并可摄片长期保存。但对于盆腔病变、粘连程度及子宫内膜异位症等情况造影则无能为力。

对输卵管的评估，腹腔镜检查的准确性最高。腹腔镜能直接观察盆腔内的状况、子宫与卵巢输卵管的外形，并可对子宫内膜异位症病变的程度给予评分，以评估妊娠的结局。同时还可取活体组织送病理检查，并可分离盆腔粘连、输卵管造口、剔除囊肿及烧灼子宫内膜异位症病灶、浆膜下子宫肌瘤剔除等。但由于腹腔镜是一种较昂贵的有创操作,因此通常不会对不育的患者直接进行腹腔镜检查。

选择输卵管检查方法的原则是先选择简单的方法,若诊断不清或经过一系列治疗仍不育者选择后一种较复杂的方法。同时也要根据患者的年龄、不育的年限、以前做过的检查结果以及可能导致不育的原因等具体情况给予适当的选择。例如:患者较年轻,不育年限较短并无其他并发症,仅为排卵不正常,可选择通液或造影;相反,如精液和排卵情况均正常,患者年龄较大(大于35岁),不育年限较长,则倾向选择腹腔镜检查。另外,如果同时存在需要手术处理的卵巢囊肿、子宫肌瘤,或临床高度怀疑存在子宫内膜异位症或盆腔粘连者应优先考虑腹腔镜。

(孙正怡)

参 考 文 献

1. 黄国宁. 体外受精 - 胚胎移植实验室技术. 北京:人民卫生出版社,2012.

2. 熊承良. 临床生殖医学. 北京:人民卫生出版社,2007.

3. 卫生部关于修订人类辅助生殖技术与人类精子库相关技术规范、基本标准和伦理原则的通知. 卫科教发〔2003〕176 号.

4. Practice Committee of American Society for Reproductive Medicine. Definitions of infertility and recurrent pregnancy loss. Fertil Steril,2008,90:60.

5. Zinaman MJ,Clegg ED,Brown CC,et al. Estimates of human fertility and pregnancy loss. Fertil Steril,1996,65:503.

6. Wang X,Chen C,Wang L,et al. Conception,early pregnancy loss,and time to clinical pregnancy:a population-based

prospective study. Fertil Steril,2003,79:577.

7. Gnoth C,Godehardt D,Godehardt E,et al. Time to pregnancy: results of the German prospective study and impact on the management of infertility. Hum Reprod,2003,18:1959.

8. Slama R,Hansen OK,Ducot B,et al. Estimation of the frequency of involuntary infertility on a nation-wide basis. Hum Reprod, 2012,27:1489.

9. Habbema JD,Collins J,Leridon H,et al. Towards less confusing terminology in reproductive medicine:a proposal. Fertil Steril, 2004,82:36.

第3节　反复流产的诊断和处理

流产是指妊娠在28周以前终止、胎儿体重在1000g以下者。复发性流产(recurrent pregnancy loss,RPL)是指连续发生3次或3次以上的自然流产,又称习惯性流产,但近年来有学者建议将连续发生2次或2次以上的自然流产作为复发性流产的诊断。认为在发生2次连续的自然流产后即进行病因检查是必要的,特别是对高龄妇女和原发性复发性流产,这样可以尽早地找到可能的病因,并针对病因进行治疗,以减少再次妊娠失败给患者带来的身心伤害。因此,在临床中当我们遇到反复流产的患者时要注意考虑以下几个问题:

思考问题:

1. 复发性流产的病因。

2. 反复流产进行诊断。

3. 反复流产的治疗。

4. 染色体异常,能否生出正常的孩子?

💟 **病例 1**

31岁,G_3P_0,胚胎停育3次。

结婚 4 年,未避孕,G_3P_0,3 年前第 1 胎孕 8 周无胎心胎芽,自然流产,未清宫;2 年前第 2 胎孕 6 周无胎芽,自然流产,未清宫,去年 12 月第 3 胎孕 8 周见胎心,孕 12 周时出现阴道出血,黄体酮保胎治疗 2 周,复查 B 超未见胎心搏动,行人工流产术,本地进行胎儿绒毛染色体核型分析,报告:47,XX+6。本地查夫妇双方染色体正常,女方血型为 A 型,RH(+),3 月就诊于我院。盆腔超声检查提示未见明显异常,TORCH(−),甲功(−),叶酸和红细胞内叶酸(−),抗甲状腺抗体(−),抗磷脂抗体(−),抗核抗体(−),妇科检查:乳房Ⅴ级,外阴正常,阴道畅,子宫前位,双附件未见异常。诊断为:原因不明性反复流产。

病例 2

33 岁,G_4P_0,结婚 5 年,早于 2007 年妊娠 40 余天药流一次。后于 2009 年第二次妊娠,孕 9 周无胎心胎芽,自然流产,未清宫;2010 年第三次妊娠,孕 8 周见胎心,孕 10 周阴道出血,超声提示无胎心搏动,行人工流产术;2012 年第四次妊娠,孕 8 周无胎心胎芽,自然流产,未清宫。于 2013 年在我院就诊,既往健康,12 岁初潮,月经规律,家族无流产史。查染色体,提示女方 46,XX,男方 46XY t(7:15)(q22,q26),女方血型为 A 型,RH(+)。盆腔超声检查提示未见明显异常,TORCH(−),甲功(−),叶酸和红细胞内叶酸(−),抗甲状腺抗体(−),抗磷脂抗体(−),抗核抗体(−),妇科检查:乳房Ⅴ级,外阴正常,阴道畅,子宫后位,双附件未见异常。诊断为:染色体异常性反复流产。

诊治经验与点评

一、复发性流产的病因

复发性流产的病因复杂,目前公认 PRL 的原因包括:

1. **染色体异常** 染色体异常是反复流产的主要原因,主要为数目异常和结构异常。

2. **母体生殖道解剖结构异常** 先天性子宫发育异常是常见的引起早期流产的原因,子宫畸形包括鞍形子宫、纵隔子宫、双角子宫和单角子宫。由宫腔创伤等造成的宫腔粘连可影响胚胎种植,导致 RPL。宫颈管过短或宫颈内口松弛是导致晚期习惯性流产的主要原因。

3. **母体内分泌代谢异常** 如黄体功能不全、高泌乳素血症、多囊卵巢综合征和糖尿病、甲状腺功能异常等。

4. **生殖道感染** 即 TORCH 综合征,包括弓形虫、风疹病毒、巨细胞病毒、单纯疱疹病毒和其他包括梅毒螺旋体等。

5. **免疫性因素** 自身免疫型流产主要与三种自身抗体有关,如抗磷脂抗体(antiphospholipid antibody,APA)、抗细胞核抗体(antinuclear antibody,ANA)和抗甲状腺抗体(antithyroid antibody),但具体作用机制不清。另外 ABO 和 Rh 血型等血型系统中,母儿血型不合也会导致早期流产。

6. **吸烟与酗酒** 均影响受精卵与胚胎发育而早期流产。

二、反复流产的诊断

临床上对反复流产进行诊断的目的是寻找可能的流产原因,要对可以检查的病因进行一一排除。除了进行详细的询问病史和常规妇科检查外,还应该做如下检查:

1. **染色体核型分析** 包括夫妇外周血和胚胎染色体核型分析。

2. **生殖道有无异常的检查** 超声检查、子宫输卵管造影和(或)腹腔镜检查来明确子宫有无发育异常;在孕前进行宫颈扩张实验或孕期宫颈指诊,观察有无宫颈管松弛。

3. **内分泌检查** 量基础体温看有无黄体功能不足;

激素测定包括垂体、卵巢、甲状腺与血糖。

4. **感染因素筛查**　包括对各种细菌、衣原体、支原体和病毒的检测。

5. **免疫诊断**　包括 APA、ANA 和抗甲状腺抗体，以及夫妇双方血型与 RH 因子和血型抗体。如果排除了前 5 种原因，还未诊断者可诊断为不明原因的反复流产。

三、反复流产的治疗

反复流产的治疗主要针对病因治疗，对于病例 2 这种染色体异常造成的流产，目前尚无理想的治疗方法，一旦妊娠，应进行胎儿染色体检查，若发现异常者应及时终止妊娠。做试管婴儿的夫妇可以进行种植前遗传学诊断，挑选正常胚胎移植。对生殖道解剖结构异常或有肌瘤者，可在孕前进行矫形，宫腔粘连者可在宫腔镜下分离粘连后，放置宫内节育器 3 个月，同时给予雌激素修复子宫内膜。宫颈口松弛者孕期行结扎术。黄体功能不全者，主要采用孕激素补充疗法，用孕激素治疗可明显减低有 3 次或 3 次以上的不明原因的反复流产的发生，hCG 可明显减低 2 次及 2 次以上的不明原因的流产。孕期可隔天或每天肌内注射黄体酮 20mg，至妊娠 10~12 周左右，或 hCG 1000~2000U，隔天肌内注射 1 次。亦可服用口服的天然孕激素，如地屈孕酮（达芙通）或黄体酮胶囊。其他内分泌疾病均应在孕前进行相应的内分泌治疗，并于孕早期加用孕激素。有感染因素存在者，要在孕前根据不同的感染原进行相应的抗感染治疗。对免疫相关性 RPL，可以进行免疫刺激或免疫抑制治疗，常用药物有阿司匹林、肝素和泼尼松，静脉内注射免疫球蛋白等。

而在病例 1 中我们看到这对夫妇检查都没有问题，只有在一次流产后的绒毛染色体异常，对于这类患者，目前尚无理想的治疗方法，其中仅一部分患者可以找到发病原因，如由药物所致、饮食污染、电磁波污染，故应当尽力避免暴露于上述危险因素中。如系男性内分泌异常所致,应进行系统检查,找出具体原因,进行有针对性的治疗。也可以继续尝试怀孕,一旦怀孕应及早注意保胎。停止性生活,避免骑车和剧烈运动,使胚胎顺利着床。在胚胎着床的阶段最易流产,应安静少动,全身的活动亦可引起子宫收缩而排除胚胎。测血或尿 hCG 浓度观测绒毛是否发育正常。约孕周 6 或 7 周可出现胎心时行腹部 B 超是否已出现胎心。一旦证实胎儿已停止发育不存活,应早日流产,保护内膜,为再次妊娠准备。

四、染色体异常,能否生出正常的孩子?

染色体异常通常是由于细胞分裂时发生染色体不分离或染色体后期延迟所致。对于染色体异常尚无理想的治疗方法,如果夫妇双方有染色体异常,应采取避孕措施,一旦妊娠,应进行胎儿检查,如绒毛染色检查、血 AFP 检测或超声及羊水检查,发现异常者及时终止妊娠。像病例 2 中的这种男方染色体易位是常见的染色体异常,一般只是染色体片段位置的改变,没有遗传物质的增减,通常不引起明显的遗传效应。但是,在生殖细胞减数分裂的过程中,据同源染色体节段相互配对的特征,在第一次减数分裂的过程中,将形成相互易位型的四射体,经过分离和交换,可产生 18 种类型的配子,与正常配子结合后,仅 1 种为正常者,1 种为表型正常的平衡易位携带者,其余 16 种为某染色体片段缺失或重复,不仅可以引起流产、畸胎、死胎、死产,而且存在可能分娩染色体不平衡后代的风险。一旦妊娠,早期未流产,也应该在孕 16~20 周行羊穿,进行胎儿染色体检查,发现异常者应及时终止妊娠。而高危染色体异常夫妇,目前可以采用供体精子或卵子体外受精等辅助生殖技术,并应进行种植前遗传学诊断,将诊断为正常的胚胎进行移植即可。

流产是一种自然保护机制,每次怀孕亦不一定都能正常发育,因此大多数情况不一定能找到原因。临床上对 RPL 的诊断,要求至少从以下 5 个方面进行检查,以达到病因学诊断水平,即染色体异常、母体生殖道解剖结构异常、内分泌失调、生殖道感染、自身免疫疾病等。这5种病因都有明确的实验室诊断指标,而不明原因习惯性流产要在确切排除其他原因情况下,才能作出"不明原因的诊断"。对于有明确原因的反复流产,可以进行对症治疗,如有子宫纵隔的可以先手术后怀孕,有黄体功能不足的要用黄体酮进行保胎等。对于不明原因的 RPL,也可以让患者继续尝试怀孕,一旦怀孕应及早注意保胎。

（王　雪　陈　蓉）

参 考 文 献

1. 葛秦生.实用女性生殖内分泌学.北京:人民卫生出版社,2008:111-127.

2. 林其德.原因不明复发性流产的基础与临床研究进展.中华妇产科杂志,2003,38(8):481-488.

3. Gallot V,Nedellec S,Capmas P,et al. Early recurrent miscarriage: Evaluation and management. J Gynecol Obstet Biol Reprod,2014,43(10):812-841.

4. Practice Committee of American Society for Reproductive Medicine. Definitions of infertility and recurrent pregnancy loss: a committee opinion. Fertil Steril,2013,99(1):63.

5. Wong LF,Porter TF,de Jesús GR. Recurrent early pregnancy loss and antiphospholipid antibodies:where do we stand? Lupus,2014,23(12):1226-1228.

6. Tzioras S,Polyzos NP,Economides DL. How do you solve the problem of recurrent miscarriage? Reprod Biomed Online,2009,19(3):296-297.

7. Sierra S,Stephenson M. Genetics of recurrent pregnancy loss. Semin Reprod Med,2006,24(1):17-24.

第 4 节　辅助生殖措施的选择

通常我们说的辅助生殖措施包括人工授精和体外受精 - 胚胎移植（IVF-ET）及其衍生技术两大类。人工授精技术根据精子来源分为夫精人工授精和供精人工授精技术。体外受精 - 胚胎移植及其衍生技术，俗称试管婴儿技术，目前主要包括体外受精 - 胚胎移植、卵胞质内单精子显微注射、胚胎冻融、植入前胚胎遗传学诊断等。

一、夫精人工授精的适应证

1. 男性因少精、弱精、液化异常、性功能障碍、生殖器畸形等不育。
2. 宫颈因素不育。
3. 生殖道畸形及心理因素导致性交不能等不育。
4. 免疫性不育。
5. 原因不明不育。

二、供精人工授精的适应证

1. 不可逆的无精子症、严重的少精症、弱精症和畸精症。
2. 输精管复通失败。
3. 射精障碍。
4. 男方和（或）家族有不宜生育的严重遗传性疾病。
5. 母儿血型不合不能得到存活新生儿。

适应证 1、2、3 中，除不可逆的无精子症外，其他需行供精人工授精技术的患者，医务人员必须向其交代清楚：通过卵胞质内单精子显微注射技术也可能使其有自己血亲关系的后代，如果患者本人仍坚持放弃通过卵胞质内单精子显微注射技术助孕的权益，则必须与其签署知情同意书后，方可采用供精人工授精技术助孕。

三、体外受精 - 胚胎移植适应证

1. 女方各种因素导致的配子运输障碍。
2. 排卵障碍。
3. 子宫内膜异位症。
4. 男方少、弱精子症。
5. 不明原因的不育。
6. 免疫性不孕。

四、卵胞质内单精子显微注射适应证

1. 严重的少、弱、畸精子症。
2. 不可逆的梗阻性无精子症。
3. 生精功能障碍(排除遗传缺陷疾病所致)。
4. 免疫性不育。
5. 体外受精失败。
6. 精子顶体异常。
7. 需行植入前胚胎遗传学检查的。

五、试管婴儿技术的禁忌证

1. 有如下情况之一者,不得实施体外受精 - 胚胎移植及其衍生技术。

(1)男女任何一方患有严重的精神疾患、泌尿生殖系统急性感染、性传播疾病。

(2)患有《母婴保健法》规定的不宜生育的、目前无法进行胚胎植入前遗传学诊断的遗传性疾病。

(3)任何一方具有吸毒等严重不良嗜好。

(4)任何一方接触致畸量的射线、毒物、药品并处于作用期。

2. 女方子宫不具备妊娠功能或严重躯体疾病不能承受妊娠。

❤️ 病例

28 岁，继发不育 6 年，平时月经不规律，5~6 天 /1~3个月，量中，无痛经，结婚 6 年，结婚次年自然妊娠人工流产，后不避孕，性生活 1~2 次 / 周，2008 年外院查丈夫精液正常，根据超声和血激素测定结果诊断为 PCOS，予口服克罗米芬促排 8 个周期，均有排卵未孕，2010 年HSG：左侧积水，右侧未显影，同年行腹腔镜检查，行双侧卵管结扎，卵巢打孔，术后月经规律，试孕 6 个月未孕，月经再次稀发，于 2013 年 8 月就诊要求 IVF。2013 年10 月 20 日行 IVF-ET 治疗，取卵 8 枚，自然受精，受精6 枚，10 月 23 日移植 2 枚胚胎，未孕，剩余 4 枚胚胎继续培养后形成 4 枚囊胚冷冻保存，2014 年 3 月复苏移植2 枚，未孕，2014 年 5 月 8 日复苏移植 2 枚，5 月 16 日hCG：184U/L，6 月 10 日超声检查：宫内孕单胎，见胎芽胎心。

思考问题：

有的女性，由于个人的原因，暂时不想生育，希望能够将卵子冻存起来，以备以后生育用，医院是否可以帮助她冻存卵子？什么样的人需要接受赠卵？

❤️ 诊治经验与点评

从病例中对病史的介绍可以看出，本例进行了体外受精胚胎移植，其适应证为"女方各种因素导致的配子运输障碍"。

有人将自然受精方式的体外受精 - 胚胎移植称为"一代"试管婴儿，而将卵胞质内单精子显微注射称为"二代"试管婴儿。从前面的介绍我们得知，两种技术的适应证不同，卵胞质内单精子显微注射主要用于严重的男方精液异常，在这种情况下，精子和卵子不能自然结合，需要借助单精子显微注射的方法结合，而自然受精方式的体外受精-胚胎移植的患者通常精液质量正常或轻微异常。两种技术应用人群不同，本身就没有可比性，卵胞质内单精子显微注射更不是"更新换代"的技术，所以称其为"二代"试管婴儿非常不恰当。

而实际上，国内外大规模的统计结果提示两种技术的受精率，妊娠率也没有明显差别。而两种受精方法得到的后代，出生缺陷和智力发育目前也没有发现差异。

人类辅助生殖技术目前已经成功应用于不育症的临床治疗30余年，在世界范围内广泛开展也已经有近20年的时间。但是我们时刻应该记得，任何医疗措施均有可能带来一定的不良反应，近期来讲的并发症包括：出血、感染、卵巢过度刺激综合征、异位妊娠、多胎，对女性的健康和安全带来明显的危害；而远期来讲，卵母细胞体外受精和胚胎体外培养等各种体外操作均有可能造成胚胎基因印迹的异常，对后代的潜在危害难以在数年甚至数十年内得到很好的评估，因此，我们对患者实施辅助生殖技术必须严格掌握适应证，并严格遵守人类辅助生殖技术的伦理原则。

在本病例中，卵子冻存属于体外受精-胚胎移植的衍生技术，因此如果要实施该技术，同样需要满足几个基本条件：

1. 首先患者存在不育的问题。

2. 患者夫妇存在体外受精-胚胎移植的适应证，没有禁忌证。

3. 有明确的医疗因素导致新鲜卵子受精后胚胎移植的临床结局，不如卵子冷冻复苏后受精再移植（比如本次取卵当天因男方严重疾病导致取精失败）。因此非医疗原因的卵子冻存，不符合医疗原则，也违反了国家的相关法规。

接受卵子赠送的适应证：

1. 丧失产生卵子的能力。

2. 女方是严重的遗传性疾病携带者或患者。

3. 具有明显的影响卵子数量和质量的因素。

但是国家相关部门对赠卵规定了基本条件：

1. 赠卵是一种人道主义行为，禁止任何组织和个人以任何形式募集供卵者进行商业化的供卵行为。

2. 赠卵只限于人类辅助生殖治疗周期中剩余的卵子。

3. 对赠卵者必须进行相关的健康检查（参照供精者健康检查标准）。

4. 赠卵者对所赠卵子的用途、权利和义务应完全知情并签订知情同意书。

5. 每位赠卵者最多只能使 5 名妇女妊娠。

6. 赠卵的临床随访率必须达 100%。

（孙正怡）

参 考 文 献

1. Slama R, Hansen OK, Ducot B, et al. Estimation of the frequency of involuntary infertility on a nation-wide basis. Hum Reprod, 2012, 27: 1489.

2. Habbema JD, Collins J, Leridon H, et al. Towards less confusing terminology in reproductive medicine: a proposal. Fertil Steril, 2004, 82: 36.

3. Van Voorhis BJ. Outcomes from assisted reproductive technology. Obstet Gynecol, 2006, 107: 183.

4. Chandra A, Copen CE, Stephen EH. Infertility and impaired fecundity in the United States, 1982-2010: data from the National Survey of Family Growth. Natl Health Stat Report, 2013: 1.

5. Thoma ME, McLain AC, Louis JF, et al. Prevalence of infertility in the United States as estimated by the current duration

approach and a traditional constructed approach. Fertil Steril, 2013,99:1324.

6. Mascarenhas MN, Flaxman SR, Boerma T, et al. National, regional, and global trends in infertility prevalence since 1990: a systematic analysis of 277 health surveys. PLoS Med,2012,9: e1001356.

7. Dancet EA, D'Hooghe TM, van der Veen F, et al. "Patient-centered fertility treatment":what is required? Fertil Steril, 2014,101:924.

8. ESHRE Task Force on Ethics and Law, including, Dondorp W, de Wert G, et al. Lifestyle-related factors and access to medically assisted reproduction. Hum Reprod,2010,25:578.

第 5 节 高泌乳素血症患者的相关处理

各种原因引起外周血清泌乳素(prolactin,PRL)水平持续高于正常值的状态称为高泌乳素血症。正常育龄妇女 PRL 水平不超过 25~30ng/ml(各实验室有自己的正常值)。规范的血标本采集和准确可靠的实验室测定对判断是否为高 PRL 血症至关重要,必要时需重复测定确诊。高 PRL 血症的原因可归纳为生理性、药理性、病理性和特发性四类。诊断包括确定存在高 PRL 血症和确定病因。这些导致高泌乳素血症的原因就是我们临床医师在治疗高泌乳素血症患者时应该关注的问题。

高 PRL 血症的治疗目标是控制高 PRL 血症、恢复女性正常月经和排卵功能或恢复男性性功能、减少乳汁分泌及改善其他症状(如头痛和视觉功能障碍等)。其中对于垂体泌乳素腺瘤的治疗方法有药物、手术及放疗等。药物治疗主要采用多巴胺受体激动剂,药物治疗后需定期随诊。经蝶窦入路手术也是垂体 PRL 腺瘤患者除药物治疗之外的另一选择。手术几乎没有绝对禁忌证,手术成功的关键取决于手术者的经验和肿瘤的大小。放射治疗主要适用于大的侵袭性肿瘤、术后残留或复发的肿瘤；药物治疗无效或不能耐受药物治疗副作用的患者；有手术禁忌或拒绝手术的患者以及部分不愿长期服药的患者。高泌乳素血症患者妊娠后，基本的原则是将胎儿对药物的暴露限制在尽可能少的时间内。

高 PRL 血症的诊断包括确定存在高 PRL 血症和确定病因。

一、确诊高泌乳素血症

由于 PRL 并非常规的筛查项目，所以医师通常通过特异的临床表现或其他疾病检查过程中检查 PRL 水平而发现可疑患者，进而经过对临床表现和血 PRL 水平的综合分析而确诊高 PRL 血症。

1. 临床表现

（1）女性：

1）月经改变和不孕不育：高 PRL 血症可引起女性月经失调和生殖功能障碍。当 PRL 轻度升高时（<100~150μg/L）可因引起黄体功能不足发生反复自然流产；而随着血清 PRL 水平的进一步升高，可出现排卵障碍，临床表现为功能失调性子宫出血、月经稀发或闭经及不孕症。

2）溢乳：高 PRL 血症时在非妊娠期及非哺乳期出现溢乳的为 27.9%，同时出现闭经及溢乳者占 75.4%。这些患者血清 PRL 水平一般都显著升高。

3）其他：高 PRL 血症通常存在体重增加。长期高 PRL 血症可因雌激素水平过低导致进行性的骨痛、骨密度减低、骨质疏松。少数患者可出现多毛、脂溢及痤疮，这些患者可能伴有多囊卵巢综合征等其他异常。

（2）男性：

1）男性勃起功能障碍：高 PRL 血症是导致男性勃起

功能障碍的常见原因之一。反之,勃起功能障碍常常是高 PRL 血症的最早临床表现之一。导致男性勃起功能障碍的机制尚未完全阐明,目前认为血睾酮水平降低为其原因之一。但不少患者血睾酮水平完全正常,却仍然表现出明显的勃起功能障碍。此外,若不将血 PRL 水平降到正常,补充睾酮治疗效果并不明显,说明高 PRL 血症对阴茎勃起功能可能有直接的作用。不能射精和性高潮障碍等也是高 PRL 血症常见的性功能障碍的表现。

2)性欲减退:高 PRL 血症时下丘脑分泌 GnRH 的频率和幅度均明显减低,使垂体分泌 LH 与 FSH 的频率和幅度也减退、睾丸合成雄激素的量明显下降,而引起性欲减退,表现为对性行为兴趣下降甚至消失。

3)精减退、男性不育:高 PRL 血症可导致生精作用减退。当垂体分泌 LH 与 FSH 的频率和幅度减退时,精子生成的功能就明显下降。

4)第二性征减退:长期明显的高 PRL 血症可导致男性第二性征的减退。可表现为胡须生长速度变慢,阴毛稀疏、睾丸变软、肌肉松弛等。此外,尚有不少患者出现男性乳腺发育。

5)其他:长期高 PRL 血症导致雄激素水平减低可能会造成骨质疏松。

(3)垂体前叶腺瘤的压迫症状:PRL 腺瘤是病理性高 PRL 血症的最常见病因。肿瘤占位的临床表现包括头痛、视力下降、视野缺损和其他颅神经压迫症状、癫痫发作、脑积液鼻漏等。15%~20% 患者存在垂体腺瘤内自发出血,少数患者发生急性垂体卒中,表现为突发剧烈头痛、呕吐、视力下降、动眼神经麻痹等神经系统症状,甚至蛛网膜下腔出血、昏迷等危象。

男性垂体 PRL 腺瘤患者,常因血 PRL 水平升高引起的症状轻、未能及时就诊,导致病程延长,而直到肿瘤体积较大,压迫视交叉引起视力视野障碍或垂体瘤卒中出现剧烈头痛时才就诊而获得诊断。

2. 血 PRL 异常升高 由于血 PRL 水平受许多生理因素和应激影响,因此测定血 PRL 水平有严格的采血要求(应于安静清醒状态下、上午 10~11 时取血测定),PRL 水平显著高于正常者一次检查即可确定,当 PRL 测定结果在正常上限 3 倍以下时至少检测 2 次,以确定有无高 PRL 血症。

另需注意一些临床表现和血 PRL 水平不一致的情况。在某些患者血清 PRL 水平升高,而没有相关临床症状或者症状不能解释升高程度,需考虑存在巨分子 PRL。个别患者有典型高 PRL 血症和垂体腺瘤表现,而实验室测定值却很低或正常,可能因为 PRL 水平太高造成 HOOK 现象。这种情况与前面一种情况正好相反,需要用倍比稀释的方法重复测定患者血清 PRL 水平。

二、高泌乳素血症的病因诊断

需要通过详细询问病史、相应的实验室检查、影像学检查等排除生理性或者药物性因素导致的 PRL 水平升高,明确是否存在病理性原因。其中最常见的病因为垂体 PRL 腺瘤。

1. 病史采集 需要针对性地从高 PRL 血症的生理性、病理性和药理性原因(具体见前)这三方面了解患者相关的病史。应询问患者的月经史、分娩史、手术史和既往病史,有无服用相关药物史,采血时有无应激状态(如运动、性交、精神情绪波动或盆腔检查)等。

2. 其他实验室检查 包括妊娠试验、垂体及其靶腺功能、肾功能和肝功能等,根据病史选择进行。

3. 影像学检查 经上述检查,证实为轻度高 PRL 而没找到明确病因或血 PRL>100ng/ml 均应行鞍区影像学检查(MRI 或 CT),以排除或确定是否存在压迫垂体柄或分泌 PRL 的颅内肿瘤及空蝶鞍综合征等。

鞍区病变的影像学检查主要为 CT 和 MRI。MRI 检查软组织分辨率高,可以多方位成像,在垂体微小肿瘤的检出、对鞍区病变的定性、定位诊断等各个方面都明显优于 CT,并且无放射线损伤,可以多次重复进行,是鞍区病变首选的影像学检查方式。MRI 检查常规应包括薄层、小 FOV 的矢状位和冠状位 T_1WI 序列,且需至少一个平面的 T_2WI(矢状位或冠状位)。尽管有些病变 MRI 平扫即可提出较确定的诊断,仍建议同时行鞍区增强 MRI 检查,病变检出率更高,必要时还应行鞍区动态增强的 MRI 检查。

病例 1

32 岁,G_1P_0。原发不孕 2 年,继发闭经 1 年。

既往月经规律,2 年前逐渐月经不规则,2~4 个月一次,经量明显减少,间断服用中药治疗。近 1 年闭经,3 个月前出现乳汁分泌,乳白色,无血性物。无其他任何不适。既往无特殊服药史、无手术史等。男方精液正常。外院行子宫输卵管造影:双侧输卵管通畅。2011年 3 月 14 日就诊我院。查体:身高:161.5cm,体重:58.5kg,BMI:22.4。双乳 V 级,乳头发育好,触发溢乳。乳周及脐下无多毛。妇科检查正常。经阴道 B 超:子宫 5.1cm×4.0cm×3.9cm,子宫内膜厚度 0.3cm,左卵巢 2.9cm×2.2cm,右卵巢 3.6cm×3.3cm。性激素测定结果:FSH 7.0mIU/ml,LH 8.2mIU/ml,E_2 45pg/ml,PRL 123ng/ml。甲状腺、肝肾功能均正常。垂体 MRI 检查证实垂体微腺瘤。给予溴隐亭治疗。用法:开始药量为 1.25mg/d,逐渐加至 2.5mg,一天 2 次。2011 年 4 月 9 日,血清 PRL 为 49ng/ml,溢乳消失。每天加用溴隐亭 1 片,即日剂量为 7.5mg。两周后泌乳素降至正常。维持 2 个月后,溴隐亭逐渐减量。2011 年 6 月,患者恢复月经。2011 年 10 月,BBT:单相。给予克罗米芬促排卵治疗。2012 年初成功妊娠。

 诊治经验与点评

药物治疗后 PRL 正常，但仍无排卵者怎么办？经治疗，一旦怀孕如何处理？

高 PRL 妇女采用多巴胺激动剂治疗后，90% 以上血 PRL 水平可降至正常、恢复排卵。若 PRL 水平下降而排卵仍未恢复者可联合诱发排卵药物促排卵，如克罗米芬。克罗米芬又称为氯米酚、氯芪酚胺，结构与雌激素相似，具有抗雌激素和微弱雌激素的双重活性。通过抑制内源性雌激素对下丘脑的负反馈作用，间接促进下丘脑促性腺激素释放激素的释放，刺激垂体促性腺激素的分泌，刺激卵巢，促进卵泡的发育。克罗米芬还具有微弱的雌激素作用，可直接作用于垂体和卵巢，提高其敏感性和反应性，并促进卵巢性激素合成系统活性，增加性激素的合成和分泌，促进雌二醇（E_2）的正反馈效应。由于排卵前出现血 E_2 峰，对下丘脑 - 垂体 - 卵巢轴起正反馈效应，激发垂体 LH 峰而促进排卵。

克罗米芬促排卵只适用于下丘脑 - 垂体轴有一定功能的患者，如果垂体大腺瘤或手术破坏垂体组织较严重，垂体功能受损则 CC 促排卵无效。克罗米芬促排卵无效时或垂体腺瘤术后腺垂体组织遭破坏、功能受损而导致低促性腺激素性闭经的患者，可用外源性人促性腺激素（gonadotropin，Gn）促排卵。Gn 分为人垂体促性腺素和人绒毛膜促性腺激素（human chorionic gonadotropin，hCG）。人垂体促性腺素又分为促卵泡素（follicle stimulating hormone，FSH）、黄体生成素（luteinizing hormone，LH）。低 Gn 者应以人绝经后尿促性腺激素（HMG，每支含 75IU FSH 及 75IU LH）促排卵治疗为宜，促进卵泡发育成熟，并用 hCG 诱发排卵。由于卵巢对促性腺激素的敏感性存在个体差异应以低剂量 HMG 开始，一般可从 HMG

75IU,每天1次开始,连续使用5~7天超声监测卵泡发育,如果无明显卵泡发育,每隔5~7天增加HMG用量75IU/d。切忌Gn增量太快,以防严重的卵巢过度刺激综合征(ovarian hyper stimulation syndrome,OHSS)发生。

如果经过治疗后,患者成功妊娠。之后治疗的基本原则是将胎儿对药物的暴露限制在尽可能少的时间内。

PRL微腺瘤患者未治疗者,怀孕后约5%的患者会发生视交叉压迫,而大腺瘤患者怀孕后出现这种危险的可能性达25%以上。在妊娠前有微腺瘤的患者应在明确妊娠后停用溴隐亭,因为肿瘤增大的风险较小。停药后应定期测定血PRL水平和视野检查。正常人怀孕后PRL水平可以升高10倍左右,患者血PRL水平显著超过治疗前的PRL水平时要密切监测血PRL及增加视野检查频度。一旦发现视野缺损或海绵窦综合征,立即加用溴隐亭可在1周内改善缓解。若不见好转,应考虑手术治疗。对于有生育要求的大腺瘤妇女,需在溴隐亭治疗腺瘤缩小后方可允许妊娠;所有患垂体PRL腺瘤的妊娠患者,在妊娠期需要每2个月评估一次。妊娠期间肿瘤再次增大者给予溴隐亭仍能抑制肿瘤生长,但整个孕期须持续用药直至分娩。药物对母亲和胎儿的影响可能比手术小。药物治疗需要严密的监测。对溴隐亭没有反应及视力视野进行性恶化时应该经蝶鞍手术治疗并尽早终止妊娠(妊娠接近足月时)。高PRL血症、垂体PRL腺瘤妇女应用溴隐亭治疗,怀孕后自发流产、胎死宫内、胎儿畸形等发生率在14%左右,与正常妇女妊娠的产科异常相近。

垂体泌乳素腺瘤的患者进行药物治疗后需要定期随诊。多巴胺激动剂治疗高PRL血症、垂体PRL腺瘤不论降低血PRL水平还是肿瘤体积缩小,都是可逆性的,需长期用药维持治疗。

若PRL大腺瘤在多巴胺激动剂治疗后血PRL正常

而垂体大腺瘤不缩小,应重新审视诊断是否为非 PRL 腺瘤或混合性垂体腺瘤、是否需改用其他治疗(如手术治疗)。

治疗前有视野缺损的患者,治疗初期即复查视野,视野缺损严重的在初始治疗时可每周查 2 次视野(已有视神经萎缩的相应区域的视野会永久性缺损)。药物治疗满意,通常在 2 周内可改善视野;但是对药物反应的时间,存在个体差异。对视野缺损无改善或只有部分改善的应在溴隐亭治疗后 1~3 周内复查 MRI 以决定是否需要手术治疗缓解视交叉压迫。

♥ 病例 2

李 ××,29 岁,因"月经稀发 6 年,有生育要求。"于 2012 年 5 月 10 日到妇科内分泌门诊就诊。既往月经不规律,初潮 13 岁,28~30 天周期。近 6 年来逐渐月经不规则,月经稀发至 2 个月 ~6 个月一次,且月经量明显减少。患者 2 年前曾在妇科内分泌治疗,当时诊断为"高泌乳素血症,垂体微腺瘤"。血清 PRL 为 118ng/ml。妇科内分泌门诊给予"溴隐亭"2.5mg,Bid。2 个月后血清 PRL 降至正常。之后患者就诊内分泌科。内分泌门诊查有胰岛素抵抗、高雄激素血症。考虑诊断为"多囊卵巢综合征",给予"二甲双胍"治疗 6 个月,效果不满意,改为"吡格列酮"进行治疗 1 年。近 3 个月,给予"达英35"治疗。既往无特殊服药史、无手术史等。查体:身高:161.5cm,体重:67kg,BMI:25.68。脸上有痤疮。唇上蟲毛。双乳Ⅴ级,无触发溢乳,乳周及脐下有长毛若干根。妇科情况:外阴:阴毛浓密。子宫前位,正常大小,质中,活动,无压痛,双侧附件正常。辅助检查:阴道 B 超:子宫 3.9cm×4.5cm×4.2cm,Em 0.3cm,左卵巢 2.9cm×2.2cm,右卵巢 3.6cm×3.3cm,两个卵巢均可见 12 个以上 9mm 以下的卵泡。垂体 MRI:微腺瘤。治疗经过:完成第 3

个"达英35"治疗周期后,于月经第2~4天测定性激素水平。查 FSH:4.5mIU/ml,LH:4.2mIU/ml,E$_2$:23pg/ml,PRL:89ng/ml。T:0.82ng/ml。之后给予溴隐亭治疗。小剂量开始,逐渐加量至2.5mg,Bid。同时继续给予"达英35"治疗。

💟 **诊治经验与点评**

该患者比较复杂。首先是诊断问题:高泌乳素血症,垂体微腺瘤,多囊卵巢综合征。但该患者同时具有微腺瘤,是否有功能不可知。其次是治疗问题:内分泌科按无功能腺瘤、多囊卵巢综合征合并胰岛素抵抗来治疗。治疗一年间,胰岛素抵抗虽有改善,但仍然有高雄激素血症且血清 PRL 较高。

高泌乳素血症时对下丘脑-垂体-卵巢轴有抑制作用,轻度抑制时会引起无排卵性月经或黄体功能不全。对于该患者月经紊乱,生育问题的瓶颈问题是排卵。可以在经治疗后雄激素和催乳素正常后行促排卵治疗。

现代医学尽管分科越来越细,但对于一个医师来说,其成长有赖于对多学科的了解,临床思路的开阔,并能够以哲学的观点辩证地看待各个症状、体征和辅助检查的关系,从而找出这些发现与疾病之间的关系。就上述病例来说,患者有高雄激素的症状和体征,也有高雄激素血症;卵巢有多囊性改变;月经稀发。符合所有三条多囊卵巢综合征的诊断标准,PCOS 的诊断基本是确定的。既往的研究发现,多囊卵巢综合征的患者确实有 12% 左右合并高泌乳素血症。那么该患者的催乳素水平升高是由于PCOS 还是由于另外的疾病? 一般认为,100ng/ml 以上的催乳素水平基本上是由于垂体肿瘤造成,不再考虑功能性,而且患者的影像学检查也支持垂体微腺瘤的存在。那么垂体瘤的性质又是什么? 是垂体催乳素腺瘤还是无功能肿瘤? 一般来说,无功能肿瘤引起血催乳素水平的异常升高需要阻碍垂体和下丘脑之间的沟通,微腺瘤通常难以达到这种效果,但最终确定尚需治疗后动态观察垂体肿瘤变化,如果是催乳素腺瘤,药物治疗将使肿瘤迅速缩小。因此该患者应为多囊卵巢综合征合并垂体微腺瘤,催乳素腺瘤可能性大。在治疗上也应在治疗 PCOS 的高雄、胰岛素抵抗和调整月经的同时,给予针对高泌乳素血症的药物治疗,治疗后及时复查 MRI,以明确垂体瘤的性质。

对于临床医师来讲,应该认识到高泌乳素血症仅是一个实验室检测的结果,是一组临床病理生理的状态而不单纯是一种疾病。这种临床病理生理状态甚至可能不一定是疾病造成,只是精神紧张等原因也会造成泌乳素水平的升高,因此甚至有时候会被描述成"异常的实验室检测值";而作为临床医师需要的是找出并治疗患者引起泌乳素升高的疾病而不是达到实验室的正常值。患者的临床表现和他们的血清 PRL 水平相符是非常重要的临床诊断依据。

在确定高 PRL 血症后,首先要决定是否需要治疗。垂体 PRL 大腺瘤及伴有闭经、泌乳、不育、头痛、骨质疏松等表现的微腺瘤都需要治疗;仅有血 PRL 水平增高而无以上表现的患者,可随诊观察。

其次是决定治疗方案,对于高泌乳素血症患者首先去因治疗。因甲状腺功能减退引起的高 PRL 血症,给予甲状腺素治疗;因药物引起者,停用药物等。对于垂体泌乳素腺瘤来说,不论是微腺瘤还是大腺瘤,都可以首选多巴胺激动剂治疗;对于那些药物疗效欠佳,副作用大及拒绝接受药物治疗的患者可以选择手术治疗。有些患者药物治疗失败的原因与肿瘤囊性变、出血或肿瘤缺乏多巴胺受体有关。肿瘤的突然出血可能导致垂体卒中,需要外科手术治疗。不能耐受或拒绝药物治疗的垂体腺瘤患者也应该接受外科手术治疗。同样在一些伴有精神症状的垂体腺瘤患者,若多巴胺激动剂治疗会加重他们的精神症状时也应该考虑手术。

大多数高泌乳素血症患者经治疗后,血清PRL降低,月经可恢复,甚至恢复排卵和妊娠。如果未能恢复月经,要评估垂体功能。根据评估情况给予相应的治疗。

（甄璟然　陈　蓉）

参 考 文 献

1. 郁琦.妇科内分泌诊治指南—解读.病案分析.北京:人民卫生出版社,2013.

2. 甄璟然,王雪,郁琦.我国17家医院月经不调患者催乳素水平调查分析.生殖医学杂志,2012,2(21):1-3.

3. 甄璟然,郁琦,等.手术及药物治疗垂体催乳素腺瘤的成本效果分析.中华妇产科杂志,2008,4(43):257-261.

4. Souter I,Baltagi LM,Toth TL,et al. Prevalence of hyperprolactinemia and abnormal magnetic resonance imaging findings in a population with infertility. Fertil Steril,2010,94(3):1159-1162.

5. Casanueva FF,Molitch ME,Schlechte JA,et al. Guidelines of the Pituitary Society for the diagnosis and management of prolactinomas. Clin Endocrinol(Oxf),2006,65(2):265-273.

6. Mah PM,Webster J. Hyperprolactinemia:etiology,diagnosis,and management. Semin Reprod Med,2002,20(4):365-374.

7. Serri O,Chick CL,Ur E,et al. Diagnosis and management of hyperprolactinemia. CMAJ,2003,169(6):575-581.

8. Molitch ME. Medication Induced hyperprolactinemia. Mayo Clin Proc,2005,80(8):1057-1059.

9. Bachelot A,Binart N. Reproductive role of prolactin. Reproduction,2007,133(2):361-369.

10. Shlechte JA. Prolactinoma. N Engl J Med,2003,349(21):
    2035-2041.

11. Ezzat S,Asa SL,Couldwellw T,et al. The prevalence of pituitary
    adenomas:a systematic review. Cancer,2004,101(3):613-
    619.

第6节　绝经激素治疗

绝经是一个在进化中被忽略的状态,是现代人类寿命逐渐延长的产物。绝经的本质是卵巢这一妇女必不可少的器官的功能衰竭,由于其伴随着涉及多个系统的多种绝经相关症状,并与骨质疏松症等许多极大占用医疗资源的老年慢性疾病相关,长期以来得到了专业人士和大众的关注。绝经激素治疗(MHT)经历了几十年的历程,目前已经确认,MHT 是维持围绝经期和绝经后妇女健康的全部策略(包括关于饮食、运动、戒烟和适当饮酒等生活方式建议)中的一部分,它可以有效缓解绝经相关症状,在绝经早期("窗口期")使用,还可在一定程度上预防老年慢性疾病的发生。但 MHT 也不是任何人、任何时候都可以使用的,与所有的医疗措施一样,有其适应证、禁忌证和慎用情况。

一、MHT 的适应证、禁忌证和慎用情况

1. MHT 的适应证

(1)绝经相关症状(A级证据):月经紊乱、潮热、多汗、睡眠障碍、疲倦、情绪障碍如易激动、烦躁、焦虑、紧张或情绪低落等。

(2)泌尿生殖道萎缩的相关症状(A级证据):阴道干涩、疼痛、性交痛、反复发作的阴道炎、排尿困难、反复泌尿系统感染、夜尿多、尿频和尿急。

(3)低骨量及骨质疏松症(A级证据):包括有骨质

疏松症的危险因素及绝经后骨质疏松症。

2. MHT 的禁忌证 已知或可疑妊娠；原因不明的阴道出血；已知或可疑患有乳腺癌；已知或可疑患有性激素依赖性恶性肿瘤；患有活动性静脉或动脉血栓栓塞性疾病（最近 6 个月内）；严重的肝、肾功能障碍；血卟啉症、耳硬化症；已知患有脑膜瘤（禁用孕激素）。

3. MHT 的慎用情况 慎用情况并非禁忌证，是可以应用 MHT 的，但是在应用之前和应用过程中，应该咨询相应专业的医师，共同确定应用 MHT 的时机和方式，同时采取比常规随诊更为严密的措施，监测病情的进展。包括子宫肌瘤、内异症、子宫内膜增生史、尚未控制的糖尿病及严重的高血压、有血栓形成倾向、胆囊疾病、癫痫、偏头痛、哮喘、高催乳素血症、系统性红斑狼疮、乳腺良性疾病、乳腺癌家族史。

二、MHT 应用的总原则

1. 药物剂量 应用 MHT 时，应个体化用药；且应在综合考虑绝经期具体症状、治疗目的和危险性的前提下，选择能达到治疗目的的最低有效剂量；可考虑应用较现有标准用法更低的剂量；对于卵巢早衰妇女，MHT 所用药物的剂量应大于正常年龄绝经的妇女。

2. 用药时间 在卵巢功能开始减退并出现相关绝经症状后即开始给予 MHT，可达到最大的治疗益处。MHT 期间应至少每年进行 1 次个体化受益 / 危险评估，根据评估情况决定疗程长短，并决定是否继续应用。根据现有的循证医学证据，没有必要对 MHT 持续时间进行限制，只要受益大于危险，即可继续给予 MHT。对于提前绝经者，推荐 MHT 应至少用至正常绝经年龄，之后按照正常年龄绝经妇女对待。

3. 添加孕激素的基本原则 对于有子宫的妇女，单用雌激素会增加子宫内膜癌发生的危险性，雌激素的致癌危险性随剂量加大和治疗时间延长而增加;因此,该类妇女在 MHT 时应加用孕激素。绝经后期 MHT 中,孕激素应用的主要目的是对抗雌激素,从而保护子宫内膜。对于已切除子宫的妇女,通常不必加用孕激素。在雌激素持续用药的情况下,孕激素应持续或周期性添加,周期性添加者每月给予孕激素不短于 10~14 天。

三、应用流程

1. 应用前评估

(1)评估目的:①是否有应用 MHT 的适应证;②是否有应用 MHT 的禁忌证;③是否存在慎用情况。

(2)评估项目:①病史;②检查:准备激素治疗的女性需要做全面的体检,包括血压、体重、身高、宫颈脱落细胞检查,化验肝功、肾功、血脂,盆腔、乳腺、肝胆脾胰双肾的超声检查,根据检查结果判断有无用药禁忌,必要时行骨密度的检查,目的是判断有无骨量减少或者骨质疏松。

2. 权衡利弊

(1)应用 MHT 的必要性:①年龄;②卵巢功能衰退情况(绝经过渡期、绝经早期或绝经晚期);③应用 MHT 前的评估结果。

(2)结果判断:①无适应证或存在禁忌证时不应用MHT;②有适应证同时合并其他疾病时,在排除禁忌证后,可于控制其他疾病的同时,应用 MHT;③有适应证,无禁忌证时建议应用 MHT;④症状的发生可能与绝经有关,也可能与绝经无关,难以即刻辨明,并且无禁忌证时,可行短期试验性应用。

3. 患者知情同意。

4. 个体化用药方案

(1)考虑因素:①是否有子宫;②年龄;③卵巢功能衰退情况(绝经过渡期、绝经早期或绝经晚期);④风险因素。

（2）根据每个妇女的不同情况，制订个体化用药方案。

单纯孕激素补充治疗：适用于绝经过渡期，调整卵巢功能衰退过程中出现的月经问题。地屈孕酮 10~20mg/d或微粒化黄体酮胶丸或胶囊 200~300mg/d 或醋酸甲羟孕酮 4~6mg/d，每个月经周期使用 10~14 天。

单纯雌激素补充治疗：适用于已切除子宫的妇女。戊酸雌二醇片 0.5~2.0mg/d 或半水合雌二醇帖（1/2~1）帖 /7d，连续应用。

雌、孕激素序贯用药：适用于有完整子宫、围绝经期或绝经后期仍希望有月经样出血的妇女。这种用药方式是模拟月经生理周期，在用雌激素的基础上，每月加用孕激素 10~14 天；按雌激素的应用时间又分为周期序贯和连续序贯，前者每周期停用雌激素 2~7 天；后者连续应用雌激素。雌激素多采用戊酸雌二醇 l~2mg/d，也可采用半水合雌二醇帖（1/2~1）帖 /7d 或雌二醇凝胶 1.25g/d 经皮涂抹；孕激素多采用地屈孕酮 10mg/d 或微粒化黄体酮胶囊或胶丸 100~300mg/d 或醋酸甲羟孕酮 4~6mg/d。也可采用复方制剂，在周期序贯方案中，可采用戊酸雌二醇片 / 雌二醇环丙孕酮片复合包装，按 1 片 / 天，用完 1 盒后停药 7 天，再开始下一个周期的治疗；连续序贯方案可采用雌二醇 / 雌二醇地屈孕酮片（1/10 或 2/10 剂量），按序 1 片 / 天，用完 1 盒后直接开始下 1 盒，中间不停药。

雌、孕激素连续联合用药：适用于有完整子宫、绝经后期不希望有月经样出血的妇女。该法每天均联合应用雌、孕激素，一般为连续性（连续用药不停顿）给药。雌激素多采用：戊酸雌二醇 0.5~1.5mg/d 或半水合雌二醇帖（1/2~1）帖 /7d 或雌二醇凝胶 1.25g/d 经皮涂抹，孕激素多采用地屈孕酮 5mg/d 或微粒化黄体酮胶囊 50mg/d 或醋酸甲羟孕酮 1~3mg/d。也可采用复方制剂如雌二醇屈螺酮片 1 片 / 天。

连续应用替勃龙：推荐 1.25~2.50mg/d，适合于绝经后不希望来月经的妇女。

5. 应用 MHT 过程中的监测及注意事项

（1）监测目的：判断应用目的是否达到；个体风险与受益比是否发生改变；评价是否需要继续应用 MHT 或调整方案。

（2）开始激素治疗后，可于 1~3 个月内复诊，以后随诊间隔可为 3~6 个月，1 年后的随诊间隔可为 6~12 个月。若出现异常的阴道流血或其他不良反应，应随时复诊。每次复诊应仔细询问病史及其他相关问题。推荐每年 1 次上述检查，每 3~5 年测定骨密度 1 次。根据患者情况，可酌情调整检查频率。

♥ 病例 1

41 岁女性，已婚，G_3P_1。因"月经不规律 1 年，潮热出汗、睡眠差、膝关节痛 1 年"于 2011 年 5 月 26 日就诊，末次月经为 2011 年 4 月 5 日。患者既往月经规律，12 岁初潮，6/26 天。近一年无明显诱因下月经开始不规律，中药治疗无明显效果。2011 年 5 月 26 日查性激素（停经 50 天）的结果为 E_2：79.4pg/ml，P：2.7nmol/l，FSH：34.8mIU/ml，LH：32.4mIU/ml，T：1.34nmol/L，PRL：162.7mIU/ml；尿 hCG（-）；盆腔超声：子宫 6.0cm×6.2cm×4.6cm，内膜 0.7cm。给予口服地屈孕酮 10mg 每天两次，持续 10 天治疗后，潮热、出汗症状有所缓解，停药后月经来潮，此后每月用地屈孕酮 10mg 每天两次，持续 10 天调经。治疗 2 个月后，潮热、出汗症状已经基本消失，睡眠正常。地屈孕酮治疗 10 个周期，停药后均可撤血。第 11 个月用地屈孕酮后未撤血，潮热、出汗症状明显，睡眠差，易醒。于 2012 年 5 月 23 日复查性激素，结果为 E2：19.8pg/ml，P：1.84nmol/L，FSH：40.6mIU/ml，LH：25.2mIU/ml，T：1.18nmol/l，PRL：189.8mIU/ml，雌激素水平降低，FSH 升高,由于雌激素水平下降了,单纯孕激素治疗也不能撤退出血,可以补充雌孕激素周期治疗,给予口服克龄蒙(戊酸雌二醇片),每天一片,连续服用21天,停药7天服用下一周期,患者定期来月经,症状明显改善。

病例2

19岁女性,未婚,否认性生活。因"左附件切除术后6年余,右卵巢血肿术后无自主月经4年余,间断激素治疗1年余"于2011年6月就诊。患者11岁初潮,6/30天,量中。2005年5月因"左卵巢囊肿蒂扭转"行左附件切除术,术后病理不详。术后月经无改变。2007年1月行阑尾切除术,术中情况不详。术后7天腹痛行剖腹探查术,见右卵巢血肿,予以右卵巢血肿和部分输卵管切除术,术后病理:右卵巢血肿。术后即出现闭经。2007年6月我院盆腔B超:"子宫偏小,右附件区见2.1cm×0.9cm卵巢样回声,左卵巢未显示"。性激素 E_2:16.5pg/ml,FSH:100.7mIU/ml,LH:40.5mIU/ml,诊为"卵巢早衰",未治疗。一直闭经到2008年9月在外院就诊,予以倍美力和甲羟孕酮治疗(剂量不详)。2008年9月~2009年8月用药期间每月规律撤血,之后停药,闭经至今。从无明显潮热、出汗及其余不适。2011年8月2日性激素 E_2:<5.00pg/ml,FSH:105.0IU/L;2011年8月3日盆腔超声:"子宫3.3cm×2.8cm×1.9cm,内膜:0.23cm,双卵巢显示不清",提示:子宫体积小。处理:芬吗通(2/10)每天1片口服,碳酸钙 D_3 咀嚼片每天1片口服。

诊治经验与点评

病例1患者41岁,刚开始月经不规律,并有更年期症状出现,性激素结果显示FSH水平已经升高,考虑进入围绝经期,患者希望来月经并改善症状,但此时雌激素水平并不低,主要是缺乏孕激素,定期补充孕激素治疗即可,故治疗方案是月经后半期口服孕激素,患者定期撤退出血,更年期症状也得到明显改善。治疗 10 个周期后不再出现撤退出血,而且更年期症状又出现,说明此时患者雌激素水平已经低落,开始给予雌孕激素周期序贯治疗。患者按时来月经,更年期症状明显缓解。从这个病例我们可以看出,卵巢功能从育龄期的鼎盛状态到绝经后的衰竭状态是一个渐进的复杂过程。此时内分泌变化不仅仅是雌激素下降、FSH 上升这么简单。从绝经过渡期开始最早出现的变化是排卵功能障碍,孕激素的相对不足和缺乏是最早出现的激素变化;由于卵泡数目的继续减少直至耗竭,卵巢功能进一步衰退,雌激素水平从波动的不稳定状态渐渐继续下降,通常在绝经后的数年内达到稳定的低水平,然后基本稳定。女性体内的雌激素在绝经前以雌二醇为主,绝经后变成以雌酮为主,由雄烯二酮与睾酮在脂肪、肝脏、肾脏、脑等非内分泌腺部位芳香化后产生。雌激素的下降并非线性,甚至在绝经过渡期的某些时候还可能存在雌激素水平相对过高的情况。从绝经过渡期开始 FSH 上升,在绝经 1~3 年后达高峰,以后逐渐下降,但绝经 30 年后仍高于育龄妇女。

病例 2 患者 19 岁,6 年前已切除左附件,4 年前又行右卵巢血肿切除术,术后无自主月经,考虑为已无一侧卵巢的情况下,再因行卵巢血肿切除手术损伤尚存的卵巢,引起卵巢功能衰竭,符合卵巢早衰(POF)诊断,即 40 岁之前达到卵巢功能衰竭,即类似绝经状态。卵巢早衰的诊断标准:年龄 <40 岁;闭经时间≥6 个月;两次(间隔 1 个月以上)血 FSH>40mIU/ml。引起卵巢早衰的病因很多:卵巢手术史、肿瘤的放化疗史是引起卵巢衰竭的医源性因素;病毒感染史也是引起卵巢衰竭的少见的原因之一,特别是流行性腮腺炎和 AIDS 病史。由于 POF 与自身免疫的相关性,所以在病史询问时要特别注意询问有无家族或本人自身免疫性疾病史,如 Addison 病、甲状腺疾病、糖尿病、红斑狼疮、类风湿性关节炎、白癜风和克罗恩病等。该患者有明确的卵巢手术后闭经史，所以首先考虑卵巢手术史是其发生卵巢早衰的原因。诊断非常明确，对于一个尚未婚育的女孩子来讲是非常残酷的。作为医师，我们应建议患者长期激素治疗，以预防因雌激素水平低下所致的近期和远期并发症，同时注意骨密度的问题，适当补钙，预防骨质疏松的发生。对于提前绝经者，推荐 MHT 应至少用至正常绝经年龄，之后按照正常年龄绝经妇女对待。对于卵巢早衰妇女，应较正常年龄绝经妇女所用药物的剂量要大。这个病例同时也给年轻女性和妇科医师一个警示，青春期女孩应至少每年体检一次，以早期发现问题，尽量避免发生卵巢囊肿蒂扭转后行急诊手术。医师在手术过程中尽量保留正常的卵巢组织，保护卵巢的功能，以免影响患者将来的生育功能。

总之，MHT 作为一种医疗措施，应该在有适应证、无禁忌证的情况下应用才能达到利益最大化。对于卵巢早衰或人工绝经的年轻女性，因她们暴露于低雌激素的时间延长，发生骨质疏松症、心血管疾病的风险均较正常年龄绝经的妇女要高。对于这些妇女，绝经期管理时的雌激素剂量应较正常年龄绝经妇女稍大；推荐 MHT 应至少用至正常自然绝经年龄，之后应按照正常年龄绝经妇女进行管理。应用 MHT 过程中，应强调随访的重要性。

（王亚平 陈 蓉）

参 考 文 献

1. Panay N, Fenton A. A global consensus statement on menopause hormone therapy—aims, aspirations and action points. Climacteric, 2013, 16: 201-202.

2. 中华医学会妇产科学分会绝经学组.绝经期管理与激素补充治疗临床应用指南(2012版).中华妇产科杂志,2013,48(10):795-799.

3. 郁琦.绝经学.北京:人民卫生出版社,2013.

第7节 输卵管性不孕的诊断和处理

输卵管具有运送精子、卵子和受精卵以及提供精子储存、获能、顶体反应和受精的场所等生理功能,是女性生殖系统的主要组成部分之一。输卵管性不孕是指由于各种因素引起输卵管管壁肌肉收缩功能及上皮纤毛蠕动减弱或输卵管粘连、积水及阻塞等,引起输卵管伞端拾取卵子及运送受精卵进入宫腔着床的功能丧失,导致女性不孕,占女性不孕症病因的 20.0%~32.8%,是造成女性不孕的首要原因。其诊断和治疗是目前研究的热门课题之一,如何判断输卵管通畅度以及个体化选择治疗方案是困扰妇产科医师的一大难题。

一、输卵管性不孕的原因及机制

引起输卵管性不孕的原因可分为原发病变和继发病变。继发病变较常见,包括继发于盆腔感染及盆腔手术史、阑尾炎、反复的宫腔操作史、结核及子宫内膜异位症等。可能通过以下途径导致不能正常的运输配子和受精卵而引起不孕:盆腔解剖扭曲输卵管阻塞或纤毛损伤;输卵管蠕动异常;输卵管卵巢的解剖关系变化,影响拾卵;卵巢周围粘连,影响排卵。另外,输卵管妊娠既是输卵管因不同病变导致的结果,又是在增加以后妊娠不良生殖结局的原因。

病例 1

35 岁,女,G_0P_0。未避孕未孕 7 年余。男方 37 岁。

患者平素月经规则,周期30天,经期3~4天,经量极少,无痛经。婚后7年未避孕未孕。性生活频率2次/周。基础体温监测示双相;B超监测提示有排卵;子宫输卵管造影术提示双侧输卵管从根部阻塞;精液检查示未见异常。现来要求助孕。

既往史:体健,无高血压、糖尿病史。13岁得过结核性胸膜炎,抗结核治疗后治愈。经常下腹隐痛,未治疗。

查体:生命体征平稳,心肺听诊无异常。妇科检查:外阴、阴道无异常,宫颈光滑,子宫前位,正常大,质中,无压痛,双附件区无压痛,未及包块。

辅助检查:PPD试验强阳性;宫腔镜检查未见异常;月经第三天基础性激素正常。

诊治经过:正规结核病医院治疗后综合评估适宜怀孕。采用短方案促排卵,获得6枚卵子,受精5个,获得优质胚胎3个,移植2个胚胎,获临床妊娠。

💟 诊治经验与点评

女性生殖器结核是全身结核的一个表现,常继发于身体其他部位的结核。输卵管结核占女性生殖器结核的90%~100%,以双侧居多,输卵管壶腹部最易受累。在对不孕症尤其是输卵管因素不孕诊断过程中,有时需行PPD试验。如果PPD阳性,不能排除结核病可能,不宜怀孕,以免妊娠或分娩期间结核病发病或播散,甚至危及生命。要向专科医师咨询,并进行正规治疗后再判断能否怀孕。

二、输卵管性不孕的诊断

要诊断输卵管性不孕,首先要排除其他与输卵管因素同等重要的不孕因素,比如排卵障碍、宫腔粘连以及男方不孕等,并由子宫输卵管碘油造影(HSG)或腹腔镜检查诊断为输卵管阻塞才考虑。理想的方法是希望能够评价输卵管的功能,但目前只能评价输卵管的通畅程度。最常见的诊断输卵管通畅度的检查包括输卵管通液、子宫输卵管造影(HSG)以及腹腔镜下输卵管通液检查等,各有利弊。

1. 输卵管通液

(1)优势:输卵管通液操作简单,无需特殊设备,费用低。

(2)不足:主观性大,与操作者的经验密切相关;判断输卵管通畅性准确率低;不能判定输卵管梗阻的确切部位或侧边,也观察不到子宫及输卵管的内部情况。

2. 子宫输卵管造影(HSG)

(1)优势:该项检查简单、可靠、安全。在有经验的医师操作下能对输卵管阻塞作出正确诊断,是目前用来了解输卵管是否通畅以及确定具体阻塞部位最常用的检查方法。

(2)不足:HSG 不能反映盆腔病变、子宫内膜异位症等,有一定的放射性。

3. 腹腔镜检查

(1)优势:是目前公认的评价输卵管通畅性的"金标准",可以直视下观察到输卵管的通畅性,同时还可以对盆腔各脏器做全面评估,明确诊断子宫内膜异位症等;除了明确诊断外,还能同时进行治疗,如进行分离盆腔粘连、输卵管整形、子宫内膜异位症病灶清除、子宫肌瘤剔除等。

(2)不足:需要特殊的设备和操作技术,并且有一定的手术风险。相应的费用也较高。

对于一个不孕患者选择输卵管检查方法的原则是先选择简单的方法,若诊断不清或检查后经一系列处理仍不孕者再选择较复杂的方法。但也要根据患者的年龄、不孕的年限、以前做过的检查结果以及可能导致不孕的原因等具体情况给予适当的选择。如患者年龄较大或合并有子宫内膜异位症、盆腔包块等,则可以直接选择腹腔镜检查。

病例 2

29 岁,女,G_0P_0。未避孕未孕 1 年余。男方 31 岁。

患者平素月经规则,周期 28 天,经期 3~4 天,经量中等,无痛经。婚后 1 年未避孕未孕。性生活频率 2~3 次/周。基础体温监测示双相;B 超监测提示有排卵;精液检查示未见异常。月经第三天基础性激素正常。子宫输卵管碘油造影提示双输卵管近端阻塞。现造影术后 6 个月仍未孕,要求进一步诊治入院。

查体: 生命体征平稳,心肺听诊无异常。妇科检查:外阴、阴道无异常,宫颈光滑,子宫后位,正常大,质中,无压痛,双附件区无增厚,无压痛。

诊治经过: 建议行宫腹腔镜检查。术中探查发现子宫及双附件未见明显异常,宫骶韧带增粗,可见到数个紫蓝色结节,右侧输卵管形态正常,左输卵管伞端与左卵巢后壁粘连,分离粘连后行通液术提示双输卵管通畅,并同时行盆腔子宫内膜异位症结节烧灼术。

诊治经验与点评

现今检查输卵管通畅性的两种最常用的方法是 HSG 和腹腔镜手术,而这个病例中两种检查结果有所矛盾,那么哪种检查结果可信度更高呢? 我们知道:HSG 费用低,能提供宫腔及输卵管结构有用的信息,但是 HSG 无法准确地确定子宫内病变的性质,不能提供盆腹腔病变的情况如子宫内膜异位症和盆腔粘连等。另外,HSG 提示输卵管近端堵塞可能存在假阳性,在 HSG 提示的输卵管堵塞的病例中约 15% 因输卵管痉挛所致。腹腔镜手术在输卵管性不孕的诊断中更直观、准确,是目前公认的评价输卵管通畅性的"金标准",但是它的费用较贵,且有一定的手术和麻醉风险。在两个结果矛盾时,应以腹腔镜检查结果为准。本病例中,腹腔镜发现了盆腔子宫内膜异位症和输卵管与卵巢的粘连,并作了相应处理。这种全面诊断和治疗将会影响患者的不育诊治策略的选择,并将影响治疗的效果。

三、输卵管性不孕的治疗

1. 输卵管手术和体外受精 - 胚胎移植技术(IVF-ET)在输卵管性不孕处理中的选择　对于输卵管性不孕,该选择手术治疗还是辅助生殖技术治疗? 选择什么手术方式和途径是临床医师必须做出的临床决策。目前,尚缺乏充分循证医学的依据。输卵管性不孕手术治疗主要包括输卵管镜下的输卵管导管置入术、输卵管与宫角吻合术、输卵管造口术、输卵管伞端成形术、输卵管卵巢粘连松解术等。输卵管性不孕手术的优势在于通过一次手术,患者有较多次自然妊娠的可能。虽然从单个周期来看,自然妊娠的几率是低于 IVF 的,但是在每个周期均可以试孕。但是,输卵管整形手术的缺点在于术后可能再次粘连,患者未能达到妊娠的目的,因而在 IVF 前会面临再次手术切断输卵管的可能。IVF-ET 的主要优势在于避免了手术风险,有相对稳定和较高的临床妊娠率;缺点是卵巢过度刺激和多胎妊娠的风险较高。IVF 的花费也是必须考虑的因素。需告知患者可能需要多次 IVF,并且即使 IVF 也不能保证一定能成功妊娠。而且费用较高。因此,输卵管性不孕治疗的临床决策需考虑多方面因素:患者的年龄、卵巢储备功能、输卵管病变的范围和程度、是否合并其他不孕因素、医师掌握的技术和经验、患者本人的意愿等。比如:对于年龄小、卵巢储备功能良好因输卵管因素不孕的女性可进行腹腔镜手术治疗,给予患者自然妊娠的机会。手术效果不明显(术后 6 个月以上仍未受孕)或者输卵管周围严重粘连,建议尽快助孕治疗;而年龄较大、合并卵巢储备功能不足的输卵管因素的不孕患者,则倾向建议选择 IVF-ET。

2. IVF-ET 前输卵管积水的处理 输卵管积水对胚胎有毒性和生长抑制作用,积液逆流至宫腔导致子宫内膜容受性下降,胚胎的种植率降低、妊娠率下降,流产率增加。对于该类患者,在采用 IVF-ET 前对输卵管积水应进行适当处理,有助于提高胚胎植入率,改善治疗效果。主要的治疗方法有积水输卵管的切除、输卵管近端结扎或封堵以及 B 超下的输卵管积水抽吸。有研究显示,输卵管切除有可能影响卵巢的血供,造成卵巢的储备功能下降;对于 IVF-ET 而言,输卵管近端结扎/切断可获得与输卵管切除相同的效果,改善输卵管积水患者的 IVF 临床结局;输卵管远端造口可能手术后迅速粘连,积水复发甚至有可能加重,如明确打算行 IVF-ET,不建议行造口术。一旦双侧输卵管切断或切除,则患者再无自然妊娠的可能性,在手术之前需与患者充分沟通。

病例 3

25 岁,女,G_0P_0。未避孕未孕 2 年余,男方 26 岁。

患者平素月经规则,周期 27~31 天,经期 3~4 天,经量中等,无痛经。婚后 2 年未避孕未孕。性生活频率 2~3 次/周。基础体温监测示双相;B 超监测提示有排卵;子宫输卵管造影术提示双侧输卵管积水;精液检查示未见异常。现来要求助孕。

查体:生命体征平稳,心肺听诊无异常。妇科检查:外阴、阴道无异常,宫颈光滑,子宫前位,正常大,质中,无压痛,双附件区增厚,无压痛。

辅助检查:子宫输卵管造影术:子宫形态正常,内壁光滑,双侧远端输卵管扩张,提示双输卵管积水。月经第三天基础性激素正常。

诊治经过: 建议行宫腹腔镜检查。术中探查发现子宫及双侧卵巢未见明显异常,双侧输卵管略增粗,伞端闭锁呈盲端,与卵巢后壁粘连。与患方沟通,患方要求尽量保留输卵管,告知利弊,行腹腔镜下双侧输卵管整形术＋盆腔粘连松解术＋宫腔镜下行通液术:分离粘连带,于双侧输卵管伞端造口,伞端形态好,通液可见亚甲蓝液流出,双输卵管通畅。术后第 3 个月怀孕,最终该患者足月顺产一健康男婴。

病例 4

33 岁,女,G_2P_0。未避孕未孕 2 年余。男方 37 岁。

患者平素月经规则,周期 28~30 天,经期 5~6 天,经量中等,无痛经。2002 年、2005 年自然妊娠 2 次,均行人工流产术。末次人流术后曾出现高热、下腹痛、阴道分泌物增多、腰酸,外院诊断为"急性盆腔炎",给予抗感染治疗(药物不详)后好转。现结婚 3 年,解除避孕措施未孕 2 年余。基础体温监测示双相;B 超监测提示有排卵;行子宫输卵管造影术提示双侧输卵管积水;精液检查示未见异常。现要求助孕。

既往史: 体健,无高血压、糖尿病史,无结核病史。

月经婚育史: 月经规则,初潮 13 岁,周期 28~30 天,经期~6 天,经量中等,无痛经。末次月经 2010 年 10 月 10 日。30 岁结婚,人流 2 次。爱人体健。

查体: 生命体征平稳,心肺听诊无异常。妇科检查:外阴阴道无异常,宫颈光滑,子宫后位,正常大,质中,无压痛,双附件区增厚,无压痛。

辅助检查: 2010 年 6 月子宫输卵管造影术:子宫形态好,双侧输卵管显影,末端膨大、闭锁,提示双输卵管积水。2010 年 10 月 12 日(D3)性激素正常;2010 年 10 月 15 日盆腔 B 超(D6):子宫 4.5cm×4.1cm×3.5cm,内膜厚 6mm,肌层回声均。右卵巢 2.5cm×1.4cm,右附件区可见无回声,大小约 4cm×5cm,左卵巢 3.1cm×2.5cm,左附件区可见条索状无回声,长约 3cm,走形迂曲,提示双输卵管积水。

诊治经过:患者 33 岁,输卵管积水,要求行 IVF-ET,于 2011 年 1 月采用长方案促排卵,获得 15 枚卵子,IVF 受精,获得优质胚胎 9 个,移植两个胚胎,冷冻 7 个。2011 年 4 月在自然周期行冷冻胚胎移植,未孕,考虑输卵管积水可能影响胚胎种植,遂于 2011 年 5 月行宫腹腔镜联合术,近端结扎双侧输卵管。在 2011 年 7 月在自然周期行冷冻胚胎移植,获得临床妊娠,于 2012 年 4 月足月分娩一男婴,生长发育好。

💓 诊治经验与点评

这两个病例都是输卵管积水引起的输卵管不孕的病例。处理不同。病例 3 患者较年轻,要求保留输卵管,术中发现输卵管伞端形态好,通液提示双输卵管通畅,遂行输卵管修复整形术;病例 4 患者 33 岁,输卵管患病时间已较长,病变也比较严重,同时经济状况比较好,所以选择了切断输卵管去行 IVF-ET 这样的方式。所以,对于此类患者,手术方案的选择要根据女方的年龄、不孕年限、手术中见到输卵管的解剖结构及功能情况来定。如果术中发现输卵管的解剖结构及功能良好,患方又希望保留输卵管功能,在充分告知的情况下可以行输卵管修复整形术,保留患者自然妊娠的权利。事实上,大量的患者也通过输卵管整形术获得自然妊娠。但是,如果患者输卵管重度积水,功能已完全丧失,盆腔粘连严重者,则不建议行输卵管修复整形术,建议行输卵管近端结扎术,以获得良好的 IVF-ET 妊娠结局。

输卵管性不孕在不孕症中发生率较高。要得到较好的预后,首先应从诊断着手,将真正需要进行治疗的输卵管因素不孕的患者筛查出来,要求快速、便捷、廉价。在治疗方面需多方面考虑。输卵管积水的不孕患者在 IVF-ET 前行输卵管的手术将有利于提高成功率,但输卵管切除应慎行。

（陈　蓉　高丽虹）

参 考 文 献

1. Steinkeler JA,Woodfield CA,Lazarus E,et al. Female infertility：a systematic approach to radiologic imaging and diagnosis. Radiographics,2009,29（5）：1353-1370.

2. 乐杰.妇产科学.第 7 版.北京：人民卫生出版社,2008：351-353.

3. Papaioannou S,Afnan M,Girling AJ,et al. Diagnostic and therapeutic value of selective salpingography and tubal catheterization in an unselected in fertile Population. Fertil Steril,2003,79（3）：613-617.

4. Dharia Patel SP,Whitten SJ,et al. Robotic tubal anastomosis：surgical technique and cost effectiveness. Fertil Steril,2008,90（4）：1175-1179.

5. Ozmen B,Diedrich K,AI-Hasani S. Hydrosalpinx and IVF：assessment of treatments implemented prior to IVF. Rep rod Biomed Online,2007,14（2）：235-241.

6. Savaris RF,Giudice LC. The influence of hydrosalpinx on markers of endometrial receptivity. Semin Reprod Med,2001,25（6）：476-482.

7. Kelekci S,Yilmaz B,Yasar L,et al. Ovarian reserve and ovarian stromal blood supplyafter tubal ligation by the Pomeroy technique comparison with controls. Gynecol Endocrinol,2005,20（5）：279-283.

第8节 性早熟的诊断和处理

性早熟（sexual precocity）是指任何一个性征出现的年龄早于正常人群的平均年龄2个标准差，亦即性征提前出现。性早熟主要分为两大类：真性性早熟（true precocious puberty）与假性性早熟（pseudo precocious puberty）。真性性早熟又称完全性（complete）、中枢性（central）或GnRH依赖性（GnRH dependent）性早熟，是由于下丘脑-垂体-卵巢轴的功能提前激活，有卵泡发育，雌激素增多，刺激内膜而引起的出血。假性性早熟又称不完全性（incomplete）或外周性（peripheral）性早熟，是由其他来源的雌激素刺激内膜而引起的出血。

性早熟的病因有很多种，有些是正常青春期发育的变异形式，但有些则存在严重的基础疾病，甚至会导致死亡（比如恶性生殖细胞肿瘤）。因此，当一名临床医师接诊一名性发育提前的患儿时，很容易给出性早熟的诊断，但在性早熟的处理中仍有一些问题值得大家思考。

思考问题：

1. 特发性早熟和假性性早熟的概念及病因。

2. 特发性早熟和假性性早熟的鉴别诊断。

3. 特发性早熟的治疗。

4. McCune-Albright综合征的诊断和治疗。

♥ **病例1**

5.5岁，女性，发现乳房发育近2年，阴道出血1个月。

系足月顺产儿，母亲孕期无特殊用药史，2岁前其生长发育和智力水平与同龄人无明显差异，2岁后身高增长速度较快，>10cm/y，4岁起出现乳房发育，一个月前无诱因出现无痛性阴道出血，量不多，持续3~4天，自行停止。就诊于本地医院，B超提示子宫3.2cm×3.0cm×

1.9cm，内膜厚 0.4cm，卵巢内无回声 0.4cm×0.4cm。5月转来我院，查体：身高 130cm，体重 25kg，双侧乳房Ⅱ~Ⅲ期，乳晕颜色不深，无溢乳。阴毛Ⅰ期，阴蒂不大，小阴唇有色素沉着。激素水平测定：FSH 2.52mIU/ml，LH 2.91mIU/ml，E_2 29.6pmol/L，T 0.65nmol/L，PRL 14.37ng/ml。GnRH 兴奋试验，FSH（基础值）2.56mIU/ml、9.2mIU/ml（30 分钟峰值），LH（基础值）2.93mIU/ml、11.4mIU/ml（60 分钟峰值）。影像学检查提示骨龄为 8 岁左右，垂体 MRI 未见异常。诊断为：特发性性早熟。给予达菲林 50μg/kg，每 4 周注射一次，定期复诊，性征发育停止。

💟 病例 2

6.5 岁，女性，乳房发育 1.5 年，阴道出血 3 个月余，生长加速 2 年。

患者系足月顺产，母亲孕期无特殊用药史，2 岁前其发育和智力水平与同龄儿无明显差异。2~4 岁体重、身高及其增长速度较前明显增快，>10cm/y，体重增加 20kg/2y。5 岁开始出现乳房发育及阴毛生长，无泌乳，左眼视力逐渐下降。6 岁 1 个月出现阴道流血，5~6 天后停止。近一周无明显诱因感左眼视力明显下降，本地医院查颅脑 CT 示"左额、颞及蝶骨骨纤维增殖症"。9 月转来我院，查体发现双侧乳房Ⅰ期，阴毛Ⅱ期，幼女型外阴，阴蒂不大，外阴无色素沉着。右腰部、髋部至右下肢可见大面积咖啡色皮肤色素沉着，边缘不规则。鞍区MRI 提示"垂体大腺瘤伴囊变，符合左额、颞及蝶骨骨纤维异常增殖症"，盆腔 B 超未发现异常。激素水平测定：FSH 0.52mIU/ml，LH 0.11mIU/ml，E_2 27.26pmol/L，T 0.88nmol/L，PRL 204.37ng/ml。GH 67.5ng/ml，IGF-1 954ng/ml。诊断为：McCune-Albright 综合征，多骨型骨纤维异常增殖症，GH、PRL 混合瘤可能性大，性早熟。

2008 年 10 月 27 日转入神经外科手术。术中见灰白色稀软肿瘤样组织，肿瘤大小约 25mm×20mm，病理证实为 GH、PRL 混合瘤。

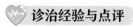 **诊治经验与点评**

一、特发性早熟和假性性早熟的概念及病因

真性性早熟或中枢性性早熟（central precocious puberty）是指下丘脑 - 垂体 - 卵巢轴的功能提前激活，引起卵巢内卵泡过早发育而致性早熟。特发性性早熟是真性性早熟（true precocious puberty）的一种，是指难以发现器质性病因的中枢性性早熟，诊断要点为除第二性征过早出现外，有排卵且有生殖能力。这种类型的性早熟会影响最终身高，其原因是由于性激素的分泌可促进生长激素的增多，起初身高增长快速，达正常同龄儿的 2 倍以上，继之减慢。骨骼生长加速，会造成骨骺提前闭合，最后过早地停止增高，约有近 1/3 的患儿最终身高不超过 150cm，在病例 1 中我们也看到患者在 2 岁后身高生长迅速，>10cm/y，体重增加 20kg/2y，6 岁时的骨龄相当于 8 岁水平，提前了 2 年。我们知道在女性胚胎 10 周时已出现 GnRH 与 FSH 和 LH，至孕中期已建立负反馈功能，以后停留在抑制状态直至分娩。当胎盘娩出后，由于胎盘激素主要是雌激素全部消失而解除了抑制。出生后 5 天，促性腺激素开始上升，3 个月内雌激素出现暂时增多，有时临床表现为乳房稍增大，卵巢内亦可见囊状卵泡。此后促性腺激素下降，维持在低水平至 4 岁左右。在儿童期下丘脑 - 垂体维持在下调节的状态，至青春发育前 GnRH 再次开始在夜间出现脉冲，而先后有 FSH 与 LH 的反应。最后 GnRH 脉冲昼夜一致达到出现正常的月经周期。因此，女性下丘脑 - 垂体 - 卵巢轴的功能自胎儿起已建立，儿童期只是停留在抑制状态，当抑制状态被解除即可出现青春发育提前，但是下丘脑 - 垂体 - 卵巢轴

被提前解除抑制的原因尚不清楚。

假性性早熟是指并非由下丘脑 - 垂体 - 卵巢轴的激活而是由其他来源的雌激素刺激内膜引起的出血或单纯的乳房早熟。诊断要点为仅有部分性征发育而无性功能成熟。这类性早熟症状可能是某种基础疾病的临床表现之一，并非一种独立疾病。引起假性性早熟的原因常分为两类，一是外源性雌激素，包括患者误服含雌激素的药物、保健品或涂抹含雌激素的化妆品等；二是内源性雌激素，包括：①分泌雌激素的卵巢肿瘤，以颗粒细胞 - 卵泡膜细胞瘤多见，其他如性腺母细胞瘤、男性生殖细胞瘤、类脂质细胞瘤、卵泡膜细胞瘤及良性卵巢囊肿等，都可分泌雌激素和雄激素，进而引起乳房和阴毛发育以及阴道出血。②促性腺激素分泌性肿瘤，能刺激卵泡发育，分泌雌激素。③肾上腺皮质肿瘤和肝母细胞瘤，少数有分泌雌激素的功能而导致性早熟。④原发性甲状腺功能减退，可出现乳房早熟。当甲状腺功能减退使促甲状腺激素升高，亦可能影响促性腺激素增多而影响乳房早熟，严重的甲低可出现卵巢囊肿。补充甲状腺激素即能使增大乳房消退。⑤ McCune-Albright 综合征。病例 2 为典型的 McCune-Albright 综合征，这是一种先天性全身性多发性骨纤维性发育不良疾病。患儿全身有多处骨发育不良或囊性变，易发生骨折。骨病变在皮质，可涉及长骨与颅底，有时使面部不对称。

二、特发性性早熟和假性性早熟的鉴别诊断

特发性性早熟会出现一系列第二性征、性激素水平升高，GnRH 试验反应强烈；而假性性早熟常为性腺、肾上腺疾病和外源性性激素所致，女孩无排卵，单纯乳房、阴毛发育者常无其他性征。常通过测定性激素水平和 GnRH 试验来进行鉴别诊断。

性激素测定：特发性性早熟患者血清促性腺激素水平升高，假性性早熟患者由于血液中大量性激素对下丘脑-垂体的反馈抑制作用,导致血清促性腺激素水平明显降低,但分泌促性腺激素肿瘤患者的血清促性腺激素水平显著升高。

GnRH 兴奋试验:特发性性早熟静脉注射 GnRH 后,血清 FSH 和 LH 浓度均较基础值明显提高,提示垂体对GnRH-a 具有应答能力,但以 LH 增高为主。而假性性早熟的 GnRH 兴奋试验反应低下,血清 FSH 和 LH 激发值均与基础值无明显改变,提示其垂体对 GnRH 无应答能力。

三、特发性性早熟的治疗

对于病例 1 这种真性特发性性早熟需要抑制下丘脑-垂体-卵巢轴的功能,可用孕激素和 GnRH 激动剂两大类药物治疗。孕激素通过负反馈抑制促性腺激素,抑制合成性激素而使性征消退。GnRH 激动剂使用初期激发促性腺激素的释放,连续使用,产生降调节而使促性腺激素下降,性激素合成减少达到卵泡停止发育,提前出现的性征消退,而且能有效延缓患儿骨骼发育,防止骨骺过早融合,从而有助于改善其最终身高,这也是我们临床上治疗真性性早熟最常用的药物,在用药过程中应监测生长速度、骨龄和性激素水平来判断疗效。当剂量过大时会抑制生长,如果生长速度每年 <4cm,应在不影响性腺抑制疗效的前提下适当减量。年龄小于 6 岁者剂量减半。由于骨骼发育至青春期完成,所以治疗应至少坚持到 12~13 岁,需要定期随诊。

四、McCune-Albright 综合征的诊断和治疗

McCune-Albright 综合征的诊断要点为皮肤有典型的浅棕色色素斑。患者可有反复发生的卵巢滤泡囊肿,超声检查提示卵巢形状不对称而且大小会随时间而变化。属非促性腺激素依赖性卵巢囊肿。目前认为是由于某些细胞系的显性体质性变异(dominant somatic mutation)所致,Gsα 亚单位基因发生点突变造成环腺苷酸途径功能

改变。囊肿产生波动的雌激素水平导致性的发育与无排卵月经。McCune-Albright 综合征是假性性早熟的一种,其属于卵巢自律性病变,治疗以抑制卵巢的甾体合成为原则,需用芳香化酶抑制剂或合成孕激素治疗。常用于治疗中枢性性早熟的 GnRH 类似物无效,除外因长期性激素水平升高所诱发的中枢性性早熟,骨骼病变尚无有效治疗,其他症状仍需对症治疗。

性早熟治疗的目的是使性早熟的第二性征逐渐消退,骨骼生长减慢,改善最终身高。在对患儿进行性早熟治疗的同时需要注意的是,性早熟患儿的心理治疗也非常重要,因为性早熟的儿童在 5~6 岁以下发病时年幼无知,其心理状况并不提前。6 岁以上的患儿可能出现困惑或害羞。家长的紧张与焦虑,在家中将影响患儿的心理,造成精神负担。我们应对家长细心解说,解除顾虑,积极配合及早精心治疗,患儿完全可以正常生活。

(王　雪　陈　蓉)

参 考 文 献

1. 葛秦生.实用女性生殖内分泌学.北京:人民卫生出版社,2008:111-127.

2. 临床生殖内分泌学:女性与男性.北京:科学技术文献出版社,2001:267-273.

3. Jung KE1,Lee JH,Kim TY. A Suspected Case and Literature Review of McCune-Albright Syndrome. Ann Dermatol,2014,26(5):639-640.

4. Bercaw-Pratt JL,Moorjani TP,Santos XM,et al. Diagnosis and management of precocious puberty in atypical presentations of McCune-Albright syndrome:a case series review. J Pediatr Adolesc Gynecol,2012,25(1):9-13.

5. Collins MT,Singer FR,Eugster E. McCune-Albright syndrome and the extraskeletal manifestations of fibrous dysplasia. Orphanet J Rare Dis,2012,24(7):Suppl 1:S4.

第9节　异常子宫出血的处理

异常子宫出血是妇科常见的症状和体征,作为总的术语,是指与正常月经的周期、经期、经量、规律性任何1项不符的、源自子宫腔的异常出血。引起异常子宫出血的潜在原因很多,需要加以鉴别。

一、异常子宫出血的模式及病因

1. 异常子宫出血的模式

(1)周期改变:频发 <21 天;稀发 >35 天但 <6 个月;闭经 >6 个月;不规则,长短不一。

(2)经期改变:延长 >7 天;缩短 <3 天。

(3)经量:过多:月经量(MBL)>80ml。过少:月经量 <20ml。临床上常根据与既往正常月经量比较而言。

(4)不规则:周期、经期、经量都异常。

(5)月经间出血:2 次正常月经之间有子宫出血,分为卵泡期出血、围排卵期出血、黄体期出血。

2. 异常子宫出血的原因

(1)器质性病因:

1)全身疾病:血液病、内分泌病、肝病、肾衰透析后、红斑狼疮。

2)生殖系统疾病:妊娠并发症、肿瘤、子宫内膜炎、肌腺症、内膜异位症、内膜息肉、生殖道创伤、异物、动静脉瘘或内膜血管瘤。

(2)医源性:放置避孕环、激素避孕药、性激素、抗凝药、抗纤溶药;功能性病因——功能失调性子宫出血(简称"功血"):未找到器质性疾病,为中枢神经系统下丘脑-

垂体 - 卵巢轴神经内分泌或子宫内膜局部调控异常。

二、功血分类及诊断

1. **无排卵型功血**　青春期由于雌激素正反馈调节机制尚未建立。如果受到过度劳累、应激等刺激或肥胖、胰岛素抵抗等因素的影响，排卵功能迟迟不能建立，可引起功血；育龄期可因内、外环境刺激（劳累、应激、流产、手术或疾病等）可引起短暂无排卵；也可因肥胖、胰岛素抵抗、高 PRL 等长期因素引起持续无排卵；绝经过渡期由于卵泡储备及对促性腺激素敏感性降低，或雌激素正反馈反应低，先出现黄体功能不足、不规则排卵，最终排卵停止。

2. **有排卵型功血**

（1）月经过多：指连续数个规则周期 MBL 多于 80ml，周期及经期皆正常，血生殖激素水平也有正常周期性波动。目前公认的发病机制为：①子宫内膜局部生成不同前列腺素（PG）的比例失衡，导致血管扩张、血小板聚集受抑制的倾向而引起月经过多；②内膜局部纤溶亢进。

（2）月经间出血：包括：①围排卵期出血；②经前出血（黄体期出血）；③月经期长（卵泡期出血）。可能由于卵泡发育、排卵或黄体功能不同程度的不健全，排卵功能的轻微异常，或内膜局部止血功能缺陷所致。

三、功血的诊断

功血的诊断需采用排除法。

1. **确定异常子宫出血的模式**　准确获得病史是准确诊断及处理的前提。

2. **除外器质性疾病**　包括：非生殖道（泌尿道、直肠肛门）及生殖道其他部位（宫颈、阴道）的出血；全身器质性疾病：血液病、内分泌病；生殖系统疾病：妊娠相关问题，妇科良性疾病，妇科恶性疾病，医源性出血。

除病史外，全身体检及盆腔检查、血常规检查、酌情选择凝血功能、血 hCG 测定、性激素、甲状腺功能、诊断性刮宫或子宫内膜活检病理等皆有帮助。有排卵型功血易与器质性疾病、医源性出血相混淆。有报道月经过多患者中约半数患者有器质性疾病。放置 IUD、宫颈炎、衣原体或支原体感染等也可引起月经间出血,临床上应先除外以上情况后才能诊断为有排卵功血。

3. **确定有无排卵及无排卵的病因** 有排卵型功血与无排卵型功血的病理生理改变及处理有很大的不同,鉴别此两种情况十分必要。

💗 **病例 1**

耿 ×,女,27 岁,未婚,无性生活史。15 岁初潮,6~7 天 /30 天,量中。2005 年 3 月 4 日因"阴道间断出血 1 年,加重 17 天"入院。患者从一年前开始出现阴道出血,无周期,出血多,较频繁,有血块,无腹痛。6 个月前血色素 60g/L,一直服用中药治疗。近 2 个月病情加重,心慌乏力。发病以来无牙龈出血、无晕厥、发热,食欲差,大小便、睡眠尚正常。

查体:T 37.5℃,P 118 次 / 分,R 23 次 / 分,BP 85/55mmHg,极度贫血貌。

妇科检查:

外阴:未婚型,有少许血迹。

肛查:宫体前位,增大,如孕 6⁺ 周大小,活动,无压痛,双附件无异常。

辅助检查:血红蛋白 31g/L,血小板 262×10⁹/L;B 超:"子宫前位,7.0cm×6.8cm×5.4cm,左卵巢大小 3.0cm×2.0cm,右卵巢未显示"。

诊治经过:2005 年 3 月 4 日:输血,口服雌激素,补血药;2005 年 3 月 5 日:阴道出血减少,输完血心率 100 次 / 分,仍重度贫血貌,拒绝再输血;2005 年 3 月 7 日:阴道仍有出血,血红蛋白 52g/L;2005 年 3 月 8 日:患者诉阴道有组织脱出。再次肛查：阴道内有一直径 6cm 大小肿物，质硬，其上可及增大子宫，子宫旁未及明显异常。急诊行经阴道黏膜下子宫肌瘤摘除术。术中见阴道口内直径 6cm 大小的肌瘤，质地脆，蒂细，位于宫腔内，宫腔深9cm，宫腔镜下见宫腔前壁下段处有瘤蒂，无活动出血，术后 2 天出院。

💗 诊治经验与点评

该病例给我们的提示是功血是个排除性诊断，应该首先排除所有其他引起异常子宫出血的问题，包括生殖道、非生殖道、全身性疾病以及医源性出血。少数情况下功血也可与无症状的子宫肌瘤并存。诊断功血需要强调体格检查的重要性，必要时测量血压、脉搏、身高和体重，检查有无贫血貌。临床医师往往容易忽视妇科检查，但宫颈息肉或子宫黏膜下肌瘤等均可引起月经异常，应该在消毒外阴后行妇科检查，无性生活患者行肛门检查。该患者情况比较特殊，未婚，无性生活，不规则阴道出血1 年，超声检查子宫稍大，未发现其他明显异常。该患者是黏膜下子宫肌瘤，脱落在阴道内，肛查不容易触及，容易漏诊，但如果性激素治疗效果不好，需要考虑其他疾病的可能。如果不排除生殖道肿瘤的疾病，无性生活患者必要时也需要阴道检查或者宫腔镜检查。

四、功血的规范化处理

1. 无排卵功血　总的原则是出血阶段迅速有效止血及纠正贫血，血止后应尽可能明确病因行针对性治疗，选择合适方案（最小的有效剂量）控制月经周期或诱导排卵，预防复发及远期并发症。

（1）止血：诊断性刮宫止血迅速，可行内膜病理检查除外恶性。对病程长的已婚育龄期或绝经过渡期患者必要时使用。但对未婚及近期刮宫已除外恶变的患者，则不必反复刮宫。

（2）孕激素内膜脱落法：肌内注射黄体酮 20mg/d，3~5 天；或醋酸甲羟孕酮（安宫黄体酮）(MPA) 6~10mg/d，或达芙通 20mg/d，10 天。效果确实，但停药后有约 7 天的撤退性出血，只能用于血红蛋白 >80g/L 的患者。为减少撤退出血量，可配伍丙酸睾酮 25mg/d（青春期患者）或50mg/d（绝经过渡期患者），总量应低于 300mg。在撤退出血量多时，给一般止血剂，必要时输血。

雌激素内膜修复法：只适用于青春期未婚患者血红蛋白 <80g/L 时。可从大剂量开始或补佳乐每 6~8 小时4~6mg，同时积极纠正贫血、输血及加用一般止血药。止血 2~3 天后可逐步减量，每次减 1/3，维持 3 天，减到维持量，维持至用药 20 天左右或更长，血红蛋白已高于 90g/L时，再加用黄体酮及丙酸睾酮使内膜脱落，结束这一止血周期。本法不宜频繁使用，重在预防再一次严重出血。

内膜萎缩法：适用于：①育龄期或绝经过渡期患者血红蛋白 <80g/L。②血液病患者：病情需要月经停止来潮者。方法为口服高效合成孕激素：左炔诺孕酮 1.5~3mg/d，炔诺酮（妇康）5~10mg/d，安宫黄体酮 10mg/d 等，连续22 天。口服避孕药：适用于任何年龄、贫血严重患者，2~3 片 / 天 ×7 天，逐步减量至维持。药物有妈富隆（去氧孕烯炔雌醇片）、达英 -35（炔雌醇环丙孕酮片）、优思明（屈螺酮炔雌醇片）等。目的是使增殖或增生的内膜蜕膜化继而萎缩。血止后亦可逐渐减量维持，同时积极纠正贫血，停药后亦有撤退出血。血液病患者则应视血液病的病情需要，决定是否停药或持续用药。③其他：棉酚、米非司酮等。

一般止血药物有辅助作用。常用的有：①抗纤溶药物：氨甲环酸；②促进凝血药物：维生素 K_4；③增强毛细血管抗力：维生素 C、卡巴克络（安络血）、酚磺乙胺（止血敏）等。

（3）诱导排卵或控制月经周期：对要求生育的患者应根据无排卵的病因选择促排卵药物。对要求避孕的育龄期和青春期患者可服各种短效避孕药。对无性生活的青春期患者、绝经过渡期患者可在周期后半期用孕激素使内膜按期规则脱落。对体内雌激素水平低者应用雌、孕激素周期序贯治疗。

无排卵功血不是经宫颈子宫内膜切除术的适应证，因为它未纠正无排卵的原因及病理生理变化，不可能、也不应该切除全部子宫内膜的功能层、基底层，因此术后仍然有不规则出血、内膜增生甚至腺癌，仍然要用药物治疗，同时价格远较药物治疗高，患者也有一定痛苦。

2. 月经过多

（1）药物治疗：对无避孕要求或不愿意用激素治疗的患者，可选用抗纤溶药或抗 PG 合成药：氨甲环酸 1.0g，2~3 次 / 天。于月经第一天起服用 5 天。随机双盲对照研究结果显示：氨甲环酸可减少月经量 54%。不良反应可有轻度恶心、头晕、头痛等。

对有避孕要求的患者，可选用内膜萎缩治疗：周期第5~25 天口服强效孕激素，或避孕药可减少 30%~50% 失血量。左炔诺孕酮宫内释放系统（LNG-IUS，曼月乐），每 24 小时宫腔释放 LNG 20μg，有效期 5 年。药物直接作用于内膜使其萎缩变薄，月经减少，20%~30% 出现闭经；对全身的副作用少，停用 1 个月后作用消失。但初用 6 个月内可能发生突破出血。

（2）手术治疗：药物治疗无效、持久不愈、年长、无生育要求的患者，可手术切除子宫或经宫颈子宫内膜切除（TCRE）术。TCRE 适用于不宜或不愿切除子宫且无生育要求的有排卵型月经多的患者。子宫动脉栓塞术可用于子宫动静脉瘘所引起的月经量多。

3. 月经间出血

（1）围排卵期出血：①一般仅给对症止血治疗；②排

卵期小剂量雌激素;③要生育者给予克罗米芬;④无生育要求者口服避孕药。

（2）经前出血:可在出血前补充孕激素,也可在早卵泡期用克罗米芬改善卵泡发育及随后的黄体功能;

（3）经期延长:①在前一周期的黄体期用孕激素;②卵泡期给小剂量雌激素帮助内膜修复;③有生育要求的用克罗米芬促卵泡正常发育。

五、治疗效果的判定及预后

功血患者虽然在用激素治疗时周期都正常,但只要病因未纠正,停药后不久可能复发,完全治愈者较少。青春期无排卵功血患者病程长者可能合并 PCOS。育龄期患者用促排卵药后半数可妊娠生育,但产后多数患者仍为无排卵,月经时而不规则或持续不规则。个别可发生内膜非典型增生或腺癌。即使月经恢复正常的患者亦易受某些刺激的影响而复发。绝经过渡期患者病程可长可短,以绝经而告终。有排卵型功血患者病情有自然波动,除外器质性疾病后可间断治疗及观察。

💓 病例 2

患者,女,35 岁,G_4P_2。因"月经不规律 1 年,不规则阴道流血 17 天,头晕乏力 3 天"于 2014 年 06 月 12 日就诊。患者 14 岁初潮,6 天 /30 天。近 1 年出现月经不规律,周期延长 30~60 天,经期延长至 7~20 天不等。17 天前无诱因下阴道不规则流血,量多,有血块,2014 年 5 月 29 日本地诊断"月经过多",给予口服"炔诺酮 5mg 每 8 小时一次",服药第 2 天血止,于服药第 4 天减为 5mg 每 12 小时一次,2014 年 6 月 7 日减为 6 片每天一次,阴道再次出血,量少,2014 年 6 月 10 日自行停药,出血量增多,有血块,伴头晕、心慌、乏力。2014 年 6 月 11 日就诊我院妇科,查血常规:血红蛋白 64g/L,hCG（－）,凝血 4 项（－）,

2014年4月查TCT（－），建议转妇科内分泌就诊。既往史否认血液系统疾患。

查体:BP 117/55mmHg,P 81次／分,H 166cm,W 68kg,BMI 24.67,重度贫血貌,双乳Ⅴ级,乳头发育好,无溢乳,无长毛。

妇科检查:

外阴:（－）。

阴道:通畅,内有多量血伴有大血块。

宫颈:轻度糜烂。

子宫:前位,稍大,活动可,无压痛。

附件:（－）。

三合诊:（－）。

治疗经过:首次就诊给予琥珀酸亚铁缓释片（速力菲）及维生素C纠正贫血,因贫血严重给予去氧孕烯1片每8小时一次止血,等待盆腔超声结果。

第一次随诊（2014年6月13日）:口服去氧孕烯后月经量明显减少,头晕、乏力好转,盆腔B超:子宫附件未见异常,内膜0.7cm,已经排除器质性疾病,目前治疗有效,因阴道流血未止,原治疗不变。

第二次随诊（2014年6月17日）:2014年6月16日血止。嘱其血止3天后去氧孕烯减量为1片每12小时一次,此剂量服用3天后如果阴道不出血改为去氧孕烯1片每天一次,期间继续纠正贫血治疗,嘱2周后返诊并复查血常规。

第三次随诊（2014年7月1日）:2014年6月30日复查血常规:血红蛋白105g/L,目前患者可以耐受一次撤退性出血,停用去氧孕烯。

第四次随诊（2014年8月7日）:2014年7月1日停用去氧孕烯后出血不多,5天血净。继续口服去氧孕烯1个周期后于2014年8月1日月经来潮,量中等,5天干净。2014年8月6日复查血红蛋白128g/L,患者一般情况良好,目前仍有避孕需求,且无长期口服避孕药的禁忌证,后续治疗方案:去氧孕烯周期服用。指导健康生活方式,控制体重。若停服去氧孕烯后可以测基础体温(BBT)了解有无排卵,决定是否后续药物治疗。

❤ 诊治经验与点评

此患者服用炔诺酮止血治疗过程中药物减量过快是导致阴道再次出血的原因,后又擅自停药导致阴道再次大量出血,就诊时血红蛋白 64g/L。根据功血指南中所述血红蛋白低于 80g/L,可以服用去氧孕烯等避孕药止血。去氧孕烯属于口服短效避孕药,患者年龄 <40 岁、无高血压病史、无吸烟、肥胖史,无血栓高危因素,可以选择使用。去氧孕烯的起始用量为 1~2 片,每 8 小时一次或每 12 小时一次,根据患者出血量多少、血红蛋白的高低选择剂量。此患者去氧孕烯止血效果非常好,服药 1 天血量明显减少,服药 3 天阴道出血停止。止血后遵循 3 天逐渐减量的原则,给予 1 片维持治疗,期间同时纠正贫血治疗,待血红蛋白大于 100g/L,机体能耐受一次撤退性出血时停用去氧孕烯,出现撤退出血,从而可避免反复的诊刮给患者带来的痛苦。但必须告知患者停药以后会出现月经样出血,此时可以备用氨甲环酸(妥塞敏)等止血药减少出血量。此患者停用去氧孕烯出血不多,5 天血净,进一步排除了子宫内膜病变。

功血病史往往较长,治疗可能是一个较为漫长的过程,所以这一点需要告知患者,否则很多患者认为治疗一两次就可治愈,月经刚正常就停止治疗,导致功血反复发作。止血后患者需调整月经周期。根据患者病情轻重决定疗程,如果第一次出现功血,且贫血不严重,可应用 3 个周期。如果反复发生功血,或贫血尚未纠正,可延长至 6 个周期,甚至更长。对于无生育要求者,排除使用口服避孕药的禁忌证后可考虑按周期服用避孕药。若没有避孕需要,可以定期孕激素撤退。停药后建议患者测量基础体温,如果基础体温双相,则提示有排卵,如单相仍需继续治疗。如果没有条件测量基础体温,停止治疗后1~2个月无月经来潮,应来院复诊。

病例3

患者,22岁,未婚,否认性生活史。因"子宫内膜息肉术后2年,经量多、经期长3个月,发现阴道口脱出物3天"于2009年9月27日住院。患者12岁初潮,7~8/25~35天,量中。20$^+$岁(2007年10月)发现阴道口脱出物住院行宫颈脱出物拧除术。术后病理:(脱出物)符合子宫内膜息肉。术后1年(21$^+$岁)内月经稀发,3~4天/2~3个,经量少。1年后月经规律,7~8天/30天,量中。近3个月来出现经期长,10~16/30$^+$天,经量增多,约为原先的2倍,用卫生巾10片/天,有血块。LMP:2009年9月7日,持续至今未净,初起量少6天,从第7天(2009年9月13日)起经量增多,用卫生巾10片/天,有血块,无头晕、心悸及气促。2009年9月18日到医院检查血色素:84g/L;盆腔超声:子宫内膜厚1.9cm。诊断为:功血,中度贫血,予以丙酸睾酮针100mg肌内注射×3天,止血治疗,2009年9月20日阴道流血减少,2009年9月21日开始口服达芙通10mg,每天2次,阴道流血一直未止,每天用卫生巾2~3片。2009年9月24日发现阴道口脱出暗红色质软物,2009年9月27日入院。

既往史:有轻度智障及左小腿骨折史。

查体:BP 83/60mmHg,P 88次/分,睑结膜明显苍白,心肺听诊无明显异常,腹软,无压痛及反跳痛。

妇科检查:

外阴:血染。

阴道口见一直径约3cm暗红色肿物脱出。

盆腔:肛诊不满意。

诊治经过：完善相关检查后于 2009 年 9 月 28 日行宫腔镜检查，术中见宫颈口有一 4cm 大小的舌状物脱出，蒂较宽，根部位于宫颈内口处，予以拧除；宫腔内见有实性肿物，并有膜状粘连带，予以切除＋诊刮术。术后病理：(阴道脱出物) 符合子宫内膜息肉；(宫腔) 小块增殖期子宫内膜，间质中可见多量浆细胞浸润，其余符合子宫内膜息肉。术后 3 天阴道流血干净。出院后于 2009 年 10 月 28 日在局麻下予以放置左炔诺孕酮宫内缓释系统。放环后 6 个月内规律行经，经量少。从 2010 年 5 月始闭经，无异常阴道流血，无其余不适。盆腔超声检查无异常发现。

💓 诊治经验与点评

本病例患者 22 岁，有月经稀发史，出现经期延长、经量增多的情况容易诊断为"功血"，但仔细分析患者的月经状况和既往史，还是应该考虑到有器质性病变的可能：患者近一年的月经周期是规律的，盆腔超声检查内膜厚 1.9cm，回顾 2 年前的手术记录发现子宫内膜息肉只是在宫颈口拧除，在此情况下还是应该考虑到当时息肉是否有残留，残留的息肉又生长或复发；患者因"经量多、经期长 3 个月"首先按"功血"治疗，肌内注射丙酸睾酮和孕激素子宫内膜脱落法治疗后阴道流血一直未能止，更应该倾向于器质性病变导致的出血。患者在治疗过程中有暗红色质软的肿物自阴道口脱出，遂行宫腔镜和诊刮，病理证实为子宫内膜息肉。

因考虑到患者有轻度智障，月经问题给患者及家属带来了困扰，放置左炔诺孕酮宫内缓释系统是较好的选择。对有一些药物治疗效果不理想，没有生育要求的女性，可以考虑上一种可以释放左炔诺孕酮的宫内环：左炔诺孕酮宫内缓释系统(LNG-IUS)，它可有效治疗功血。原理为在宫腔内局部释放左炔诺孕酮，抑制内膜生长。

左炔诺孕酮宫内缓释系统节育环在欧洲国家已经应用了 10 余年,近几年在我国也开始应用于临床,得到广泛的认可,一次放置可维持 5 年有效。

病例 4

女,39 岁,G_2P_1。因"经期延长,经量增多 6 个月"于 2013 年 7 月 10 日就诊。15 岁初潮,既往月经 5/28 天,经量中等,痛经(-)。近 2 年痛经较前明显,能忍受。近 6 个月,无明显诱因出现经期延长至 10~20 天,量多,有血块。于 2013 年 2 月 12 日因经量多在本地医院行诊刮术,术后病检:子宫内膜单纯性增生。术后口服中药治疗。2013 年 6 月 15 日再次经量增多,经期延长至 20 天,再次行诊刮术,术后仍有阴道少量出血遂就诊。既往有脂肪肝病史,余无特殊。

查体:BP 114/67mmHg,P 85 次 / 分,H 163cm,W 101kg,BMI 38.84。无明显贫血貌。

妇科检查:

外阴:(-)。

阴道:畅,少许血迹。

宫颈:光,颈口无活动性出血。

子宫:前位,增大,如孕 6 周大小,质略硬,活动,无压痛。

双附件:(-)。

诊治经过:查血常规,性激素六项,盆腔超声,嘱减体重。

第一次随诊(2013 年 7 月 12 日):盆腔超声:子宫肌层回声不均,内膜厚 0.64cm,宫腔内无回声 1.3cm×1.4cm,考虑腺肌病;性激素:FSH 5.0IU/L,LH 8.2IU/L,PRL 126.7mIU/L,P 0.81nmol/L,E_2 125.5pg/ml,T 0.65nmol/L;血常规:HGB 113g/L。给予达芙通 10mg 每天两次,连服 10 天,嘱其减重。记录 BBT。

第二次随诊：停用达芙通撤退出血，量中，8天血止，减重至100kg，BBT单相。治疗：达芙通10mg每天两次连服10天（月经第15天开始服），继续BBT。

患者从2013年8月～2014年1月，定期达芙通撤血，减重至91.5kg时，BBT双相。月经自然规律行经，痛经症状减轻。

💗 诊治经验与点评

该患者异常子宫出血，4个月内诊断性刮宫两次，首次诊断性刮宫后没有正规治疗。我们知道诊断性刮宫是一种较为常用的检查方法，但临床中存在滥用的现象。出血量多或出血时间长就诊刮，诊刮后又没有相应的治疗措施是患者反复异常出血的根源，所以掌握诊刮的指征及后续的治疗都很重要。何种患者首次就诊需要诊刮，这给临床医师提出一个问题。在功血指南中建议"异常子宫出血病程超过6个月，或超声子宫内膜厚度>12mm，或年龄>40岁者，可考虑采用诊断性刮宫或宫腔镜后刮宫，以了解子宫内膜情况"。当然，不是出现上述情况就一定诊刮，也可在性激素治疗1～2个周期后，根据撤退出血的情况或子宫内膜变化的情况决定是否诊刮。如果撤退出血不能如期干净，内膜厚度没有变薄，还是应该诊刮明确诊断。对于尚无性生活时的患者作出诊刮的决定一定要慎重。

患者异常出血不超过6个月，只是不排卵导致孕酮不足，仅单雌激素作用下而引起的子宫内膜突破性出血，定期补充孕激素就可预防严重的突破性大出血，避免反复刮宫。首次诊断性刮宫后病理证实子宫内膜单纯性增生，一般只需要在月经的后半期定期补充孕激素，如甲羟孕酮6mg，每天一次，连服10天；地屈孕酮10mg，每天两次，连服10天；黄体酮胶囊200mg，每天一次，连服10天，治疗3个月，以后定期复查子宫内膜以及患者排卵情况，必要时再用孕激素保护子宫内膜即可。

该患者还有个非常有趣的问题,她的 BMI 为 38.84,不排卵与其肥胖有直接关系。尽管一定的脂肪含量是女性生殖功能发育的前提,但研究发现很多生殖功能下降的患者表现为肥胖或超重。流行病学资料显示肥胖对生育能力影响很大,可以导致月经失调、无排卵、不育、流产、妊娠结局不良等。目前认为肥胖患者可产生胰岛素抵抗、高雄激素血症和瘦素抵抗,进而影响生殖功能。肥胖能加重胰岛素抵抗,胰岛素抵抗又会刺激食欲,加重肥胖,形成恶性循环。肥胖患者减重后能促进卵泡发育最终排卵。该患者减重 9% 时,BBT 呈双相,出现排卵,能规律来月经。所以,肥胖患者减重和健康生活方式劝导非常重要。

💗 病例5

女,26岁,未婚,否认性生活。因"月经不规律1年余"于 2012 年 10 月 16 日就诊。12 岁初潮,初潮起月经规律,5~7 天 /30 天,无痛经。2011 年 3 月起出现月经不规律,量偶有增多,经期延长,现阴道出血 16 天。既往史:患系统性红斑狼疮 6 年,目前用药:甲泼尼龙(美卓乐)2 片每天一次,羟氯喹 1 片每天两次;继发性肺动脉高压 1 年余,目前应用:枸橼酸西地那非(万艾可),1/4 片每天两次。

查体:BP 103/69mmHg,P 89 次 / 分,H 164cm,W 63.5kg,BMI 23.6。

肛查:

外阴:血污,血量多。

子宫:中位,常大,活动,无压痛。

附件:(−)。

诊治经过:2012 年 10 月 16 日查血常规,HGB 为 89g/L;盆腔超声:子宫:6.5cm×4.9cm×3.6cm,内膜厚 0.8cm,

宫腔内见裂隙状低回声,左卵巢囊肿。肌内注射黄体酮20mg,每天一次,连续7天,同时口服速力菲纠正贫血治疗。2012年10月23日复查血常规,HGB:98g/L,停黄体酮注射。2012年10月29日开始撤退性出血,7天干净,血量偏多。之后从月经第16天开始口服甲羟孕酮,每次3片,每天一次,连服10天。服用甲羟孕酮11个周期月经规律。后于2013年9月停药,停药后月经规律3个月。但2013年12月开始又出现不规则阴道出血1个月余,量时多时少,量多时间为平素月经量4倍,量少时淋沥不净,期间曾服用"云南白药、卡巴克络(安络血)",出血情况均无明显改善。外院超声(2012年1月7日):子宫内膜0.7cm,余正常;2014年1月8日我院血常规:HGB 75g/L,自觉头晕、心慌、全身乏力2天。处理方案:去氧孕烯,1片,每12小时一次,同时口服速力菲和维生素C,3天后阴道出血停止,继续服用3天后改为去氧孕烯,1片,每天一次,血红蛋白100g/L以上停药,随后定期甲羟孕酮撤退出血。

诊治经验与点评

该患者的诊断明确,为无排卵功血,特殊情况是合并了系统性红斑狼疮和肺动脉高压,但经过治疗后目前病情控制稳定。

患者第一次就诊时血色素为85g/L,可以耐受再一次阴道出血,故在纠正贫血的同时,给予肌内注射黄体酮的方案,后撤退出血7天干净。在随后的治疗中于月经后半期定期补充孕激素,服药期间定期撤血。由于患者未能按时随诊,停药一段时间后功血反复,再次阴道大量出血时返诊,此时血色素为75g/L,小于80g/L,不能耐受黄体酮撤退出血,故采用的是避孕药止血,随后定期补充孕激素调整周期。停药后仍然建议患者测量基础体温,如果基础体温双相,则提示有排卵,不需要服药;如基础体温单相仍需继续治疗。如果没有条件测量基础体温,停止治疗后 1~2 个月无月经来潮,应该继续治疗。

再来看系统性红斑狼疮以及该类患者出现功血时的处理有何特殊。系统性红斑狼疮(SLE)是一种好发于育龄期女性的自身免疫性疾病,雌激素暴露是其发生发展的因素之一。SLE 本身及其治疗可导致卵巢功能紊乱、卵巢早衰和骨质疏松的发病率增加,而妊娠等内源性高雌激素状态或激素治疗等外源性雌激素制剂可能诱发 SLE 发病或者病情活动,故该患者不适合采用大剂量雌激素子宫内膜修复法治疗。

单一孕激素治疗不增加狼疮活动性或诱发狼疮活动。关于含雌激素的复方口服避孕药(COC)安全性的研究数据有限。早期研究提示,含高剂量雌激素(50μg)的 COC 可诱发(1.4 倍)或加重(2 倍)狼疮活动。近期的两项随机研究则提示,含较低剂量雌激素(30~35μg)的 COC 并不增加疾病静止期的 SLE 妇女的狼疮活动风险。但该结论不适用于疾病严重活动的妇女。该患者由于 SLE 病情控制很稳定,所以口服孕激素和避孕药对该患者都是安全的。

(王亚平　陈　蓉)

参 考 文 献

1. 曹泽毅. 中华妇产科学. 第 3 版. 北京:人民卫生出版社,2014.

2. 中华医学会妇产科学分会内分泌学组,中华医学会妇产科学分会绝经学组. 功能失调性子宫出血临床诊断治疗指南(草案). 中华妇产科杂志,2009,44(3):234-236.

3. 张焕晓,徐艳文. 系统性红斑狼疮女性患者的生殖健康管理. 国际妇产科学杂志,2013,40(1):35-39.

4. Petri M,Kim MY,Kalunian KC,et al. Combined oral contraceptives in women with systemic lupus erythematosus. N Engl J Med,2005, 353(24):2550-2558.

5. Sánchez-Guerrero J,Uribe AG,Jiménez-Santana L,et al. A trial of contraceptive methods in women with systemic lupus erythematosus. N Engl J Med,2005,353(24):2539-2549.

第 10 节　表型为女性、原发闭经的 46,XY 染色体患者

性腺的分化取决于染色体,而生殖道和外生殖器的自然发育方向为女性,只有在雄激素的作用下,XY 胚胎才能向男性方向分化。无论是染色体异常,性腺发育异常还是性激素功能异常,均可以表现为女性表型。其中最具代表性的三类患者为完全型雄激素不敏感综合征(CAIS)、46,XY 单纯性腺发育不全和 46,XY17α- 羟化酶缺乏,外生殖器均为女型,但病因不同,临床表现也有所差别,常需鉴别诊断。

病例 1

34 岁,G_0P_0,原发闭经,发现染色体异常 1 年余。系足月顺产儿,母亲孕期无特殊用药史,出生时外生殖器呈女型,生长发育和智力水平与同龄人无明显差异。13 岁起乳房开始发育,无阴毛、腋毛,一直无月经来潮。15 岁时曾行 B 超检查发现子宫缺如。2008 年 1 月查染色体为 46,XY,就诊我院。妇科检查:身高 167cm,乳房Ⅴ级,无腋毛、阴毛,外阴幼稚,阴道为盲端,深 6~7cm;盆腔空软。激素水平测定:LH 30.52mIU/ml,FSH 5.87mIU/mL,E_2 33.44pg/ml,T 0.92nmol/L(正常值 0.22~2.9nmol/L),PRL 607.5mIU/L(正常值 72~511mIU/L)。骨密度测定结果正常。诊为完全型雄激素不敏感综合征,2009 年 10

月 20 日于全麻下行 Lap 双侧性腺切除术,病理:双侧发育不良的睾丸和附睾组织,部分曲细精管中精原细胞增生,Ki-67:2%。术后予补佳乐 2mg po.Qd。

病例 2

20 岁,未婚,G_0P_0,原发闭经,B 超提示子宫异常 1 年。系足月顺产儿,母亲孕期无特殊用药史,出生时外生殖器呈女型,幼年期发育与同龄人大致相仿,高中时身高增长快,乳腺发育欠佳,一直无月经来潮。2009 年 1 月因闭经就诊于本地医院,B 超提示幼稚型子宫。6 月转来我院,查染色体 46,XY;B 超:子宫 2.7cm×2.7cm×1.5cm,内膜呈线状,肌层回声均,右卵巢 1.4cm×0.7cm,左卵巢 1.3cm×0.6cm。妇科检查:身高 173cm,乳房Ⅱ度,腋毛稀疏,外阴阴毛略稀疏,大小阴唇发育可,阴蒂不大,可见尿道外口和阴道口,肛查可及 2cm 结节,双侧未及明确包块。激素水平测定:LH 41.66mIU/ml,FSH 77.4mIU/ml,E_2 29.6pg/ml,P 0.80ng/ml,TSTO 47.1ng/dl,PRL 8.34ng/ml。骨密度测定为骨量减少。诊断为 46,XY 单纯性性腺发育不全,2009 年 11 月 24 日于全麻下行 Lap 双侧性腺＋输卵管切除,术中见子宫小,双侧性腺呈条索状,双侧输卵管外观正常,病理证实为发育不全的性腺组织。

诊治经验与点评

雄激素不敏感综合征(androgen insensitivity syndrome,AIS),曾经被称为睾丸女性化综合征(testicular feminization syndrome)。诊断要点:外生殖器异常伴女性乳房("无毛女性"),而染色体为 46,XY,性腺是睾丸,睾酮分泌正常,由于雄激素受体缺陷,导致雄激素的正常效应完全或不完全丧失,所以外生殖器表现为幼稚女性型;因为 MIS 仍正常分泌,所以没有子宫。该综合征为 X-性联隐性遗传,对于女性携带者而言,其 46,XY 后代中患病的几率为 1/2，46，XX 后代中 1/2 为携带者。重要的是发现该突变的杂合子携带者，以便遗传咨询。目前可利用分子生物学方法对家族性 AIS 进行准确遗传分析。

根据有无男性化表现分为完全性：女性表型，乳房较丰满，但乳腺组织少，乳头、乳晕发育差，无阴毛和腋毛，体毛也少，女性外生殖器，发育差，阴道为盲端，无内生殖器。性腺为睾丸，常位于腹股沟外口或大阴唇内，耻骨结节处或腹股沟内，少数在盆腔。最具特征的是：T 为男性水平或稍高，E_2 稍高于男性成人水平。常以原发闭经为主诉就诊。不完全性：有部分雄激素生物效应。外生殖器异常呈多态性，主要为外阴男性化，从阴蒂增大直到似男性外阴，可有阴毛、腋毛，甚至出现喉结，但乳房发育似女性或不发育。

异位性腺的肿瘤发生率为 5%~10%，肿瘤分为生殖细胞和非生殖细胞两大类。生殖细胞肿瘤如精原细胞瘤，恶变的危险随年龄增加而增加，50 岁可达 30%。非生殖细胞肿瘤包括支持细胞和间质细胞肿瘤，其中以支持细胞腺瘤最常见。选择以女性生活的患者需切除双侧性腺，必要时行外阴整形或阴道成形术。

AIS 的诊断要结合典型的临床表现、激素特征和性染色体的结果。关键是要想到这个病、认识这个病，诊断并不困难，尤其是完全型 AIS。需要注意的是，现在有一些不典型的完全型 AIS 患者，其睾酮水平较女性显著升高、达到或接近男性水平，但 FSH 水平达性腺衰竭水平，然而结合其典型临床表现，仍然不影响其诊断。但对不完全型 AIS，其鉴别诊断是较为困难的，包括雄激素的部分合成不足、5α- 还原酶缺乏等等，需要特殊的测定，甚至是分子水平的测定。

46，XY 单纯性腺发育不全的主要病因可能是 *SRY* 基因异常或 SRY 蛋白作用所必需的另一种基因的功能丧失。诊断要点是有子宫的 46，XY。其男性性腺从最初就无发育,故没有 MIS 的分泌,所以有子宫;没有睾酮分泌,也就没有双氢睾酮的作用,所以,为幼稚女性外阴。生长、智力正常,部分人臂长,类似去睾体型。原发闭经,第二性征不发育,内外生殖器幼稚,人工周期可有月经,供卵可受孕。自幼缺乏性激素,骨密度显著低于正常。LH 和 FSH 相当于绝经后水平,雌二醇和睾酮低于正常。性腺多为条索状的纤维化结缔组织,但 30%~60% 发生生殖细胞肿瘤,是性发育异常中最易发生肿瘤的病种。

单纯性腺发育不良是临床较为常见的导致原发闭经的疾病,临床特征为缺乏女性第二性征、内外生殖器均为女性,性激素检查为性腺衰竭的表现,雌孕激素人工周期可来月经。但需注意的是,此类疾病的染色体可为 46,XY,也可为 46,XX。46,XX 的患者不需要手术,只要补充性激素即可,而 46,XY 的患者需要手术切除条索状性腺,预防或治疗肿瘤发生,而不能仅仅满足于来月经就行。所以,对于有原发闭经、性激素检查为高促性腺激素性性腺功能低下的患者,一定不要忘记性染色体的检查。

17α- 羟化酶缺乏也是一种染色体和性腺正常,但雄激素缺乏的性发育异常。诊断要点是伴有高血压、低血钾的性发育异常。以 46,XY 患者为例,有正常睾丸,也可以分泌 MIS,所以没有子宫。因 17α- 羟化酶缺乏造成睾酮低,皮质醇低,进而 ACTH 升高,肾上腺皮质增生,出现高血压和低血压。上述三种疾病的鉴别诊断见表 3-2。

表 3-2　三种疾病的鉴别诊断

	CAIS	46,XY 单纯性腺发育不良	17α- 羟化酶缺乏
原发闭经	+	+	+
外生殖器	女性	女性	女性
染色体	46,XY	46,XY	46,XY

续表

	CAIS	46,XY 单纯性腺发育不良	17α- 羟化酶缺乏
性腺	睾丸 （发育不全）	睾丸（条索）	睾丸 （发育不全）
阴道	盲端	有	盲端
宫颈	无	有	无
子宫	无	有	无
人工周期出血	无	有	无
乳房发育	+	-	-
阴、腋毛	-		-
雄激素	正常或升高	低下	低下
雌激素	正常或升高	低下	低下
高血压	无	无	有
低血钾	无	无	有

特殊问题一：病例 1 属于诊断比较晚的，对于青春期即可以诊断的患者，是否应该尽早切除性腺？

有关此类患者性腺切除的时机，有学者研究表明，AIS 患者青春期前发生肿瘤的危险性为 3.6%，建议 25 岁以后切除性腺，以便女性第二性征更好地发育。但也有专家建议明确诊断即应及早切除性腺，因为最早有在 2 个月新生儿发现原位癌以及青春期前浸润性精原细胞瘤的报道。我院葛秦生教授主张根据患者的社会性别、AIS 的类型、睾丸的部位、外生殖器畸形的程度以及就诊的条件综合考虑手术时机和方式。

特殊问题二：病例 2 患者雄激素并不低下，甚至接近上限如何解释？

46,XY 单纯性腺发育不良患者成年后，血清促性腺激素水平升高,雌激素水平低下。而睾酮水平可能高于正常女性,其原因可能是升高的 LH 刺激条索状性腺的门细胞产生雄烯二酮所致,因而个别患者还可表现为阴蒂肥大。

（邓　姗）

参 考 文 献

1. 葛秦生,田秦杰.实用女性生殖内分泌学.北京:人民卫生出版社,2008.
2. 孙爱军.实用生殖内分泌疾病诊治精要.北京:中国医药科技出版社,2013.

第 11 节　子宫内膜异位症
合并不育的治疗

至今子宫内膜异位症病因仍旧不详,主要的学说包括:月经血反流,体腔化生,免疫学改变,遗传学等。子宫内膜异位症影响配子及胚胎的质量,影响输卵管蠕动和胚胎移植,这些异常都会影响到妊娠结局。子宫内膜异位症患者中有 1/2 的患者会受到不育的困扰。传统的治疗方法包括外科手术、超促排卵和宫腔内精子注入以及体外受精。患有子宫内膜异位症的妇女该采用何种治疗方式,手术后如何选择助孕技术来帮助患者妊娠,提高术后妊娠率仍旧是一个长期困扰临床医师的问题。

病例

刘××,28 岁,G_0P_0,末次月经 2011 年 7 月 6 日。进行性加重痛经 3 年,查体发现左卵巢囊肿 2 个月。平素月经规律,7 天 /30 天,量中,痛经(+)。3 年前始出现痛经,进行性加重,不需服止痛药。因痛经渐加重,与2011年4月就诊于我院,妇科查体于子宫左后方及直径6cm肿物,粘连固定,囊实性。三合诊直肠子宫陷凹及触痛结节。B超检查发现左附件区直径6.3cm×6.5cm囊性包块,内见点状强回声,左卵巢巧克力囊肿可能性大。有生育要求,结婚2年,未避孕,未孕。男方精液检查正常。实验室检查:CA125 40IU/L,AFP(-)。诊断为左卵巢巧克力囊肿,2011年7月8日行全麻腹腔镜手术,术中见左卵巢囊肿,直径6cm,与周围组织固定粘连,右卵巢未见明显异常。术中亚甲蓝通液,双侧卵管伞端见亚甲蓝液流出。术中行左卵巢囊肿的粘连松解术,松解粘连过程中囊肿破,见浓稠巧克力色液流出。行囊肿剥除术。病理:左卵巢子宫内膜异位囊肿。术后患者要求试孕,在尝试妊娠后5个月发现受孕。

🩺 诊治经验与点评

患者出现与子宫内膜异位症相关的临床症状,如进行性痛经、性交痛、不育,盆腔检查发现直肠子宫陷凹触痛结节、宫骶韧带或子宫后壁触痛结节,可提示临床医师考虑子宫内膜异位症的临床诊断。当盆腔检查触及附件区粘连固定囊实性包块,B超检查提示卵巢子宫内膜异位症囊肿时,要考虑到有子宫内膜异位症卵巢巧克力囊肿的可能。但目前尚无证据支持没有组织学诊断的腹腔镜阳性可以确诊子宫内膜异位症,故还是推荐临床医师实施诊断性腹腔镜手术。即使腹腔镜检查术的阳性发现可以诊断子宫内膜异位症,阴性发现也不能排除子宫内膜异位症的存在,需通过组织学诊断最终确诊。

不孕不育患者的子宫内膜异位囊肿在手术前要注意全面评估不孕不育的相关因素,如男方的生育状况、精子质量等。女方术前注意评估卵巢功能、排卵状况。最好有输卵管造影等对卵管情况的评估。尤其在术前要跟患者充分交代清楚卵巢囊肿剔除术后卵巢功能受损的风险甚至会有卵巢功能衰竭的可能。在手术当中应行囊肿剔除术,即将卵巢异位囊肿的囊皮剥除,尽量保留正常的卵巢组织。而不是行囊壁电凝术或囊肿穿刺引流术。对于卵巢创面的出血,尽量采用缝合术,而非电凝烧灼止血,尤其不要使用单极电凝。这样可尽最大可能保护卵巢组织,维护卵巢功能,提高以后受孕成功率。如果患者已有前次卵巢手术的病史,需要慎重考虑是否再次手术。

对于 ASF/ASRM I/II 期的子宫内膜异位症不育患者,临床医师应实施包括粘连松解的腹腔镜治疗手术,如子宫内膜异位症病灶烧灼术或切除术,而不是进行腹腔镜检查诊断术,以提高后续妊娠率。手术当中对于病灶的烧灼尽量行 CO_2 激光气化法,而不是单极电凝,因为激光气化与高的累积自然妊娠率相关。卵巢内膜异位症囊肿应行囊皮剥除术,而不是穿刺引流术或囊壁电凝术,可以提高自然妊娠率。对于 ASF/ASRM III/IV 期的子宫内膜异位症不育患者的治疗,临床医师应考虑行腹腔镜手术治疗,而不是单纯的期待疗法,以提高自然妊娠率。

术后激素治疗对子宫内膜异位症术后疾病和疼痛症状复发的预防有意义。治疗的选择需考虑患者的意愿、费用、依从性及药物副作用。对于没有打算立即生育的妇女可予口服激素类避孕药作为卵巢子宫内膜异位囊肿复发的二级预防。目前不推荐临床医师在子宫内膜异位症不育患者术前予辅助激素治疗以期提高自然妊娠率。不推荐在子宫内膜异位症不育患者术后予辅助激素治疗以期提高自然妊娠率。

ASF/ASRM I/II 期的子宫内膜异位症不育患者进行控制性促排卵人工受精可提高活产率。推荐为子宫内膜异位症不育患者实施辅助生殖技术助孕,尤其合并输卵管性不育或存在男方不育,其他治疗失败的。因为 IVF-ET 控制性促排卵后子宫内膜异位症的累积复发率并不提高,临床医师可在手术治疗后为子宫内膜异位症不育患者实施辅助生殖助孕技术。

ASF/ASRM Ⅰ/Ⅱ期的子宫内膜异位症不育患者在辅助生殖技术前手术治疗中,临床医师可考虑完全切除子宫内膜异位症病灶以提高活产率,但目前尚无足够的临床获益的证据。合并直径小于3cm的卵巢子宫内膜异位症囊肿的不育患者,尚无证据证明辅助生殖技术前行囊肿剔除术可以提高妊娠率。对于合并直径大于3cm的卵巢子宫内膜异位症囊肿的患者,推荐临床医师在辅助生殖技术前行囊肿剔除术以改善子宫内膜异位症疼痛或卵泡获取率。但手术前应告知患者手术后卵巢功能下降或衰竭的风险。如患者已有前次卵巢手术史,应再三斟酌是否再次手术。

子宫内膜异位症导致不育的原因可能包括:输卵管粘连;配子相互作用能力减弱;内膜异位症或外科手术操作使卵巢功能受损;卵子质量差;受精能力下降;胚胎质量下降;种植能力减弱等原因。

与不育相关的子宫内膜异位症治疗有以下几种选择方案:期待治疗;药物治疗;外科手术治疗;药物及手术的结合治疗;控制性卵巢刺激有或无宫腔内精子注射;辅助生殖技术。各种治疗手段各有其优缺点。并无证据显示轻~中度的子宫内膜异位症术后GnRH-a治疗可以改善妊娠,也没有证据显示其在更加严重的子宫内膜异位症患者中治疗更有效。

2004年NICE指南中指出,如果卵巢巧克力囊肿的直径小于3cm,并且有正常的卵巢组织结构,则可以不进行手术而采用试管婴儿的治疗方法。2006年ASRM指南中指出,如果双侧卵巢巧克力囊肿的直径都大于4cm,应在行IVF-ET治疗前行外科手术切除囊肿。RCOG指南中指出,如果卵巢巧克力囊肿直径在4cm以上时,建议在IVF前进行腹腔镜囊肿剔除术。需要告知患者在手术后卵巢功能受损的可能性。2008 年 ESHERE 指南中指出,直径在 3~6cm 的单侧卵巢巧克力囊肿应在 IVF-ET 前行腹腔镜囊肿剔除术会降低卵巢的反应性,不会改善周期的预后。目前尚无证据显示卵巢巧克力囊肿在期待治疗、药物治疗和手术治疗的选择差异会影响到卵巢妊娠率。目前尚无充足的证据支持在进行 IVF-ET 前需要对卵巢巧克力囊肿行手术剔除术会改善妊娠率。

轻中度子宫内膜异位症在腹腔镜手术中应尽最大可能清除病灶,松解粘连。药物治疗对不育无明显改善。如果一般状况良好,可以选择自然周期试孕 3~6 个月。IUI 的治疗可以改善轻~中度子宫内膜异位症的妊娠状况。对于年龄较大的患者,如卵巢储备下降,建议尽早选择 IVF-ET 治疗。手术前激素治疗尚存在争议。手术后激素治疗也并不改变妊娠率。重度子宫内膜异位症单用药物治疗无效,手术治疗是否可以改善中、重度患者的妊娠率尚无定论。重度或深部浸润性子宫内膜异位症伴发不育,在 GnRHa 治疗 3~6 个月马上接受 IVF 治疗可以提高妊娠率。

(王含必)

参 考 文 献

1. Lessey DA. Assessment of endometrial receptivity. Fertil Steril, 2011,96:522-529.

2. Littman E,Giudice L,Lathi R,et al. Role of lap aro scopic treat ment of endometriosis inpa tients with failed in vitro fertilization cycles. Fertil Steril,2005,84:1574-1578.

3. Nnoaham K,Hummelshoj L,Webster P,et al. World Endometriosis Research Foundation Global Study of Women's Health Consortium. Impact of endometriosis on quality of life and work

productivity：A multi-centre study across 10 countries. Fertil Steril，2011，96：366-373.

4. Nnoaham KE，Hummelshoj L，Kennedy SH，et al. World Endometriosis Research Foundation Women's Health Symptom Survey Consortium. Developing symptom-based predictive models of endometriosis as a clinical screening tool：results from a multicenter study. Fertil Steril，2012，98：692-701.

5. Kennedy S，Bergqvist A，Chapron C，et al. ESHRE Special Interest Group for Endometriosis and Endometrium Guideline Development Group. ESHRE guideline for the diagnosis and treatment of endometriosis. Hum Reprod，2005，20：2698-2704.

6. Leyland N，Casper R，Laberge P，et al. SOGC. Endometriosis：diagnosis and management. J Obstet Gynaecol Can，2010，32（7 Suppl 2）：1-32.

第 12 节　子宫腺肌病合并不育的治疗

　　子宫腺肌病是指子宫内膜（包括腺体及间质）侵入子宫肌层生长而产生的病变。病变常弥散在子宫肌层，当病变在子宫肌层内表现为局限性的结节状时，又称为子宫腺肌瘤。在病理上，子宫腺肌病与子宫内膜异位症相似。在不同人群中的发病率统计不同。子宫腺肌病与不育有相关性，但相关的文献报道较少。有学者认为其应归属于免疫疾患，可导致不育的发生。

病例

　　患者李××，37 岁，G_2P_0，因进行性加重性痛经 4年，未避孕未孕 2 年。于 2013 年 4 月 29 日于我院就诊。平素月经规则 5 天 /28 天，量中，痛经（+）。近 4 年痛经进行性加重，影响生活工作，近一年需服用止痛药，可部分缓解。结婚 2 年，未避孕未孕，未行相关不育检查。门诊妇科检查发现:子宫球形增大,如孕10周,质硬,欠活动。双附件区未及明显肿物,三合诊未及明显直肠子宫陷凹触痛结节。B超检查提示子宫球形增大,8.4cm×7.3cm×6.7cm,不除外肌腺症可能。血清CA125检查56IU/ml。男方精液检查未见明显异常。女方进行基础体温的监测,见双向体温。输卵管造影显示:子宫显影,未见明显宫腔内充盈缺损,双侧卵管显影,造影剂入盆腔,24小时涂抹片均匀,未见明显输卵管积水征。入院后行宫腹腔镜检查,术中见子宫球形增大,质硬,子宫骶骨韧带增粗,见紫蓝色结节。双卵管外观形态好,术中通液,见双卵管亚甲蓝流出。宫腔镜检查未见宫腔内明显异常。双极电凝盆腔子宫内膜异位病灶,充分冲洗盆腔。手术后患者接受IVF-ET治疗。

❤ 诊治经验与点评

子宫肌腺病是由子宫内膜侵入子宫肌层所致,同时异位的子宫内膜组织刺激局部产生炎症反应导致周围子宫肌纤维增生肥大。子宫肌腺病是一种良性疾病,可累及部分或整个子宫,分为弥漫型和局限型两种。常见于已生育妇女,既往有内膜诊刮、自然流产、人工流产等宫腔操作史者,有文献报道支持子宫腺肌病与年龄、痛经程度等相关。子宫肌腺病临床表现为进行性加重的痛经以及月经改变等。子宫腺肌病的确诊诊断是通过手术后病理诊断随着高分辨率影像技术的出现,更多的通过阴道超声及磁共振成像都可以很好地为子宫肌腺症提供有意义的诊断依据。子宫肌腺病相关不育的机制包括子宫蠕动活动改变,在位及异位子宫内膜生化及功能改变导致内膜容受性下降、内膜蜕膜化受损和宫腔内自由基含量异常等。

目前子宫腺肌病与不育之间的关系尚未明确。严重的子宫腺肌病患者采用人工辅助生殖技术其成功受孕的几率下降。小样本的研究或个案报道发现子宫腺肌病可能与低生育能力有关,因为发现经过子宫腺肌瘤保守治疗后生育能力得以恢复。但也有人认为子宫腺肌病与低生育能力无关,因为子宫腺肌病的发病因素与多产相关。目前我们倾向于子宫腺肌病可能会降低生育力。有文献报道子宫腺肌病及子宫内膜异位症可能会影响到精子的运输,这是该疾病导致不育的原因之一。该患者妇科检查及 B 超均怀疑患有子宫肌腺病,另外血清 CA125 的检测也轻度升高,这些都支持子宫肌腺病的诊断。此患者有 2 次人流手术史,可能是引发子宫肌腺病的原因之一。现 2 年不育,也可能与子宫肌腺病有关。

该患者 37 岁,年龄较大,有 2 年不育病史。术后积极接受 IVF-ET 的治疗,在控制性超促排卵过程中随着雌激素的升高,对子宫腺肌病是一个不良刺激,可能导致子宫体积进一步增大,而影响胚胎种植成功率。故可考虑在 IVF-ET 过程中监测子宫体积及子宫肌腺病的变化,如子宫体积过大,可能会影响胚胎种植成功率,可以考虑先冻存胚胎,而后再进行手术处理子宫肌腺病或使用 GnRH-a 控制子宫肌腺病,缩小子宫体积,待子宫恢复状态良好后再进行冷冻胚胎复苏移植。

如果采用手术治疗可以采用子宫肌腺病部分病灶挖除术,由于疾病特点,无法完全切除病灶,残留有病灶的创面愈合不似肌瘤挖除术后正常子宫肌壁的愈合那样充分完全,所以子宫肌腺病挖除术中要仔细缝合子宫创面,尽最大可能减小妊娠子宫破裂的发生。

子宫腺肌病合并不育的患者最佳的治疗方案尚未达成共识。其治疗方法包括:药物治疗、腹腔镜或剖腹的子宫腺肌瘤剔除术、手术联合药物治疗、子宫动脉栓塞术以及磁共振引导聚焦超声等。但尚缺乏循证医学证据。可依据患者的具体情况具体分析,进行个体化治疗方案的选择。促性腺激素释放激素激动剂(GnRH-a)

是目前首选的药物。GnRH-a 可抑制下丘脑 - 垂体性腺轴,是体内雌激素水平下降,导致子宫异位病灶萎缩,子宫体积缩小,症状减轻。有研究显示子宫腺肌病合并生育能力下降的患者采用 GnRH-a 治疗可促进受孕。有学者推荐在进行 GnRH-a 治疗后积极采用助孕技术会提高不育症患者的成功率。有学者报道子宫腺肌病会导致临床妊娠率、继续妊娠率明显低于非腺肌病人群,而流产率明显高于非腺肌病人群。也有学者报道经超声诊断无症状的子宫腺肌瘤并不影响 IVF-ET 的胚胎种植率。

保守手术治疗子宫腺肌病患者行部分病灶切除术后子宫体积明显缩小,有手术后妊娠的报道,但也有学者认为保守手术与药物治疗比较前者的妊娠率较低。保守手术存在的问题有:由于腺肌病病灶广泛,手术几乎无切净的可能;保守手术后难免宫腔粘连和宫腔容积减小,因而影响受孕;腺肌病切除部分病灶,伤口周围仍旧有病灶存在,影响子宫切口的愈合,术后如发生妊娠,子宫破裂的风险增加。

保守手术与药物联合治疗:有研究发现联合治疗比单纯的保守手术治疗组有更高的症状改善率,更低的症状复发率,但两组的临床妊娠率无明显的统计学差异。对于严重的子宫腺肌病合并不育的患者,尤其子宫体积很大的患者建议选择联合治疗方案。由于单纯药物治疗很难将大子宫缩小到满意的适于妊娠的程度。

子宫动脉栓塞:栓塞子宫两侧的供血动脉,破坏病灶血管床并抑制血管再生,是异位的内膜组织坏死,子宫肌层体积减小而压迫关闭原来的微小通道,正常的子宫内膜失去了进入肌层的通道,而降低复发的可能。正常的子宫内膜功能层虽然也会出现轻度坏死,但侧支循环建立后可重新生长并恢复正常功能。而异位的内膜由于缺少基底层的支持,这种坏死是不可逆的,已坏死的肌层病灶不能重新生长而达到治疗的目的。虽然子宫动脉栓塞影响生育能力的报道，但有学者认为保守手术治疗后生育效果优于子宫动脉栓塞，推荐有生育要求的子宫腺肌病患者采用保守手术治疗。

有些患者，如果年龄较大，腺肌病术后会采用更积极的助孕手段，如辅助生殖技术帮助受孕，亦可考虑在进行保守手术前先接受超促排卵的治疗，先行冻存囊胚数枚后，再接受手术治疗。待子宫状况充分治疗满意适于妊娠后再行冻存囊胚复苏移植。这样可以尽最大努力保证囊胚的质量，尽可能使患者受孕。

（王含必）

参 考 文 献

1. SieglerAM, Camilien L. Adenomyosis J Reprod Med, 1994, 39: 841-853.

2. Ferenczy A. Pathophysiology of adenomyosis. Hum Reprod Update, 1998, 4: 312-222.

3. Yeniel O, Cirpan T, Ulukus M, et al. Adenomyosis: prevalence, risk factors, symptoms and clinical findings. Clin Exp Obstet Gynecol, 2007, 34: 163-167.

4. Dueholm M, Lundorf E, Hansen E, et al. Magnetic resonance imaging and transvaginal ultrasonography for the diagnosis of adenomyosis. Fertil Steril, 2001, 76: 588-594.

5. Kunz G, Beil D, Huppert P, et al. Adenomyosis in endometriosis-prevalence and impact on fertility. Evidence from magnetic resonance imaging. Hum Reprod, 2005, 20: 2309-2316.

6. Levgur M, Abadi MA, Tucker A. Adenomyosis: symptoms, histology, and pregnancy terminations. Obstet Gynecol, 2000, 95: 688-691.

7. Rehan Salim, Solon Riris, Wael Saab, et al. Adenomyosis reduces pregnancy rates in infertile women undergoing IVF. Reproduct Bio Med Online, 2012, 25 (3): 273-277.

8. ra Benaglia, Lucia Cardellicchio, Marta Leonardi, et al. Asymptomatic adenomyosis and embryo implantation in IVF cycles. Reproductive BioMedicine Online, 2014, 29 (5): 606-611.

第13节 有第二性征发育的原发性闭经

闭经的定义是女孩 18 岁仍无月经来潮,称为原发闭经。曾有月经而停止 6 个月经周期以上者,称为继发闭经。女孩 13~15 岁尚无月经或不出现第二性征时就应寻找原因。若已出现第二性征,正常时估计 2 年左右将有月经来潮。如 2 年仍无月经来潮,亦应进行检查。

闭经的原因分为生理性与病理性,病理性又分为原发性闭经与继发性闭经。生理性闭经有青春期前、妊娠期、哺乳期与绝经后。病理性闭经中,原发闭经以先天性疾病多见,如各种性发育异常等;继发性闭经多考虑后天性疾病所致。病理性闭经又分为下生殖道性闭经、子宫性闭经、卵巢性闭经、垂体-下丘脑性闭经等。闭经只是一个症状,诊治过程中关键在于寻找闭经的原因,才能对症施治。

病例 1

患者刘 ××,18 岁无月经初潮。学生,无性生活。母亲怀孕时为足月顺产,产后母乳喂养至 0.5 岁。一直生长发育良好,智力发育良好,班中学习中上水平。15 岁出现乳房发育,但至今无月经来潮,无其他不适表现,来我院就诊。体格检查:身高 163cm,体重 55kg,乳房Ⅴ级,妇科检查:有阴、腋毛发育,外阴女性型,大小阴唇发育良好。见尿道口及阴道口,探针探阴道深约 5cm。肛查:盆腔空软,可及条索状物。激素水平检测:FSH 5.58mIu/ml,LH 3.76mIU/ml,E_2 35.4pg/ml,P 0.32ng/ml,T 0.23ng/ml,PRL 12.13ng/ml。B超提示:子宫条索状,始基子宫,双侧卵巢可见。基础体温显示双相体温。染色体:46,XX。诊断先天性子宫发育不良。因卵巢功能正常,子宫发育不良无有效的治疗方法,故未给予特殊治疗。

病例2

患者李××,女性,16岁,学生,无性生活。因周期性腹痛3个月,无月经初潮而就诊。其母亲怀孕期间孕期平顺,为足月顺产,产后母乳喂养8个月。生长发育良好,智力发育正常,班中学习中等水平。14岁开始乳房发育,16岁始有周期性腹痛,每月月初有5天左右腹痛明显,一直无月经来潮。身高150cm,体重47kg,乳房V级,有阴、腋毛,妇科检查:外阴女性型,大小阴唇发育良好,见尿道口,未见阴道口。肛查:触及正常大小的子宫,前位,质中,活动可。双附件区未及明显包块。激素水平检测:FSH 2.32mIU/ml,LH 1.98mIU/ml,E_2 165.9pg/ml,P 8.46ng/ml,T 0.63ng/ml,PRL 18.23ng/ml。B超:子宫正常大小,双卵巢可见,正常大小,盆腔未见明显异常。B超声检查双肾及输尿管未发现明显异常。基础体温显示双相体温。染色体:46,XX。在周期性腹痛发生时对患者进行盆腔磁共振显像的检查,发现阴道上1/3膨大,有积血。遂在月经期行阴道成形术。

诊治经验与点评

病例1是子宫性闭经。由于患者下丘脑-垂体-卵巢轴正常,有正常的排卵周期,基础体温双相,第二性征发育良好,但子宫未正常发育。常见的有先天性无子宫与无阴道患者。子宫可有不同程度的发育不全,超声及盆腔磁共振显像有助于诊断。另在初潮前发生的原发性闭经也可能由于子宫内膜后天破坏的结果,多见于结核分枝杆菌破坏子宫内膜。通过基础体温的监测及性激素水平的检测可说明卵巢功能是否正常。如卵巢功能正常,则行激素功能试验即能明确诊断。首先黄体酮撤退试验,撤退试验阴性说明子宫内膜未受雌激素作用,再用雌孕激素的人工周期而无反应时说明子宫内膜已被破坏或无正常的子宫内膜发育。如是子宫先天发育异常,除生育外不影响患者的正常生活。如子宫内膜被破坏而发生粘连,可在宫腔镜下分离粘连后放置避孕环,将子宫前后壁分隔开,术后应用大量雌激素促使内膜生长,3 个周期后取出避孕环。观察此后的月经情况而判断是否治疗有效。更确切的诊断可以再次通过宫腔镜直视下观察子宫腔的状况。

病例 2 为下生殖道闭锁性闭经。下生殖道发育异常性闭经是由副中肾管尾端与尿生殖窦融合,上皮增生形成实质阴道板后腔化而形成阴道下段,若此段未腔化不能与上段相通,经血不能流出。轻者仅处女膜闭锁,部分阴道闭锁的也很常见。下生殖道闭锁位于阴道下段,长约 2~3cm。此类闭经由于子宫发育正常,正常的子宫内膜随着性激素水平的变化而呈周期性剥脱,故仍有正常月经,但因下生殖道发育异常,使经血不能顺利流出,又称为隐经。此时由于经血流出道受阻,则发生经血经输卵管逆流入盆腔,引起腹膜刺激征,而出现无月经来潮,但有周期性腹痛的症状。在月经期进行诊断及处理比较容易。处女膜闭锁一般很薄,若已有几次月经即可见处女膜膨出,膨出的处女膜常呈蓝紫色。而阴道闭锁积血包块在阴道内位置较高,阴道口无蓝紫色膨隆。肛门指检:包块与阴道口有一定的距离。盆腔磁共振(MRI)可有效地帮助诊断。

在诊断下生殖道闭锁后,必须注意梗阻部位的长短,最好在月经期有阴道积血时进行手术治疗。处女膜闭锁一般处女膜很薄,若已有几次月经即可见处女膜膨出,切开处女膜经血即流出,切开时注意勿伤及尿道口。阴道闭锁积血包块较高,闭锁部位较长,经期阴道积血较多,有一定张力,解剖标记较清楚,较易寻找并安全进入阴道腔。若闭锁部位较长而组织厚时需要行人工阴道整形术,手术难度较大,术前需做好充分的准备。

有第二性征发育提示卵巢功能正常,进一步明确评价卵巢功能的检查主要包括性激素水平及基础体温的检测可以帮助明确诊断卵巢功能是否正常。如性激素水平显示性腺轴已启动,加之基础体温双相,说明卵巢功能及性腺轴功能正常。发生闭经的原因应是子宫及下生殖道发育异常。进一步的诊断可借助于影像学检查,常用的有 B 超声和盆腔磁共振(MRI)。另外,由于生殖系统与泌尿系统共同起源于泌尿生殖嵴,所以生殖道发育畸形常合并有泌尿系统的发育异常,故建议常规进行泌尿系统的检查。

病例 1 和 2 的鉴别诊断:两者都是青春期女性,智力发育良好,染色体都为 46,XX,性激素水平都提示女性性腺轴已启动,有雌激素的作用,故都有第二性征的发育。病例 1,无月经初潮,亦无其他不适主诉,B 超提示未见发育良好的子宫体,为始基子宫,双卵巢可见。基础体温双相,提示有排卵。说明卵巢功能正常,而 B 超声提示子宫发育不良,故这例明确诊断为子宫性闭经,为先天性子宫发育不良导致。病例 2,虽同样无月经初潮,但有周期性腹痛,妇科检查未见阴道口,而体检及 B 超都提示有子宫的正常发育,所以可以诊断为下生殖道性闭经。两者的区别在于病例 1 无子宫的发育,所以无周期性的子宫内膜脱落,患者无周期性腹痛症状。病例 2,患者体检及 B 超证实有子宫的发育,有周期性腹痛,说明患者子宫发育良好,性激素水平及基础体温双相,提示有正常的卵泡发育,故应该是下生殖道闭锁性闭经。

　　闭经的诊断主要在于寻找病因。有第二性征发育的原发闭经,提示体内有一定水平的雌激素的分泌,说明卵巢功能正常。基础体温及激素水平的检测可以帮助判断是否有正常的卵巢功能。无月经初潮,则可能发生病变的部位为子宫或下生殖道。大约有 7% 的女孩有生殖道解剖学的异常。

　　子宫是月经的来源地,没有子宫或有子宫而无内膜时亦即丧失了月经的来源地,而出现无月经。子宫发育不良可通过超声协助诊断。诊断子宫性闭经采用激素功能试验即能明确诊断。首先用黄体酮撤退试验,反应阴性时,说明子宫内膜未受雌激素的作用,再用雌、孕激素人工周期无反应时,即属于子宫性闭经。先天性子宫发育不良除生育外其他不受影响,但对子宫亦无理想的治疗方法。如子宫内膜后天破坏导致的子宫性闭经,如因粘连引起,可尝试宫腔镜粘连松解后放置避孕环的方法,有些经治疗后仍有妊娠的可能。

　　下生殖道是月经排出体外的通道。由于先天性发育异常出现畸形成阻塞而出现闭经。此类闭经仍有正常的月经,但因生殖道阻塞,经血不能流出而出现闭经症状。后者由于经血不能顺畅外流而使阴道膨胀,甚至经血逆流至腹腔引起腹膜刺激,常伴有周期性腹痛及盆腔子宫内膜异位症。治疗需要在月经期进行,切开闭锁的处女膜或人工阴道成形术可解除阻塞,恢复正常解剖结构,使经血流出道畅通,达到满意的治疗目的。

（王含必）

参 考 文 献

1. Riberio SC,Tormena RA,Peterson TV,et al. Mullerian duct anomalies:review of current management. Sao Paulo Med J,

2009,127:92.

2. Dietrich JE,Millar DM,Quint EH,et al. Obstructive reproductive tract anomalies. J Ped Adole Gynecol,2014,27(6):396-402.

3. Marcal L,Nofthaft MA,Coelho F,et al. Mullerian duct anomalies:MR imaging. Abdom Imaging,2011,36:756.

4. Sanghvi Y,Shastri P,Mane SB,et al. Prepubertal presentation of Herlyn-Werner-Wunderlich syndrome:a case report. J Pediatr Surg,2011,46:1277.

5. Shah DK,Laufer MR. Obstructed hemivagina and ipsilateral renal agenesis(OHVIRA)syndrome with a single uterus. Fertil Steril,2011,96(1):e39-e41.

6. Santos XM,Krishnamurthy R,Bercaw-Pratt J,et al. The utility of ultrasound and magnetic resonance imaging versus surgery for the characterization of mullerian anomalies in the pediatric and adolescent population. J Pediat Adolesc Gynecol,2012,25:181.

7. Breech LL,Laufer MR. Mullerian anomalies. Obstet Gynecol Clin North Am,2009,36:47.

8. Silveira SA,Laufer MR. Persistence of endometriosis after correction of an obstructed reproductive tract anomaly. J Pediatr Adolesc Gynecol,2013,26:93.

9. Dovey S,Sanfilippo J. Endometriosis and the adolescent. Clin Obstet Gynecol,2010,53:420.

10. Sanfilippo J,Wakin NG,Schikler KN,et al. Endometriosis in association with uterine anomaly. Am J Obstet Gynecol,1986, 154:39.

第14节　瘢痕子宫中期
引产导致子宫破裂

瘢痕子宫中期引产子宫破裂是妊娠期常见的并发症,发生率约 5%~12%,是孕产妇和围产儿病死率升高的主要原因。近年来,随着围产医学的发展和手术安全性的提高,剖宫产手术指征相对扩大。我国近10年剖宫产率逐年上升。剖宫产术后再次妊娠也明显增加,由于子宫瘢痕、妊娠中期宫颈尚未成熟,引产时易致子宫破裂、软产道损伤、产后出血等并发症。目前对瘢痕子宫中期妊娠引产的认识逐步加深。瘢痕子宫中期引产子宫破裂的早期诊断不容易,一旦破裂,可能迅速导致失血性休克和孕产妇死亡,危害极大。

思考问题:

1. 瘢痕子宫中期引产方式。

2. 瘢痕子宫中期引产子宫破裂的影响因素。

3. 瘢痕子宫中期引产子宫破裂的预防。

❤ 病例1

患者33岁,G_3P_2,因"宫内孕 18^{+1} 周,外院中期引产后持续性下腹痛5小时"转诊至我院。患者平素月经规律,孕期无规律产检,2天前于外院行米非司酮50mg bid连用2天和利凡诺100mg羊膜腔内注射,第2天晚上开始不规律宫缩,5小时前出现腹痛加剧,并且为持续性下腹痛。急诊转至我院,测血压120/70mmHg,查体痛苦面容,下腹部压痛,左侧为重。超声:无胎心,胎盘位于左前壁,子宫前壁下段厚0.5cm,盆腹腔液性暗区4.0cm,以子宫破裂?收入院。

既往史:患者于1992年、2010年两次剖宫产术。

入院诊断:宫内孕 18^{+1} 周,G_3P_2。子宫破裂。胎死宫内。两次剖宫产史。

诊治经过:即刻行剖腹探查术,术中见:腹膜蓝染,吸出不凝血300ml,子宫瘢痕厚度约0.5cm,无破口,子宫左侧壁肌层约5cm破裂,胎儿一侧肢体伸出,有活跃出血,予剖宫取子+子宫破裂修补术。手术顺利,术中出血量约400ml。患者术后恢复好,伤口如期拆线,愈合好出院。

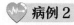 **病例2**

　　患者 33 岁，G_3P_1，因"宫内孕 5 个月，下腹痛 2 小时"入院。患者平素月经规律，规律产检，孕期平顺，尿蛋白阴性。2 小时前突发下腹痛，很快脸色苍白、手脚冰冷、大汗，来我院急诊，测血压 74/40mmHg，超声：胎盘位于左前壁，于胎盘母体探及低回声 8.2cm×2.2cm，子宫肌层连续性不满意，盆腹腔液性暗区 6.0cm，腹部穿刺穿出不凝血，以子宫破裂？收入院。

　　既往史：2009 年剖宫产 1 次。

　　入院诊断：宫内孕 21^{+1} 周，G_3P_1。子宫破裂。失血性休克。剖宫产史。

　　诊治经过：入院后抗休克并急转手术室行开腹探查术，术中见：腹膜蓝染，吸出不凝血 1500ml，子宫肌层部分约 1cm 破裂，见胎膜、膀胱粘连于子宫下段，子宫下段稍凸，局部菲薄，出血汹涌，手取胎盘，胎盘粘连于前壁下段，下段菲薄透亮，胎盘植入。予盆腔粘连松解＋剖宫取子＋子宫破裂修补术。手术困难，术中出血量约 1300ml，术中输晶体液 3000ml，4U 红细胞，800ml 血浆，2U 血小板，凝血酶原复合物 2 支，1g 纤维蛋白原。患者术后恢复好，伤口如期拆线，愈合好，术后随诊 β-hCG 逐渐降至正常。

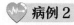 **诊治经验与点评**

一、瘢痕子宫中期妊娠的引产

　　在 10 年前，瘢痕子宫的中期引产被认为是相对禁忌。随着国内的剖宫产率明显升高，瘢痕子宫的中期引产经验也越来越多。与剖宫取胎术相比，瘢痕子宫的中期引产损伤相对较小，因此越来越被临床广泛应用。瘢痕子宫的中期引产方式主要包括米非司酮联合米索前列腺素,水囊引产,依沙吖啶配伍其他药物等。各种配伍方案的报道均显示成功率高、产程短、残留低、软产道损伤小。欧美等发达国家以米非司酮联合米索前列腺素方案首选,对于有禁忌证或引产失败者进行手术终止妊娠,阴道分娩率高达95%以上。依沙吖啶引产主要用于发展中国家,对16周以上者效果显著。国内文献中两种方案都有报道。剖宫产术后中期妊娠的引产总体是安全的。而且,两种方案可以更换,对于有些前列腺素药物过敏的患者来说,依沙吖啶的使用可以增加新的选择。

对于有引产指征的子宫瘢痕中期妊娠,<16孕周者,建议米非司酮联合米索前列腺素引产;≥16孕周者,建议利凡诺尔羊膜腔内引产;引产成功率约96.0%。子宫瘢痕的中期妊娠可能出现子宫破裂等危及孕妇生命的情况。在子宫瘢痕的中期引产过程中,定期超声评估子宫瘢痕厚度,如果小于2cm,子宫破裂的风险增加。密切监测宫缩开始时间、根据宫缩调整用药和子宫下段有无压痛,一旦出现持续性宫缩或子宫下段压痛,高度怀疑先兆子宫破裂或子宫破裂,及时超声复查并剖宫产终止妊娠,防止失血性休克和孕产妇死亡。

文献中有瘢痕子宫中期引产清宫时发生子宫破裂以及剖宫产后再次阴道分娩的子宫瘢痕厚度临界值是0.35cm的报道。第1例患者瘢痕子宫中期引产子宫破裂不发生在瘢痕部位,考虑可能由于宫缩不协调,宫颈不成熟导致胎儿从子宫最薄弱处穿出。第2例患者为剖宫产术后中期妊娠子宫自发破裂,提出剖宫产史的再次妊娠存在风险,也因此对剖宫产史的中期引产不可轻视,对剖宫产史的孕妇需要重视子宫瘢痕厚度及子宫下段压痛的检查。

子宫破裂是指子宫体部或子宫下段于分娩期或妊娠期发生裂伤,为产科严重并发症,威胁母儿生命。

1. 按破裂原因分类

（1）自发性子宫破裂多发生于产前，常见于瘢痕子宫和子宫发育不良如双角子宫等。

（2）创伤性子宫破裂多发生于产时。

2. 按破裂发生时间分类

（1）妊娠期子宫破裂常见于瘢痕子宫和子宫发育不良。

（2）分娩期子宫破裂多见于经产妇，原因多为梗阻性难产或手术创伤或缩宫素（催产素）使用不当，多数子宫破裂发生于该时期。

3. 按子宫破裂的部位分类

（1）子宫体部破裂多见于宫体部瘢痕，胎盘植入和子宫发育不良。

（2）子宫下段破裂多见于梗阻性难产不恰当的阴道助产导致子宫颈裂伤并上延。

4. 按子宫破裂程度分类

（1）完全性子宫破裂：子宫壁全层裂开，子宫腔与腹腔相通，胎儿和胎盘可嵌顿于子宫破裂口处，也可以进入腹腔，如果胎龄较小，胎盘、羊膜囊包裹胎儿完全进入腹腔。

（2）不完全子宫破裂：子宫肌壁部分或全层破裂，浆膜层完整。常见子宫下段破裂，形成阔韧带内血肿，又称阔韧带内子宫破裂。

（3）子宫破裂多发生于难产、高龄多产和子宫曾经手术或有过损伤的产妇。常见于：①梗阻性难产：多见于骨盆狭窄、头盆不称、软产道阻塞（发育畸形、瘢痕或肿瘤所致）；胎位异常（肩先露、额先露），巨大胎儿或胎儿畸形（脑积水）等。因胎先露部下降受阻，子宫收缩过强，子宫为克服阻力加强收缩，子宫下段被迫拉长变薄，最终发生子宫破裂。②手术损伤性子宫破裂：多见于阴道助产手术施术不当或过于粗暴，如宫颈口未开全时施行产钳或臀牵引术,暴力造成宫颈及子宫下段撕伤;肩先露无麻醉下施行内倒转术或碎胎术;部分人工剥离胎盘术等由于操作不当。可因器械胎儿骨片、暴力造成子宫破裂。妊娠晚期腹部受严重撞击伤及其他外伤;分娩时暴力腹部加压助产时,均可因损伤引起子宫破裂。③子宫瘢痕破裂:造成子宫瘢痕的原因主要有剖宫产术、子宫肌瘤剥除术、子宫破裂或穿孔修补术、子宫畸形矫形术等;造成破裂的原因是妊娠子宫的机械性牵拉导致瘢痕处破裂或者子宫瘢痕处内膜受损,胎盘植入,穿透性胎盘导致子宫自发破裂。前次手术后伴感染及切口愈合不良者,再次妊娠及分娩子宫破裂的危险性更大。④滥用宫缩剂:如分娩前肌内注射缩宫素或静脉滴注缩宫素、前列腺素栓剂及其他子宫收缩药物使用不当,致使子宫强烈收缩造成破裂。原因主要包括药物剂量过大或给药速度过快、子宫颈不成熟、胎位不正、梗阻性难产、用药期间对产程观察不仔细等。⑤子宫畸形和子宫壁发育不良:最常见的是双角子宫或单角子宫。⑥子宫本身病变:多产妇、多次刮宫史、感染性流产史、宫腔严重感染史、人工剥离胎盘史、葡萄胎史等。由于上述因素导致子宫内膜乃至肌壁受损,妊娠后胎盘植入或穿透,最终导致子宫破裂。⑦高龄:原因尚不清楚。

二、发病机制和对母婴影响

1. **出血**　多种原因导致子宫破裂,而子宫破裂通常表现为大出血,出血分为内出血、外出血或混合出血。内出血指出血积聚于阔韧带内或腹腔内,导致阔韧带血肿或腹腔积血;外出血指出血自阴道排出。子宫及软产道破裂口和胎盘剥离面引起出血,如果胎盘未完全剥离或剥离后未排出宫腔,影响子宫收缩,表现为大出血;如果胎盘完全剥离并已经排出宫腔,子宫收缩很好,则胎盘剥离面少量活动性出血。术前出血,术后亦可以出血,原因主要为阔韧带血肿清除后创面出血或 DIC 出血,或保守治疗子宫出血。出血除引起失血性休克外,还由于产妇高凝状态,出血过多,休克时间过长,出现 DIC。

2. **感染**　盆腹腔或阔韧带内与子宫腔和阴道相通,相通后有细菌进入、子宫破裂后大出血,严重贫血或DIC,抵抗力下降、腹腔或盆腔内的积血或腹膜外的积血、子宫破裂后的子宫切除或修补均可能导致感染。子宫破裂后诊断期间可能有较多的阴道操作,时间较久的子宫破裂更容易导致多部位的各种感染。

手术干预前和手术干预后对子宫造成破裂。手术干预前的损伤包括子宫体、子宫下段、子宫颈和阴道的各种损伤,同时也可能有原发的由于胎头压迫造成的膀胱损伤。子宫破裂患者诊断过程和手术治疗过程中的损伤很多,有时甚至超过原发损伤。诊断过程中过多的不必要的阴道操作或检查,导致产道损伤加重;开腹探查术,清理积血或清理胎儿、胎盘和胎膜,操作不当,导致肠道或大网膜损伤;清理阔韧带血肿,引起盆底血管、输尿管和膀胱损伤,这些都是致产道及其他腹腔和盆腔器官组织损伤。

3. **对胎儿的影响**　主要是不同时间和不同程度的出血造成的损伤,多数胎儿死亡。子宫破裂通常表现为大出血,出血分为内出血、外出血或混合出血。内出血指出血积聚于阔韧带内或腹腔内,导致阔韧带血肿或腹腔积血;外出血指出血自阴道排出。出血除引起失血性休克外,还由于产妇高凝状态,出血过多,休克时间过长,出现 DIC。

三、瘢痕子宫中期妊娠子宫破裂的影响因素

1. **子宫瘢痕厚度**　有文献报道,对 287 例妇女包括108 例 1 次剖宫产史、43 例 2 次剖宫产史、11 例至少 3 次剖宫产史、125 例阴道分娩的初产妇,在产后 6~9 个月进行子宫瘢痕厚度的超声检查。结果显示阴道分娩初产妇、1、2、3 次剖宫产史的子宫峡部平均厚度为 11.6mm、8.3mm、

6.7mm 和 4.7mm,差异有统计学意义($P<0.001$)。瘢痕缺陷在 1、2、3 次剖宫产史患者中分别为 61%(66/108)、81%(35/43) 和 100%(11/11)($P=0.002$)。在 1 次剖宫产后,完整瘢痕、缺损瘢痕距离宫颈内口的平均距离分别为 4.6(0~19)mm 和 0(0~26)mm($P<0.001$)。提出随着剖宫产手术次数的增加,子宫峡部的瘢痕厚度减少,而且出现瘢痕缺损的几率增加,缺损子宫瘢痕的位置更低。

2. **距离上次剖宫产时间**　在本研究中,第 1 例引产后子宫左侧壁破裂距上次剖宫产 28 个月。第 2 例患者自发先兆子宫破裂 / 子宫破裂,距离上次剖宫产时间为 21 个月。尚无瘢痕子宫中期妊娠子宫破裂和距离上次剖宫产时间的相关资料,文献报道两次足月分娩间隔时间越长,子宫破裂危险越低。最近一次分娩时间距今相隔小于 24 个月的妇女行剖宫产后足月阴道分娩时发生子宫破裂的危险比相隔 24 个月以上者高 2~3 倍。在直接剖宫产的子宫切开术中采用单层缝合者与采用双层缝合者相比,前者在以后阴道试产时发生子宫破裂的危险比后者高 4 倍。对于瘢痕子宫中期妊娠引产中,哺乳期患者占一定比例,风险相对增加。

四、瘢痕子宫中期妊娠子宫破裂的处理

一旦确诊,立即输液、输血、氧气吸入等抗休克治疗,并给予大剂量抗生素预防感染。同时剖腹探查,及时行剖宫取子和子宫破裂修补术,越早越好。

1. **先兆子宫破裂**　应用镇静剂抑制宫缩后尽快剖宫产。

2. **子宫破裂**　在纠正休克、防治感染的同时行剖腹探查手术。原则力求简单、迅速,能达到止血目的。根据子宫破裂的程度与部位、手术距离发生破裂的时间长短以及有无严重感染而定不同的手术方式。子宫破裂时间在 12 小时以内裂口边缘整齐,无明显感染,需保留生育功能者,可考虑修补缝合破口。破裂口较大或撕裂不整齐且有感染可能者,考虑行子宫次全切除术。子宫裂口不仅在下段,且自下段延及宫颈口考虑行子宫全切术。在阔韧带内有巨大血肿存在时为避免损伤周围脏器,必须打开阔韧带,游离子宫动脉的上行支及其伴随静脉,将输尿管与膀胱从将要钳扎的组织推开,以避免损伤输尿管或膀胱。如术时仍有活跃出血,可先行同侧髂内动脉结扎术以控制出血。开腹探查时注意子宫破裂的部位外,应仔细检查膀胱、输尿管宫颈和阴道,如发现有损伤,应同时行这些脏器的修补术。个别被忽略的、产程长、感染严重的病例,为抢救产妇生命应尽量缩短手术时间,手术宜尽量简单、迅速达到止血目的。应用抗生素防治感染。

3. 子宫破裂修补术适用于以下情况 破裂至手术时间较短,不超过 24 小时;无并发感染。

4. 修补子宫破裂的手术步骤

(1)剖腹取胎和止血:取下腹中线纵切口,切开腹壁进入腹腔。边吸腹腔内的血边探查,若胎儿和胎盘已从子宫破口进入腹腔,应迅速握住胎足,取出胎儿和胎盘,同时宫体部直接注射缩宫素或由静脉推进缩宫素 20U,使子宫收缩减少出血。用卵圆钳或艾利斯钳夹住破裂口止血。若胎儿一部分在子宫外时,应从破口处用剪刀顺破口向血管少的部位延长,娩出胎儿。用卵圆钳夹子宫创缘,仔细止血。检查输尿管、膀胱、宫颈和阴道有无损伤。

(2)子宫下段横行破口修补:游离裂口下缘的膀胱腹膜一般下缘已缩至较深部位,与膀胱界限不易分辨,仔细找到破口上下缘并用艾利斯钳夹提起,用弯血管钳提起膀胱腹膜返折,检查有无膀胱损伤。并沿自子宫破口下缘稍作游离轻轻推开膀胱,以免缝合时伤及膀胱。如为瘢痕裂开者需先修剪瘢痕后再缝合,缝合时一定要对齐。用膀胱返折腹膜将切口包埋。

(3)子宫下段两侧破口修补方法同下段横行破口,

但要注意缝合时勿伤及子宫血管及输尿管。

（4）阔韧带血肿切口左侧阔韧带血肿子宫破裂于子宫的侧面,伤及子宫大血管或分支,形成阔韧带内巨大血肿。需先打开阔韧带前后叶,游离子宫动脉上行支及其伴随的静脉进行结扎,避免钳夹损伤输尿管与膀胱。如果出血仍严重或血肿不断扩大而找不到明显的出血点时,可行髂内动脉结扎术。

（5）疑有感染应作宫腔培养,用甲硝唑冲洗宫腔、盆腹腔,放置引流管于后穹隆或下腹部进行引流。

五、瘢痕子宫中期妊娠子宫破裂的预防

1. 转变分娩观念,降低剖宫产率。

2. 加强产前检查,严密观察产程。

3. 严格掌握应用缩宫素的指征用法、用量,专人守护。

4. 对于瘢痕子宫中期引产子宫破裂,目前可以通过引产前监测子宫瘢痕厚度,选择合适的引产方案,同时对于瘢痕子宫引产者,可以通过尽量使用一种引产方案来尽量避免它的发生。

5. 瘢痕子宫即使不引产,仍有自发破裂的可能,子宫破裂一旦发生也无法逆转,而且病情迅速进展,严重危害孕妇生命安全。

因此,对剖宫产术后的中期妊娠引产,在评估子宫瘢痕厚度和子宫瘢痕压痛的基础上,必须加强对产程的监测,高度警惕强直宫缩,预防子宫破裂以及破裂后失血性休克等严重并发症的发生。

（彭　萍）

参 考 文 献

1. Second-and third-trimester management of medical termination

of pregnancy and fetal death in utero after prior Caesarean. Eur J Obstet Gynecol Reprod Biol,2011.

2. Sonographic lower uterine segment thickness and risk of uterine scar defect:a systematic review. J Obstet Gynaecol Can,2010.

3. Changes in Cesarean section scar dimensions during pregnancy: a prospective longitudinal study. Ultrasound Obstet Gynecol, 2013.

第15节　宫 颈 妊 娠

宫颈妊娠是一种非常少见的异位妊娠,受精卵种植在宫颈管内、组织学内口以下,并在该处生长发育。发病率占异位妊娠的1%。近年来,随着辅助生殖技术的大量应用,宫颈妊娠的发病率呈明显上升趋势。人工授精发生宫颈妊娠的几率约为0.1%,试管婴儿发生宫颈妊娠的几率约为3.7%。宫颈妊娠的病因尚不清楚,可能与人工流产、中期引产、剖宫产及宫内节育器使子宫内膜受损或宫腔内膜环境改变影响孕卵的正常着床有关。进行试管婴儿时,过早地将孕卵放入宫颈管,此时子宫内膜的容受性不好或还不能接受受精卵就容易发生宫颈妊娠。我院1990年1月~2009年11月收治的27例宫颈妊娠患者中,9例(33.3%)既往有剖宫产史,19例(70.4%)既往有刮宫史,21例(77.8%)既往有流产史,1例(3.7%)为体外受精-胚胎移植。20世纪80年代以前,宫颈妊娠的诊断率较低,易误诊,死亡率高达40%左右。随着妇产科医师对宫颈妊娠的认识及各种辅助检查,特别是高分辨率阴道B超的应用,使早期诊断率明显提高,死亡率也降至0~6%。但宫颈妊娠仍容易和不全流产、难免流产相混淆,不能早期诊断治疗,而发生阴道大出血,威胁生命。因此应重视宫颈妊娠的诊断及鉴别诊断,避免落入陷阱。早期发现、早期治疗不但可以挽救患者生命,还可以保留生育能力。

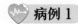 **病例 1**

患者 35 岁,G_3P_1。停经 45 天,阴道少量出血 3 天。在本地医院因难免流产行清宫术,术中未见绒毛组织,因阴道出血多,予填塞纱布后急诊转入我院。我院血 hCG 5118mIU/ml,血红蛋白 6.8g/L。B 超:宫腔内 2cmx1.5cm 低回声,宫壁回声欠均,宫颈管内可探及 2.7cmx1.0cm 混杂回声团块。提示:不全流产? 宫颈妊娠? 妇科检查:子宫常大,宫颈膨大,宫颈处有鲜血流出。既往剖宫产 1 次。

处理: 患者阴道出血较多,故给予 RBC 2U,血浆 400ml,同时行子宫动脉栓塞,减少了出血。第二天行清宫术,宫颈管刮出绒毛组织,术后恢复好。本例诊断为"宫颈妊娠"。

诊治经验与点评

宫颈妊娠的诊断标准:

1. 停经后无痛性阴道流血史。

2. 妇科检查发现在膨大的宫颈上方为正常大小的子宫。

3. 妊娠产物完全在宫颈管内。

4. 分段刮宫,宫腔内未发现任何妊娠产物。

宫颈妊娠的临床表现为:停经、早孕反应、阴道流血或有血性分泌物,可突然阴道大量流血而危及生命,不伴腹痛是其特点。妇科检查:宫颈明显膨大呈桶状,变软变蓝,宫颈外口扩张边缘很薄,内口紧闭,子宫体大小及硬度正常。阴道超声是诊断宫颈妊娠的重要手段。超声诊断的准确率在 87.5% 左右。宫颈妊娠易误诊为难免流产,如能提高警惕,发现宫颈特异性改变,有可能明确诊断。超声下宫颈妊娠的孕囊轮廓线通常清晰,难免流产的孕囊轮廓线常不连续或变形。宫颈妊娠在超声下可见到妊娠囊和宫颈组织间的血流,如果不能明确诊断,可第二天复查超声,观察妊娠组织是否移动位置或做 MRI 检查。鉴别诊断还应和瘢痕妊娠相鉴别。瘢痕妊娠是在子宫下段妊娠,宫颈部分无妊娠组织。

❤ 病例 2

患者 36 岁,G_3P_1。主因"停经 60 天,阴道流血伴下腹坠痛 4 天"收入院。患者既往月经规律,5 天 /30 天。停经 40 天自测尿 hCG 阳性。4 天前无诱因开始阴道少量出血,伴间歇性下腹坠痛。入院查血 hCG:16 984.7mIU/ml,B 超:宫颈管内见妊娠囊 1.7cm×1.2cm×1.6cm,内见胎芽,长 0.4cm,可见胎心搏动,提示:宫颈妊娠。妇科检查:宫颈外口闭合,宫颈膨大,宫颈举摆痛(+)。子宫稍增大,略软。既往人工流产 1 次,剖宫产 1 次。

❤ 病例 3

患者 30 岁,G_2P_0。主因"停经 42 天,阴道少量出血 2 天"收入院。患者既往月经规律,6 天 /30 天。停经 38 天自测尿 hCG 阳性。2 天前无诱因开始阴道少量出血。入院查血 hCG:4370mIU/ml,B 超:宫颈管内见妊娠囊 0.8cm×0.6cm,未见胎芽。提示:宫颈妊娠。妇科检查:宫颈外口闭合,宫颈举摆痛(±)。子宫常大。既往人工流产 1 次。

问题:这两例患者生命体征平稳,是否可以药物治疗?是否可以行人工流产?如行人工流产,如何减少阴道大出血的可能?

处理:对病例 2 进行分析,考虑到 hCG 较高,已见胎心搏动。MTX 全身用药失败的可能性大。肌内注射 MTX+ 胎囊内注射 MTX 或 KCl,该多种药物联合方案治疗时间长,并仍有可能合并阴道不规则出血或大出血等意外情况。但直接行人工流产术，则易发生阴道大出血。故入院后行子宫动脉栓塞，栓塞后第二天在超声引导下行人工流产术，术中阴道出血少，术后恢复好。

对于病例3，因为患者生命体征平稳，停经时间短，hCG 低。故入院后给予 75mg 的 MTX（$50mg/m^2$）肌内注射，一周后复查血 hCG：7570mIU/ml。再次给予 75mg 的 MTX（$50mg/m^2$）肌内注射。其后患者血 hCG 逐渐下降，5 周后血 hCG 降至正常。其间患者生命体征平稳。

❤ 诊治经验与点评

通过上述两个病例，我们可以看到，宫颈妊娠的治疗应该个体化。应该根据生命体征、孕周、hCG、是否有胎心搏动等情况采取合理的治疗方案。

一、药物治疗

MTX 是一种有效的叶酸拮抗剂，能与二氢叶酸还原酶结合，使四氢叶酸合成障碍，干扰 DNA 合成，能抵制滋养细胞的增殖，并导致其死亡。目前尚无药物治疗的规范，文献报道对于早期没有胎心搏动的宫颈妊娠可采用多次肌内注射 MTX。MTX 全身用药失败的高危因素包括：血 hCG 高于 10 000U/L、超声可见胎心搏动、孕周 >9 周、胎芽 >1cm。对于已有胎心的宫颈妊娠，需要同时采用几种药物治疗方法，在多次肌内注射 MTX 的同时，胎囊内注射氯化钾以导致胎儿死亡，妊娠组织的吸收需要几个月的时间。最好能在手术室进行胎囊内药物注射，因为胎囊破裂可引起阴道大出血。如果发生阴道大出血，可行子宫动脉栓塞。治疗的有效率约为 80%~90%。

二、手术治疗

目前主要治疗方案包括：MTX+ 清宫术；子宫动脉栓塞 + 清宫术；清宫术。扩宫后吸出妊娠囊的手术容易引起阴道大出血，为了减少阴道出血，可以在术前经阴道结扎子宫动脉的宫颈阴道支；子宫动脉栓塞；宫颈局部注射垂体后叶素等。子宫动脉栓塞的止血效果显著，可作为首选，它可有效地阻断宫颈血流并降低胚胎组织活性。北京协和医院对 1990 年 1 月 ~2009 年 11 月的 27 例宫颈妊娠进行回顾性分析。14 例接受子宫动脉栓塞后清宫的患者均获得成功治疗（100%）；4 例行病灶局部或全身 MTX 注射后清宫手术患者中，有 2 例（50%）治疗成功。8 例直接行清宫的患者中，有 6 例（75%）治疗成功。直接清宫患者输血的比例为 37%，大于另外两组。子宫动脉栓塞 + 清宫术组患者的成功率明显高于 MTX+ 清宫术组。

其他的手术治疗方式包括：宫腔镜下胚胎切除；宫颈消融术（采用热效应，使组织产生热损伤，蛋白凝固坏死）；宫颈切开缝合术，子宫切除术等。

宫颈妊娠后的再次妊娠结局：有文献报道了 37 例宫颈妊娠后的再次妊娠情况，21 例在 38 周后分娩，包括 1 例双胎，4 例早产（25、28、32 和 36 周分娩），3 例在妊娠 8~9 周时流产，2 例自愿做了人工流产，2 例自然妊娠后发生宫颈妊娠，1 例做了 IVF 后再次宫颈妊娠，4 例在孕期。

宫颈妊娠虽然是个少见的疾病，但它可危及患者生命，所以每个妇产科医师都应该充分认识它，及时地发现它，减少误诊，避开"临床陷阱"，使患者尽早得到治疗，挽救生命，保留患者生育功能。

（李春颖　陈蔚琳）

参 考 文 献

1. Bouyer J，Coste J，Fernandez H，et al. Sites of ectopic pregnancy：a 10 year population-based study of 1800 cases. Hum Reprod，2002，17：3224.

2. Vela G, Tulandi T. Cervical pregnancy: the importance of early diagnosis and treatment. J Minim Invasive Gynecol, 2007, 14: 481.

3. Karande VC, Flood JT, Heard N, et al. Analysis of ectopic pregnancies resulting from in-vitro fertilization and embryo transfer. Hum Reprod, 1991, 6: 446.

4. 乐杰. 妇产科学. 第 7 版. 北京: 人民卫生出版社, 2012: 111.

5. Mitra AG, Harris-Owens M. Conservative medical management of advanced cervical ectopic pregnancies. Obstet Gynecol Surv, 2000, 55: 385.

6. 汤萍萍, 刘欣燕, 陈娜, 等. 宫颈妊娠的诊断和治疗. 中国医学科学院学报, 2010, 32 (5): 497-500.

第 16 节 宫内节育器异位的处理

宫内节育器(intrauterine device, IUD)是一种安全、有效、简便、经济、可逆及长期稳定的避孕工具。目前, 放置宫内节育器是我国育龄期妇女主要采用的避孕措施之一。宫内节育器的常见并发症有: 阴道不规则出血、子宫穿孔、IUD 移位、IUD 异位、带器妊娠等, 严重影响着妇女的身心健康。

一、宫内节育器异位的定义

1. 宫内节育器移位 宫内节育器沿宫腔向下移位(包括节育器下移、部分脱落、完全脱落)。

2. 宫内节育器异位 宫内节育器部分、全部嵌入子宫肌层或异位于子宫外(包括宫内节育器部分嵌顿、完全嵌顿、异位于子宫外)。

二、宫内节育器异位的原因

1. 放置节育器时导致节育器部分嵌入子宫肌层或

放置时子宫损伤或脏器损伤致节育器异位于子宫外。

2. 反复多次人工流产或刮宫,子宫瘢痕、畸形、过度倾屈、宫颈管狭窄,放置 IUD 容易造成子宫损伤导致节育器异位。

3. 异常的子宫收缩(如子宫肌腺症)致节育器部分嵌入肌层。

4. 哺乳期放置节育器,继续哺乳可引起宫腔缩小致节育器部分嵌入肌层。

5. 绝经后妇女未及时取出节育器,绝经后子宫萎缩致节育器部分嵌入肌层。

6. 选择 IUD 类型及大小不合适。

7. 取器困难,取环过程中反复多次盲目勾取,易致宫内节育器位置改变,导致节育器变形、嵌顿、断裂甚至部分残留等。

三、宫内节育器异位的诊断

患者多有取环困难史,结合临床表现(腹痛、腰部酸痛、阴道不规则出血等)及必要的辅助检查(如超声、盆腔 X 线平片、子宫输卵管碘油造影、宫腔镜检查,必要时可用 CT、MRI 辅助诊断。)

四、宫内节育器异位的处理

由于 IUD 异位易造成粘连,可引起腹痛、阴道不规则出血、肠梗阻等,植入邻近器官如直肠、膀胱等造成相应脏器损伤,因此一旦发现 IUD 异位,即使无症状也建议尽快将异位的 IUD 取出。

1. 部分嵌顿 可用取环勾或特殊取环器钩住或夹住节育器暴露于宫腔部分拉丝,剪断后取出,取出困难时可在超声引导或宫腔镜下取器。T 形宫内节育器下移伴纵壁部分嵌入宫颈管时,可用长弯钳夹住纵臂内推 1cm,旋转后可顺利取出。

2. IUD 大部分嵌顿于子宫肌层,部分露出子宫浆膜层的节育器可在腹腔镜监视下或开腹取出。

3. IUD 异位于盆腹腔、肠管时常需开腹或经阴道由后穹隆切开取出。

4. IUD 异位于膀胱可经膀胱镜或经皮肾镜取出。

如 IUD 异位至膀胱或肠道,手术应请外科医师协助,全面检查膀胱和肠管,必要时行膀胱或肠管的修补术。IUD 取出后应仔细检查其完整性,避免遗留。IUD 异位或脱落史并不是再次放置 IUD 避孕的禁忌证,其再次放置 IUD 后发生异位、脱落的风险目前没有客观的临床数据。

病例 1

王 $\times\times$,60 岁,G_3P_2,因"自然绝经 8 年,要求取环"入院。患者自然绝经 8 年,否认 HRT。1989 年外院行宫内节育器置入术,术后无腹痛、不规则阴道出血。2013 年 12 月外院体检 B 超提示:宫内节育器,子宫肌瘤($7.0cm\times 6.5cm$),建议取出宫内节育器。2014 年 5 月外院宫腔镜下取环,术中未见宫内节育器影,术中见宫底部纵行粘连带,子宫前壁向宫腔内突出,未见双侧输卵管开口。术后复查盆腔 X 线平片提示盆腔内节育环影,B 超提示宫内节育器强回声,位置居中。2014 年 6 月至我院行"B 超监视下宫腔镜下取环术",术中见宫腔广泛粘连,节育器及双侧输卵管开口均不可见,B 超提示子宫前壁为巨大肌瘤占位,宫内节育器位于子宫后壁,于 B 超监视下仔细检查宫腔,均未见宫内节育器,考虑节育器嵌顿,遂改行"开腹全子宫 + 双侧附件切除术",术中台下剖视子宫,见前壁肌瘤直径约 8cm,宫腔为肌瘤挤压位于后壁,宫腔粘连,节育器位于子宫后壁肌壁间,从切开环的部位回探宫腔不果。

病例2

刘××,35年,G_4P_1,患者主因"宫内节育器放置2天,发现环异位"入院。患者人工流产3次,末次人流2004年。2006年9月8日因骨盆出口狭窄行剖宫取子术(子宫下段横切口)+子宫肌瘤剔除术(5.6cm×3.0cm),产后40天月经来潮。2007年11月27日哺乳期在某私立医院行无痛宫内节育器放置术(中号爱母环),术后患者持续下腹胀痛,阴道少量流血,2007年11月28日行X线检查提示:盆腔内节育环,考虑环异位。既往:患者入院后肠道准备1天,于2007年11月29日,行腹腔镜检查+肠壁修补术+宫腔镜检查术。术中发现节育器异位在盆腔,塑料支架刺入回肠浆膜层,取出后修补肠壁,并留置引流;子宫后壁似可见破口,电凝处理,术后恢复良好,无发热腹痛,无阴道流血。

病例3

郭××,26岁,G_2P_1,患者因"阴道不规则出血伴下腹坠胀不适7天"入院。患者2010年1月阴道分娩一正常男婴,8个月后(哺乳期)于私人诊所为避孕行爱母环置入术,术中术后无腹痛阴道出血。LMP:2012年5月26日。2012年6月22日出现阴道少量流血,行走时双侧下腹牵拉感,2012年06月28日查尿hCG阳性,血hCG 2427.9mIU/ml,P 15.15ng/ml,B超"子宫5.1cm×4.8cm×4.5cm,内膜厚0.8cm,宫内见避孕器,突出宫底0.8cm,左附件可见混合回声3.4cm×2.1cm",考虑异位妊娠、宫内节育器异位穿孔。2012年07月02日行腹腔镜下左卵管开窗+左卵管系膜囊肿剔除+盆腔粘连松解+宫腔镜检查+诊刮术。术中见子宫后壁与乙状结肠有粘连,宫内环(爱母环)前部尖端穿出子宫浆膜层进入结肠内。外科医师看过患者后,考虑患者术前未行肠道准备,若一期手术,则肠瘘可能性极大,需行造瘘术,与家属协商后考虑择期手术。术后生命体征平稳,恢复良好。2014年07月6日病理诊断为(左卵管)凝血中可见绒毛,部分绒毛退变,(宫腔)分泌期子宫内膜,间质蜕膜样变,腺体可见A-S反应。2012年12月6日充分肠道准备后行结肠镜检查＋腹腔镜下粘连松解＋取环＋结肠修补术。术中见子宫后壁与肠管粘连,分离粘连后,环自肠管脱出,另一端深入子宫肌壁,钳夹后顺利取出爱母环1枚,完整,检查结肠上一直径0.3cm小孔,外科联合上台,修去局部少许瘢痕,予肠道修补,结肠镜检查,肠管通畅,未见明显线结,同时盆腔注水,于修补处未见气泡。术后患者恢复情况可。

💙 诊治经验与点评

在病例1中,考虑该患者为绝经后宫内节育器嵌顿,同时合并子宫肌瘤。该患者因绝经后取环困难入院,影像学检查提示宫内节育器,而反复宫腔镜检查均未可见。患者 G_3P_2,既往阴道分娩2次,行人流术1次,宫腔镜检查见宫腔粘连严重,合并子宫肌瘤($7.0cm \times 6.5cm$)致子宫形态、大小及位置改变、自然绝经8年等,有多方面导致IUD异位的危险因素,结合临床病史及检查考虑为"宫内节育器嵌顿",结合患者年龄、合并子宫肌瘤,改行"开腹全子宫＋双附件切除"。术后结果为节育器完全嵌顿至子宫后壁中。

在病例2中,考虑该患者为宫内节育器异位、剖宫产＋肌瘤剔除术、多次人流史。患者多次宫腔操作和子宫手术,哺乳期在私立医院全麻放环后即出现腹痛症状,需要首先想到宫内节育器异位,除了盆腔超声,下腹X线平片是其很好的辅助检查,可以协助诊断。腹腔镜检查＋宫腔镜检查是最终的确诊手段,同时可予以治疗。患者 G_4P_1,既往剖宫产＋肌瘤剔除1次,行人流术3次,哺乳期且行全麻导致子宫更软、更易穿孔,同时患者无知觉不能第一时间表达,有多方面导致 IUD 异位的危险因素。

对于病例 3,来院时出现腹痛、阴道出血症状,辅助检查提示妊娠、左附件包块、宫内未见妊娠囊,高度怀疑宫内节育器合并宫外孕,有腹腔镜探查指征,Ⅰ期手术解除宫外孕的妇科急诊情况,并明确宫内节育器异位置肠道。Ⅱ期手术取出异位的宫内节育器,并予结肠修补。患者 G_2P_1,哺乳期放环,为导致 IUD 异位的危险因素。

对于宫内节育器异位的处理,目前并没有一个标准的指南,我们应根据宫内节育器的形态、异位的不同部位及情况,结合患者的年龄等选择个体化处理方案,如为育龄期女性,应结合其是否有生育计划及实际情况指导术后避孕。减少宫腔操作对子宫的损伤,放置 IUD 时规范操作,选择合适的 IUD 类型及型号,已绝经妇女及时取环、放置后定期复查等可在一定程度上预防宫内节育器异位的发生。

（章蓉娅 陈蔚琳）

参 考 文 献

1. 南秀牌,吴明辉. 宫内节育器移位、异位的诊治与预防. 实用妇产科杂志,2003,19(6):329-330.

2. 巩硕,郭瑞霞,等. 宫内节育器异位及嵌顿 66 例临床分析. 中国妇产科临床杂志,2013,14(2):136-138.

3. Golightly E,Gebbie AE. Low-lying or malpositioned intrauterine devices and systems. J Fam Plann Reprod Health Care,2014,40 (2):108-112.

第 17 节　结肠癌误诊为异位妊娠

人类绒毛膜促性腺激素（hCG）是妊娠及妊娠相关疾病临床诊治中最为常用的指标之一。但是有多种肿瘤也可以出现异位 hCG 分泌，包括肺癌、骨肉瘤和宫颈癌等，在这些肿瘤患者中，hCG 水平多为轻度升高。我们报道的是一例 43 岁患者，其临床表现及实验室诊断均高度怀疑异位妊娠，β-hCG 升高明显，而最终诊断为分泌 β-hCG 的乙状结肠癌病例。

病例

患者，女，43 岁，已婚，G_6P_1，既往月经规律，宫内节育器避孕，因"停经 52 天，阴道流血伴腹痛 10 天入院"。入院查体：T 38.1℃，P 77 次 / 分，R 19 次 / 分，BP103/70mmHg，心肺查体未见异常。妇科查体：宫颈口少量陈旧性出血，宫体及双附件检查未见明显异常。门诊查血清 β-hCG 629.30mIU/ml，孕酮 0.55ng/ml，阴道超声未见明确妊娠囊，考虑妊娠状态明确。入院当天行子宫诊刮 + 取环术，诊刮内膜组织中未见妊娠组织。次日复查 β-hCG 上升至 965.70mIU/ml，故考虑异位妊娠可能性大。排除甲氨蝶呤禁忌证后，予 $50mg/m^2$ 甲氨蝶呤（MTX）肌内注射，并于第 7 天和第 15 天复查 β-hCG，分别为 975.20mIU/ml 和 2952.80mIU/ml，并有肝酶升高。复查阴道超声提示左卵巢附近低回声可疑包块。

为了明确 β-hCG 升高的原因，我们对患者进行了腹腔镜检查，术中切除了轻度增厚的左侧输卵管（术后病理提示输卵管慢性炎症）。另外，按照我院医疗常规，术中旋转镜头探查上腹部，意外发现肝脏表面密布直径 0.5~3cm 的灰白色结节。活检病理提示为中分化腺癌，进一步免疫组化［CDX2(+)，CK20(部分 +)，CK7(-)，

CgA（-）,hCG（±）,Hepatocyte（-）,Syn（-）,TTF-1（-）］
提示消化道来源可能性大。术后第一天复查 β-hCG 上
升至 4812.30mIU/ml,而其余性激素水平均为早卵泡
期 水 平（LH 2.18IU/ml,FSH 5.9mIU/ml,E_2 88.2pg/ml,
PRL 7.41ng/ml,TSTO 9.1ng/dl,P 0.59ng/ml）。另外,伴
有大便隐血阳性及肿瘤指标明显升高［AFP 285.8ng/ml
（0-20）;CEA 23.97ng/ml（0-5）］。

　　以上结果高度提示消化道恶性肿瘤可能,故对患者
进行了 CT 和 PET-CT 检查,前者提示肝脏多发结节,转
移癌可能性大;后者提示乙状结肠高代谢灶,伴肝脏及全
身淋巴结多处转移。进一步肠镜检查发现距肛门口 25cm
处一菜花样突起,活检结果证实为中分化腺癌。至此,修
正诊断为Ⅳ期结肠癌,患者放弃化疗,于 3 个月后去世。

💓 诊治经验与点评

　　β-hCG 是妇产科医师最为熟悉的一项指标,但我们
常会遗漏一些 β-hCG 罕见来源。本例患者在临床上表现
为典型的异位妊娠症状,并有 β-hCG 升高及可疑左侧输
卵管包块,很容易误导妇产科医师得出异位妊娠的诊断。
但是 β-hCG 在 MTX 治疗及增粗输卵管切除后并未下降,
并且患者的 β-hCG 水平与其他性激素水平不一致（β-hCG
为妊娠期水平,而其他性激素为早卵泡期水平）,高度提
示异位分泌可能。而意外发现的分泌 β-hCG 乙状结肠腺
癌解释了我们所有的疑问。

　　事实上,已经发现的人体内 hCG 共有 4 种,包括常
规 hCG、高糖基化 hCG（H-hCG）、垂体 hCG 和高糖基化
hCG 游离 β 亚单位。这些 hCG 可以通过特定的抗体进
行识别,但临床诊断常用的 β-hCG 检验方法无法区别这
几种亚型。前三种 hCG 均包含 α 和 β 亚单位,多与胚胎
着床及胎盘形成有关。常规 hCG 由合体滋养细胞分泌,
在子宫内膜的蜕膜化及胚胎种植中起到关键的作用,高

糖基化 hCG 由细胞滋养细胞分泌,也在滋养细胞侵蚀子宫内膜及胎盘形成中有着重要的意义。所以以上两种亚型主要是参与妊娠的过程。而游离 β 亚单位则与恶性肿瘤相关,包括滋养细胞及非滋养细胞来源肿瘤。异位游离 β 亚单位分泌可见于 20%~40% 的上皮来源肿瘤,在结直肠癌中高达 16%。但这种异位 hCG 分泌水平多较低。经查阅文献,仅发现一例在结直肠癌患者中高水平 hCG 分泌的类似报道。

体内和体外研究表明,多种肿瘤细胞膜表面及胞质内均有 β 亚单位表达,故认为肿瘤细胞内有可表达水平的 hCG 信使 RNA。游离 β 亚单位与转化生长因子 β(TGF-β)结构相似,可以拮抗 TGF-β 受体,导致细胞恶变及抑制细胞凋亡,并有促进肿瘤血管生产和转移作用。另有研究表明肿瘤细胞生长与游离 β 亚单位浓度正相关。故高水平游离 β 亚单位水平多提示肿瘤转移及预后不良。在本例多发转移的结肠癌患者中,β-hCG 高达 4812.30mIU/ml,这也印证了上述理论。

由于高水平的 hCG 可以抑制垂体负反馈机制,引起如闭经、不规则阴道出血及妊娠剧吐等症状,导致这种在生育年龄女性中异位 hCG 极易误诊。值得注意的是,在整个病程中,本例患者的其他性激素,特别是孕酮水平,与 β-hCG 水平不平行,处于非妊娠水平(0.55~0.59ng/ml)。在此,我们建议妇产科医师在诊断妊娠时需结合 β-hCG 与其他性激素水平,并注意非滋养细胞来源的异位 β-hCG 分泌可能。

(陈蔚琳)

参 考 文 献

1. Demirtas E, Krishnamurthy S, Tulandi T. Elevated serum β

human gonadotropin in nonpregnant conditions. Obstet Gynecol Surv,2007,62:675-679.

2. Iles RK. Ectopic hCG beta expression by epithelial cancer: malignant behaviour,metastasis and inhibition of tumor cell apoptosis. Mol Cell Endocrinol,2007,2:260-262:264-270.

3. Louhimo J,Carpelan-Holmstrom M,Alfthan H,et al. Serum hCG beta,CA 72-4 and CEA are inde-pendent prognostic factors in colorectal cancer. Int J Cancer,2002,101:545-548.

4. Mashiach R,Kaplan B,Braslavsky D,et al. Carcinoma of the colon associated with high extragenital production of beta-hCG—a case report. Acta Obstet Gynecol Scand,1995,74:845-848.

5. Acevedo HF,Hartsock RJ. Metastatic phenotype correlates with high expression of membrane-associated complete beta-human chorionic gonadotropin in vivo. Cancer,1996,78:2388-2399.

6. Acevedo HF,Hartsock RJ,Maroon JC. Detection of membrane-associated human chorionic gonadotropin and its subunits on human cultured cancer cells of the nervous system. Cancer Detect Prev,1997,21:295-303.

7. Lapthorn AJ,Harris DC,Littlejohn A,et al. Crystal structure of hCG. Nature,1994,369:455-461.

8. Butler SA,Ikram MS,Mathieu S,et al. The increase in bladder carcinoma cell population induced by the free beta subunit of human chorionic gonadotrophin is a result of an anti-apoptosis effect and not cell proliferation. Bri J Cancer,2000,82:1553-1556.

9. Bellet D,Lazar V,Bleche I,et al. Malignant transformation of non trophoblastic cells in association with the expression of chorionic gonadotropin b genes normally transcribed in trophoblastic cells. Cancer Res,1997,57:516-523.

10. Li D,Wen X,Ghali L,et al. hCG beta expression by cervical squamous carcinoma—in vivo histological association with

tumour invasion and apoptosis. Histopathology,2008,53:147-155.

第18节 人工流产致肠穿孔

不安全流产是指在人员技术水平不够或操作场所未达到基本的医疗标准的情况下进行的流产。据 WHO 的数据,2000 年全球不安全流产数 1900 万,导致死亡人数为 70 000 例,每 8 分钟就有一名女性因为不安全流产的并发症而死亡。子宫穿孔后肠穿孔是人工流产的一个少见但很严重的并发症,其中以小肠穿孔最常见。关于人流术致肠穿孔,目前文献大多数为个案报道。其中绝大多数人流术都在私人诊所进行。国内所报道的人流术造成肠穿孔的报道无一例外都是在不正规的私人诊所里进行。

病例

杜××,30 岁,G_5P_4,平素月经不规则,3~4 天 /1~3 个月,末次月经日期不详。因"人流术后下腹剧痛 17 小时"于 2000 年 9 月 23 日来我院就诊。患者于 2000 年 9 月 22 日上午 9 点于私人诊所行人流术,自述孕 12 周,术中出血较多,并伴持续剧烈腹痛。入院后查血压 110/80mmHg,心率 98 次 / 分,T:38.1℃,腹膨隆,叩诊鼓音,移动性浊音弱阳性,全腹肌紧张,全腹压痛反跳痛(+),查 HGB:134g/L,超声提示:子宫前位 7.7cm×6.6cm×5.8cm,宫底部内膜模糊不清,宫底肌层见一纵行稍强回声光带,自宫腔内膜至宫底包膜,长约 2cm,直肠子宫陷凹积液 1.1cm,腹腔积液 1.6cm,提示子宫肌层受损,穿孔不除外。立位腹平片提示:中上腹部可见阶梯状气液平,右膈下可见游离气体影。请外科会诊急诊剖腹探查:术中发现盆腹腔大量脓血性物(含肠内容物 500ml),无臭味,吸净并送培养。距屈氏韧带 150cm 处小肠已完全断裂,肠内容物不断涌出,周围肠壁及系膜大量脓苔覆盖,探查子宫底部一小穿孔约 0.8cm 大小,已闭合,无出血。术中切除小肠共15cm,断端行端端吻合。手术顺利,术后 3 天排气,术后 7 天出院。术后病理提示:小肠肠壁显急慢性炎,伴坏死。

❤️ 诊治经验与点评

文献报道,人流造成子宫穿孔的发生几率为 0.05%~0.4%,但在不发达国家可达 3.6%。人流子宫穿孔造成肠梗阻的情况非常少见,首次报道于 1864 年,总共病例不到 100 例,其中肠穿孔的几率暂时无准确数据。

许多文献一致认为子宫穿孔的最强的高危因素是术者的手术水平低,缺乏相关培训,其他因素包括孕妇年龄、孕龄较大、子宫后屈、流产史或剖宫产史、宫颈手术史、未使用超声监视以及孕周计算错误等。Amarin 和 Badria 等报道,人流术中子宫穿孔一般发生于宫底部,并且多数发生在进行宫颈扩张时,宫颈扩张难度大也是子宫穿孔的高危因素。所以有人推荐使用前列腺素制剂作用于宫颈,以辅助宫颈扩张,并且有利于子宫收缩从而减少子宫穿孔的风险。有文献提出人流术中肠道损伤的高危因素包括:①药流失败后的人流;②有剖宫产史的患者;③多胎妊娠。

若人流术后发生肠穿孔,一般有腹痛、发热,伴明显腹膜炎体征,部分患者有肠梗阻、腹腔积液。通过影像学检查如超声及 X 线能辅助诊断。如果肠管嵌顿至子宫肌层或宫腔,阴式超声能看到明显的腹腔积液以及子宫肌层内的环状的肠管影像。CT 和 MRI 也能辅助诊断,但并不是首选的检查手段。

如果诊断或怀疑有肠穿孔,应进行腹腔镜或开腹探查。为了避免肠道损伤后的缺血扩张或发生继发性肠穿孔,应进行急诊手术。术中仔细探查肠管损伤部位及活力,并检查是否有多处损伤以及是否合并大网膜等其他脏器损伤。Augustin 等人总结的病例中,14 例肠道损伤患者切除了肠管,除了其中一例切除 30cm 肠管外,其他患者均切除了 100cm 以上肠管,有 56% 患者切除了 200cm 以上的肠管。另有一例患者因为诊断较晚,出现了严重的腹膜炎及败血症,因此进行了全小肠切除。如果肠管嵌顿至子宫肌层或宫腔,应先将子宫穿孔扩大后再将肠管牵拉至腹腔,这样能最大程度避免肠道的二次损伤。将肠道损伤处理后,应将子宫上穿孔缝合修复。个别情况如果子宫难以修复,需进行子宫切除术。若进行腹腔镜探查或开腹手术,术中还需要检查宫腔内是否还有妊娠物的残留,必要时可在术前与患者及家属沟通是否需进行输卵管绝育。以避免需要再次进行宫腔操作。术后仍需随访血 β-hCG 及子宫超声。

文献总结,若手术及时,大多数患者预后良好。但也有个别患者死亡。其中一例因为进行高位空肠切除,术后水电解紊乱,并放弃治疗而死亡。另一例因为伴有乙状结肠裂伤,因为结直肠吻合口瘘而出现感染性休克,术后第四天病情恶化而死亡。大多数患者预后较好的原因主要为:①人流手术患者一般年轻,健康状态较好;②大多数患者在术后 48 小时即有肠梗阻等表现,通过盆腔超声及 X 线能快速诊断;③对年龄较轻、健康的患者进行小肠切除,术后并发症发生率低。

本文介绍的患者在人流术后 17 小时就诊,因发现并诊治较及时,未发生感染性休克等致命性并发症,剖腹探查手术及时,因此预后较好。术中子宫穿孔处仅 0.8cm,且已完全闭合,无活跃出血,术前超声提示宫腔内无残留物。因此子宫穿孔无需处理。

(李晓燕 陈蔚琳)

参 考 文 献

1. Obed SA, Wilson JB. Uterine perforation from induced abortion at Korle Bu Teaching Hospital, Accra, Ghana: a five year review. West African journal of medicine, 1999, 18 (4): 286-289. PubMed PMID: 10734793. Epub 2000/03/29. eng.

2. Ntia IO, Ekele BA. Bowel prolapse through perforated uterus following induced abortion. West African journal of medicine, 2000, 19 (3): 209-11. PubMed PMID: 11126086. Epub 2000/12/29. eng.

3. Chang HM, Shen CJ, Lin CY, et al. Uterine perforation and bowel incarceration following surgical abortion during the first trimester. Taiwanese journal of obstetrics & gynecology, 2008, 47 (4): 448-450. PubMed PMID: 19126515. Epub 2009/01/08. eng.

4. Grossman D, Blanchard K, Blumenthal P. Complications after second trimester surgical and medical abortion. Reproductive health matters, 2008, 16 (31 Suppl): 173-182. PubMed PMID: 18772098. Epub 2008/09/17. eng.

5. Amarin ZO, Badria LF. A survey of uterine perforation following dilatation and curettage or evacuation of retained products of conception. Archives of gynecology and obstetrics, 2005, 271 (3): 203-206. PubMed PMID: 14745564. Epub 2004/01/28. eng.

6. Augustin G, Majerovic M, Luetic T. Uterine perforation as a complication of surgical abortion causing small bowel obstruction: a review. Archives of gynecology and obstetrics, 2013, 288 (2): 311-323. PubMed PMID: 23400356. Epub 2013/02/13. eng.

7. Sherer DM, Gorelick C, Gabbur N, et al. Transvaginal sonographic findings of a large intramural uterine hematoma associated with iatrogenic injury sustained at termination of pregnancy.

Ultrasound in obstetrics & gynecology: the official journal of the International Society of Ultrasound in Obstetrics and Gynecology, 2007, 30(1): 110-113. PubMed PMID: 17559185. Epub 2007/06/15. eng.

8. Jhobta RS, Attri AK, Jhobta A. Bowel injury following induced abortion. International journal of gynaecology and obstetrics: the official organ of the International Federation of Gynaecology and Obstetrics, 2007, 96(1): 24-27. PubMed PMID: 17070813. Epub 2006/10/31. eng.

第 19 节　早孕合并阴道横隔

阴道横隔是极少见的生殖道畸形,发生率约为 1/72 000,青春期患者多表现为腹痛、闭经、盆腔包块,因为经血逆流,可伴随严重的子宫内膜异位,关于妊娠合并阴道横隔的报道非常少见,仅有个案报道,多在晚孕分娩时发现。阴道横隔病因不明,多考虑与孕 20 周前泌尿生殖窦和米勒管之间的融合异常相关。本文介绍了北京协和医院诊治的一例胚胎停育合并阴道横隔。

病例

患者王 × ,女,30 岁,G_1P_0。因"停经 2 个月余,超声发现胚胎停育 9 天"于 2012 年 7 月 24 日入院,拟行清宫术。患者平素月经不规律,2~3 天 /34~90 天。曾于 2012 年 4 月就诊于我院门诊,给予促排卵治疗,末次月经 2012 年 5 月 4 日,停经 31 天查尿 hCG 阳性。2012 年 7 月 15 日阴道少量出血,伴轻度腹痛。超声检查提示"宫内孕囊 3.1cm×2.1cm,其内见胎芽,未见胎心,考虑胚胎停育",2012 年 7 月 23 日我院超声再次提示胚胎停育。入院查体:外阴,阴道(-),阴道穹隆顶端可见一小孔,无组织物填塞,子宫前位,增大如孕 8 周大小,双附件未及包块。拟诊为"宫颈发育不良"入院后在D+P下行清宫术,多次尝试后,探针无法进入阴道穹隆顶端小孔,故自2012年7月25日始米非司酮50mg bid×2天,2012年7月27日口服米索前列醇600μg。观察2小时后未出现腹痛及阴道出血,追加200μg米索前列醇置入阴道内亦无反应。进一步完善检查,泌尿系超声显示正常,盆腔MRI提示患者为早孕合并阴道横隔,横隔位于阴道中上段,宫颈大小尚可。故于2012年7月30日在静脉麻醉下行超声引导下清宫+阴道横隔切除术。术中使用扩宫棒将阴道顶端小孔扩张至10号,自阴道横隔隔后腔内钳取出陈旧蜕膜组织及血块,超声引导下探宫腔,自该孔至宫底深约12cm。宫颈口松,可入7号吸引管,吸出蜕膜样组织。吸宫后以阴道横隔孔为中心,横行切开横隔,两边各1cm,弃分暴露阴道,钳夹宫颈,查宫颈较小,宫颈口距宫底11cm。探查横隔切缘无出血点,阴道压迫油纱卷一根,手术顺利。术后第二天超声检查提示宫腔内无妊娠物残留。术后病理提示宫腔刮出物为凝血中见高度退变的绒毛及蜕膜组织。

💟 诊治经验与点评

阴道横隔本身是较少见的生殖道畸形,合并早孕者更罕见。国外仅个案报道,国内尚无相关报道。文献中个案报道,阴道横隔合并早孕,如果横隔位置较高,隔较厚,合并宫颈发育不良时,经阴道进行手术难度大而进行了开腹清宫术。

患者的阴道横隔在手术前被误诊,主要是因为她的月经通畅,还能受孕,所以被误诊为宫颈发育不良。第一次清宫手术未成功进行,而改为药物流产,寄希望于胚胎能自行排出。而当药流失败的时候,我们才考虑到了合并生殖道畸形的可能,并进行了MRI和超声从而明确了阴道横隔的诊断。此时胚胎已经排入阴道横隔的隔后腔。阴道横隔向外突出,因为患者的横隔较薄,所以沿着孔向两侧剪开阴道横隔至侧壁,就能清楚地暴露宫颈。

阴道横隔病因不明,多考虑与孕 20 周前泌尿生殖窦和米勒管之间的融合异常。文献报道,阴道横隔可发生在阴道任意水平,46% 位于阴道上段,40% 位于阴道中段,14% 位于阴道下段。横隔分为完全型和不完全型,又称为无孔型和有孔型,约 10% 为无孔型。一般厚度小于1cm,离宫颈越近越厚。有文献报道,12 例阴道不完全横隔,其中 11 例仅有针孔大小。有文献报道,类似处女膜闭锁,一般不伴其他泌尿生殖道及米勒管畸形。但关于这一点仍有争议,另有文献报道阴道横隔患者可能合并主动脉缩窄、房间隔缺损以及脊柱畸形。也有关于妊娠合并阴道横隔的文献报道中,合并宫颈闭锁或发育不良、膀胱阴道瘘以及双角子宫。

对于尚无月经来潮的青春期前的完全型阴道横隔,可表现为宫颈管腺体或米勒管上皮腺体分泌物积聚引起的压迫症状(压迫膀胱、直肠以及血管等),压迫症状严重时,需要进行手术切除,但青春期前手术可能造成阴道狭窄,需再次手术或进行阴道重建。如果患者无性生活,则需要在阴道内放置模具或持续的阴道扩张避免形成狭窄。

阴道横隔可通过 MRI 进行诊断,获得术前的影像学资料,明确隔的厚度以及是否合并其他畸形。手术方式需根据隔的位置以及厚度进行选择。对于较薄的横隔,可以进行切除,并对合隔上下的阴道黏膜。如果横隔较厚或隔上积液过多,不能明确盆腔解剖及其界限时,可能需要进行开腹手术,有时需使用探针自宫底穿过宫颈至阴道内进行指引。当所切除的隔较厚时,还需置入补片,术后需采取措施防止切口粘连以及阴道狭窄。

Williams 总结 46 例阴道横隔患者,其中 61% 为无孔型,主要临床表现为经血梗阻。39% 为有孔型。文献报道,约 25% 的患者无明显症状。根据横隔的位置,72% 位于阴道下段,22% 位于阴道中段,6% 位于阴道上段。关于 46 例患者的治疗,59% 经阴道切除,33% 通过开腹手术切除,6% 经过腹腔镜手术切除。术后有 11% 的患者出现再梗阻,复发患者均通过开腹手术进行阴道成形术,7% 表现为阴道挛缩。研究提出,根据横隔位置不同,复杂程度也不一样,较厚的隔在术中可能损伤周围脏器风险较大,术后阴道挛缩发生率更高,术中阴道黏膜缺损较多者还可能需使用补片。所以术前应充分评估,并根据具体情况选择手术方式。

因为横隔合并早孕人流的病历罕见,所以通过这个病例我们总结出以下几点注意事项:首先所有手术患者应仔细查体,辨别生殖道畸形的可能。必要时可以行MRI 检查,并明确生殖道畸形的类型及累及的器官。阴道横隔的患者术前评估非常重要,如隔较薄且宫颈发育好的患者,可以在手术同期行横隔切除术。如宫颈发育不好,但隔较薄,可试用药流,待胚胎排出至隔后腔,再行横隔切除加清宫术。而假如隔厚且宫颈发育不好者,估计经阴道手术困难者,可考虑开腹手术。

(李晓燕　陈蔚琳)

参 考 文 献

1. Fritz EB,Carlan SJ,Greenbaum L. Pregnancy and transvaginal septation. The journal of maternal-fetal & neonatal medicine: the official journal of the European Association of Perinatal Medicine,the Federation of Asia and Oceania Perinatal Societies,the International Society of Perinatal Obstet,2002,11 (6):414-416.

2. Gibson ED. Transverse upper vaginal septum presenting in pregnancy: a case report and review of the literature. The Australian & New Zealand journal of obstetrics & gynaecology, 2003,43(5):381-383.

3. Rock JA, Zacur HA, Dlμgi AM, et al. Pregnancy success following surgical correction of imperforate hymen and complete transverse vaginal septum. Obstetrics and gynecology, 1982,59(4):448-451.

4. Wenof M, Reyniak JV, Novendstern J, et al. Transverse vaginal septum. Obstetrics and gynecology, 1979,54(1):60-64.

5. Burgis J. Obstructive Mullerian anomalies: case report, diagnosis, and management. American journal of obstetrics and gynecology, 2001,185(2):338-344.

6. Caloia DV, Morris H, Rahmani MR. Congenital transverse vaginal septum: vaginal hydrosonographic diagnosis. Journal of ultrasound in medicine: official journal of the American Institute of Ultrasound in Medicine, 1998,17(4):261-264.

7. Srinath N, Misra DN. Pregnancy in an untreated case of transverse vaginal septum with vesicovaginal fistula. International urogynecology journal and pelvic floor dysfunction, 2007,18(5):583-585.

8. Shanks HG. Pregnancy in a bicornuate uterus complicated by the presence of a transverse vaginal septum. The Journal of obstetrics and gynaecology of the British Empire, 1956,63(3):430-431.

9. Meyers RL. Congenital anomalies of the vagina and their reconstruction. Clinical obstetrics and gynecology, 1997,40(1):168-180.

10. Williams C, Nakhal R, Hall-Craggs M, et al. Transverse vaginal septae: management and long-term outcomes. BJOG: an international journal of obstetrics and gynaecology, 2014 Jun 19.

第20节　中期引产合并胎盘植入的处理

胎盘植入是由于胎盘绒毛异常附着于子宫肌层,甚至穿透子宫肌层,在分娩时,胎盘不能自行剥离或者只能部分剥离,而导致产后出血,产褥感染,甚至需要切除子宫。本次病例回顾涉及中期引产前或后发现胎盘植入的处理,并讨论了因胎盘植入导致中期引产产后大出血的处理。

病例1

27岁,G_2P_0,因"停经22^{+5}周,B超发现胎儿多发畸形(小脑半球分离,心脏畸形)"要求引产入院。行利凡诺羊膜腔内引产术,胎儿娩出1小时后,胎盘未娩出,钳取出破碎的胎盘组织,阴道出血活跃,予以卡孕栓及缩宫素促进宫缩,阴道出血量减少,共约400ml。产后复查B超提示右侧宫角处有4.0cm×1.9cm中等回声,部分切面与子宫肌层分解欠清,考虑胎盘植入可能性大。复查hCG持续下降好,因患者一般情况好,出院后门诊定期复查hCG,hCG进行性下降,术后1周、2周、1个月、2个月定期复查hCG及B超,2个月后hCG降至正常,B超提示宫腔内残留组织不断缩小,术后2个月B超:提示宫腔内无明显残留组织。

病例2

27岁,G_1P_0,因"清宫术后阴道少量出血1个月"入院,患者停经17周于外院考虑难免流产,行药物流产+清宫术,术中出血不多,术后阴道持续少量出血,B超提示:子宫前壁近宫底见2.6cm×1.6cm×1.4cm低回声,RI:0.41~0.52,考虑流产后残留胎盘植入肌层可能性大,血hCG 66.3mIU/ml。入院后行宫腔镜检查+清宫术,术中见：左侧宫底部近宫角处见 2cm×2cm 陈旧组织物，宫腔清出物病理提示：凝血坏死物中见蜕变的绒毛，滋养细胞及破碎的子宫内膜，术后复查 hCG 降至正常。

病例 3

29 岁，G_2P_0，因"孕 17 周，胎膜早破"于外院行药物引产，胎儿娩出 30 分钟后胎盘未娩出，阴道少量出血。本地医院予以米非司酮 150mg×10 天治疗，其间复查血 hCG 364mIU/ml，B 超提示宫腔内见不均质中低回声 7.7cm×8.0cm×6.4cm，子宫前壁变薄，最薄处 0.1cm，产后 4 个月入院行子宫动脉栓塞术，栓塞后 2 个月，再次入院行宫腹腔镜治疗，术中宫腔镜下见左侧宫角及宫底充满陈旧黄褐色组织物，无法钳取。腹腔镜下见子宫球形增大，质地硬，右侧宫角部外凸，呈紫蓝色，直径 3cm，遂切开左侧宫角处，挖出陈旧胎盘样组织，6cm×3cm×2cm 大小，连续缝合浆肌层，术后病理：(胎盘)蜕变坏死物，其中可见绒毛鬼影。术后患者恢复顺利。

病例 4

33 岁，G_3P_2，剖宫产 2 次，因"停经 3 个月余，反复阴道出血 2 个月余"入院，B 超提示：胎盘后壁，部分覆盖宫颈内口，子宫前壁下段切口处见混合回声，大小约 4.9cm×3.3cm×4.6cm，内部血流丰富，考虑前置胎盘、胎盘植入。盆腔常规＋增强 MRI 提示：子宫明显增大，胎盘位于左前及后壁，于左前壁局部胎盘突破肌层，局部见多发留空血管信号影，浆膜层尚完整，增强扫描胎盘明显不均匀强化，考虑胎盘植入。入院予行子宫动脉栓塞术，术中双侧子宫动脉各注射 MTX 25mg。栓塞术后第二天，全麻下行剖宫取胎术，术中见胎盘位于后壁及前壁下段，左前壁下段肌层消失，仅见浆膜层。术中出血 800ml，予宫纱填塞、输血及促进子宫收缩治疗。24 小时后取宫纱阴道出血量少。患者如期出院。

 诊治经验与点评

目前根据胎盘侵入子宫肌层的程度,可分为胎盘粘连、胎盘植入及胎盘穿透。胎盘植入的高危因素包括前次剖宫产、前置胎盘、高龄、多产、多次刮宫、子宫内膜炎以及其他子宫手术史,Asherman 综合征。且有报道吸烟以及慢性高血压也被认为与胎盘植入的发生有关。目前我国的人工流产率较高,并且集中在 25 岁妇女以内,多次宫腔操作会导致胎盘植入的发生率增加,并且随着生活压力增大,高龄产妇人数的不断攀升,二胎政策放开,这些都会导致胎盘植入的发生率增加。对于中期引产合并胎盘植入的患者的处理,需根据患者的一般情况、胎盘植入的深度及胎盘剥离程度以及患者出血情况予以不同处理。

一、术前评估

绝大部分中期引产的妇女在术前并没有胎盘植入的症状,有极少部分会由于胎盘植入导致子宫自发破裂,导致腹痛和腹腔内出血等或由于胎盘植入穿透膀胱引发肉眼血尿。目前胎盘植入的诊断主要依靠患者的一般情况、B 超、CT 及磁共振检查来确诊。B 超检查常提示:胎盘后间隙部分或全部消失;胎盘后方和(或)胎盘实质内有丰富的血流和血窦,可以探及动脉血流,表现为血流紊乱、湍急甚至累及子宫肌层。磁共振能多平面成像,软组织分辨率高,目前成为国内外胎盘植入研究的热点。一般表现为子宫增大,胎盘与子宫肌层密切相连,胎盘组织呈"三角形"或"蘑菇状"侵入子宫肌层,造成结合带变薄或中断。有人报道超声诊断胎盘植入的敏感性为 93%,特异性为 71%,MRI 检查的敏感性为 80%,特异性为 65%。但是,由于 MRI 价格昂贵,在许多医院受到设备条件的限制,不作为筛查胎盘植入的常规检查,只能在超声检查不能确定的情况下,尤其是后壁胎盘的情况下,可以进行 MRI 检查以提高诊断的准确性。此外,近年来有人提出甲胎蛋白(alpha-fetoprotein,AFP)、血清肌酸激酶(creatine kinase,CK)、胎儿游离脱氧核糖核酸(deoxyribonucleic acid,DNA)水平升高及 B 超提示胎囊位于子宫下段可以提示晚孕期胎盘植入,可能为胎盘植入的早期诊断提供了新思路。

二、引产术前诊断胎盘植入的处理

若中期引产前超声或 MRI 高度怀疑胎盘植入者,可在术前予以子宫动脉栓塞术,栓塞时子宫动脉内灌注甲氨蝶呤。术前向患者及家属充分告之风险(产后出血、子宫切除等),术前建立两条以上畅通的静脉通道及充足配血。

引产过程中,需根据患者的一般情况、胎盘植入的深度及胎盘剥离程度以及患者出血情况予以不同处理。至于引产的方式是选择阴道分娩还是剖宫取胎术取决于各医院的经验,有报道这些患者可试行阴道分娩,如出现大出血的情况再转开腹手术。我院一般情况下采取剖宫取胎术,病例 4 就是在术前超声及 MRI 均明确诊断前置胎盘和胎盘植入,在行子宫动脉栓塞后做了剖宫取胎术,成功保留了患者的子宫。对于既往有剖宫产史,而此次妊娠胎盘着床于剖宫产瘢痕的患者,其实她们就是瘢痕妊娠忽略而发展到中期妊娠。这些患者发生产时及产后出血的风险高。即便做了子宫动脉栓塞,仍可能出现术中大出血,需要做好出血及子宫切除的准备。

三、引产术后大出血者的处理

若中期引产后胎盘部分娩出或不娩出,应尽早取出胎盘,如大量出血,应在充分保证子宫有效宫缩的基础上,严密监测生命体征,必要时可行宫腔填塞,而此时双侧子宫动脉栓塞术是快速止血的理想选择。

子宫动脉源自髂内动脉,为终末支血管,选择性子宫动脉栓塞可以将出血动脉从末梢处开始栓塞至主干,闭锁整个动脉血管腔,从而有效控制出血。子宫动脉栓塞术保证了毛细血管小动脉平面侧支循环的通畅,不致出现盆腔器官坏死。一般选用明胶海绵选择栓塞子宫及胎盘的主要供血动脉,从而迅速有效地阻止子宫出血。一般栓塞术后 3 天内行清宫术或宫腹腔镜手术,清除残存胎盘组织。

但是若栓塞后仍有活跃性出血,一般情况不好,生命体征不平稳者需急诊行全子宫切除术。或者对于胎盘植入面积大、胎盘穿透、子宫收缩差、短时间内大量出血(数分钟出血大于 2000ml)及保守治疗失败者应及时予以全子宫切除术。

四、引产后无大出血的处理

若引产过程中出血量少,可予以保守治疗,一般保守治疗包括:期待治疗、药物治疗及双侧子宫动脉栓塞等。

对于胎盘完全无法剥离时,阴道出血量少的患者,可将胎盘留在宫腔。胎儿娩出后子宫收缩,血窦闭合,胎盘失去血供,逐渐分解、吸收和慢慢脱落,期间要予以抗感染治疗,定期监测血 hCG 及 B 超,若出血量突然增多,需及时行子宫动脉栓塞术或者手术治疗。病例 1 在引产后胎盘部分取出,产时大出血,通过药物治疗控制出血,但宫腔仍有部分植入胎盘残留,因出血少且无感染等异常情况,密切随诊,2 个月后 hCG 恢复正常,而且胎盘也逐步排出。

对于血 β-hCG 下降缓慢的患者,可予以药物治疗,一般用药为甲氨蝶呤,甲氨蝶呤为叶酸还原酶抑制剂,对滋养细胞高度敏感,可破坏滋养层组织,抑制细胞增生,减少胎盘血供,促使滋养细胞变性、坏死和脱落,促进胎盘组织吸收。一般用量为单次肌内注射 $50mg/m^2$。还可以使用米非司酮,米非司酮为受体水平抗孕激素药,可以导致富含孕酮受体的蜕膜组织变性、水肿、出血、坏死,引起蜕膜与绒毛膜板的分离,使植入胎盘组织与子宫肌壁分离,以利钳刮清出,甚至自然排出。另一种常见使用的药物是米非司酮,用法及用药时间不一,一般根据血绒毛膜促性腺激素的下降情况或超声检查宫腔变化进行剂量调整。此外还有应用利凡诺、5-Fu、天花粉、生化汤等治疗来保守治疗引产后胎盘植入。

子宫动脉栓塞也可以用于引产后胎盘植入的患者,双侧子宫动脉栓塞可造成胎盘组织缺血坏死,与子宫壁逐渐分离,如果患者血 β-hCG 下降缓慢,可以在栓塞前双侧子宫动脉内各灌注 25mg 甲氨蝶呤,提高局部组织药物浓度。栓塞后严密观察胎盘吸收情况并预防感染。

目前临床上保守治疗胎盘植入并保留子宫是可能的。但要严密随访,警惕迟发产后出血和感染的可能,必要时予以子宫切除术。

五、保守治疗后残留胎盘的处理

对于引产后阴道出血量少及引产后大量出血得到控制者,在保守治疗过程中,要定期复查 hCG 及 B 超,若 hCG 下降持续不满意,或 B 超始终提示宫腔内有残留,可予以手术治疗,包括清宫术和宫腹腔镜手术。

保守治疗过程中当残留胎盘植入肌层部分较浅或子宫肌壁间出现间隙时可以在超声监视下行钳夹清宫术,术前充分备血,充分与患者术前交代,如果术中发生子宫穿孔可行腹腔镜下子宫缝合术,若穿孔较大或腹腔镜操作困难者,可行开腹子宫缝合术。

当胎盘植入处肌层比较深,清宫无法清除残留胎盘组织时,可在超声严密监视下行宫腔镜电切术,术中注意及时发现子宫穿孔,必要时行腹腔镜监视。当胎盘植入处肌层很薄或已经消失,宫腔镜下无法完整将残留组织切除时,可以在腹腔镜下切开胎盘附着处子宫肌层,清除胎盘组织后再缝合子宫。病例 3 在保守药物治疗及子宫动脉栓塞后,月经复潮,但 B 超复查宫腔内仍有大块残留,考虑胎盘植入较深,遂予以行宫腹腔镜手术,术中见宫腔镜下见左侧宫角及宫底充满陈旧黄褐色组织物,无法钳取。腹腔镜下见子宫右侧宫角部外凸,呈紫蓝色,遂在腹腔镜下切开胎盘附着处子宫肌层,清除胎盘组织,并一期缝合子宫。保留了子宫的生育功能。

　　总的说来,中期引产合并胎盘植入的处理,应该做到早发现早处理。处理方案的选择应个体化,在控制产后出血和保证患者生命安全的前提下,以最大程度地保留患者子宫和生育功能为目的,选择安全而有效的治疗方法。

(李志毅　陈蔚琳)

参 考 文 献

1. 应豪,阮晟鸣,王德芬,等.胎盘植入的诊治进展.实用妇产科杂志,2007,23(6):335-336.

2. Dwyer BK,Belogolovkin V,Tran L. Prenatal diagnosis of placenta accreta:sonography or magnetic resonance imaging. Journal of Ultrasound in Medicine,2008,09:1275-1281.

3. 陈书文,李泉水,张家庭,等.彩超、MRI及两种方法联合试验对胎盘植入的诊断价值.中国超声医学杂志,2010,26(12):1116-1118.

4. 邹晓琴,叶卫莲,黄友琼.植入性胎盘产前诊断.河北医学,2011,05:629-633.

5. Ophir E,Tendler R,Odeh M. Creatine kinase as a biochemical marker in diagnosis of placenta increta and percreta. American Journal of Obstetrics and Gynecology,1999,04:1039-1040.

6. Sekizawa A,Jimbo M,Saito H. Increased cell-free fetal DNA in plasma Of two women with invasive placenta Clinical Chemistry,2002,02:353-354.

7. 陈耀庭,许林锋,孙宏亮,等.子宫动脉化疗栓塞术治疗胎盘植入合并产后出血的安全性和临床疗效.中华妇产科学,2010,04:273-277.

8. 罗岚蓉,李坚.中期引产胎盘植入的诊断与治疗.首都医科大学学报,2013,34(4):623-628.

9. 俞梅,刘欣燕,戴晴,等.中孕期胎盘植入的诊断和治疗.中国医学科学院学报,2010,32(5):501-504.

第 21 节 瘢痕妊娠甲氨蝶呤胎囊内注射治疗后骨髓Ⅳ度抑制病例分析

甲氨蝶呤(MTX)是一种叶酸拮抗剂,除可广泛应用于恶性肿瘤的治疗外,亦可用于异位妊娠的药物治疗。瘢痕妊娠是一种罕见类型的异位妊娠,其发生率为0.045%,在有剖宫产史的异位妊娠中占 6.1%。文献报道MTX 的全身或局部注射用药可用于瘢痕妊娠的药物治疗。多数大剂量 MTX 应用后不良反应主要表现为黏膜损害、肝功能损害及骨髓抑制等。通常,小剂量、局部病灶内 MTX 的应用不会引起过重的不良反应,我们诊治了1 例瘢痕妊娠患者应用小剂量 MTX 后发生骨髓Ⅳ度抑制的病例,介绍如下:

病例

患者董××,女,27 岁,G_3P_1,LMP:2008 年 10 月 17日。因"剖宫产术后 3 年,药流后 2 个月,不规则阴道流血 28 天"于 2009 年 2 月 1 日来我院就诊。既往月经规律,4 天 /30 天,停经 2 个月本地诊断"宫内早孕"于 2008年 12 月 1 日行药物流产治疗。诉 3 天后阴道出血,似月经量,无组织物排出,7 天后血止。2009 年 1 月 3 日再次出现阴道出血,前 4 天量同月经量,此后量少,无明显下腹痛。2009 年 1 月 20 日本地 B 超提示瘢痕妊娠可能。

2009年1月23日我院复查B超提示宫内孕囊,4.3cm×
3.9cm×2.2cm,似着床于剖宫产瘢痕处,其内可见胎芽,
长约1cm,未见明确胎心搏动,考虑瘢痕妊娠可能。2009
年1月20日外院查β-hCG:1449.5mIU/ml,2009年1月
24日我院复查β-hCG:834.2mIU/ml。既往史:2005年
12月28日本地剖宫产分娩一子,人流一次。综合分析
患者病史、B超及β-hCG结果,考虑瘢痕妊娠可能,收入
院进一步治疗。2009年2月5日于我院行B超引导下
孕囊内MTX 50mg(1mg/kg)注射术,过程顺利,此后阴
道出血不多,无明显下腹痛。注药后第5天(2009年2
月10日)患者出现MTX超敏反应,主要表现为口腔溃
疡及骨髓Ⅳ度抑制,合并体温升高。给予充分水化补液、
抗生素抗感染、GCSF升白细胞、隔离保护、口腔护理等
对症处理。期间(2009年2月16日)患者血象最低降至:
WBC 1.67×10^9/L,N 0.51×10^9/L,PLT 21×10^9/L,予血
小板2U输入,体温最高达39.5℃(2009年2月17日)。
2009年2月10日~2月18日静脉抗生素(可乐必安5天、
头孢他定3天)应用8天后患者体温仍未好转,改用氟
康唑(大扶康)4天后体温降至正常,患者血象渐恢复正
常后停用吉赛欣(表3-3)。注药后定期复查血β-hCG逐
渐降低,B超观察病灶周边血流渐减少(表3-4)。住院期
间,患者每周复查肝肾功能及血清白蛋白水平,均为正
常。待患者血象、体温、血β-hCG、B超检查结果均恢
复正常后出院。

♥ 诊治经验与点评

甲氨蝶呤(MTX)是一种叶酸拮抗剂,它通过与体内
二氢叶酸还原酶的结合,阻断二氢叶酸转换成具有生物
活性的四氢叶酸,从而干扰DNA、RNA及蛋白质的合成。
除可广泛应用于恶性肿瘤的治疗外,因其能抑制胚胎滋
养细胞增生、破坏绒毛,使胚胎组织发生坏死、脱落、吸收

表 3-3　瘢痕妊娠患者 MTX 局部治疗后血象、溃疡、体温及治疗情况

	WBC(10⁹/L)	N(10⁹/L)	PLT(10⁹/L)	HGB(g/L)	口腔溃疡情况	体温(℃)	治疗
2009-2-10	5.6	1.67	107	114	双颊部黏膜溃疡面,无出血	37.9	开始可乐必妥;水化补液;口护
2009-2-11	2.28	1.5	89	111	扩大,累及舌根部	38.5	同前
2009-2-12	1.78	0.79	74	111	扩大	38.6	开始吉赛欣 300µg QD IH
2009-2-13	2.51	1.8	55	110	溃疡面累及上腭部	38.7	
2009-2-14	3.25	2.18	45	101	扩大	38.2	
2009-2-15	2.12	1.24	30	99	舌黏膜、舌根部	38.8	
2009-2-16	1.67	0.51	21	101	开始好转	39.3	停可乐必妥改头孢他定 1g Q8H;输血小板 2U;血细菌培养结果(-);加强口护

续表

	WBC(10⁹/L)	N(10⁹/L)	PLT(10⁹/L)	HGB(g/L)	口腔溃疡情况	体温(℃)	治疗
2009-2-17	2.12	0.74	90	104	好转	39.5	
2009-2-18	6.05	3	59	94	好转	39	胸片(-);口腔拭子培养:偶见酵母样菌落;加用大扶康
2009-2-19	21.25	16.75	64	98	好转	37.9	停用吉赛欣、头孢他定;继续大扶康
2009-2-20	49.27	42.97	78	102	好转	37.2	
2009-2-21					好转	37.1	停用大扶康
2009-2-22	14.94	11.77	73	96	基本痊愈	36.9	
2009-2-24	6.65	4.12	96	95	痊愈	36.7	

表 3-4　瘢痕妊娠患者 MTX 局部治疗后血 β-hCG、B 超变化情况

	血 β-hCG（mIU/ml）	阴道 B 超
2009-2-2	327.8	子宫下段瘢痕处胎囊,3.7cm×4.3cm×2.7cm,边缘有中速血流,瘢痕处肌层最薄 3mm
2009-2-5	B 超引导下孕囊内注入 MTX 50mg	
2009-2-6	259.7	
2009-2-9	243.3	子宫下段无回声,3.8cm×3.9cm×2.7cm,周边可见环形低阻血流。其内中等回声,1.9cm×1.5cm,内未见血流
2009-2-12	193.2	
2009-2-16	65.3	
2009-2-19	57.4	子宫前壁近宫颈内口处无回声,4.3cm×4cm×3.4cm,内见无回声及低回声,周边环绕血流,其内无明确血流
2009-2-24	22.4	子宫前壁下段 4.8cm×5cm×4.4cm 中等回声,内不规则无回声,周边血流较丰富,内无血流。前壁肌层最薄 7mm
2009-2-27	10.1	
2009-3-2	3.7	

而可用于异位妊娠的保守治疗。由于在杀胚胎细胞的同时对增殖旺盛的正常细胞如造血系统、胃肠道黏膜上皮都有影响,具有较多并发症:如胃肠道反应、造血功能障碍、皮肤黏膜反应、假膜性肠炎的发生、肝肾功能损害等。MTX 的副作用与血液中 MTX 浓度、肾脏的排泄功能有

极大关系。MTX 剂量越大，其副作用也越明显。对于小剂量 MTX 治疗异位妊娠的患者，其副作用大多数轻微且有自限性。

Barnhart 等进行的一项关于 MTX 治疗异位妊娠患者的 meta 分析发现：1327 例患者接受治疗后，36% 出现了一些轻微的反应如恶心、呕吐、腹泻、口腔溃疡、轻度转氨酶升高等，但这些反应具有自限性，停药后均能自动消失。但亦有文献报道，应用小剂量 MTX 治疗异位妊娠后出现致死性的全血细胞减少或过敏性休克等较严重并发症的患者。石凤玉等报道 1 例异位妊娠的年轻患者，使用小剂量 MTX（75mg 肌内注射）后 3 天出现上呼吸道感染、全身散在红斑、丘疹，1 周后出现白细胞降低（Ⅳ度抑制），经对症抗感染、抗敏、升白细胞治疗后好转出院[7]。Kelly 等报道 1 例合并尿毒症需行血液透析的年轻异位妊娠患者，使用小剂量 MTX 后出现口腔溃疡、皮肤红斑和致死性的全血细胞减少，1 周后出现了急性呼吸窘迫综合征、酸中毒等严重并发症，最终致患者死亡。虽然小剂量 MTX 后出现重度全血细胞减少的病例较为罕见、突发且难以预料，但对于合并肾功能不良（非仅限于尿毒症）的患者，其危险性增加。其他的高危因素包括低蛋白血症、高龄、血清叶酸水平降低、平均红细胞容积升高、非甾体类抗感染药物的应用以及同时应用 5 种以上的药物等。一项关于 MTX 应用后全血细胞减少的大样本量病例研究发现，虽然存在上述多项高危因素，MTX 的剂量仍是全血细胞减少严重程度的最重要的预测指标。

结合本例患者，并未合并以上高危因素，难以解释为何本患者在局部病灶内应用小剂量 MTX 后出现重度全血细胞降低的副作用。使用 MTX 治疗异位妊娠应严格掌握其适应证与禁忌证，在治疗前应完善血常规、肝肾功能等相关辅助检查。在治疗过程中应密切关注患者有无不适反应，密切观察上述指标，治疗结束后也应定期随访患者。因多数情况下,MTX 治疗的副作用与其剂量成正比,因而,控制治疗异位妊娠的 MTX 最小剂量,限制剂量累积是减少其副作用的关键。

(陈 娜 陈蔚琳)

参 考 文 献

1. Seow KW,Huang LW,Lin YH. Cesarean scar pregnancy:issue in management. Ultrasound Obstet Gynecol,2004,23(3):247-253.

2. Rotas MA,Haberman S,Levgur M. Cesarean scar ectopic pregnancies:etiology,diagnosis,and management. Obstet Gynecol,2006,107:1373-1381.

3. Kucera E,Helbich TH,Klem I,et al. Systemic methotrexate treatment of interstitial pregnancy-magnetic resonance imaging (MRI)as a valuable tool for monitoring treatment. Wien Klin Wochenschr,2000,112:772-775.

4. Lau S,Tulandi T. Conservative medical and surgical management of interstitial ectopic pregnancy. Fertil Steril,1999,72:207-215.

5. Barnhart KT,Gosman G,Ashby R,et al. The medical management of ectopic pregnancy:a meta-analysis comparing "single dose" and "multidose" regimens. Obstet Gynecol,2003,101(4):778-784.

6. 姚勤. 甲氨蝶呤致过敏性休克 1 例. 现代医药卫生,2012,28(16):2435-2437.

7. 石凤玉,胡志勇. 肌内注射甲氨蝶呤引起超敏反应1例. 中国误诊学杂志,2008,8(30):7559-7660.

8. Nakamura M,Sakemi T,Nagasawa K. Severe pancytopenia caused by a single administration of low dose methotrexate in a patient undergoing hemodialysis. J Rheumatol,1999,26:1424-

1425.

9. Cheung K, Chow KM, Szeto CC, et al. Fatal pancytopenia in a hemodialysis patient after treatment with low-dose methotrexate. J Clin Rheumatol, 2009, 15 (4): 177-180.

10. Kelly H, Harvey D, Moll S. A cautionary tale: fatal outcome of methotrexate therapy given for management of ectopic pregnancy. Obstet Gynecol, 2006, 107 (2 Pt 2): 439-441.

11. Borchers AT, Keen CL, Cheema GS, et al. The use of methotrexate in rheumatoid arthritis. Semin Arthritis Rheum, 2004, 34: 465-483.

12. Gutierrez-Urena S, Molina JF, Garcia CO, et al. Pancytopenia secondary to methotrexate therapy in rheumatoid arthritis. Arthritis Rheum, 1996, 39: 272-276.

13. American College of Rheumatology Ad Hoc Committee on Clinical Guidelines. Guideline for the management of rheumatoid arthritis. Arthritis Rheum, 1996, 39: 713-722.

14. Lim AY, Gaffney K, Scott DG. Methotrexate-induced pancytopenia: serious and under-reported? Our experience of 25 cases in 5 years. Rheumatology (Oxford), 2005, 44: 1051-1055.

第四章

妇科肿瘤与滋养细胞疾病查房

第1节 子宫肌瘤 PET-CT 误诊为
子宫恶性肿瘤——影像学诊断的陷阱

正电子发射断层显像 /X 线计算机体层成像仪（PET-CT）是利用正电子示踪剂（如 2-^{18}F-2- 脱氧 -D- 葡萄糖，^{18}F-FDG）选择性反映组织器官的代谢情况，同时利用 CT 图像对 PET 图像病变部位进行解剖定位，目前可用于恶性肿瘤的临床诊断。子宫肌瘤是发生在生育期女性最常见的一种良性盆腔肿瘤，发病率为 25%~35%。通常情况下，PET-CT 扫描子宫肌瘤病灶后不显示 ^{18}F-FDG 的摄取。有文献报道可利用 PET-CT 对子宫肌瘤和子宫肉瘤进行鉴别诊断。我们诊治了 2 例有子宫肌瘤病史、PET-CT 扫描高度可疑恶性病变的病例，术后病理仍证实为良性子宫肌瘤。

病例 1

患者武 ××，女，46 岁，G_0P_0，因"查体发现子宫肌瘤 10 余年，B 超发现肌瘤生长迅速 6 个月"于 2010 年 8 月来我院就诊。既往月经规律，5~6 天 /28 天，近 4 个月来出现经期缩短，经量较前略减少。患者 10 余年前体检时 B 超提示：子宫肌瘤，单发、直径约 2~3cm。无月经异常、经期腹痛等症状。遂每年定期复查 B 超，子宫肌瘤大小无明显改变，无明显临床症状。2009 年 8 月 10 日 B 超提示:子宫肌瘤较前明显增大,无自觉症状。肿瘤标志物:CA_{125}、CEA、CA_{199}均在正常范围之内,CA_{72-4}(34.09U/ml)高于正常。3个月后复查CA_{72-4}升高至61.4U/m,PET-CT检查示:子宫底偏前部见放射增高区,向前突出,范围约2.4cm×2.1cm×2.1cm,标准摄取值(SUV)2.7,延迟显像SUV 3.2,左髂血管区见两个放射性摄取增高结节影,大小分别为1.6cm和1.1cm,SUV分别为2.5、1.6,延迟显像SUV分别为7.9、2.3,同时双侧腹股沟可见轻度放射性增高小结节(图4-1)。B超:子宫增大,形

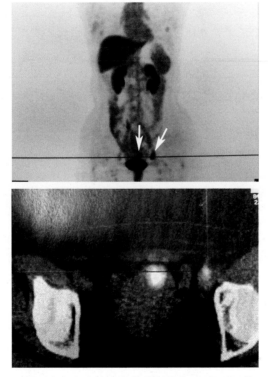

图4-1 盆腔内子宫底偏前部见放射增高区,左髂血管区见两个放射性摄取增高结节影,同时双侧腹股沟可见轻度放射性增高小结节

态失常,肌层回声不均可探及数个低回声结节,最大者3.4cm,向表面隆起;双附件无异常发现。家族史:其母患宫颈癌、其姐有子宫肉瘤病史。综合分析患者病史、家族史、CA72-4升高、PET-CT扫描,考虑有子宫肌瘤恶变的可能(不除外子宫肉瘤),决定收入院行手术治疗。术中见:淡血性腹水,探查子宫增大如孕8周大小,表面光滑,后壁突出,行全子宫及双附件切除。探查双侧盆腔淋巴结,发现左侧髂血管旁单个淋巴结增大约3cm×2cm,切除双侧髂总、髂内外、闭孔淋巴结。台下剖视子宫见:宫底外侧肌层间直径约3cm的肿瘤,包膜完整。快速病理结果提示:子宫肌瘤,淋巴结反应性增生,腹水未见瘤细胞。术后7天刀口拆线,愈合好,常规出院。术后常规病理提示:多发性子宫肌瘤、分泌期子宫内膜、慢性宫颈炎及宫颈内膜炎、左右卵巢及输卵管未见异常、盆腔淋巴结反应性增生。术后复查CA_{72-4}逐渐恢复至正常水平。

病例2

患者王××,女,50岁,G_1P_1。因"查体发现子宫肌瘤10年,PET-CT扫描发现'子宫内部高代谢病灶'5个月"于2010年7月6日门诊收入院。既往月经规律6~7天/24~25天,经量多。患者10年前查体发现子宫肌瘤,无明显临床症状。随后定期查体和B超复查,肌瘤无明显增大。5个月前查体时行PET-CT检查,发现子宫内出现三处高代谢病灶,遂来我院就诊。入院时妇科检查:外阴、阴道及宫颈无异常发现;子宫增大如孕8周大小,质中等,活动,轻度压痛;双侧附件无异常发现。盆腔B超提示:子宫后位,大小5.7cm×4.8cm×4.5cm,子宫肌壁间见数个中低回声区,最大者直径2.2cm。CA125(13.6U/L)正常。PET-CT扫描示子宫前壁可见三处代谢活跃灶,SUV 3~7,结果提示子宫肌瘤恶性变待除外(图4-2)。入院后行腹腔镜探查术,术中发现子宫如孕8周大小,表面不平,质地硬,左右侧卵巢约 3cm×2cm×2cm 大小,内见巧克力囊肿,均粘连于阔韧带后方,宫骶韧带增粗,直肠子宫陷凹部分封闭,多发性肌壁间肌瘤,遂行全子宫切除、双卵巢囊肿剥除术及盆腔粘连松解术。手术顺利,台下剖视子宫见多发性子宫肌壁间肌瘤,直径约 0.2~2.5cm,肌层增厚,呈子宫肌腺病样改变,内膜光滑,宫腔右侧近宫角处两枚息肉组织直径约 0.5cm,金属宫内节育器 1 枚。术后病理诊断:多发性子宫平滑肌瘤、增殖期子宫内膜、卵巢巧克力囊肿。

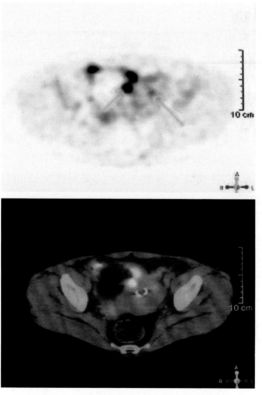

图 4-2　子宫前壁可见三处代谢活跃灶

💓 **诊治经验与点评**

子宫肌瘤是女性生殖系统的常见肿瘤，也是导致子宫切除的常见病因。对于那些患有子宫肌瘤又希望保留生育功能的女性，肌瘤剔除、子宫动脉栓塞术可作为较常选择的治疗方式，而此类手术能否实施，则取决于术前对子宫肌瘤恶变、子宫肉瘤可能性的充分评估。目前子宫肌瘤恶性变和子宫肉瘤的最终临床诊断依赖于手术后组织病理学结果，因此术前评估与术后病理诊断结果的不一致，会给此类手术的实施带来一定的风险。PET-CT已广泛应用于对恶性肿瘤的诊断、分期、再分期与复发的评估，也常用于恶性肿瘤的筛查与鉴别诊断，但临床实际工作中可能也会出现PET-CT误诊的报道。此2例有子宫肌瘤病史、PET-CT扫描高度疑似恶性病变的病例，经手术后病理证实为良性子宫肌瘤，而非恶性子宫肿瘤。尤其是病例1，子宫内、髂血管旁淋巴结部位有高代谢病灶，同时伴有肿瘤标志物CA_{724}的升高，其母、姐均有生殖器官恶性肿瘤史，术前难以与子宫平滑肌肉瘤、子宫肉瘤相鉴别，该患者术前PET-CT结果对临床诊断有重要的误导作用。

子宫肌瘤在通常情况下并不摄取^{18}F-FDG，但是据国外文献报道，健康女性的子宫和子宫肌瘤可以有不同程度的^{18}F-FDG的摄取。健康女性的子宫内^{18}F-FDG摄取阳性率为0.1%，子宫肌瘤^{18}F-FDG摄取阳性率0.5%，变性的子宫肌瘤中占3.4%。Lin等研究结果显示子宫肌瘤内^{18}F-FDG的摄取水平和月经周期并没有明显关系。另有研究显示绝经前期子宫肌瘤患者吸收^{18}F-FDG阳性率为10.4%，绝经后期1.2%，绝经前期子宫肌瘤患者^{18}F-FDG吸收阳性率显著高于绝经后期，SUV随着年龄增长出现下降趋势。

常见的子宫间质肿瘤伴PET-CT SUV升高的鉴别

诊断主要包括平滑肌肉瘤和其他子宫肉瘤。子宫平滑肌肉瘤通常显示中强 FDG 摄取（SUV 6.4±4.3，范围 2.4~10.2），但由于子宫肌瘤偶见高 FDG 摄取且平滑肌肉瘤偶见低 FDG 摄取，因此 FDG PET 无法用于鉴别平滑肌肉瘤和子宫肌瘤。而子宫内膜间质肉瘤和子宫癌肉瘤以及子宫转移性肿瘤通常为强 FDG 摄取，Ho 等人报告的子宫癌肉瘤 SUV 平均值为 10.3±5.5（范围：3.1~22.4）。

　　良性子宫肌瘤摄取 ^{18}F-FDG 的机制目前并不清楚，可能与局部高活性的生长因子如 BFGF、TGF、GMCF 及平滑肌细胞增生状态有关。Chura 报道了一例术前 ^{18}F-FDG 摄取阳性的子宫肿瘤患者，手术后组织病理学证实为子宫肌瘤，同时发现该病灶内以局部血管化为特征，而反映细胞增殖指标 Ki-67 抗原和 ^{18}F-FDG 摄取阳性并没有关系。Shida 等也报道了一例围绝经期的 PET-CT 扫描阳性的良性子宫肌瘤女性患者，免疫组化法检测内膜和肌瘤内糖转运蛋白 -1 的表达，结果显示糖转运蛋白 -1 在肌瘤病灶内不表达，而在子宫内膜内表达阳性。更有意义的是 Tripathi 等 2009 年报道了一例何杰金淋巴瘤女性患者，PET-CT 全身扫描发现子宫内 ^{18}F-FDG 异常积聚的肿瘤，MRI 确诊为子宫肌瘤，应用丹那唑 14 天后子宫肌瘤病灶已经失去摄取 ^{18}F-FDG 的活性。鉴于丹那唑抗雌激素的药理作用以及子宫肌瘤雌激素依赖性发病机制，此个案提示了雌激素水平和子宫肌瘤内部 ^{18}F-FDG 摄取增高可能存在内在的联系。Tsujikawa 等利用两种电子示踪剂：^{18}F-16α- 氟雌二醇（^{18}F-FES）和 ^{18}F-FDG，比较了子宫良恶性肿瘤之间的雌激素受体以及葡萄糖糖代谢水平，发现子宫良性肿瘤摄取 ^{18}F-FES 平均 SUV 显著大于 ^{18}F-FDG，恶性肿瘤摄取 ^{18}F-FDG 平均 SUV 大于 ^{18}F-FES，结果表明了子宫良恶性肿瘤对摄取葡萄糖和雌激素的趋势是相反的，因此作者提出可以利用 FES/PET 鉴别子宫肌瘤和子宫肉瘤的假设；后续研究进一步确认在所有子宫间质肿瘤中,^{18}F-FES 摄取与 ERα 和 PR 表达相关,^{18}F-FDG 摄取与 GLUT-1 表达和 Ki-67 LI 相关,并且子宫肉瘤中 ^{18}F-FDG/^{18}F-FES 比值与 Ki-67、GLUT-1 及 ERβ 相关。综上,尽管子宫肌瘤摄取 ^{18}F-FDG 的发生机制尚不清楚,但是目前的研究提示:利用抗雌激素类药物(丹那唑)、电子示踪剂 ^{18}F-FES 可能作为良恶性子宫肿瘤的鉴别诊断的方法以供临床参考。

此外,Yamane 等通过对 15 例疑似子宫平滑肌肉瘤的患者进行 ^{18}F- 脱氧氟胸苷(^{18}F-FLT)和 ^{18}F-FDG PET 扫描,发现两种方法的敏感度和阴性预测值均为 100%。而 ^{18}F-FLT PET 的阳性预测值和准确度高于 ^{18}F-FDG PET。^{18}F-FLT PET 显示良恶性肿瘤的 SUV_{max} 之间存在显著性差异,而 ^{18}F-FDG PET 则不然。从而认为在鉴别良性子宫肌瘤与子宫恶性肿瘤时,^{18}F-FLT PET 优于 ^{18}F-FDG PET,且前者的摄取与细胞分裂的免疫组化指标相关。

目前 PET-CT 诊断恶性肿瘤的有效性已达到广泛共识,临床应用于妇科恶性肿瘤诊断、分期、再分期和复发的评估,也用于恶性肿瘤的筛查。由于 ^{18}F-FDG 是一种能量代谢的底物,其高吸收性不仅仅局限于恶性肿瘤组织,正常的子宫内膜、卵巢内可以观察到 ^{18}F-FDG 摄取现象,良性子宫肌瘤内可能会出现 ^{18}F-FDG 吸收,从而易导致临床假阳性报告。因此,临床工作者应对 PET-CT 诊断恶性肿瘤阳性率有充分的认识,避免对 PET-CT 诊断结果的过分依赖,应综合考虑患者的病史、症状、体征等相关因素,尤其是对于希望保留生育功能的女性患者,慎重选择治疗方式,以避免误诊、误治的发生。采用其他标志物如 ^{18}F-FES 和 ^{18}F-FLT 进行 PET 检查,也能帮助更好地鉴别良恶性子宫肿瘤。

（计鸣良　向　阳）

参 考 文 献

1. Umesaki N, Tanaka T, Miyama M, et al. Positron emission tomography with (18)F-fluorodeoxyglucose of uterine sarcoma: a comparison with magnetic resonance imaging and power Doppler imaging. Gynecologic Oncology, 2001, 80(3): 372-377.

2. Tsukada H, Murakami M, Shida M, et al. 18F-fluorodeoxyglucose uptake in uterine leiomyomas in healthy women. Clinical Imaging, 2009, 33(6): 462-467.

3. Lin CY, Ding HJ, Chen YK, et al. F-18 FDG PET in detecting uterine leiomyoma. Clinical Imaging, 2008, 32(1): 38-41.

4. Nishizawa S, Inubushi M, Kido A, et al. Incidence and characteristics of uterine leiomyomas with FDG uptake. Annals of Nuclear Medicine, 2008, 22(9): 803-810.

5. Kitajima K, Murakami K, Kaji Y, et al. Spectrum of FDG PET/CT findings of uterine tumors. AJR Am J Roentgenol, 2010, 195(3): 737-743.

6. Fenchel S, Grab D, Nuessle K, et al. Asymptomatic adnexal masses: correlation of FDG PET and histopathologic findings. Radiology, 2002, 223(3): 780-788.

7. Chura JC, Marushin R, Boyd A, et al. Multimodal therapy improves survival in patients with CNS metastasis from uterine cancer: a retrospective analysis and literature review. Gynecologic Oncology, 2007, 107(1): 79-85.

8. Shida M, Murakami M, Tsukada H, et al. F-18 fluorodeoxyglucose uptake in leiomyomatous uterus. Int J Gynecol Cancer, 2007, 17(1): 285-290.

9. Tripathi M, Srivastava M, Garg G, et al. Suppression of F-18 fluorodeoxyglucose uptake in benign uterine leiomyomas with danazol. Clinical Nuclear Medicine, 2009, 34(7): 452-455.

10. Tsujikawa T, Yoshida Y, Mori T, et al. Uterine tumors: pathophysiologic imaging with 16alpha-[18F]fluoro-17beta-estradiol and 18F fluorodeoxyglucose PET—initial experience. Radiology, 2008, 248（2）: 599-605.

11. Zhao Z, Yoshida Y, Kurokawa T, et al. 18F-FES and 18F-FDG PET for differential diagnosis and quantitative evaluation of mesenchymal uterine tumors: correlation with immunohistochemical analysis. J Nucl Med, 2013, 54（4）: 499-506.

12. Yamane T, Takaoka A, Kita M, et al. 18F-FLT PET performs better than 18F-FDG PET in differentiating malignant uterine corpus tumors from benign leiomyoma. Ann Nucl Med, 2012, 26（6）: 478-484.

13. Yasuda S, Ide M, Fujii H, et al. Application of positron emission tomography imaging to cancer screening. British Journal of Cancer, 2000, 83（12）: 1607-1611.

14. Kim SK, Kang KW, Roh JW, et al. Incidental ovarian 18F-FDG accumulation on PET: correlation with the menstrual cycle. Eur J Nucl Med Mol Imaging, 2005, 32（7）: 757-763.

第2节　妇科恶性肿瘤终末期患者的处理

恶性肿瘤终末期治疗是指对于晚期或复发恶性肿瘤，临床上已无针对肿瘤的根治性治疗方法，为缓解原发病引起的并发症和不适症状，维持生理功能，改善生活质量，所行的姑息性治疗。应尽可能避免由于治疗相关的副作用或并发症给患者带来额外的痛苦和经济负担。终末期的处理包括肠梗阻和泌尿系梗阻，各种普通躯体症状处理，如乏力、疼痛、恶心呕吐、腹泻便秘等，以及社会心理精神上的需求。这里主要分析妇科晚期或复发恶性肿瘤终末期最常见的肠梗阻及泌尿系梗阻的处理。

一、肠梗阻

1. **概述** 恶性肠梗阻(malignant large and/or small bowel obstruction)常见于胃肠道和盆腔恶性肿瘤,妇科肿瘤中,以晚期卵巢癌多见,其他如子宫肉瘤和子宫内膜癌(浆乳、黏液、癌肉瘤)也可转移至肠道引起梗阻。25%~50% 晚期或复发卵巢癌门诊随诊中出现肠梗阻,治疗后 65% 肠梗阻还会复发。妇科恶性肿瘤先转移至肠道或者肠系膜表面,进一步浸及肌层,甚至黏膜层,肿瘤外压性的压迫肠腔引起肠梗阻,或者因手术及腹腔化疗、放疗后的粘连引起。由于小肠的肠腔比结肠要细一些,因此妇科恶性肿瘤主要引起小肠梗阻;这点与肠道原发恶性肿瘤引起肠梗阻的情况不同,因为小肠原发恶性肿瘤相对少见,肠道原发恶性肿瘤几乎都是发生在结肠和直肠,因此肠道原发恶性肿瘤引起的肠梗阻主要发生在结肠或直肠。出现肠梗阻患者与初次手术即有肠道转移、初次手术未达到基本切净效果、临床分期Ⅲ期或Ⅳ期相关。非围术期出现肠梗阻一般提示肿瘤进展或复发。不明原因的肠梗阻提示卵巢癌复发可能,但不能因为出现肠梗阻就确定复发或肿瘤进展,因为其中 5%~24% 肠梗阻属非肿瘤性的,如手术、腹腔化疗和放疗后粘连引起。

2. **临床表现** 腹痛、腹胀、恶心呕吐和停止排气、排便。患者首先出现排气减少甚至消失、停止排便,出现轻度腹胀,这时候是为早期肠梗阻或者不全肠梗阻,随着病情加重,出现恶心呕吐,92% 患者出现中~重度腹痛和腹胀。早期不全肠梗阻阶段,通过禁食水,给予一定的泻药,如液状石蜡、番泻叶等,很快就可能出现排便,随后排气症状能够改善,可避免完全性肠梗阻的发生,避免了痛苦和为此进行治疗的费用及负担。患者有不全肠梗阻病史,应该格外重视平时的饮食情况,选择容易消化、吸收的有营养的食物,避免再次发生肠梗阻。不全肠梗阻可进展为完全肠梗阻。由于高位小肠梗阻常见,因此临床上见到的卵巢癌患者的完全性肠梗阻主要表现是严重恶心呕吐,量大,可超过1000ml/d;如果是低位的结肠梗阻,恶心呕吐症状轻,呕吐量少,早期甚至没有明显的呕吐,随着肠道中肠液逐渐增多,出现较严重呕吐,腹胀和腹痛症状较突出。腹痛突然加重并出现发热时,需警惕肠缺血坏死或肠穿孔,此时查体会有明显的反跳痛和肌紧张。如发热同时出现血白细胞和中性粒细胞的升高提示合并感染。查体:脱水表现如心动过速、直立性低血压、尿量减少。视诊腹部膨隆。听诊肠鸣音减弱或消失,需注意有无气过水声,甚至金属音调的高调肠鸣音。叩诊鼓音。

3. **诊断**　依据症状和体征以及影像学,腹部立卧位片提示肠管扩张、气液平面,确定梗阻的部位是高位或低位。小肠梗阻可以见到积气扩张的小肠腔如“鱼骨”状,气液平面一般短小;结肠梗阻可以见到积气扩张的大团结肠袋,气液平面一般较大;横膈游离气体提示肠穿孔。合并腹水或严重肠梗阻(肠腔内充满了肠液)的患者,腹部立卧位X线片可能不会出现肠管扩张、气液平面等表现,诊断困难,对于这样的患者,或者高度可疑肠缺血坏死或肠穿孔者,需行腹盆增强CT以明确诊断,同时了解梗阻位置、梗阻的严重程度,肿瘤转移情况及腹腔积液、膈下积气等,指导手术治疗。如果是肿瘤广泛转移和进展引起的恶性肠梗阻,并且临床上没有有效的措施能控制肿瘤,则预示肿瘤终末期,治疗原则以缓解症状、改善生活质量为主。结合以下病例谈谈选择治疗方案原则,如何依据患者病情及需求,个体化治疗。

💗 **病例 1**

患者,58岁,卵巢浆乳癌ⅢC期术后1年,停化疗4

个月后复发2个月,肠梗阻15天。患者因"大量腹水、盆腔包块"考虑"卵巢癌,腹膜癌不除外"于2013年5月10日腹腔镜下活检,病理示腹膜表面浆乳癌,先期腹腔化疗(PAF-C)2程,腹水得到控制后,于2013年6月19日行满意的肿瘤细胞减灭术。手术病理分期ⅢC期,基本切净。术后TC(紫杉醇＋伯尔定)化疗8程,术后第二程CA125正常,末次化疗2013年11月16日。2014年3月(化疗结束4个月)发现CA125升高55.2U/ml,4月腹盆增强CT未发现异常,4月26日CA125为181U/ml。5月10日行草酸铂＋环磷酰胺化疗1程。5月22日出现腹胀腹痛,排气排便减少于急诊就诊,予胃肠减压、禁食、补液对症支持治疗,5月29日腹部症状体征缓解,有排气排便。5月31日再次出现腹胀、恶心呕吐,停止排便,有排气。腹部立卧位片提示肠管胀,有气液平面。入院后予禁食、胃肠减压、补液对症处理13天仍无排气排便,胸盆增强CT提示盆腹腔多发转移灶,梗阻部位为小肠。与外科讨论后认为有手术指征,肿瘤有基本切净可能。与患者及家属商量后,于2014年6月19日行再次肿瘤细胞减灭术＋空回肠切除侧侧吻合＋结肠表面肿物切除,术中见梗阻部位为空回肠一段,结肠表面肿物,盆腹腔多发转移病灶,手术基本切净,术后7天恢复排气排便后逐渐过渡饮食到普食。现患者继续化疗中。

💟 病例2

患者,58岁,卵巢浆乳癌ⅢC期二次术后,化疗中,停止肛门排气4天。2012年6月外院行开腹全子宫双附件＋大网膜切除,手术病理分期卵巢浆乳癌ⅢC期,手术基本切净。术后化疗3程。末次化疗2012年9月。2013年4月影像学提示盆腔内包块,复发可能。2013年5月3日行转移瘤切除＋盆腔淋巴结清扫＋大网膜切除＋乙状结肠浆肌层修补＋膀胱镜检查＋左侧输尿管支架置入术。手术基本切净。术后 TC（紫杉醇＋伯尔定）化疗 2 程，因 CA125 逐渐升高，改 TT（紫杉醇＋和美新）周疗。2013 年 9 月行 TT 周疗第 4 程。10 月 1 日出现肛门停止排气，腹痛腹胀，10 月 4 日腹部立卧位提示完全性小肠梗阻。10 月 5 日入院，予禁食、胃肠减压、补液对症处理 15 天仍无排气，偶有排便。10 月 17 日经鼻置入肠梗阻导管，10 月 18 日肠梗阻导管引出胃肠液2400ml，10 月 19 日出现排气，10 月 21 日排气排便，10 月24 日拔除肠梗阻导管，逐渐恢复普食，排气排便好。现患者结束化疗，随诊。

💗 诊治经验与点评

一、保守支持治疗

明确肠梗阻诊断，评估患者是否存在肠缺血坏死或肠穿孔，是否需要急诊手术。如果没有急诊手术指征，先行保守支持治疗。进行胃肠减压、禁食、完全胃肠外营养支持，纠正水电平衡紊乱，抑制胃酸胆汁肠液分泌药物治疗。无论下一步治疗是否手术，强调保守支持治疗的重要性，可以改善患者的一般状况，纠正水电平衡，纠正低蛋白血症，降低手术风险，缓解肠道水肿降低吻合口瘘风险。治疗过程中，注意是否出现感染，监测体温、血象等，对于老年或免疫缺陷的患者，可能发生感染后不会出现相应体温升高的表现，提高警惕。肠梗阻时间较长时，肠道水肿加重，或兼受肿瘤压迫，可出现肠坏死、穿孔，腹腔感染继而感染性休克，丧失手术机会。因此，一般正规的保守支持治疗时间 10 天左右，如果肠梗阻没有好转的迹象，应考虑积极手术治疗。对于小肠的肠管扩张严重者，在支持治疗同时可考虑选择置入肠梗阻导管，将导管放入空肠甚至回肠部分，直接在肠梗阻的肠道上部进行减压，利于引流潴留的食物和气体，从而有助于解决梗阻；也可通过肠导管注入中药、生植物油等，直接作用于梗阻的上部,利于解决梗阻;即使是完全梗阻,肠梗阻导管减压治疗后,可减轻梗阻以上小肠的扩张和水肿,减少术中污染,利于行粘连松解和手术吻合;对于粘连严重和反复粘连的肠梗阻,不仅可利用肠导管在术前进行减压,还可在术中进行肠排列,避免术后梗阻复发;通过肠梗阻导管造影可判断梗阻的具体部位,为手术解决梗阻提供方便;造影还可判断是否为完全梗阻,有利于早期判断是否应行手术治疗,从而减少肠坏死等并发症,效果明显优于留置普通胃管,82%~91% 患者恶心呕吐腹胀症状缓解。也可缓解肠道水肿,为肠道切除 I 期吻合提供时机。肠梗阻导管可经鼻或直肠放入,由于卵巢恶性肿瘤引起的肠梗阻以小肠梗阻多见,因此一般采用经鼻放入,如病例 2。放置肠梗阻导管前需了解有无禁忌,如幽门梗阻。肠道多发部位梗阻患者,特别是腹盆腔多发转移巨大包块者,导管治疗效果欠佳。病例 2 患者放置肠梗阻导管治疗成功的经验主要是因为患者第 2 次减瘤术后 4 个月,增强 CT 未提示复发病灶。此类患者宜延长保守治疗时间,成功机会大。

二、如何选择手术治疗时机及手术方式

1. 大部分恶性肠梗阻患者,需手术缓解肠梗阻。姑息性手术目的是缓解症状,有限延长总生存时间,此类手术并发症和死亡率高,且可能再次出现肠梗阻。首先选择合适妇科恶性肿瘤并发肠梗阻患者。其次,与外科合作评估手术指征很重要,患者需理解手术并发症及手术预期目的。需要考虑的因素包括:一般身体状况能否耐受手术,年龄,距上次肿瘤手术时间,肿瘤转移范围,对化疗敏感性,梗阻部位。年龄大身体一般状况差、术后无法恢复进食和肠道功能的患者,建议放置肠梗阻导管和药物保守治疗。距上次肿瘤细胞减灭手术时间短,如病例 2,保守治疗包括置入肠梗阻导管成功机会大,不妨适当延长保守治疗时间。距上次手术时间长,多发转移瘤,保

守治疗无效,可选择手术,且能同时适当行减瘤术。合并有腹水、对化疗不敏感的患者生存时间短,手术需慎重,选择置入肠梗阻导管缓解症状为佳。

2. 手术类型取决于肿瘤范围及梗阻数目和部位。如梗阻部位主要集中在小肠一个区域,如病例 1,患者一般状态可,术前结合 CT 评估梗阻位于小肠单一区域,结肠无梗阻,腹盆腔转移瘤可达到基本切净,选择部分小肠切除后吻合。选择小肠切除前需明确小肠远端和结肠无梗阻。对此类患者治疗方式应积极,争取达到基本切净转移瘤,提高 5 年生存率。对于有手术机会患者,治疗态度应积极,保守治疗时间不宜过长,防止因急腹症急诊手术,围术期风险增加。如转移瘤无法切净,选择绕过梗阻部分,行小肠结肠侧侧吻合或小肠近端造口。结肠梗阻一般行梗阻结肠近端造口术。终末期的患者经历过多次手术和化疗,往往出现多部位肠梗阻,手术方式选择回肠或空肠造瘘。尽管术前充分评估,姑息性手术死亡率 5%~15%,术后并发症发生率 5%~49%。手术并发症主要是肠外瘘、吻合口漏、短肠综合征、败血症。选择合适患者,较非手术治疗,行姑息性手术治疗不只改善生存质量,再次减瘤术达到基本切净,术后继续化疗,如病例 1、2,可延长生存时间。临床上更常见的是转移灶累计范围广泛,难治性终末期患者,肝肾功能受损,即使行姑息性肠道造口术,手术并发症高且可能导致死亡,或术后更影响生活质量,不建议手术。此类患者宜胃肠减压缓解症状,肠外营养支持,维持水电解质平衡,对症处理,可尝试肠梗阻导管但效果欠佳,预后极差,存活期短,大部分3~6 个月后死亡,死因主要为肠穿孔后感染性休克。

三、泌尿系梗阻

妇科晚期恶性肿瘤另一个常见的并发症是泌尿系梗阻,以宫颈癌多见。主要是肾后性(输尿管、膀胱)梗阻引起肾盂积水、肾功能不全和尿毒症,严重影响患者生存质量,甚至导致死亡。分为两种情况:晚期恶性肿瘤未放疗的泌尿系梗阻,晚期恶性肿瘤放疗后的泌尿系梗阻。泌尿系梗阻临床表现为腰背部疼痛,血肌酐、血尿素高、电解质紊乱引起不适,诊断主要依靠影像学、超声及CT可提示梗阻上端输尿管扩张及肾盂积水,MRI提示梗阻具体部位。宫颈癌出现泌尿系梗阻需警惕肿瘤进展,但是放疗后也会引起泌尿系梗阻,在临床上需要加以鉴别。对于肿瘤的治疗,取决于之前的治疗情况,如果没有接受过放疗,符合进行盆腔廓清手术的指征,可以考虑行盆腔廓清手术,不能手术患者予姑息性放化疗;对于已经接受过放疗的患者,治疗效果差,属于姑息性治疗,以姑息性的化疗为主。结合以下病例谈谈晚期宫颈癌引起泌尿系梗阻治疗体会。

🩺 病例

患者,47岁,发现宫颈癌2个月。2009年6月因阴道不规则出血行宫颈病理活检提示宫颈中低分化腺鳞癌。临床分期ⅢB期。增强CT提示膀胱后方软组织肿块影,侵及膀胱后壁及右侧输尿管末端,右侧肾盂及输尿管全程扩张,右侧肾脏强化程度弱于左侧,肾周积液。超声提示双肾盂、输尿管上段轻~中度积水。肾血流图GFR 107.2ml/min,右肾 29.9ml/min,左肾 77.4ml/min,右肾血流灌注及功能差,右肾积水,左肾功能正常。血肌酐 360μmol/L,BUN 7.78ml/min。泌尿外科会诊:肾功能不全考虑与肾后性梗阻有关,因宫颈癌侵犯输尿管末端,无法行输尿管支架引流,建议介入科行肾穿刺造瘘,尽快引流。患者于介入科在CT引导下经皮穿刺右肾肾盂造瘘术,尿液引流通畅。肾盂造瘘术后10天肾功能恢复正常,复查超声提示肾盂输尿管无扩张。现于放疗科行同步放化疗。

诊治经验与点评

一、宫颈癌未放疗出现泌尿系梗阻

宫颈癌引起的泌尿系梗阻,因肿瘤压迫或浸润引起输尿管膀胱梗阻。治疗原则是尿流改道缓解症状,尽可能恢复肾功能,改善患者生存质量,延长生存期。首先需缓解泌尿系梗阻。反复泌尿系感染、将用对肾功能损害的化疗药患者,肾盂积水扩张,即使肾功正常也建议尿流改道,避免加重肾功能损害,为下一步肿瘤治疗提供机会。尿流改道第一选择为膀胱镜下逆行置入输尿管支架,置入后无需特殊护理,不影响日常生活。但这项操作对于晚期肿瘤患者来说操作较困难,成功率低,如病例中患者因肿瘤侵犯输尿管末端,无法行输尿管支架置入。患者一般状况差需麻醉下操作,要求无全麻禁忌证。非麻醉下操作,肿瘤患者本身对疼痛敏感恐惧,很难配合,操作前需告知患者可能出现的不适,取得配合。需告知患者置入输尿管支架后输尿管痉挛引起腹痛、脱落、血尿、感染等不适。选择膀胱镜下放置输尿管支架,需与泌尿外科医师充分沟通估计成功率,如认为此操作较困难,失败率高,患者需承受身体心理痛苦,作为姑息性治疗,不建议尝试,直接选择经皮肾造瘘。植入支架置入失败、脱落后无法再次置入、置入后再次梗阻,患者不能接受膀胱镜检查,可考虑 CT 或超声引导下经皮穿刺肾造瘘,此项操作时间短,使用止痛药情况下多数患者能接受,缺点是合并感染、移位脱落、出血、肾周漏液、造瘘管堵塞,护理麻烦,影响日常生活。最后的选择是开腹手术行以回肠作为尿流改道的通路,输尿管回肠吻合。或在减瘤手术中切除狭窄输尿管段,行端端吻合。这些措施应在放疗或减瘤术之前。缓解泌尿系梗阻后为晚期恶性肿瘤姑息性治疗争取时间,往往很难恢复正常尿道通路。

二、宫颈癌放疗后出现泌尿系梗阻

盆腔足量放疗之后对机体的影响是长期和终生的，5% 的盆腔足量放疗患者可能出现输尿管纤维化梗阻，临床上难以证实，结束放疗后发生纤维化时间不定，可以是 2 年或 10 年甚至更久，随着时间延长，纤维化可能性增大。放疗引起黏膜下层纤维化机制尚不明确。放疗较少引起盆腔以上输尿管梗阻。治疗首先应对肿瘤是否复发进行评估。如能取得病理学证据更好，也可行膀胱镜，结合影像学及实验室检查判断肿瘤是否复发。

1. **化疗引起纤维化梗阻**　一般选择积极处理。良性梗阻预后较好，除个别年龄大、一般状况差、肾功能维持稳定水平者可予观察，监测肾功能。优先选择膀胱镜下置入输尿管支架。此类患者生存期长，内置输尿管支架对日常生活影响小。如果置入失败或者肾功能无好转，患者一般状况差或伴有感染无法耐受膀胱镜检查，可选择经皮肾造瘘。一侧梗阻患者如果肾功能正常，可予观察，至双侧梗阻后再选择肾盂积水较轻侧行肾造瘘。因双侧肾造瘘给患者造成生活不便和身体不适，效果和一侧肾造瘘相同，故即使双侧肾盂积水梗阻，也行单侧肾造瘘。最后选择开放手术行简单尿流改道，特别对于放疗后出现多种并发症，如粪瘘的患者，输尿管和回肠吻合可一并解决泌尿系梗阻和粪瘘。上述处理后如果肾功能恢复正常，不影响患者的生存时间。

2. **肿瘤复发引起梗阻**　姑息性治疗为主。放疗后肿瘤出现复发进展引起泌尿系梗阻，即使解除梗阻预后也很差，生存时间短（一般不超过 1 年，多数 6 个月内死亡）。是否需要治疗泌尿系梗阻及选择有创治疗时应慎重。衡量生存时间与操作并发症利弊，对生存质量改善程度，此类患者置入输尿管支架操作很困难，即使置入支架后肾功能也很难恢复正常，且大部分患者无法承受操作过程中和置入后疼痛。优先选择经皮穿刺肾造瘘缓解梗阻。不建议开腹手术行尿流改道,手术加重肿瘤感染、疼痛、出血等临床表现,无法改善生存质量。

(罗雪梅　成宁海)

参 考 文 献

1. Rath KS,Loseth D,Muscarella P,et al. Outcomes following percutaneous upper gastrointestinal decompressive tube placement for malignant bowel obstruction in ovarian cancer. Gynecol Oncol,2013,129(1):103-106.

2. Kucukmetin A,Naik R,Galaal K,et al. Palliative surgery versus medical management for bowel obstruction in ovarian cancer. Cochrane Database Syst Rev,2010,7:CD007792.

3. Mooney SJ,Winner M,Hershman DL,et al. Bowel obstruction in elderly ovarian cancer patients:a population-based study. Gynecol Oncol,2013,129(1):107-112.

4. HopeJM,Pothuri B. The role of palliative surgery in gynecologic cancer cases. Oncologist,2013,18(1):73-79.

5. Helyer L,Easson AM. Surgical approaches to malignant bowel obstruction. J Support Oncol,2008,6(3):105-113.

6. Wydra D,Emerich J,Sawicki S,et al. Major complications following exenteration in cases of pelvic malignancy:a 10-year experience. World J Gastroenterol,2006,12(7):1115-1119.

7. Mishra K,Desai A,Patel S,et al. Role of percutaneous nephrostomy in advanced cervical carcinoma with obstructive uropathy:a case series. Indian J Palliat Care,2009,15(1):37-40.

8. Lau KO,Hia TN,Cheng C,et al. Outcome of obstructive uropathy after pelvic irradiation in patients with carcinoma of the uterine cervix. Ann Acad Med Singapore,1998,27(5):631-635.

第3节　复发卵巢癌的治疗

卵巢恶性肿瘤是女性生殖器常见的恶性肿瘤之一,其死亡率居于妇科恶性肿瘤首位。随着规范化治疗理想的肿瘤细胞减灭术、紫杉醇的问世以及与铂类联合应用,部分卵巢癌患者的预后有了较大的改善,5年的生存率已接近或超过50%。复发是卵巢癌预后差的主要原因,卵巢上皮性肿瘤总的复发率约为60%,而Ⅲ期、Ⅳ期患者的复发率高达80%~85%,且治疗方案极为有限,难以治愈,如何正确的处理复发性卵巢癌是当前妇科肿瘤临床最为常见和亟待解决的问题。

一、复发卵巢癌的定义

复发:经过满意的肿瘤细胞减灭术和正规足量的化疗,达到临床完全缓解、停药6个月后临床上再次出现肿瘤复发证据。

未控:虽然经过肿瘤细胞减灭术和正规足量的化疗,但肿瘤仍进展或稳定,二探手术发现残余灶,或停化疗6个月内发现复发证据。

二、卵巢癌复发的证据

①CA125等肿瘤标志物升高;②出现不明原因的胸、腹水;③体检发现肿块;④影像学检查发现肿块;⑤不明原因肠梗阻。只要存在上述中的两项就要考虑肿瘤复发,复发的诊断最好有病理的支持。

三、复发卵巢癌的临床分型

1. 化疗敏感型　对初期以铂类药物为基础的治疗有明确反应,且已经达到临床缓解,停化疗6个月以上病灶复发。

2. **化疗耐药型** 对初期的化疗有反应,但在完成化疗后 6 个月内复发,应考虑为铂类药物耐药。

3. **顽固型**(持续型) 在化疗初期时对化疗有反应或明显反应的患者中发现有残余病灶,例如"二探"阳性、CT 检查异常、体格检查有阳性体征的患者。

4. **难治型** 指对化疗没有产生最小的有效反应的患者,包括在初始化疗期间肿瘤稳定或者进展的患者,约在 20% 的病例,这类患者对二线化疗的有效反应率最低。

四、复发卵巢癌的治疗

1. **治疗原则** 总的原则是姑息治疗,而不是为了治愈,对于化疗敏感性的部分患者,也可以通过恰当、有效的治疗,得到较长时间的临床缓解期。患者接受再次治疗后的生存质量及所选方案的预期毒副作用都应重点考虑。

2. **何时开始治疗**

(1)无论 CA125 是否升高,出现症状和临床或影像学检查有复发的证据。

(2)无症状,CA125 升高,临床或影像学检查提示复发灶 >2~3cm。

(3)出现症状,CA125 持续升高,但临床或影像学检查未发现病灶。

(4)CA125 持续升高,除外其他 CA125 升高的原因。

3. **治疗方案的选择** 应根据患者初次手术的情况、有无先期化疗、以往的化疗情况(方案、途径、反应性和副作用)、完全缓解的时间间隔等因素制订个体化的治疗方案。在制订治疗方案时,把耐药型、顽固型(持续型)和难治型的卵巢癌考虑为一组,而化疗敏感型(对铂类药物敏感)分开考虑,由于两组患者对于治疗的反应截然不同,于治疗方案的选择和治疗策略上有所不同,又称为分层治疗。

（1）化疗敏感型：一般认为，无铂间隔超过6个月者，大多数患者对于再次的铂类为基础的化疗有效，并且距停化疗的时间越长，再次化疗的有效率越高，预后较好，应积极治疗。对于相对孤立的、可切除的病灶，应首先考虑手术切除病灶，术后进行化疗，单纯的化疗对于过大的病灶的效果有限，易诱导耐药的发生。如果是散在的、无法切除的病灶，则选用化疗。敏感型复发者选择原化疗方案，即紫杉醇＋卡铂化疗方案。其他的二线化疗方案的效果也很好，如卡铂与吉西他滨、卡铂与脂质体阿霉素、铂类与拓扑替康等以及联合靶向治疗（贝伐单抗等）。对于孤立的病灶，有些特定情况下，也可考虑局部辅助放疗控制病灶。

（2）化疗耐药型、顽固型（持续型）和难治型：治疗原则是改善生活质量、控制肿瘤进展，最大限度延长无铂间期，最好采用无铂的化疗方案，也可考虑单药化疗。

对于铂类耐药的复发性卵巢癌，一般来说，现有的化疗药物的效果都不理想，（有效率介于10%~30%），推荐的药物包括：脂质体阿霉素、拓扑替康、多西他赛、吉西他滨、口服依托泊苷等，在制订治疗方案时，应根据以往患者化疗的毒副作用情况，全面权衡药物的疗效及毒性，充分考虑到患者的生存质量、生活状态、经济情况，做出一个较为合理的选择。

（3）其他治疗：抑制血管生成（贝伐单抗、沙利度胺）、抗雌激素治疗（他莫昔芬、来曲唑）等。

对于化疗耐药型、顽固型（持续型）和难治型复发的患者，各种化疗药物的疗效有限，除了为解除肠梗阻的姑息性手术治疗，一般情况下不考虑手术治疗。

4. 卵巢癌复发合并肠梗阻治疗　如果为耐药性复发的患者，出现了肠梗阻，由于已经没有针对肿瘤有效的治疗手段，预示着大部分患者进入了肿瘤终末期。采用姑息性的保守治疗较为合适(胃肠减压、TPN、止痛、止吐、激素等),不考虑化疗,联合外科医师进行充分评估,是否需要进行缓解肠梗阻的姑息性手术。对于敏感型复发的患者,出现肠梗阻,因为仍存在可能有效的化疗方案,应联合外科医师进行充分评估手术的价值,如果病灶相对孤立的可切除,能达到基本切净的手术效果,应该积极手术治疗,术后再进行化疗,仍可以获得较好的治疗效果。

❤ 病例 1(化疗敏感型)

白××,58 岁,2011 年 2 月因"盆腔占位性质待查:卵巢癌?"在我院行肿瘤细胞减灭术(全子宫 + 双附件切除 + 双侧卵巢动静脉高位结扎 + 大网膜切除 + 阑尾切除 + 盆腔淋巴结清扫术 + 右侧结肠侧沟转移瘤切除 + 全盆腔腹膜切除术)+ 盆腔粘连松解术,手术基本切除干净,残余横隔粟粒样肿瘤种植 <1cm。术后病理示:双卵巢中 - 低分化浆液性乳头状囊腺癌,侵及双卵管、右宫旁组织及子宫浆膜和肌层,累及(盆腔腹膜、大网膜、右侧结肠侧沟、结肠系膜、结肠肝曲表面、直肠前壁、阑尾浆膜面)双侧髂血管旁淋巴结转移癌。手术 - 病理分期:ⅢC 期。术前 CA125 1126.0U/L,术后 CA125 158.5U/ml,予 TC(紫杉醇 + 伯尔定)化疗 8 程,化疗期间主要化疗副作用为骨髓抑制Ⅳ度,予对症纠正。化疗 1 程后 CA125 降至正常,末次化疗 2011 年 8 月 18 日。此后定期随诊,监测 CA125 波动于 5.1~11.4U/ml,盆腹腔 B 超均无明显异常。2013 年 4 月(停化疗后 2$^+$ 年)CA125 35.6U/ml,B 超示:脾门外侧及脾内中下部见低回声结节,大小分别为 1.6cm×0.8cm、1.6cm×1.5cm。盆腹腔增强 CT 提示肝右叶及脾脏占位病变,大小分别为 1.6cm×1.4cm、2.3cm×1.8cm,建议除外转移瘤。患者无不适,要求暂不处理。予定期监测 CA125 及盆腹腔增强 CT,CA125

进行性升高,肝脏脾脏占位病变持续存在。2013 年 11 月 29 日 CA125 227.7U/ml,盆腹增强 CT:肝右叶后下段及脾脏占位较前略增大,大小分别为 3.0cm×1.5cm、2.4cm×2.1cm。考虑肿瘤复发转移。请肝脏外科评估后考虑脾脏转移癌可能性大,肝脏多发血管瘤可能。于 2013 年 12 月 11 日行再次肿瘤细胞减灭术:脾切除术＋部分胰尾切除术,术中探查腹腔内无腹水,肝脏、小肠、结肠、系膜、腹膜等未及明确占位。打开胃‐结肠韧带,见脾门与胰尾相连处实性肿物约 2cm,质地硬,侵犯脾实质,与脾脏紧密粘连。切除脾脏及部分胰尾。术前 CA125 213.6U/ml,术后 CA125 112.9U/ml。术后病理回报:低分化腺癌,累及脾、胰腺及周围脂肪组织;淋巴结未见转移癌(脾门周围 0/5)。术后再次予 TC(紫杉醇 270mg＋伯尔定 450mg)化疗 6 程,化疗期间主要化疗副作用为骨髓抑制Ⅳ度,予对症纠正。化疗 2 程后 CA125 降至正常,末次化疗时间 2014 年 4 月 11 日。目前定期随诊中。

临床问题:

1. 卵巢癌铂类敏感复发后治疗方案的选择。

2. 对于已行规范化治疗后的复发性卵巢癌什么情况下该行手术治疗?

💗 诊治经验与点评

对于复发性卵巢癌的治疗主要包括化疗、手术。停用化疗时间越长,再次治疗缓解的可能性越大,因此对于敏感性复发的患者应积极治疗。

一、化疗

目前认为没有任何一种单药方案可以被推荐用于复发性卵巢癌的化疗,因此对于首次复发的铂类敏感型患者,选择原化疗方案,即紫杉醇＋卡铂的化疗方案。其中需注意的是:若既往曾使用过铂类药物,无论再次使用何种铂类药物,其骨髓毒性的发生率和严重程度都会增加。同时若已多次使用卡铂和(或)顺铂,再次使用时发生致命性过敏反应的风险会增加。

每化疗 2~4 疗程后应行临床评估,以判断疗效。曾接受连续两种以上不同化疗方案而无临床获益的患者,再次治疗时获益的可能性很小。应该根据患者的个体情况选择支持治疗、继续治疗。

二、手术

手术对复发性卵巢癌的治疗价值尚未确定,手术指征和时机还存在一些争议。但对于敏感型复发的患者,由于手术后存在可用的有效化疗方案,对于较大的、相对孤立的可切除病灶,应该积极手术切除后再进行化疗,可以更好地提高疗效,减少耐药的发生。

也有学者提出再次肿瘤细胞减灭术的条件:①完成一线化疗后 1 年以上的复发;②残余瘤或复发灶有完整切除的可能;③对先前的化疗有很好的反应;④无腹水;⑤患者年龄较轻,有很好的生活状态评分。术前需进行充分评估,是否能达到预期的治疗目的,评估复发病灶的切净程度,选择性进行手术,为患者争取最大的获益。从本例中可看到大于 1 年的铂类敏感型复发,切除了相对孤立、可切除的病灶,术后原化疗方案化疗,获得了很好的治疗效果。

病例 2(化疗耐药型)

李 ××,62 岁,2012 年 4 月因"盆腔包块、胸腹水、CA125 升高"我院行"腹腔镜检查 + 活检术、胸腔穿刺",术后病理:(腹膜)纤维组织中见乳头状肿瘤浸润,考虑为浆液性乳头状癌;右侧胸水找到腺癌细胞,考虑为卵巢癌Ⅳ期。2012 年 5 月 14 日 ~2012 年 5 月 17 日行 PAF-C 腹腔静脉联合化疗 1 程。术前 CA125:648U/ml,术后 CA125:874U/ml,先期化疗后 CA125:740U/ml。胸水和腹水得到控制后,2012 年 6 月 5 日行"肿瘤细胞减灭术(全子宫＋双侧附件＋卵巢动静脉高位结扎＋大网膜＋阑尾切除术)",手术基本切净,术后病理:双侧卵巢浆液性乳头状癌,右侧输卵管浆膜面、阑尾肌层及浆膜面、大网膜及肚脐肿物见浆乳癌浸润。手术病理分期:Ⅳ 期。术后 CA125 236.2U/ml,予 TC 静脉化疗 9 程(紫杉醇＋波贝),4 程后 CA125 降至正常,末次化疗时间:2012 年11 月 30 日。停药后定期随诊,2013 年 5 月 28 日(停化疗 5^+ 个月)CA125 42.8U/ml,7 月 2 日 CA125 177U/ml,PET/CT 检查提示左侧纵隔胸膜增厚伴轻度代谢,左侧胸腔少量积液。结合患者术前胸水(＋),考虑为铂类耐药型复发。2013 年 7 月 12 日开始行 TT 周疗 4 程(紫杉醇＋托泊替康),CA125 下降后回升,复查胸腹部 CT 提示:左侧胸腔积液,纵隔多发小淋巴结;盆腹腔术后改变、未见明显肿大淋巴结。考虑肿瘤对该方案不敏感,2013年 11 月 5 日~2014 年 5 月 29 日改行"环磷酰胺＋草酸铂"化疗 10 程,期间一直试行胸腔内用药,但因 B 超反复提示胸水过少、不宜定位而无法进行。于第 5 程及第 10程 CTX＋草酸铂化疗时予胸腔用药成功(各予胸腔内用草酸铂 50mg),5 程后 CA125 开始下降,8 程后降至正常(3 月 28 日 CA125 24.1U/ml),9 程后再次回升(5 月 19日 CA125 85U/ml),并出现胸闷、憋气症状,B 超提示左侧胸前积液(深 1.1cm)、胸膜明显增厚。胸部 CT 提示:新见左侧胸膜广泛不规则结节样增厚伴胸膜下多发小结节灶。10 程后 CA125 仍继续升高(6 月 16 日 CA125209.8U/ml),考虑耐药,6 月 19 日改口服"依托泊苷＋沙利度胺"治疗至今,随诊 CA125(6 月 16 日 209.8U/ml → 7 月 14 日 113.8U/ml → 8 月 18 日 114.2U/ml → 9月 17 日 125.4U/ml → 10 月 16 日 108.1U/ml)。

临床问题:

1. 患者初治予 TC 方案化疗,为何耐药复发后仍选择含有紫杉醇方案化疗？为何该方案选择联合化疗而非单药？

2. 紫杉醇＋托泊替康周疗考虑耐药后为何再次予铂类药物化疗？

3. 如口服"依托泊苷＋沙利度胺"治疗无效，下一步治疗方案是什么？

💓 诊治经验与点评

综合分析病史，该患者诊断为：双卵巢浆液性乳头状癌Ⅳ期，初次化疗停药 5^+ 个月后复发。对于耐药复发病例，二线化疗的选择有很多，因联合化疗会增加化疗毒副作用风险且当前并没有证据证明其能延长患者的总生存期，一般选用非铂类单药化疗。多个研究表明紫杉醇是最有效的二线化疗药物之一，特别是对于未应用紫杉醇的患者可推荐紫杉醇类药物，而对于已应用紫杉醇类药物患者，可推荐采用脂质体阿霉素，因其毒副作用较低，疗效也比较好，但因其价格昂贵，选择药物时应综合考虑患者的经济情况。此外，拓扑替康、口服 VP-16 效果也较好，药物反应率都在 20% 左右。该患者肿瘤期别较高，复发时一般情况尚可，由于托泊替康属于可报销药物，患者经济条件有限，不能承受其他二线化疗药物的费用，尽管既往曾行紫杉醇化疗，根据患者具体情况选择"紫杉醇＋托泊替康"方案化疗。4 程后评价疗效不满意，考虑到此时距患者初治停化疗时间无铂治疗间期近一年，重新考虑采用铂类药物治疗，选择"CTX＋草酸铂"方案化疗。对于复发耐药患者，我们并不考虑使用铂类药物再次治疗，尽管一些学者认为对于无铂治疗间期达到一定标准的患者可重新考虑采用铂类再次治疗，但目前并没有相关的临床随机试验证实。该患者辅助检查提示反复胸腔积液，行"CTX＋草酸铂"化疗期间一开始因无法行胸腔内给药，化疗效果不佳，第 5 程成功行胸腔内给药后

CA125 水平渐下降,但因此后胸水减少、内见分隔 B 超胸腔定位困难未能继续行胸腔内给药,CA125 渐回升,左侧胸膜出现新发病灶,第 10 程再次行胸腔给药后效果不佳,考虑肿瘤耐药。试予"口服 VP-16 联合沙利度胺"治疗。目前该患者 CA125 明显下降,口服 VP-16 的主要毒性反应是骨髓抑制,应注意严密随诊患者血象。治疗过程中如有机会仍可试行胸腔内给药。如此方案再次治疗失败可尝试联合抗雌激素治疗等,拉长无铂间期后仍有可能试用铂类为基础的化疗方案。

总结而言,复发性卵巢癌的治疗应遵循个体化、分层治疗,在制订治疗方案时要充分考虑到患者的生存质量及各种治疗方案的毒副作用。敏感型复发患者,对原化疗方案敏感,存在有效的化疗方案,应积极治疗,对于相对孤立、可切除的病灶,应手术切除后再进行化疗,可获得更好的治疗效果和减少耐药的发生。而耐药型复发患者对再次治疗的药物反应率较低,在 10%~20% 左右,疗效有限且维持时间短,以姑息性治疗为主,除了针对肠梗阻的姑息性手术外,不考虑手术治疗。

（杜慧佳　成宁海）

参 考 文 献

1. 连利娟 . 林巧稚妇科肿瘤学 . 第 4 版 . 北京:人民卫生出版社,2010.

2. 沈铿,崔恒,丰有吉 . 常见妇科恶性肿瘤诊疗指南 . 第 4 版 . 北京:人民卫生出版社,2014.

3. 邓姗,郎景和 . 协和妇产科临床备忘录 . 第 2 版 . 北京:人民军医出版社,2012.

4. 沈铿 . 复发性卵巢癌的诊断和治疗策略 . 现代妇产科进展,2005,14(3):177-180.

5. Clarke-Pearson DL, Chin NO, DeLong ER, et al. Surgical management of intestinal obstruction in ovarian cancer. I. Clinical features, postoperative complications, and survival. Gynecol Oncol, 1987, 26(1):11-18.

6. Abu-Rustum NR, Barakat RR, Venkatraman E, et al. Chemotherapy and total parenteral nutrition for advanced ovarian cancer with bowel obstruction. Gynecol Oncol, 1997, 64(3): 493-495.

7. Lortholary A, Largillier R, Weber B, et al. Weekly paclitaxel as a single agent or in combination with carboplatin or weekly topotecan in patients with resistant ovarian cancer:the CARTAXHY randomized phase II trial from Groupe d'Investigateurs Nationaux pour l'Etude des Cancers Ovariens(GINECO). Ann Oncol, 2012, 23(2):346-352.

8. Brewer CA, Blessing JA, Nagourney RA, et al. Cisplatin plus gemcitabine in platinum-refractory ovarian or primary peritoneal cancer:a phase II study of the Gynecologic Oncology Group. Gynecol Oncol, 2006, 103(2):446-450.

9. Pectasides D, Pectasides E, Papaxoinis G, et al. Carboplatin/ gemcitabine alternating with carboplatin/pegylated liposomal doxorubicin and carboplatin/cyclophosphamide in platinum-refractory/resistant paclitaxel-pretreated ovarian carcinoma. Gynecol Oncol, 2010, 118(1):52-57.

10. Gore ME, Levy V, Rustin G, et al. Paclitaxel(Taxol)in relapsed and refractory ovarian cancer:the UK and Eire experience. Br J Cancer, 1995, 72(4):1016-1019.

11. Bruzzone M, Catsafados E, Miglietta L, et al. Salvage chemotherapy with paclitaxel in platinum-resistant advanced ovarian cancer patients. Oncology, 1996, 53(5):349-353.

12. Ezcurdia L, Jovtis SL, Mickiewicz E, et al. Paclitaxel in platinum-resistant ovarian cancer patients. Argentine

Multicenter Taxol Group. Semin Oncol, 1997, 24(5 Suppl 15):
S15-53-S15-56.

13. Gordon AN, Fleagle JT, Guthrie D, et al. Recurrent epithelial
ovarian carcinoma: a randomized phase III study of pegylated
liposomal doxorubicin versus topotecan. J Clin Oncol, 2001, 19
(14): 3312-3322.

14. Gordon AN, Tonda M, Sun S, et al. Long-term survival
advantage for women treated with pegylated liposomal
doxorubicin compared with topotecan in a phase 3 randomized
study of recurrent and refractory epithelial ovarian cancer.
Gynecol Oncol, 2004, 95(1): 1-8.

15. Tanguay JS, Ansari J, Buckley L, et al. Epithelial ovarian
cancer: role of pegylated liposomal Doxorubicin in prolonging
the platinum-free interval and cancer antigen 125 trends during
treatment. Int J Gynecol Cancer, 2009, 19(3): 361-366.

16. See HT, Freedman RS, Kudelka AP, et al. Retrospective
review: re-treatment of patients with ovarian cancer with
carboplatin after platinum resistance. Int J Gynecol Cancer,
2005, 15(2): 209-216.

17. Nationl Comprehensive Cancer Network. NCCN Clinical
Practice Guidelines in Oncology(NCCN Guidelines): Ovarian
cancer: including fallopian tube cancer and primary peritoneal
cancer. Version 1. 2014. NCCN Guidelines for Patients
available at www. nccn. org/patients.

第4节 腹膜恶性间皮瘤

恶性间皮瘤少见,腹膜恶性间皮瘤(peritoneal malignant mesothelioma)较胸腔间皮瘤少见,病因不详,早期研究认为跟石棉接触及放射治疗有关,临床诊断困难。

思考问题：

1. 腹膜恶性间皮瘤的临床表现如何？
2. 如何诊断腹膜恶性间皮瘤？

 病例

　　75 岁，G_5P_3。患者于 2013 年 8 月 15 日无明显诱因出现持续上腹胀，劳累后加重，伴食欲缺乏，食量约减少 1/2。无腹痛、恶心呕吐、腹泻、便秘，未予特殊诊治。10 月初患者出现三餐后恶心、嗳气，查全消化道造影未见异常。盆腔 B 超：子宫内膜厚度 1.72cm，不规则，与肌壁界限不清，宫腔内探及多个球形暗区。左卵巢大小约 3.69cm×2.83cm，右卵巢大小约 3.45cm×2.85cm。卵巢均与同侧侧腹壁粘连紧密，大量腹水。胸部 CT：前纵隔肿大淋巴结。引流 4000ml 黄绿色浑浊腹水送检，腹水黎氏试验（+），未见抗酸杆菌，未见瘤细胞。11 月来我院，腹部 CT：腹膜及大网膜增厚，双附件区囊实性密度灶；肝门区、肠系膜区及腹膜后多发小淋巴结；腹盆腔大量积液，11 月 28 日行腹腔镜检查＋活检＋诊刮术。术中探查见腹水草绿色，子宫双附件正常外观，直肠子宫陷凹光滑，左侧直肠与左附件区粘连带之间可及一大小约 0.5cm 结节，阑尾水肿，阑尾周围回肠表面可见一白色溃疡面，范围约 1.5cm×1cm，无渗血，周围网状粘连。大网膜粗糙水肿，肝膈之间未见明确占位病变。术中取宫腔刮出少许组织及左右卵巢常规活检，左附件区结节送快速冷冻病理回报：不除外恶性间皮瘤。石蜡病理：左附件与盆壁粘连，结合免疫组化，病变符合间皮瘤，免疫组化：AE1/AE3+，Calretinin+，Ki-67 index 10%，MC+，Vimentin+。（宫腔刮出物）黏液及炎细胞，（右、左卵巢活检）卵巢组织，表面见片状乳头状增生间皮细胞，符合间皮瘤。术后转肿瘤化疗科治疗，随诊 8 个月，无瘤存活。

♥ **诊治经验与点评**

一、临床表现

无特异表现,患者多以腹胀、腹痛就诊。晚期可出现体重下降和肠梗阻症状。查体腹水征阳性,很少查得到包块。腹膜恶性间皮瘤多呈弥漫性生长,下腹部和盆腔为重。脏壁层腹膜可见大小不一的瘤结节,严重者可形成增厚的盔甲,大网膜受累及呈饼状,盆腹腔脏器广泛粘连。子宫双附件通常正常大小,但表面可有瘤结节,直肠窝可受累及粘连封闭。此肿瘤主要沿浆膜和间皮下组织扩展,很少累及实质脏器。

二、诊断

由于症状不典型诊断困难,腹膜恶性间皮瘤与结核性腹膜炎、腹膜浆乳癌、肝硬化腹水等很难鉴别。腹水细胞学诊断率不足 50%,腹腔镜检查可全面探查盆腹腔并在直视下活检,是可靠的诊断手段,通常要靠组织学检查结合免疫组化染色来确诊。

三、治疗和预后

恶性间皮瘤无规范治疗,预后很差,通常生存期不超过 2 年。近些年有研究认为在肿瘤细胞减灭手术尽可能切净肿瘤的前提下结合化疗,尤其是腹腔内化疗可能会对预后有好处。但也有研究认为是否手术对预后影响不大。

（曹冬焱）

参 考 文 献

1. 连利娟．林巧稚妇科肿瘤学．第 4 版．北京：人民卫生出版社,2006:703-710.

2. van der Bij S,Koffijberg H,Burgers JA,et al. Prognosis and

prognostic factors of patients with mesothelioma:a population-based study. Br J Cancer,2012,107:161.

3. Carteni G,Manegold C,Garcia GM,et al. Malignant peritoneal mesothelioma-Results from the International Expanded Access Program using pemetrexed alone or in combination with a platinum agent. Lung Cancer,2009,64:211.

4. Cao C,Yan TD,Deraco M,et al. Importance of gender in diffuse malignant peritoneal mesothelioma. Ann Oncol,2012,23:1494.

第5节　妇科腹水患者的
诊断与鉴别诊断

　　腹水系指腹腔内游离液体的过量积聚。在正常状态下腹腔内约有 50~200ml 液体,对肠道起润滑作用。在任何病理情况下导致的腹腔内液量增加超过 200ml 即称为腹水。腹水是许多疾病的一种临床体征。产生腹水的原因很多,较为常见的有心脏疾病、肝脏疾病、肾脏疾病、腹膜疾病、营养障碍、恶性肿瘤、结缔组织病等。在我们妇科患者中,比较常见的是卵巢恶性肿瘤、生殖系统以及腹膜结核、宫外孕破裂出血等。以往诊断腹水主要依靠腹部叩诊,出现移动性浊音即可诊断为腹水,但腹水大于 1000ml 时才出现移动性浊音阳性,由于诊疗水平和技术的提高,现在可以通过超声、CT 等影像学方法诊断。由于形成腹水的原因很多,因此临床上对于一些不典型病例容易造成漏诊甚至误诊,导致延误治疗或者过度治疗,给患者带来不必要的经济损失和身心伤害。因此,应重视腹水的诊断及鉴别诊断,避免落入陷阱。

　　腹水患者常有腹胀腹痛、恶心、体重增加等症状,并伴有原发病的临床表现。由于影像学技术的发展,腹水的诊断相对容易,诊断上主要依靠体格检查和辅助检查(首选超声)。但腹水可继发于各种不同的内外妇科疾病,一旦腹水诊断明确,应追查腹水原因。鉴别诊断主要依靠临床症状体征、血清及腹水细胞生化检查、病理等以明确。常见的病因有肝硬化、恶性肿瘤、心衰、肾病综合征、结核、胰腺炎等。其中肝硬化占了绝大多数,在美国人群中肝硬化腹水占了80%。在我国妇科患者中,卵巢癌最为常见,卵巢正常大小的癌综合征(normal-sized ovary carcinoma syndrome,NOCS)、结核、卵巢过度刺激综合征等也可引起腹水。需要指出的是,一些患者腹水的病因不止一项,比如肝硬化和心衰、卵巢癌和腹膜结核,这使得诊断变得更加困难,容易造成误诊和漏诊,需引起重视。

一、卵巢癌腹水的诊断

1. **临床症状体征**　卵巢癌早期常无典型症状,可有腹胀、妇科检查时可触及腹部肿块。

2. **肿瘤标志物**　目前尚无任何一种肿瘤标志物为某一独特肿瘤所有,各种类型卵巢肿瘤可具有相对特异的标志物:① CA125:80% 上皮细胞癌患者 CA125 高于正常值;② AFP:对卵巢内胚窦瘤有特异性诊断价值;③ hCG:对原发性卵巢绒癌有特异性;④性激素:颗粒细胞瘤、卵泡膜细胞瘤等可产生较高水平雌激素。

3. **腹水细胞生化检查**　腹水找到瘤细胞可以确诊,但敏感性较低。腹水中相应肿瘤标志物也会升高。胆固醇在恶性腹水中显著增高,尤其大于 $2.85\mu mol/L$ 时,鉴别价值更大;癌胚抗原(CEA)、乳酸脱氧酶(LDH)、腹水铁蛋白(FA)含量在卵巢癌腹水中也会升高,腹水 CEA>15mg/L,腹水 CEA/血清 CEA>1;腹水 LDH>1270U/L 或腹水 LDH/血清 LDH>1.0,腹水 FA>100μg/L,腹水 FA/血清 FA>1,则恶性腹水可能性大。

4. **超声波检查**　B超在检测腹水时常作为首选,还可以检测肿瘤的肿块部位、大小、形态,提示肿瘤性状囊性或实性,B 超检查的临床诊断符合率 >90%,但直径 <1cm 的实性肿瘤和卵巢正常大小的癌综合征不易测出。

5. **CT 检查**　CT 检查也可发现腹水,并且可以清晰显示肿块,恶性肿块轮廓不规则,可向周围浸润,还可以显示有无肝、肺结节以及腹膜后淋巴结转移。

6. **腹腔镜探查**　多数引起腹水的原发病可通过实验室检查和影像学检查明确诊断,但仍有部分患者不能明确诊断而影响治疗。有文献报道,临床上经过一系列常规检查对不明原因腹水患者的确诊率为 40%,近年来,随着腹腔镜技术熟练和进展,作为一种检查手段,广泛应用于临床可帮助我们早期诊断及治疗。腹腔镜具有广角、高清晰度的特点,可探查到盆腔各脏器,能够发现直径 1~2mm 的病变,并且可以取组织活检。诊断性腹腔镜检查相对比较安全,文献报道腹腔镜检查死亡率 0~1.5%。腹腔镜检查应注意以下几点:①当怀疑盆腹腔粘连明显时最好要开放建气腹,因腹水患者腹腔内脏器常出现粘连,组织水肿脆弱,第一穿刺孔盲目穿刺易造成脏器的损伤;②注意保护穿刺孔,防止肿瘤穿刺孔种植,勿让病理标本与穿刺孔直接接触;③作好充分的术前准备及术后护理。

二、结核性腹膜炎腹水的诊断

结核性腹膜炎患者常有低热、盗汗、消瘦等临床表现。血沉常升高,PPD 试验,TB-SPOT 可阳性,但特异性和敏感性均不高。腹水常呈渗出性改变,常呈草黄色。85% 以上的患者腹水蛋白超过 25g/L,白细胞计数 400×10^6/L,以淋巴细胞为主(70%)。血清 - 腹水白蛋白比值 >0.5,或血清 - 腹水白蛋白梯度变小,常 <1.1。此外,结核性腹膜炎时腹水胆固醇酯、乳酸脱氢酶(LDH)、腹水 / 血清 LDH 比、溶菌酶活性均升高;腹水中糖降低,约为血糖的 1/2;腹水 pH 降低而乳酸盐水平升高。需要注

意的是,结核性腹膜炎患者血清及腹水 CA125 也常常升高,所以 CA125 水平不可以作为鉴别结核性腹膜炎及癌性腹水的检测指标。超声检查可探及腹腔内积液,CT 或 MRI 检查还可发现肠粘连、梗阻等征象,腹腔镜检查或腹膜活检是对早期腹水安全有效的诊断方法,有助于结核性、癌性腹水的鉴别。

三、卵巢正常大小的癌综合征的诊断

卵巢正常大小的癌综合征(normal-sized ovary carcinoma syndrome,NOCS)在临床上比较少见,术前误诊率较高(几乎达 100%),预后较卵巢癌差,5 年生存率为 10%。1989 年,Feuer 等首次报道了 11 例组织来源不同的卵巢恶性肿瘤,其特点为弥漫性盆、腹腔广泛癌变,而双侧卵巢正常大小和(或)在它表面有小颗粒的现象,并将之命名为 NOCS。其组织来源有 4 种:①腹膜间皮瘤;②性腺外米勒管肿瘤;③不明器官的转移性癌;④原发性小卵巢癌。其中性腺外米勒管肿瘤是 NOCS 的重要组成部分,占病例总数的 2/3 以上。NOCS 多有腹胀、食欲差、消瘦、腹围增加;部分患者出现腹痛;几乎每位患者均有大量腹水;直肠子宫陷凹有种植性结节,血清及腹水 CA125 常升高,钙网膜蛋白 Calretinin 是间皮瘤的特征性标志物,阳性率为 88%~100%。腹水脱落细胞学检查可阳性,卵巢正常大小,表面呈结节状,局部可见小乳头状赘生物,盆腹腔有广泛种植的粟粒样结节,局部聚集呈饼状。影像学检查常可无阳性发现;阴道超声十分重要,这是因为阴道超声具有高分辨率以及不受体性肥胖、年龄大、膀胱不易充盈、后位子宫等因素的干扰,使得对该病的观察更清晰、直观,加之结合较特异的血流信息,明显提高了对该病诊断的准确率。腹腔镜下腹膜病灶与卵巢活检可以明确诊断。

由于腹水病因较多,无法列出所有病因的鉴别诊断。

不明原因腹水的良恶性鉴别诊断仍是临床中的一个难题,尽管一些方法(指标)可较好地鉴别良恶性腹水,但迄今为止,尚无一种检测方法可达到100%的准确率,必须通过全面检查并结合临床鉴别诊断。

💗 **病例**

潘×,女,72岁,G_4P_1,因"体检发现胸腹水、CA125升高半月余"就诊我院。

患者自然绝经20余年,绝经后未行任何激素补充治疗。患者于2013年初无明显诱因出现胸部堵胀感,侧卧位明显,无胸闷憋气、咳嗽咳痰不适,有腹胀,无恶心呕吐、排气排便停止,食量逐渐减为既往1/2,2013年3月5日外院体检自诉B超提示右侧胸腔及腹腔积液,2013年3月6日就诊于我院,行胸腹盆增强CT提示:两肺多发淡片影;右下肺膨胀不全,右肺上叶局部肺不张;两肺门及纵隔多发肿大淋巴结;右侧胸腔积液,右侧斜裂积液。腹盆腔积液;轻度脂肪肝;胆囊结石;网膜、肠系膜增厚、脂肪密度增高;网膜、腹膜后及肠系膜多发淋巴结;左下腹部肠管周围淋巴结钙化。行右侧胸腔积液引流,共引出血性浑浊胸水约600ml,患者胸闷症状较前缓解,胸水常规:WBC $2100×10^6/L$,单核97%,黎氏试验(+),TP 46g/L,ALB 26g/L,Cl 110μmol/L,LD 179U/L,Glu 6.1mmol/L;肿瘤指标:CA125 1359.0U/ml;CA242 6.4U/ml,CEA 1.9ng/ml,AFP 1.2ng/ml,CA153 37.1U/ml;2013年3月13日查血CA125 542.9U/ml,CEA 1.94ng/ml,CA199 13.7U/ml,PET/CT提示:肝被膜、腹膜、大网膜弥漫性不均匀代谢增高,恶性病变不除外,腹腔大量积液,右侧叶间胸膜及背侧胸膜增厚,部分代谢增高,双肺门及心隔角代谢增高淋巴结,慢性炎性病变并陈旧病变可能性大,右侧胸腔积液,胆囊结石(图4-3)。患者自觉腹胀,无其他不适主诉。现为进一步明确诊断由门诊入院。

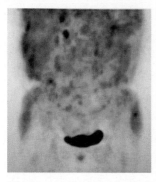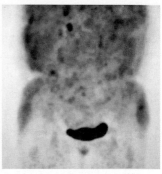

图 4-3 PET-CT 提示肝被膜、腹膜、大网膜放射性摄取不均匀弥漫性增高,SUV 2.1~2.9,右肾上腺放射性摄取稍增高,SUV 1.6,腹腔内见大量液体密度影,内见放射性分布,SUV 1.6,子宫双附件区未见明确放射线摄取增高影

临床问题:该患者考虑可能的诊断?下一步的处理措施?

临床处理:综合分析该患者的病史及临床资料,患者病程较短,绝经 20 余年,患者于 2013 年初因偶觉憋闷、腹胀,体检,B 超提示:腹水,厚径为 73mm,右侧胸腔可见胸水,厚径 72mm,即就诊我院,于 2013 年 3 月 7 日就诊我院胸外科行胸腔穿刺术放出血性混浊胸水约 600ml,胸水常规:WBC $2100 \times 10^6/L$,单核 97%,黎氏试验(+),TP 46g/L,ALB 26g/L,LDH 179U/L,Glu 6.1mmol/L;肿瘤指标:CA125 1359.0U/ml;2013 年 3 月 13 日查血 CA125 542.9U/ml,患者自觉术后憋闷感较前明显缓解,因腹水就诊我科,行 PET/CT 检查提示:肝被膜、腹膜、大网膜弥漫性不均匀代谢增高,恶性病变不除外,腹腔大量积液,2013 年 3 月 25 日全麻下行腹腔镜检查 + 活检术,术中见患者腹膜及肠管表面布满小粟粒样结节及水泡样改变(图 4-4)。大网膜呈结节状增厚(饼状),与小肠表面粘连。暗黄色腹水约 1000ml,术中膀胱腹膜处组织送冷冻病理提示:纤维组织中可见大量上皮样肉芽肿及多核巨细胞。余活检组织送病理,手术顺利,患者术后恢复可,有排气及排便,术后病理回报:"(右、左)少许卵巢组织,未见特殊;(右、左盆腔肿物)纤维结缔组织显慢性肉芽肿性炎,可见上皮样肉芽肿及多核巨细胞反应。(腹水)未找到瘤细胞。特殊染色:抗酸染色(-),PAS染色(-),六胺银染色(-),考虑结核可能"。患者转入内科治疗。完善血TB-SPOT淋巴细胞培养+干扰素(B)52SFC/10^6M,胸水TB-SPOT淋巴细胞培养+干扰素(A)3000SFC/10^6M,淋巴细胞培养+干扰素(B)2536SFC/10^6M,予抗痨治疗后,患者病情好转,出院继续抗痨治疗共计18个月,病情完全缓解。

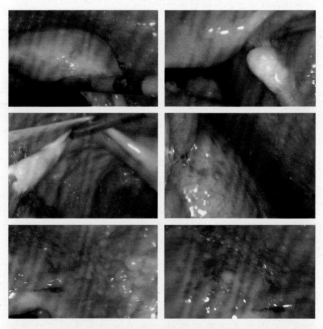

图4-4　腹腔镜下见患者子宫、双附件未见明显占位性病灶,子宫及双附件呈萎缩样改变,患者腹膜及肠管表面布满小粟粒样结节及水泡样改变。大网膜呈结节状增厚(饼状),与小肠表面粘连。暗黄色腹水约1000ml

💗**诊治经验与点评**

该患者老年女性,有典型的腹胀、腹部膨隆、移动性浊音阳性的临床表现,查血及体液 CA125 水平显著升高,行 PET/CT 检查提示:肝被膜、腹膜、大网膜弥漫性不均匀代谢增高,恶性病变不除外,腹腔大量积液。该患者腹水诊断明确,因 CA125 显著升高、PET/CT 提示恶性病变可能,病因方面临床上首先会考虑妇科恶性肿瘤。但该患者影像学检查未见到明确盆腔包块,应考虑到如结核、NOCS 等其他疾病引起腹水的可能,当遇到非典型的病例如本例的情况时,腹腔镜探查术显得尤为重要。然而,即便镜下所见有时也难以区分肿瘤转移性改变与结核病灶,该例老年患者镜下所见和腹膜性腺外米勒管肿瘤也很难区别,因此对可疑病灶和卵巢多点活检是非常重要的环节。即使肉眼卵巢完全正常,也必须进行活检,以避免原发性小卵巢癌的漏诊。该患者术后病理回报:(右、左)少许卵巢组织,未见特殊;(右、左盆腔肿物)纤维结缔组织显慢性肉芽肿性炎,可见上皮样肉芽肿及多核巨细胞反应。(腹水)未找到瘤细胞。特殊染色:抗酸染色(-),PAS 染色(-),六胺银染色(-),考虑结核可能。遂查血及体液 TB-SPOT,结果都为阳性。经抗结核治疗病情缓解。因此,对不明原因腹水病因的鉴别诊断显得尤为重要,临床上遇到此类患者因注意以下几点:

1. 腹水的诊断相对比较容易,但腹水可继发于各种不同的内外妇科疾病,一旦腹水诊断明确,应进行全面系统检查,结合患者临床表现、辅助检查鉴别腹水原因。

2. CA125 是卵巢癌相对比较特异的指标,但结核性腹膜炎患者血清及腹水 CA125 也常常升高,所以 CA125 水平不可以作为鉴别结核性腹膜炎及癌性腹水的检测指标,对于 CA125 升高的患者应积极查 PPD、TB-SPOT 等相关检查鉴别有无结核感染。

3. 腹腔镜具有广角、高清晰度的特点,可探查到盆腔各脏器,能够发现直径 1~2mm 的病变,并且可以取组织活检,是明确诊断的金标准。对于不明原因腹水的诊断具有很大帮助作用。

（彭澍易 向 阳）

参 考 文 献

1. 连利娟. 林巧稚妇科肿瘤学. 第 3 版. 北京:人民卫生出版社,2001:427-442,450-453.

2. 张月兰,李亚里,邹杰,等. 正常大小卵巢癌综合征. 中国现代医学杂志,2003,13:46-48.

3. Runyon BA. Management of adult patients with ascites caused by cirrhosis. Hepatology,1998,27:264.

4. Runyon BA,AASLD. Introduction to the revised American Association for the Study of Liver Diseases Practice Guideline management of adult patients with ascites due to cirrhosis 2012. Hepatology,2013,57:1651.

5. Killackey MA,Davis AR. Papillary serous carcinoma of the peritoneal surface:matched-case comparison with papillary serious ovarian carcinoma. Gynecol Oncol,1993,51:171-174.

6. Goff BA,Mandel LS,Drescher CW,et al. Development of an ovarian cancer symptom index:possibilities for earlier detection. Cancer,2007,109:221.

7. Siegel R,Naishadham D,Jemal A. Cancer statistics,2012. CA Cancer J Clin,2012,62:10.

8. Goff BA,Mandel L,Muntz HG,et al. Ovarian carcinoma diagnosis. Cancer,2000,89:2068.

9. Kondi-Pafiti A,Kairi-Vasilatou E,Iavazzo C,et al. Metastatic

neoplasms of the ovaries：a clinicopathological study of 97 cases. Arch Gynecol Obstet，2011，284：1283.

10. Aliyu MH，Aliyu SH，Salihu HM. Female genital tuberculosis：a global review. Int J Fertil Womens Med，2004，49：123.

11. Chow KM，Chow VC，Szeto CC. Indication for peritoneal biopsy in tuberculous peritonitis. Am J Surg，2003，185：567.

12. Prat J，FIGO Committee on Gynecologic Oncology. Staging classification for cancer of the ovary，fallopian tube，and peritoneum. Int J Gynaecol Obstet，2014，124：1.

13. Akhan O，Pringot J. Imaging of abdominal tuberculosis. Eur Radiol，2002，12：312.

14. Inadomi JM，Kapur S，Kinkhabwala M，et al. The laparoscopic evaluation of ascites. Gastrointest Endosc Clin N Am，2001，11：79.

第六节　宫颈神经内分泌肿瘤

宫颈神经内分泌癌（neuroendocrine carcinoma of the cervix，NECC）少见，术前难以诊断，无特异临床表现，术前诊断困难，恶性程度高，进展快，容易发生淋巴结和血性转移，预后较差。

思考问题：

1. 宫颈神经内分泌癌属于宫颈腺癌吗？

2. 宫颈神经内分泌癌临床表现有何特殊，是否有内分泌症状？

3. 宫颈神经内分泌癌治疗和预后如何？

病例

姚××，27 岁，G_0P_0。

患者于 2011 年 4 月因接触性阴道出血 2 个月就诊，查体发现宫颈肿大，未见明显肿物，外院宫颈多点活检病理提示:宫颈小细胞癌;外院行宫颈 LEEP 手术,我院病理会诊结果:宫颈中分化神经内分泌癌,累及部分切缘及基底部,有可疑瘤栓;诊断为宫颈神经内分泌癌ⅠB$_1$期。因 LEEP 创面炎症反应重不适宜手术,于 2011 年 04 月 29 日~2011 年 05 月 01 日行 DDP+VP-16 先期化疗一程。于 2011 年 05 月 27 日行开腹宫颈癌根治术(保留神经的根治性子宫切除 + 盆腔淋巴结切除 + 盆腔粘连松解术),术后病理:宫颈(1°、2°、5°、7°~12°)中 - 低分化神经内分泌癌,部分侵及管壁深层(>1/2),可见瘤栓;子宫下段、左右宫旁及淋巴结未见癌(左髂血管 0/13,右髂总 0/1,右髂血管 0/10)。术后行 DDP+VP-16 化疗 3 程,过程顺利,末次化疗:2011 年 07 月 29 日。化疗结束后定期复查,于 2011 年 12 月血肌酐升高,B 超提示"左肾集合系统分离伴输尿管上段扩张",肾血流图提示:右肾灌注及功能正常;左肾血流灌注及功能差,肾盂扩张,结合利尿肾图考虑非机械型梗阻所致积水,给予左侧输尿管 D-J 管置入。考虑肿瘤复发,查肺 CT 提示:双肺、双肺门、纵隔淋巴结多发转移,左下肺斑片影,考虑肿瘤转移,TC(紫杉醇 + 卡铂)方案化疗 3 程,2012 年 5 月发现乳腺结节,手术病理:低分化乳腺浸润性导管癌。术后回本地治疗。

💓 诊治经验与点评

1. 宫颈神经内分泌癌是独立于鳞癌和腺癌之外的一类罕见肿瘤,分为典型类癌、非典型类癌、大细胞神经内分泌癌和小细胞(燕麦细胞)癌,其中以宫颈小细胞神经内分泌癌常见。病因也许与人乳头瘤 HPV18 型感染有关。

2. 临床表现 宫颈神经内分泌癌在发病年龄、临床症状和查体所见上与宫颈鳞癌、腺癌并无明显差别。多以异常阴道分泌物或异常出血就诊,查体可见宫颈菜花样肿物,也可呈内生型生长,宫颈管增粗呈啤酒桶状。文献报道这类肿瘤显示神经内分泌分化,可合成多种神经激素,但似乎并无活性,病例报道中鲜有内分泌症状。因为无特异性表现,所以术前诊断困难,多需组织学检查确定:镜下发现小细胞,免疫组化 NSE、CgA、Syn 阳性有助于诊断。

3. 治疗和预后 宫颈神经内分泌癌生物学行为恶劣,临床早期就可以表现出很强的侵袭性,易发生淋巴结和血行的转移,2 年生存率 60% 左右,5 年生存不足40%。因为病例罕见,治疗经验少,缺乏规范的治疗方案。目前早期多采用手术,术后辅以放化疗,多疗程的含铂类的化疗可能有助于改善预后。

本例患者诊断明确,临床早期,采用了手术辅助化疗的综合治疗方法,遗憾的是仍然在术后 7 个月就出现了盆腔复发和远处转移,继而又出现第二肿瘤(乳腺癌),可预期生存非常有限。

(曹冬焱)

参 考 文 献

1. 金滢,蒋湘,李艳,等. 宫颈小细胞癌 14 例临床分析. 基础医学与临床,2013,33(3):270-274.

2. Kasamatsu T,Sasajima Y,Onda T. Surgical treatment for neuroendocrine carcinoma of the cervix. International Journal of Gynecology and Obstetrics,2007:225-228.

3. Wang KL,Chang TC,Jung SM. Primary treatment and prognostic factors of small cell neuroendocrine carcinoma of the uterine cervix:a Taiwanese Gynecologic Oncology Group study. European Journal of Cancer,2012:1484-1494.

第7节 合并生殖细胞肿瘤成分的子宫内膜癌

合并生殖细胞肿瘤成分的子宫内膜癌非常罕见,临床表现与对应器官即子宫肿瘤的常见表现相似,如阴道不规则出血等,但其在临床表现、肿瘤生物学行为、对治疗的反应及预后方面仍与典型子宫内膜癌有所不同。我们分享一例这样的疑难病例,通过回顾性分析讨论诊治过程中的经验,共同提高诊疗水平。

病例

患者,28岁,已婚。因"阴道不规则出血14个月,腹胀3个月,发现子宫内膜癌2个月"于2010年12月5日收入我院。患者从2009年10月起出现经期延长、经量增多、经间期少量出血,未就诊。2010年9月起出现腹胀、食欲缺乏,逐渐加重。2010年10月在本地医院行超声检查发现盆腹腔大量积液,消化道造影未见明显异常。2010年10月10日行诊断性刮宫术,病理提示子宫内膜样腺癌。2010年10月20日行剖腹探查术,术中见:大网膜20cm×10cm×6cm肿物,与横结肠粘连致密;盆腔遍布粟粒样肿瘤结节,暴露困难。遂行大网膜肿物活检后关腹,病理提示子宫内膜样腺癌。2010年10月29日行紫杉醇120mg+阿霉素60mg静脉化疗+顺铂150mg腹腔化疗一程。2010年11月转诊来我院,对外院诊刮和大网膜活检的病理进行会诊,提示子宫高中分化子宫内膜样腺癌伴卵黄囊瘤分化。既往:5岁曾患癫痫,11岁后未再发作;20岁行甲状腺良性结节切除,2010年4月发现甲减,服用优甲乐100~200μg/d,复查甲功正常。工具避孕,G_0P_0,LMP:2010年10月15日。母亲患甲亢。入院查体示腹软,无压痛及反跳痛,移动性浊音(−);子宫增大如孕 8 周、软、无压痛，双附件区未及包块，直肠子宫陷凹未及明确结节。查肿瘤标志物 AFP 1522ng/ml，β-hCG 518.9mIU/ml，CA125 129U/ml，CA199 23U/ml。盆腔 B 超：子宫增大 6.5cm×6.9cm×4.6cm，子宫内膜增厚 1.4cm、回声不均，内膜周边血流丰富。肺部 CT：未见明显异常。综合病史、查体、辅助检查，入院诊断考虑合并卵黄囊瘤及绒癌样分化的子宫高中分化子宫内膜样腺癌Ⅳb 期。2011 年 12 月 7 日行剖腹探查 + 肿瘤细胞减灭术，沿原切口延伸至脐上 4cm 进入腹腔，探查见子宫增大如孕 8 周，左卵巢增大 5cm×3cm。大网膜、脾结肠韧带、升结肠侧沟腹膜、降乙结肠交界处转移瘤各一枚，直径 2~5cm，其中降乙结肠交界处肿瘤穿透肠黏膜，小肠间多处小于 1cm 的瘤性粘连。行全子宫双附件切除 + 盆腔淋巴结清扫 + 大网膜切除 + 阑尾切除 + 部分乙状结肠切除吻合 + 盆腹腔肿瘤转移灶切除术。手术达到完全切净。

术后病理示切开子宫见菜花样肿物 6cm×3cm×2.5cm，充满宫腔，肉眼见限于浅肌层，未累及子宫下段。显微镜下诊断子宫高中分化子宫内膜样腺癌伴卵黄囊瘤分化。盆腹腔转移瘤与原发灶一致，符合部分退变的高中分化子宫内膜样腺癌伴卵黄囊瘤分化。子宫肌层、宫颈、双附件、阑尾、双侧髂血管淋巴结未见癌，乙状结肠穿孔、断端及肠周淋巴结未见癌。未发现滋养细胞成分及绒癌样分化。免疫组化染色结果：AFP 强阳性，提示上皮性肿瘤的 AE1、AE3、EMA、CA125、CK7 均为阳性，雌孕激素受体阴性，hCG 和 β-hCG 阴性。

术后 2 天复查 AFP 166.4ng/ml，β-hCG 13.7mIU/ml，CA125 20U/ml。和术前相比，肿瘤标志物下降满意，CA125 降至正常，AFP 和 β-hCG 都呈对数下降。考虑肿瘤以子宫内膜样腺癌成分为主，因此选择紫杉醇 + 卡铂方案，共行 6 程。3 程后 AFP 降至正常，而 β-hCG 始终在 5~20mIU/ml 左右徘徊(正常值小于 5mIU/ml)。考虑患者肿瘤存在绒癌样分化,更换针对高危或耐药性绒癌的足叶乙苷 + 甲氨蝶呤 + 放线菌素 D/ 足叶乙苷 + 顺铂(EMA/EP)方案,2 疗程后 β-hCG 仍为 12.1mIU/ml。在绒癌治疗中,对常用联合化疗方案耐药的患者,多采用以铂类为主的方案,考虑患者肿瘤含有大量卵黄囊瘤成分,选择顺铂 + 足叶乙苷 + 平阳霉素(PEB)方案,2 程后 β-hCG 仍未降至正常,为 9.6mIU/ml。考虑 β-hCG 持续性低水平异常与垂体反馈有关,2011 年 6 月 13 日停止化疗,观察 β-hCG 变化。2011 年 8 月发现 β-hCG 再次升高至 246 930mIU/ml 再次予长春新碱 + 氟脲苷 + 放线菌素 D+ 依托泊苷方案化疗 2 程后,2011 年 10 月 8 日 β-hCG 为 2716.5mIU/ml,AFP 为 311.1ng/ml,末次随诊 2011 年 10 月 9 日,予艾恒 + 环磷酰胺化疗后失访。

💗 诊治经验与点评

这是一例非常罕见的合并生殖细胞肿瘤(germ cell tumor,GCT)的子宫内膜癌。性腺外的 GCT 占所有 GCT 的 1%~5%。发生机制有三种学说:①生殖细胞从卵黄囊沿尿生殖嵴从前向后移行过程中,部分停留在中途,以后因为某种因素分化为 GCT;②多能的原始生殖细胞在分化过程中,由于某种原因形成 GCT;③但这两种学说既无法解释非体轴附近器官来源的 GCT,也无法解释常常会混合相应器官常见肿瘤的组织学成分。对于这些部位 GCT 发生机制的推测,比较得到认同的是 Krulewski 提出的逆分化学说,相应器官体细胞肿瘤成分逆分化,异质性化生为 GCT。在本例患者中,显微镜下病理显示,无论在原发灶子宫还是盆腹腔的转移瘤,子宫内膜样腺癌和卵黄囊瘤两种成分之间都是相互移行的(图 4-5),因此其发生机制更支持第三种学说。合并 GCT 成分的体细胞肿瘤多有相应器官肿瘤的临床表现,比如本例患者初诊前有长达一年的月经紊乱,但遗憾的是未引起重视。但患者年轻,较早出现盆腹腔转移,与典型的子宫内膜癌不符。此时诊刮和剖探病理的诊断就尤为重要。

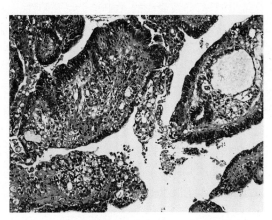

图 4-5　子宫内肿物显微镜下可见子宫内膜样腺癌和
卵黄囊瘤成分相互移行(HE×100)

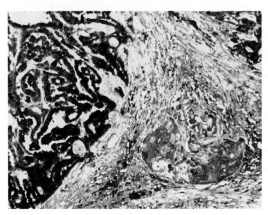

图 4-6　大网膜转移瘤中卵黄囊瘤成分的免疫组化
AFP 染色呈强阳性(SP×100)

性腺外 GCT 100% 依靠病理诊断。卵黄囊瘤的显微镜下结构多样,有时微囊样和内胚窦样结构易与子宫透明细胞癌混淆,乳头状结构易与子宫浆液性乳头状癌混淆。因此,在诊断混合成分的子宫内膜癌时,要特别注意鉴别诊断。除了形态上的细微差别,不同肿瘤成分的免疫组化结果迥异,卵黄囊瘤的 AFP 染色呈强阳性。

迄今为止,英文文献共报道了 9 例原发于子宫内膜的卵黄囊瘤(yolk sac tumor,YST):其中 7 例为单纯的 YST;2 例为合并 YST 成分的子宫内膜癌。患者主要临床表现为绝经后阴道出血,且和卵巢 YST 一样,肿瘤标志物 AFP 是反应病情严重程度、治疗效果和复发的敏感指标。YST 通常发生于年轻患者,在上述 9 例患者中,单纯 YST 的病例(年龄 27~49 岁,平均 32.7 岁)比混合肿瘤组(59~65 岁,平均 62 岁)年轻。在 7 例单纯 YST 病例中,5 例没有发生转移,且在诊断后至少 1 年的随访期内没有疾病复发证据,甚至有 2 例年轻女性患者手术保留了单侧或双侧卵巢,均提示预后较好。相比之下,伴 YST 样分化的子宫内膜癌患者均为绝经后女性,且早期出现肝脏、膈肌或腹腔淋巴结转移。此类患者预后更差。本例患者在多程多方案化疗后,AFP 与 β-hCG 降至正常后再次升高,除年龄较小外,其临床和病理特征与上述第二类患者相似。

本例患者自述既往无妊娠史,在整个病程期间出现血清 β-hCG 升高,但在病理镜检时没有发现滋养细胞分化成分。Grenache 报道过类似的不伴滋养细胞分化的子宫内膜样腺癌出现血清游离 β-hCG 升高且没有妊娠的病例,该病例的子宫内膜样腺癌细胞具有 hCG 免疫反应性,被认为可产生游离 β-hCG。本例患者的肿瘤细胞免疫组化染色显示 hCG 和 β-hCG 为阴性,因此考虑存在额外的滋养细胞成分,但由于入院前的化疗或切片切空而造成免疫组化检查结果为阴性。

伴滋养细胞分化的子宫内膜癌同样罕见,文献中仅报道 17 例。这些患者年龄相对较大(34~88 岁,平均

65.4 岁),临床主要表现均为不规则阴道流血,且血清或尿 β-hCG 升高,中位值为 3050mIU/ml。多数病例有妊娠史,故无法完全除外妊娠滋养细胞肿瘤。不过 Olson 等人通过形态学和分子遗传学分析方法,证明了一例子宫内膜样癌克隆进化为滋养细胞肿瘤的病例。在这些病例中,最常见的病理类型为子宫内膜样腺癌,有 12 例;2 例为浆液性乳头状癌,1 例为透明细胞癌。Khuu 等人和 Nguyen 等人报告了 2 个包含子宫内膜样腺癌成分的恶性米勒管混合性肿瘤(MMMT)病例,同时还含有癌肉瘤成分。患者都接受了以手术为主、放化疗为辅的综合治疗。中位随访时间为 11 个月,末次随访时,7 例患者死亡(随访时间:1.5~24 个月),2 例带病存活(1 和 5 个月),5 例初始 β-hCG 值相对较低(中位水平 283mIU/ml)的患者无瘤生存(6~50 个月)。

根据预后不同,可以将合并绒癌样分化的子宫内膜癌患者分为两种亚型。第一类患者的病理中只含有少量的合体滋养层巨细胞,血清 β-hCG 水平较低(30~1000mIU/ml),肿瘤转移特点符合子宫内膜癌,预后较好。第二类患者病理中含有较多的绒癌组织,血清 β-hCG 水平较高,肿瘤转移特点与绒癌一致,较早发生肺、脑等脏器的血行转移,预后差。两种亚型在发生机制上的差别还有待于进一步研究。本例患者初始血清 β-hCG 水平较低,未出现远处血行转移,考虑属于第一种亚型,但根据对治疗的反应,该患者预后较差,可能与其同时合并存在卵黄囊瘤有关。

在治疗过程中,一开始,患者的 β-hCG 水平呈满意的对数下降,但后来一直在 5~20mIU/ml 之间徘徊,两次更换化疗方案都不能使其降至正常。持续性低水平 hCG 的定义为患者的血清 hCG 水平呈低水平升高(一般小于 <250mIU/ml),体检和影像学检查未发现病灶,手术和化疗都不能使其降低,分为三种类型:①假性低水平 hCG

升高:个别患者体内存在可与动物抗体结合的嗜异性抗体,这种 hCG 升高是由于测定方法导致的一种假象。②真性低水平 hCG 升高:一般 β-hCG 在 20mIU/ml 左右,7%~25% 的患者可能发展为恶性滋养细胞疾病。对这类患者应密切随诊,而不宜继续化疗或手术。③垂体来源的低水平 hCG 升高:垂体能产生极少量的 hCG,这在围绝经妇女中尤为常见。

总的来说,合并 GCT 成分的子宫内膜癌非常罕见,多依赖病理诊断。但临床上患者都有异常阴道出血的表现,肿瘤转移的行为和普通的子宫内膜癌不同,对于这类患者应同时进行 AFP、β-hCG 等 GCT 肿瘤标志物的筛查,以便更早发现疾病。对于混合不同类型的肿瘤,哪种病理成分占多数,哪种病理成分恶性程度更高,治疗上应以哪种肿瘤成分为主。该患者是首例同时混合 YST 和绒癌样分化的子宫内膜癌病例,预后不佳,对未来遇到的类似病例可能具有一定的指导意义。

(计鸣良 吕 嫚 向 阳)

参 考 文 献

1. Pileri S, Martinelli G, Serra L, et al. Endodermal sinus tumor arising in the endometrium. Obstet Gynecol, 1980, 56(3): 391-396.

2. Oguri H, Sumitomo R, Maeda N, et al. Primary yolk sac tumor concomitant with carcinosarcoma originating from the endometrium: case report. Gynecol Oncol, 2006, 103(1): 368-371.

3. Rossi R, Stacchiotti D, Bernardini MG, et al. Primary yolk sac tumor of the endometrium: a case report and review of the literature. Am J Obstet Gynecol, 2011, 204(4): e3-4.

4. Wang C, Li G, Xi L, et al. Primary yolk sac tumor of the

endometrium. Int J Gynaecol Obstet,2011,114(3):291-293.

5. Civantos F,Rywlin AM. Carcinomas with trophoblastic differentiation and secretion of chorionic gonadotrophins. Cancer,1972,29(3):789-798.

6. Savage J,Subby W,Okagaki T. Adenocarcinoma of the endometrium with trophoblastic differentiation and metastases as choriocarcinoma:a case report. Gynecol Oncol,1987,26(2): 257-262.

7. Horn LC,Hanel C,Bartholdt E,et al. Serous carcinoma of the endometrium with choriocarcinomatous differentiation:a case report and review of the literature indicate the existence of 2 prognostically relevant tumor types. Int J Gynecol Pathol,2006, 25(3):247-251.

8. Akbulut M,Tosun H,Soysal ME,et al. Endometrioid carcinoma of the endometrium with choriocarcinomatous differentiation: a case report and review of the literature. Arch Gynecol Obstet, 2008,278(1):79-84.

9. Yamada T,Mori H,Kanemura M,et al. Endometrial carcinoma with choriocarcinomatous differentiation:a case report and review of the literature. Gynecol Oncol,2009,113(2):291-294.

10. Olson MT,Gocke CD,Giuntoli RL,2nd,et al. Evolution of a trophoblastic tumor from an endometrioid carcinoma—a morphological and molecular analysis. Int J Gynecol Pathol, 2011,30(2):117-120.

11. Wakahashi S,Sudo T,Nakagawa E,et al. Endometrioid adenocarcinoma with high-grade transformation with serous and choriocarcinomatous differentiation-a case report. J Cancer, 2012,3:14-18.

12. Alazzam M,Tidy J,Osborne R,et al. Chemotherapy for resistant or recurrent gestational trophoblastic neoplasia. Cochrane Database Syst Rev,2012,12:CD008891.

13. Wierzbicka-Chmiel J, Chroszcz M, Slomian G, et al. Mixed germ cells tumour primarily located in the thyroid—a case report. Endokrynol Pol, 2012, 63 (5): 388-390.

14. Wasan HS, Schofield JB, Krausz T, et al. Combined choriocarcinoma and yolk sac tumor arising in Barrett's esophagus. Cancer, 1994, 73 (3): 514-517.

15. Satake N, Chikakiyo M, Yagi T, et al. Gastric cancer with choriocarcinoma and yolk sac tumor components: case report. Pathol Int, 2011, 61 (3): 156-160.

16. Kawahara M, Takada A, Tachibana A, et al. Germ cell tumor of the colon with an adenocarcinomatous component. Int J Clin Oncol, 2009, 14 (6): 537-540.

17. Grenache DG, Moller KA, Groben PM. Endometrial adenocarcinoma associated with elevated serum concentrations of the free beta subunit of human chorionic gonadotropin. Am J Clin Pathol, 2004, 121 (5): 748-753.

第 8 节　卵巢恶性生殖细胞肿瘤保留生育功能的治疗

卵巢恶性生殖细胞肿瘤常见于幼少女及年轻女性，平均发病年龄 18~20 岁，大多数患者就诊时尚未生育。这类肿瘤虽然恶性程度高，短期内进展迅速，但肿瘤对化疗药物非常敏感，肿瘤甚少累及子宫和对侧附件，复发也几乎发生子宫和对侧卵巢之外，为保留子宫和对侧附件，进而保留了生育能力提供了很好的机会。

思考问题：

1. 哪些卵巢恶性生殖细胞肿瘤可以保留生育功能？

2. 卵巢恶性生殖细胞肿瘤保留生育功能的手术范围是怎样的？

3. 卵巢恶性生殖细胞肿瘤的预后因素有哪些？治

疗上需要注意哪些问题?

 病例

程××,27 岁,G_2P_1。

病史:患者 2005 年 8 月 2 日因"双卵巢肿物"于外院行剖腹探查,左附件切除加右卵巢肿瘤剔除及部分大网膜切除,术后病理示"左卵巢低分化黏液性乳头状囊腺癌",考虑"卵巢癌Ⅰ期"。术后查 CA125 181.8U/ml。给予卡铂加异环磷酰胺化疗 2 程。而后病理切片上级医院会诊结果为卵黄囊瘤,改为 PEB(顺铂、vp16、博来霉素)化疗 4 程。其中博来霉素共用 180mg。末次化疗时间 2006 年 2 月 21 日。定期监测 AFP 正常。而后常规随诊,未发现异常。2007 年 12 月患者妊娠 5 个月开始出现右上腹胀痛,本地医院 BUS 示"肝右叶 12.0cm×5.5cm 不规则高回声光团,内见片状无回声区,其内可见较丰富血流信号;门脉高压;脾大",未予任何诊治。2008 年 2 月 25 日查血 AFP>1000IU/ml,2008 年 3 月妊娠 8 个月来我院求治。

查体:一般状况差,腹胀不能平躺。

辅助检查:BUS 及 MRI 示:盆腹腔及肝内多发囊实性占位,血运丰富,腹水大量。宫内单活胎,估计胎儿体重 2000g。血 CA125 168.3U/ml,AFP>60 000ng/ml。

入院诊断:卵巢内胚窦瘤盆腹腔复发;化疗 6 程后;肝转移;腹腔积液;低蛋白血症;贫血;宫内孕 33 周,单活胎。

诊治经过:予 PEB 方案化疗 1 程。MRI 提示肝膈转移瘤明显缩小,血 AFP 下降到 4042ng/ml。化疗副作用为Ⅳ度骨髓抑制。化疗后 2 周(孕 35 周)发现羊水过少,急诊行剖宫产术,术中同时行肝膈间转移瘤切除＋大网膜切除＋肠系膜及盆腔腹膜肿瘤灶切除,保留子宫和右侧卵巢。手术基本切净。术中分娩一男活婴,Apgar 评分10分,体重2kg。术后予正规方案PEB方案化疗3程,后因BLM达终生剂量改为PVE化疗2程,AFP呈对数下降,2程后AFP正常,达临床完全缓解。

母儿生存结局:患者停化疗随诊3个月血AFP上升,CT提示肝脾间转移瘤复发。放弃治疗。患者于产后9个月死亡。新生儿结局:男活婴,出生时体检无异常,仅血AFP>60 500ng/ml,其后逐渐下降:产后5个月完全降至正常,目前6岁,健康存活。

❤ 诊治经验与点评

1. **保留的指征** 保留生育功能作为卵巢恶性生殖细胞肿瘤治疗的一个基本原则,不受肿瘤学类型和肿瘤期别的限制。原因多数卵巢恶性生殖细胞肿瘤为单侧,即使复发也很少在对侧卵巢和子宫;这类肿瘤对PEB等化疗方案非常敏感,大多数患者经正规化疗可获得完全缓解和长期生存;很多生殖细胞肿瘤有特异的肿瘤标志物,如AFP、hCG、LDH等,有利于很好地监测疗效和是否复发;最后,切除对侧卵巢和子宫并不改善患者预后。

2. **手术范围** 卵巢恶性生殖细胞肿瘤保留生育功能的手术范围应该切除患侧附件,保留对侧正常的卵巢和未受侵犯的子宫,同时尽可能将盆腹腔转移病灶切除干净。早期的无性细胞瘤和Ⅰ级的未成熟畸胎瘤,除了患侧附件切除术,同时还行包括大网膜切除和腹膜后淋巴切除的全面分期手术,这两类肿瘤如果手术病理分期证实为FIGO ⅠA_1期,术后可不用化疗。

3. **卵巢恶性生殖细胞肿瘤预后因素** 取决于术前正确的预判、适当的手术范围、准确的组织病理学诊断,更重要的是及时、正规、足量的联合化疗。因此,对于年轻女性卵巢实性包块,术前要注意留取血清的肿瘤标志物以判断是否可能为恶性生殖细胞肿瘤,术中送快速冷冻病理大多可以获得诊断。

遗憾的是,此例患者在术前未能根据患者年龄、病史和血清肿瘤标志物判断可能是生殖细胞肿瘤,术后病理又误诊为上皮性癌,未能及时地给予生殖细胞肿瘤更敏感的 PEB 化疗方案。第二个遗憾是患者在妊娠中期就发现有腹腔的包块,结合病史和血清的肿瘤标志物应该可以判断出内胚窦瘤复发。复习文献可以发现妊娠中晚期间给予顺铂、卡铂、环磷酰胺等化疗并不影响胎儿生长发育,但预计分娩前 3 周不宜采用化疗。此例如果在孕中期发现复发瘤当时能够给予及时正规的 PEB 化疗,可能肿瘤会得到控制,晚期妊娠的处理会轻松许多,预后也会好一些。

此例患者到我院求治已妊娠 33 周,盆腹腔广泛肿瘤转移,合并有腹水、贫血、低蛋白血症等多种并发症,处理起来非常困难和棘手,不能耐受手术。经过一个疗程的化疗,瘤负荷缩小,一般状态改善,但因出现胎儿羊水过少,不得不急诊手术,术中因肿瘤创面广泛,出血活跃,不得不盆腹腔填塞纱条结束手术,患者术后恢复平稳,产后及时化疗使病情完全缓解,治疗是成功的。但初治的不规范、不及时还是使患者最终付出了生命的代价。

(曹冬焱)

参 考 文 献

1. T Gui, DY Cao, K Shen, et al. Management and outcome of ovarian malignancy complicating pregnancy: an analysis of 41 cases and review of the literature. Clin Transl Oncol, 2013, 15: 548-554.

2. 曹冬焱, 沈铿, 杨佳欣, 等. 卵巢恶性肿瘤合并妊娠的治疗及预后. 中国医学科学院学报, 2010, 10: 493-496.

3. Alison W Loren, Pamela B Mangu, Lindsay, et al. Fertility Preservation for Patients With Cancer: American Society of Clinical Oncology Clinical Practice Guideline Update. J Clin Oncol, 2013, 31: 2500-2510.

4. Lee SJ, Schover LR, Partridge AH, et al. American Society of Clinical Oncology recommendations on fertility preservation in cancer patients. J Clin Oncol, 2006, 24: 2917-2931.

第9节　妊娠期宫颈癌的处理

宫颈癌是妊娠期间最常见的妇科恶性肿瘤,其发病率在 0.1/10000~12/10000。由于该疾病的罕见及特殊性,因此在临床中难以开展大的临床随机对照试验,关于妊娠合并宫颈癌的治疗往往是基于小样本的临床报道和经验。妊娠合并宫颈癌的处理主要取决于 5 个因素:①肿瘤的分期(及肿瘤大小);②淋巴结状态(如果已经知道);③肿瘤的组织学分级;④妊娠的孕周;⑤患者和家属继续妊娠的意愿。在既往的报道中,对于早中孕期妊娠合并宫颈癌,往往采取直接终止妊娠的方法,而对于晚孕期,则是在等待胎儿肺部成熟后终止妊娠,随后采取标准的治疗方法。随着医疗水平的提高和治疗的人性化,对于孕早、中期发现的宫颈癌患者有保留妊娠至胎儿成熟的趋势。本文通过复习一例中孕期间妊娠合并宫颈癌患者的处理,并结合文献复习,来系统地回顾妊娠合并宫颈癌的处理法则及存在争议的地方。

病例

女,37 岁,G_1P_0,宫内孕 16 周,发现宫颈腺癌 2 周。平素月经规律,末次月经 2013 年 5 月 29 日,预产期 2014 年 3 月 5 日。患者孕前 8 个月外院体检 TCT 未提示异常,阴道检查宫颈未见异常。自妊娠后无孕期阴道出血、排液,2013 年 8 月 28 日(孕 12 周)于外院产检,妇科检查提示宫颈后唇菜花样赘生物 1.5cm×1.0cm。2013 年 9 月 5 日(孕 13^{+1} 周)于外院行阴道镜下宫颈赘生物活检术,病理我院会诊提示:宫颈赘生物高分化绒毛状腺癌;2013 年 9 月 11 日外院 B 超提示:宫内单活胎头位(孕 14^{+2} 周);宫颈病变。随后转入我院进一步治疗。入院诊断:宫颈腺癌Ⅰb$_1$ 期;宫内中孕(16$^+$ 周)。行盆腔 MRI 检查,未见盆腔淋巴结转移。于 2013 年 9 月 29 日(孕 16^{+4} 周)患者于我院行宫颈锥切 + 宫颈内口环扎术,术中见直径 1.5cm 菜花样凸起位于下唇 6~7 点处;锥切部分宫颈(锥高 2.0cm、锥宽 2.5cm)。术后病理:锥切宫颈高 - 中分化绒毛状腺癌,浸润深度 7mm,各切缘未见病变;宫颈内口补切组织显示少许鳞状上皮及纤维结缔组织慢性炎。患者术后恢复满意。

2013 年 10 月 29 日(孕 20^{+6} 周,锥切术后 1 个月)患者开始 TC 方案化疗(紫杉醇 240mg+ 卡铂 400mg),共化疗 4 程,末次化疗为 2014 年 1 月 3 日(孕 31^{+2} 周),期间患者无明显化疗副作用,无骨髓抑制及肝肾功能异常等。每程化疗后 B 超监测胎儿情况、定期监测胎心情况均良好。妇科检查宫颈呈锥切术后改变,未见新生肿物。

2014 年 1 月 27 日(孕 34^{+5} 周)患者于我院行剖宫取子术 + 根治性子宫切除术 + 双卵管切除术 + 盆腔淋巴结清扫术。剖宫产术中娩一健康活女婴,重 1810g,新生儿 Apgar 评分 10 分,未见明显畸形,转儿科辅助治疗近一个月后出院,目前母儿情况均良好。子宫切除术后病理提示:慢性宫颈及宫颈内膜炎,未见癌残留;阴道壁断端未见癌;子宫下段见蜕膜样反应;双侧宫旁血管未见特殊;淋巴结未见转移癌(左髂血管 0/12、右髂血管 0/10);子宫平滑肌瘤;妊娠期子宫内膜;双侧卵管未见特殊。患者术后恢复满意,未行进一步治疗,目前已门诊随访 4 个月,未复发。

💗 诊治经验与点评

患者为高龄初产,此次妊娠宝贵,患者及家属要求继续妊娠的意愿强烈。同时行盆腔 MRI 检查,明确是否有盆腔淋巴结转移。考虑可先行宫颈锥切术,在切除宫颈病灶的同时进一步明确肿瘤的病理类型及分级、浸润深度及有无脉管转移等。遂行宫颈锥切术,术后给予对胎儿毒性较小的紫杉醇及卡铂化疗 4 程,在孕 34^{+5} 周患者行剖宫取子术 + 宫颈癌根治术。在本例患者中,治疗团队包括妇科肿瘤医师、产科医师、儿科医师,与患者及家属多次沟通病情,采取了个体化的治疗原则,选择合适的时机终止妊娠,最终母子状况良好。以下将从妊娠合并宫颈癌的处理原则、终止妊娠的时机、化疗方案的选择等方面进行文献复习,以期对于妊娠合并宫颈癌的治疗有深入的了解。

一、妊娠合并宫颈癌的临床表现及诊断

妊娠期间的宫颈刮片检查提供了发现宫颈癌的机会。妊娠期合并宫颈癌的表现和非孕期的临床表现类似。异常的阴道出血是最常见的表现。对于孕期,仍然采用的是基于 FIGO 为基础的临床分期,必要的时候可以采用麻醉下的分期。

淋巴结的状态是宫颈癌的重要预后因素之一。组织学检查是最准确的评估方法。特别是在早期宫颈癌患者中,淋巴结的转移与否直接决定治疗方式的选择。淋巴结的转移状态可以通过 MRI 检查或者手术切除的方法获得。对于 I 期的妊娠合并宫颈癌患者,腹腔镜下的淋巴结切除是可行和安全的。在妊娠 20 周之前行腹腔镜下淋巴结切除是可行的。在报道的 31 例腹腔镜切除淋巴结的患者中,没有出现变为开腹手术的事件或是与手术相关的母儿病率。大部分患者处于妊娠 23 周之前,有 2 例分别位于妊娠 25 周和妊娠 32 周。

与 CT 检查不同的是,MRI 检查不会使胎儿暴露于离子射线中。美国放射学会的声明:目前的证据没有表明在任何孕期暴露于 MRI 检查是有害的。MRI 检查可以评估肿瘤的大小、间质浸润、阴道与宫旁有无转移以及淋巴结的浸润状态。Choi 等评估了 115 例宫颈癌患者术前行 MRI 检查,发现 MRI 对于宫颈癌宫旁、阴道以及盆腔淋巴结的阴性预测值分别为 95%、96%、93%。而且 MRI 的发现与病理组织学标本有很好的一致性,因此成为孕期的重要检查手段。特别是对于孕期宫颈癌的临床分期,盆腔检查对于判断肿瘤的大小以及浸润范围的敏感性较低,因此,对于分期在 IB_1 及以上或者有可疑器官转移的妊娠期宫颈癌患者建议行盆腹腔 MRI 检查。对于妊娠合并局部晚期宫颈癌(≥ IB_2)则在早孕期后保护胎儿的胸片检查。

二、妊娠合并宫颈癌的处理原则

对于没有继续妊娠要求的宫颈癌患者,处理原则同非妊娠期的患者。在早期宫颈癌中,可以直接终止妊娠后切除子宫或者是直接连同胎儿一起切除子宫。对于合并晚期宫颈癌患者,建议先终止妊娠后再进行相应的治疗。在早孕期行盆腔放疗会导致自发流产,而在中孕期放疗后的一个月内会导致胎死宫内。

以下为有继续妊娠要求的妊娠合并宫颈癌患者的处理原则:

1. **IA_1 期患者**　对于此期有妊娠要求的患者,有 2 种处理方式:①进行临床和影像学上的密切监测随访,待胎儿成熟终止妊娠后马上进行治疗;②行宫颈锥切术。对于怀疑宫颈浸润癌的患者,在孕 14~20 周行宫颈锥切术是比较理想、安全的选择。 IA_1 期往往通过宫颈锥切,镜下判断病灶浸润的宽度和深度来明确诊断。对于切缘阴性的患者,宫颈锥切治疗即可。而对于切缘阳性的患者,Dunn 和同事的报道中实施了第二次锥切术。Smith

对 560 例分期为 Ⅰ A₁ 和 Ⅰ A₂ 的非妊娠宫颈癌患者实施了单纯子宫或者根治性全子宫切除术,其中 197 例患者行淋巴结切除术,淋巴结阳性率为 1.5%(3/197)。在实施了锥切的患者中,随访期间未见复发。如果没有产科剖宫产的指征,则应经阴道分娩。

2. **Ⅰ A₂~Ⅰ B₁ 期患者**(病灶≤2cm)　对于此期患者,建议行淋巴结切除,明确有无危险因素。对于淋巴结为阳性的患者,建议终止妊娠。对于淋巴结为阴性的患者,也有 2 种处理方式:第一种方式为进行大的宫颈锥切术或者改良的宫颈切除来代替传统的根治性宫颈切除术。Dargent 发现根治性宫颈切除对于非孕期病灶小于 2cm 的患者是可行的,然而对于妊娠合并宫颈癌 Ⅰ B₁ 期,且病灶小于 2cm 的患者行分娩前根治性宫颈切除的报道极少见。在现有报道的 15 例患者中,在术后的 16 天内,有 5 例患者出现胎儿的丢失。术后胎盘血流灌注不足可能是产科预后不良的主要原因。因此,对于妊娠期宫颈癌患者考虑到产科的不良后果,并不推荐使用分娩前根治性宫颈切除。相反,根治性宫颈切除可以被宫颈锥切术或者改良的宫颈切除来代替,在后者中,在宫颈内口上方距离病灶约 1cm 处截断宫颈,然后通过环形电切术来移除宫颈管。既往的根治性宫颈切除往往切除宫颈周围的宫旁组织,以期保持切缘的干净而减少复发。然而,研究发现在 Ⅰ B₁ 期病灶小于 2cm,且淋巴结阴性的患者中,宫旁浸润的风险小于 1%。因此该结论支持在满足上述要求的患者中实施改良的宫颈切除或大锥切术是安全可行的。

第二种方式为等待胎儿成熟,待妊娠终止后再行治疗。目前的文献中并没有明确推迟治疗的合适间隔时段,无论时间长短,在此期间肿瘤的进展仍然是存在的。在目前报道的 Ⅰ B₁ 及更高级别的病例中,推迟治疗的时间均超过 6 周。平均推迟治疗时间为 16 周。在 76 例已知预后的患者中,只有 4 例(5%)的患者死于宫颈癌。在所有 I B$_1$ 期且淋巴结阴性的患者中,并没有出现复发。因此,对于淋巴结阴性的 I B$_1$ 期的患者是可以等待胎儿成熟,分娩后再进行相应治疗的。

3. **I B$_1$ 期患者**(病灶 >2cm)**及更高分期的患者** 当在妊娠合并宫颈癌的患者中无法实施保守性手术时,先期化疗是作为唯一保留妊娠结局的方法,随后在分娩后实施根治性全子宫切除术或者进行放化疗等治疗手段。

对于非孕期的患者,术前 NACT 往往应用在局部较大的肿瘤患者,以期减少病灶体积而获得手术机会。在一项纳入了 6 项 NACT 试验的荟萃分析中,术前给予新辅助化疗可以改善无瘤生存期和总体生存率。所有的化疗方案均以顺铂为基础,使用 2~4 个周期,化疗间期在 10~21 天之间。平均每周顺铂使用的剂量在 17~50mg/m^2,总的顺铂使用剂量在 140~300mg/m^2。而对于孕期患者而言,术前新辅助化疗可以降低分期或者稳定病灶,与此同时等待胎儿成熟。然而,对于孕期评估新辅助化疗的安全性和有效性则并不容易:文献中报道的例数较少,缺乏其他可替代治疗的方案以及由于伦理学和实际操作的原因,很难开展临床随机对照试验等等。复习文献,在目前 50 例妊娠合并宫颈癌的化疗报道中,近 1/2 的患者为 I B$_1$ 期,诊断为宫颈癌时的平均妊娠周数为 19.2 周,给予化疗推迟至分娩的平均周数为 33.2 周。评估肿瘤对于化疗反应的结果为:6.25% 完全反应,62.5% 部分反应,28.1% 为稳定,3.1% 病灶进展。所有化疗是基于以铂类药物为基础的,包括联合紫杉醇、长春新碱、氟尿嘧啶等。在平均随访 24 个月的时间中,总生存率为 79%。具体到不同分期中,I B$_1$ 患者在随访 12 个月的时间中,生存率为 94%。在 17 例 I B$_2$ 期患者 27 个月的随访时间中,总生存率为 70%,而无瘤生存率为 58.9%。而更晚期的 10 例患者中,14 个月的随访时间中,生存率为

70%。然而,由于随访时间较短和样本量的局限性,因此应该慎重看待这些结论。特别是对于晚期宫颈癌患者,常常伴随有预后不良的临床病理因素,在化疗的过程中,有肿瘤转移进展的风险。

Fruscio 等对文献报道中妊娠期宫颈癌行新辅助化疗的 36 例患者资料进行复习,发现其母体死亡率为 25%(9/36)。高于非孕期宫颈癌患者行新辅助化疗和手术的患者的死亡率。然而,对于每个死亡患者的资料进行单独分析发现,所有死亡患者临床分期均较高($I B_2$~$IIIB$期),大部分伴随有预后不良的因素:3 例患者有淋巴结转移,1 例患者伴随有宫旁转移,1 例患者 FIGO 分期为 $IIIB$ 期,而且在化疗期间出现病程进展,1 例患者病灶靠近切缘而且对于化疗无反应,1 例患者拒绝手术和术后辅助治疗,1 例患者死于 4 年后的腹主动脉旁转移。最后 1 例患者尽管为 $I B_1$ 期,但是病理类型却为神经内分泌癌,预后不良。由此可见,影响宫颈癌预后不良的因素(如 FIGO 分期、淋巴结转移、宫旁转移、化疗的敏感性和病理类型)同样在妊娠期宫颈癌中扮演重要角色。因此,对于妊娠合并宫颈癌临床分期较晚,或者伴随有高危因素(淋巴结转移或者如小细胞癌的病理类型)的患者,保留妊娠的决定应比较慎重,应该向孕妇及家属详细交代病情和风险。

三、妊娠合并宫颈癌的化疗

在特殊选择的患者中,术前新辅助化疗可以减少肿瘤的体积、控制微转移病灶、有效对抗淋巴结转移,同时可以等待胎儿成熟的时机。同时文献报道对于妊娠合并宫颈癌的患者中,以铂类为基础的化疗的完全及部分有效反应率在 40%~50% 之间,这样的话,新辅助化疗对于妊娠合并宫颈癌的患者可能是一种较好的选择。

顺铂是宫颈癌中使用最多的活性药物,同时在宫颈癌的术前化疗中非常有效。一项汇集了 2047 例宫颈癌患者的荟萃分析显示,每周至少 $25mg/m^2$ 的剂量能够改善预后。在早孕期暴露于细胞毒性的药物会有 10%~20% 的新生儿会发生重要器官的先天性畸形。因此,化疗药物的使用最好是在妊娠 13 周器官形成之后。Mir 等报道了 1977~2008 年中英文文献中妊娠期暴露于铂类药物的 43 例患者,其中出现 3 例新生儿畸形,包括:中度双侧侧脑室扩张(15mm)、听力损伤以及小眼,然而考虑到其他混淆因素(如早孕期暴露于其他化疗药物),关于顺铂与胎儿畸形的因果关系存在质疑。在近来的研究中,Marnitz 报道了在中孕期诊断为宫颈癌的 7 例患者,均给予了铂类为基础的化疗,作者评估了母儿中的铂类药物浓度,发现胎儿脐带血及羊水中的顺铂浓度显著低于母体血液中的药物浓度。以上结论显示了在孕期使用顺铂化疗的安全可靠性。卡铂有更轻的肾毒性和耳毒性,而联合使用的疗效却相似。

紫杉醇在抗肿瘤方面有其独特的病理机制,它通过促进微管的聚合而发挥作用。目前的研究显示在器官形成期给予紫杉醇很少造成畸形。文献中关于孕期使用紫杉醇的报道非常少见。迄今报道的 17 例妊娠合并恶性肿瘤的患者使用了包含紫杉醇的新辅助化疗:6 例合并卵巢癌,5 例合并乳腺癌,4 例患有宫颈癌,另外 2 例为肺癌患者。所有的后代在中位随访的 16 个月里均身体健康。对于宫颈癌而言,联合使用紫杉醇和铂类化疗显示出特别重要的意义,文献报道在宫颈癌的新辅助化疗和对于复发和转移的病灶的治疗均显示出满意的疗效。有报道显示经过胎盘部分的紫杉醇非常少。Fruscio 等复习了文献总结了 36 例孕期妊娠合并宫颈癌 I B₁~ⅢB 期的患者,所有经过紫杉醇和铂联合化疗的患者相对于单药化疗显示出更好的反应。基于紫杉醇的毒性和在卵巢癌中的使用经验,紫杉醇联合顺铂或者卡铂在孕期被推荐使用。为了确保胎儿使用的安全性,所有的化疗应该避免在器官形成的早孕期使用。

特别要注意的事项是在宫颈癌中治疗非常有效的 TIP 方案（紫杉醇、异环磷酰胺和顺铂）在妊娠期并不推荐使用,因为异环磷酰胺对于发育的肾脏会有潜在的损伤。

目前妊娠合并宫颈癌的化疗存在许多有争议的地方。比如化疗方案、剂量、间隔以及疗程数目等。由于伦理学的问题,不可能在临床实践中开展随机对照试验。因此需要密切随访在那些妊娠中行先期化疗患者母儿的情况。

四、总结

妊娠期间宫颈癌的处理需要团队的力量包括妇科肿瘤医师、产科医师、儿科医师以及患者与家属的配合。在治疗决策的制定过程中,需要考虑患者妊娠的意愿、临床分期、肿瘤的大小、组织学分级以及妊娠周数、孕次等。同时需要分析对于母亲（化疗失败而导致疾病的进展或者转移的风险）和胎儿的风险（早产,目前缺乏对于化疗药物安全性的强有力的证据）,并让患者了解目前存在的争议和不确定性。以上细节均有利于帮助是否延期治疗等待胎儿成熟或有活力,或者立即采取明确的治疗措施。

（王　丹　陈　娜　向　阳）

参 考 文 献

1. Fruscio R,Villa A,Chiari S,et al. Delivery delay with neoadjuvant chemotherapy for cervical cancer patients during pregnancy:a series of nine cases and literature review. Gynecol Oncol,2012, 126(2):192.

2. Han SN1,Mhallem Gziri M,Van CalsterenK,et al. Cervical cancer in pregnant women:treat, wait and controversie. Ther Adv

Med Oncol,2013,5(4):211-219.

3. Kanal E,Barkovich A,Bell C,et al. ACR guidance document for safe MR practices:2007. AJR Am J Roentgenol,2007,188:1447-1474.

4. Morice P,Narducci F,Mathevet P,et al. French recommendations on the management of invasive cervical cancer during pregnancy. Int J Gynecol Cancer,2009,19:1638-1641.

5. Dunn T,Ginsburg V,Wolf D. Loop-cone cerclage in pregnancy:a 5-year review. Gynecol Oncol,2003,90:577-580.

6. Smith H,Qualls C,Romero A,et al. Is there a difference in survival for IA1 and IA2 adenocarcinoma of the uterine cervix? Gynecol Oncol,2002,85:229-241.

7. Ungar L,Smith J,Palfalvi L,et al. Abdominal radical trachelectomy during pregnancy to preserve pregnancy and fertility. Obstet Gynecol,2006,108:811-814.

8. Karateke A,Cam C,Celik C,et al. Radical trachelectomy in late pregnancy:is it an option? Eur J Obstet Gynecol Reprod Biol,2010,152:112-113.

9. Rydzewska L,Tierney J,Vale C,et al. Neoadjuvant chemotherapy plus surgery versus surgery for cervical cancer. Cochrane Database Syst Rev,2012,12:CD007406.

10. Mir O,Berrada N,Domont J,et al. Doxorubicin and ifosfamide for high-grade sarcoma during pregnancy. Cancer Chemother Pharmacol,2012,69:357-367.

11. Mir O,Berveiller P,Ropert S,et al. Use of platinum derivatives during pregnancy. Cancer,2008,113(11):3069-3074.

12. Marnitz S,Kohler C,Oppelt P,et al. Cisplatin application in pregnancy:first in vivo analysis of 7 patients. Oncology,2010,79(1-2):72-77.

13. Li J1,Wang LJ,Zhang BZ,et al. Neoadjuvant chemotherapy with paclitaxel plus platinum for invasive cervical cancer in

pregnancy:two case report and literature review. Arch Gynecol Obstet,2011,284:779-783.

14. Choi HJ,Roh JW,Seo SS,et al. Comparison of the accuracy of magnetic resonance imaging and positron emission tomography/computed tomography in the presurgical detection of lymph node metastases in patients with uterine cervical carcinoma:aprospective study. Cancer,2006,15,106(4):914-922.

15. Morice P,Uzan C,Gouy S,et al. Gynaecological cancers in pregnancy. Lancet,2012,11,379(9815):558-569.

16. Amant F,Halaska MJ,Fumagalli M,et al. Gynecologic cancers in pregnancy:guidelines of a second international consensusmeeting. Int J Gynecol Cancer,2014,24(3):394-403.

第 10 节 卵巢库肯勃瘤

卵巢组织血运、淋巴组织丰富,很多部位的恶性肿瘤可以转移到卵巢,常见的有胃肠道、乳腺、胰腺、甲状腺等。严格意义上的卵巢库肯勃瘤(Krukenberg tumor)最初是指生长在卵巢内的印戒黏液细胞癌,原发部位在胃。但逐渐发展为卵巢上来源于胃肠道的转移瘤的通称。

思考问题:

1. 术前如何判断卵巢肿瘤可能是库肯勃瘤?

2. 卵巢库肯勃瘤病理上有何特点?

3. 卵巢库肯勃瘤如何治疗?

4. 卵巢库肯勃瘤需要切除子宫吗?

病例

患者 63 岁,G_3P_1。

病史:中低分化乙状结肠腺癌Ⅳ期术后多次化疗 3 年余,发现盆腔肿物 5 个月余。

患者于 2010 年 7 月 6 日因乙状结肠中 - 低分化腺癌Ⅳ期行 Hartmann 术（乙状结肠癌切除 + 乙状结肠造口术）。术后评估肿瘤肺转移，2013 年 1 月起胸腹盆增强 CT 发现肺、肝转移；肝肺转移瘤射频消融术 2 次，化疗中。2013 年 5 月 CT 发现右附件区囊实性包块，大小约 5cm，每隔 2 个月复查 CT 包块逐渐增大（图 4-7），2013 年 9 月 25 日盆腔 B 超：盆腔可探及无回声 15.7cm×13.6cm×15.9cm。先后两次行盆腔囊肿穿刺引流术共 1200ml，引流液肿瘤标志物：CEA>50 000ng/ml，AFP 2.2ng/ml，CA125 2120.0U/ml，CA19-9 27.2U/ml，CA72-4>600.0U/ml。既往高血压病史 20 余年；"间歇心律失常" 10 余年，具体不详。1989 年行阑尾切除术。1993 年因子宫肌瘤 + 左卵巢巧囊行子宫次全切除 + 左附件切除术，2002 年行左侧乳腺切除术。

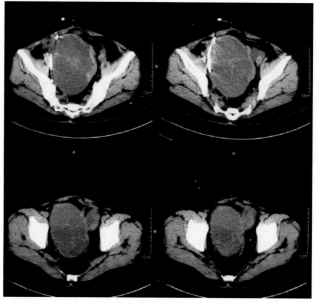

图 4-7 CT：结肠癌卵巢转移瘤

查体:可见半个残留宫颈。盆腔:可及直径约30cm囊实性肿物,界限清楚,似可推动。

三合诊:直肠窝厚,未及结节。

诊治经过:2013年9月全麻下开腹探查,盆腹腔广泛粘连,盆腔右侧肿物大小约15cm(图4-8),球形,左侧盆壁卵巢样组织约2.5cm×4cm,行双侧附件切除术＋部分乙状结肠切除术。手术困难,术后恢复顺利。术后腹胀腹痛消失,继续化疗中。

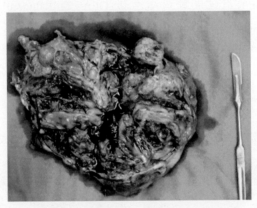

图4-8　结肠癌卵巢转移瘤的切面

随诊:术后1年,化疗中,带瘤存活。

💗 诊治经验与点评

1. **术前诊断**　卵巢恶性肿瘤中大约有10%~20%来自于其他器官的转移瘤。与原发卵巢上皮性癌比较,卵巢转移性癌的患者比较年轻,肿瘤双侧占位几率较大,通常为中等大小(5~15cm)的实性占位,边界清楚;既往有胃癌或结直肠癌的历史。未诊断胃肠道肿瘤者应常规行大便常规＋潜血的检查;血清学标志物有助于鉴别诊断:卵巢原发上皮性癌CA25异常升高,而库肯勃瘤血CEA、CA199、和CA72-4升高,累及腹膜或有腹水者会有

CA125 轻度升高。高度可疑胃肠道来源时可通过胃镜和纤维直肠镜获得诊断。

2. 组织学特点 卵巢库肯勃瘤大体外观通常为实性,圆形或肾形,通常表面光滑少有粘连,切面实性半透明胶样,镜下多表现为黏液腺癌,最重要的是具有特征性的印戒细胞(肿瘤细胞质内黏液过多将胞核挤向一侧贴近胞膜呈半月形,状似戒指而得名)。

3. 治疗 转移性卵巢癌的患者一般状况差,可期待生命期短,因此卵巢库肯勃瘤的处理要根据患者原发肿瘤的情况和全身状态来决定。通常来说,手术切除是最重要的治疗方法。一来转移瘤是很大的肿瘤细胞的储存库,卵巢丰富的血运和淋巴组织会促进肿瘤的扩散和转移;二来切除双侧卵巢占位可以明显减轻腹痛腹胀症状,抑制腹水的产生,患者生活质量明显提高;三是手术减少了全部或部分瘤负荷、提高生命质量,增加了对化疗等肿瘤治疗手段的耐受性,间接延长生存。手术范围至少应该切除长肿瘤的这一侧卵巢,如果已经生过孩子,年龄在四五十岁以上,应该切除双侧附件。因为一旦有一侧卵巢发生转移,通常会同时或先后出现对侧的卵巢转移,如果只切了一侧,保留的这一个卵巢如果残留有肿瘤或者再发肿瘤,轻者需要再次手术切除,增加创伤和花费,重者丧失了手术时机,无法切除或切净而影响生存。除了手术切除之外,卵巢的转移意味着肿瘤已经有肠道外的转移,已经不是早期疾病,因此手术后需要辅助化疗。

4. 子宫的去留 能够切除尽量切除,原因有三个:一是子宫是卵巢和结肠的邻居,结直肠和卵巢的肿瘤长出来很容易扩散到子宫表面,如果不切除子宫就无法切净肿瘤;二是有些胃和结直肠癌具有家族性,是因为所有患病的家族成员携带有同一种致病基因,这类人除了患结肠癌,还容易得子宫内膜癌,手术切除了子宫就避免了将来子宫患癌症的可能。三是非常年轻的女性因为结直肠癌卵巢转移而不得不切除了卵巢，手术后会过早出现"更年期"症状：潮热、出汗、脾气改变甚至于骨质疏松，这时候需要雌激素补充治疗来缓解症状，提高生活质量，但是雌激素会刺激子宫肌瘤生长或刺激子宫内膜产生病变，而切除了子宫就没有这些顾虑了。当然，如果手术艰难、患者年龄大、合并症较多，可预期生存期有限，且子宫上没有发现转移的肿瘤，为了缩短手术时间，降低手术创伤，可以不切除子宫。

（曹冬焱）

参 考 文 献

1. 连利娟. 林巧稚妇科肿瘤学. 第 4 版. 北京：人民卫生出版社，2006：683-691.

2. Young RH. From Krukenberg to today：the ever present problems posed by metastatic tumors in the ovary. Part II. Adv Anat Pathol，2007，14（3）：149-177.

3. Young RH. From krukenberg to today：the ever present problems posed by metastatic tumors in the ovary：part I. Historical perspective，general principles，mucinous tumors including the krukenberg tumor. Adv Anat Pathol，2006，13（5）：205-227.

第 11 节　卵巢未成熟畸胎瘤

卵巢未成熟畸胎瘤是卵巢恶性生殖细胞肿瘤中比较常见的一种，平均发病年龄 20 岁，肿瘤通常累及单侧卵巢。肿瘤组织成分复杂，包含三个胚层来源，根据原始神经上皮的含量多少将未成熟畸胎瘤分为 3 级，级别越高，原始神经上皮成分越多，恶性程度越高，更容易发生复发和转移。卵巢未成熟畸胎瘤复发后有向成熟畸胎瘤转化的趋势,且对化疗敏感,治疗原则为保留生育功能手术的基础上采取静脉联合化疗。

思考问题:

1. 卵巢未成熟畸胎瘤术后是否可以不化疗?
2. 卵巢未成熟畸胎瘤有肿瘤标志物吗?
3. 卵巢未成熟畸胎瘤的复发和转移有哪些特点?
4. 决定未成熟畸胎瘤预后的有哪些因素?

病例

王×,23 岁未婚,G_0P_0。

病史:2008 年 6 月因盆腔包括在本地医院行右侧附件切除,术后病理为卵巢未成熟畸胎瘤Ⅱ级。未查血清学肿瘤标志物,术后未给予化疗。术后 3 个月发现盆腔包块,血 AFP:1750ng/ml,给予 PVB(顺铂、长春新碱、博来霉素)化疗 3 程,AFP 下降到 85.42ng/ml,因肺功能异常改为 TP 化疗 1 程,2008 年 12 月因盆腹腔肿瘤持续生长来我院求治。

查体:一般状况差,贫血貌,消瘦,全腹部膨隆如妊娠足月大小,移动性浊音阳性。上腹及盆腔可扪及多处实性占位,肛查:子宫触不到,盆腔及直肠前塞满实性不规则占位。盆腹腔 CT(图 4-9、图 4-12)显示:膈肌及肝膈之间巨大实性占位,脾门及脾实质实性占位,盆腔弥漫实性不规则密度实性占位。血 AFP:140ng/ml,CA125:132U/ml。

入院诊断:卵巢未成熟畸胎瘤复发,盆腹腔广泛转移,右附件切除术后,贫血,低蛋白血症。

诊治经过:患者入院后一般状况改善、肿瘤负荷过大,难以耐受手术,经输血、补充白蛋白等对症支持后,2009 年 1 月 9 日给予 PEB 化疗 1 程,肿瘤缩小,肿瘤标志物下降。2009 年 1 月 25 日行剖腹探查,由外科医师协同,术中切除肝膈之间及右侧膈顶的转移瘤;切除脾脏及脾门转移瘤;切除盆腔转移瘤,保留子宫及左侧卵巢(图4-10、图4-11、图4-13),手术困难,术中出血8000ml,输RBC 28U,输血浆2800ml,手术切净肿瘤。术后病理:切

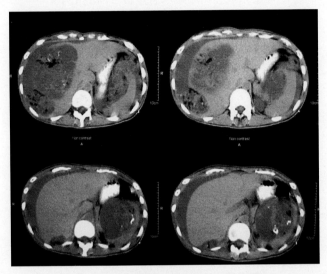

图4-9 CT:肝膈之间及脾门处转移瘤

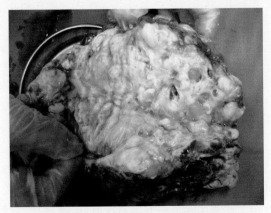

图4-10 切除的肝膈之间转移瘤的切面

除部位肿瘤均为未成熟畸胎瘤转移。术后给予 PVE（顺铂、长春新碱、VP16）化疗 5 程，1 程后肿瘤标志物正常，再巩固化疗 4 程肿瘤完全缓解。

随访：术后 69 个月，无瘤存活。

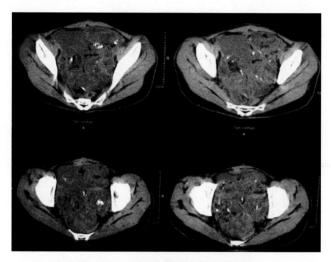

图 4-11　切除的脾脏及脾门转移瘤

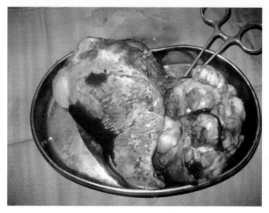

图 4-12　CT：盆腔肿瘤

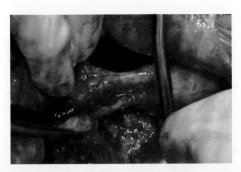

图 4-13 术中发现子宫及左侧卵巢正常,予以保留;
直肠窝填满大块转移瘤,予以切除

诊治经验与点评

1. Ⅰa期的Ⅰ级的卵巢未成熟畸胎瘤不需化疗。卵巢未成熟畸胎瘤属于卵巢恶性生殖细胞肿瘤,在切净肿瘤的基础上,术后及时、足量的正规联合化疗是治愈肿瘤,预防复发,延长生存的保障。但经过严格分期手术确定为手术病理分期为Ⅰa期(局限于卵巢)、组织病理学分级为Ⅰ级的未成熟畸胎瘤不需要化疗。手术后及时给予足量正规化疗者很少复发。此例患者虽未经全面手术病理分期,但组织学分级为未成熟畸胎瘤Ⅱ级,术后应该及时给予 PEB 化疗,未能及时化疗导致肿瘤迅速复发、转移。

2. 肿瘤标志物 卵巢未成熟畸胎瘤成分复杂,可出现多种血清学肿瘤标志物的升高,如 CA199、AFP、NSE、hCG 等,肿瘤累及腹膜或伴有腹水,还可以出现血清 CA125 的升高。这些肿瘤标志物是除了影像学之外可以作为监测肿瘤复发、评估化疗效果的重要指标。

3. 转移与复发 卵巢未成熟畸胎瘤多沿腹腔扩散,常见转移部位有盆腹腔腹膜、大网膜、肝脏周围、膈肌、肠管表面和肠系膜等。但很少累及到子宫和对侧附件,因此手术切除转移瘤的同时仍然可以保留生育功能。未成熟畸胎瘤复发还具有自未成熟向成熟转化的特点,即复发瘤可能较原发瘤级别降低,甚至于完全转化为 G_0 级的成熟畸胎瘤。了解这一特点,对于卵巢未成熟畸胎瘤复发可以更加坚定予以切除的信心。此患者虽然出现盆腹腔多脏器广泛转移,一般状况差,但经过对症支持治疗和正规化疗,可以改善一般状况,减少瘤负荷,经过艰苦的手术,可以达到切净肿瘤的目的,术后正规化疗可获长期生存。

4. 预后　未成熟畸胎瘤患者的预后取决于肿瘤的分级、成分,手术是否切净肿瘤以及术后化疗是否及时、足量。手术切净,术后正规化疗者很少复发,也很少危及生命。但是累及盆腔淋巴结、含有内胚窦瘤或胚胎癌成分,对化疗耐药者可能会出现多次复发、未控,甚至死于肿瘤。

（曹冬焱）

参 考 文 献

1. 连利娟. 林巧稚妇科肿瘤学. 第4版. 北京:人民卫生出版社,2006:619-625.

2. Lu KH,Gershenson DM. Update on the management of ovarian germ cell tumors. J Reprod Med,2005,50(6):417-425.

3. Byun JC,Choi IJ,Han MS,et al. Soft tissue metastasis of an immature teratoma of the ovary. Obstet Gynaecol Res,2011,37(11):1689-1693.

第12节　卵巢正常大小的癌综合征

卵巢正常大小的癌综合征(normal-sized ovary carcinoma syndrome,NOCS)由 Feuer 在 1989 年首次报道,这组病例的特点为弥漫性盆腹腔转移癌灶,而双侧卵巢为正常大小,无肿瘤或仅在表面有小结节。NOCS临床上比较少见,多以腹胀、食欲差、消瘦、腹围增加为首发症状,因症状不典型,肿瘤来源确认困难,与结核等非肿瘤性导致腹水的疾病鉴别不易,往往导致诊断困难,治疗延误,预后不佳。

思考问题:

1. 卵巢正常大小的癌综合征(NOCS)包括哪些疾病?
2. 卵巢正常大小的癌综合征如何诊断?
3. NOCS 如何治疗,预后如何?

病例

胡 ××,73 岁,G_3P_2。

病史:患者无不适,2012 年 12 月体检发现血 CA125升高为 219kU/L,2 周后复查 CA125 升高为 245.6U/ml。

查体:双合诊及三合诊无异常发现。

辅助检查:盆腔 B 超:子宫前位,大小为 4.2cm×3.4cm×2.7cm,前壁下段 1.9cm×1.7cm 小肌瘤,子宫内膜厚 3mm,双侧卵巢无异常发现。盆腔 CT 示:近前腹壁处网膜组织增厚。血清 CA199、CEA 正常,大便潜血阴性。

诊治经过:2013 年 1 月 28 日我院行腹腔镜探查,术中见子宫及双附件均正常,直肠子宫陷凹光滑,膀胱腹膜返折可见成片粗糙增厚,大网膜增厚不规则呈饼状,肠表面、肠系膜及两侧结肠侧沟广泛转移,取大网膜及腹膜表面结节送病理,回报符合高级别浆液性乳头状腺癌。予TC 先期化疗 1 程,2013 年 2 月 28 日行肿瘤细胞减灭术,手术基本切净。术后病理:高级别浆液性乳头状癌,广泛累及大网膜、结肠脾曲、子宫浆膜及肌层、右卵巢及阑尾浆膜、直肠右侧淋巴结,脉管内见癌栓,盆腔淋巴结未及癌转移。血 CA125:术前 346.2U/ml,术后 92.7U/ml。术后 TC 化疗 8 程,1 程后 CA125 降至正常。停化疗 6 个月,随诊发现 CA125 缓慢升高,PET/CT 示:盆腹腔多发肿瘤转移灶,双侧乳腺可疑高代谢灶。2014 年 4 月行双侧乳腺根治性切除,病理:双乳浸润性导管癌。术后给予多西紫杉醇＋卡铂周疗方案化疗。

诊治经验与点评

1. 卵巢正常大小的癌综合征(NOCS)包括 4 种情况:①原发性卵巢癌:卵巢大小正常,表面可呈结节状,卵巢肿瘤本身仅有小灶浸润癌,但常常已有大网膜和盆腹腔腹膜的广泛种植转移,组织性类型多为浆液性腺癌。②性腺外米勒管肿瘤即卵巢外腹膜浆液性乳头状癌(extraovarian peritoneal serous papillary carcinoma, EPSPC),可以是腹膜或大网来源;肿瘤多生长于大网膜、双侧盆腔、腹腔腹膜,形成多发性或多个肿瘤结节,大网膜多呈饼状,临床表现如晚期卵巢浆乳癌。③恶性间皮瘤。④器官来源不明的转移癌:以原发灶为胃肠道的最为常见,其次为乳腺、胰腺等。

2. 诊断困难　NOCS 起病隐匿、症状不典型、就诊晚,诊断困难。为避免误诊,术前应行全面的身体检查、盆腹腔影像学检查了解全身状况;血清肿瘤标志物 CA125、CA199、CEA 等在鉴别诊断肿瘤来源上有一定参考意义。NOCS 诊断标准通常采用 Hata 等的诊断标准:①经开腹探查发现腹腔广泛转移,而双侧卵巢正常大小,其表面有或无赘生物;②术后病理检查卵巢为原发性癌或不明器官的转移性癌;③术前影像学检查及手术探查均未发现其他原发灶;④术前无因卵巢疾患接受过化疗、放疗,近期也未实施过涉及卵巢的手术。对于术前良恶性诊断不明确者,腹腔镜探查加活检获得组织学病理是明确肿瘤性质和来源的好办法。此例患者就是通过腹腔镜直观地了解了盆腹腔的肿瘤情况,考虑到肿瘤负荷巨大,直接手术很难达到满意减灭,新辅助化疗后肿瘤负荷减少,腹水减少,再行减灭手术,手术风险和难度都大大降低,减灭程度提高。

3. 治疗和预后 能够诊断为卵巢原发癌或性腺外米勒管肿瘤即卵巢外腹膜浆液性乳头状癌的,治疗上与卵巢癌相同,需手术切除子宫双附件以及尽可能清除盆腹腔广泛癌灶,术后需辅以联合化疗;由于盆腹腔癌灶广泛,可能腹腔灌注化疗较静脉全身化疗更能有效消灭残余肿瘤。由于 NOCS 不易早期发现,病灶广泛,减灭困难,其预后较Ⅲ期卵巢癌要差。此患者随诊不足 1 年出现肿瘤复发,且合并双侧乳腺癌,应筛查 *BRCA1/BRCA2* 基因有无突变。治疗上化疗方案应兼顾卵巢癌和乳腺癌,即便如此,预后不佳。

(曹冬焱)

参 考 文 献

1. 沈丹华. 常见女性腹膜肿瘤的临床及病理学特征. 中国妇产科临床杂志,2003,4:159-161.

2. 王纯雁,李联昆,祁秀峪,等. 卵巢正常大小的原发性卵巢上皮性癌综合征的临床特点与预后影响因素. 中华妇产科杂志,2000,35:420-422.

3. 连利娟. 林巧稚妇科肿瘤学. 第4版. 北京:人民卫生出版社,2006:701-718.

4. 陈文雪,吴小华,李彦群,等。阴道超声诊断卵巢正常大小的原发性卵巢上皮性癌综合征的临床价值. 实用妇产科杂志,2004,20:34-35

第13节 卵 黄 囊 瘤

卵巢卵黄囊瘤,即卵巢内胚窦瘤,是除了无性细胞瘤之外最常见的卵巢恶性生殖细胞肿瘤。肿瘤恶性程度高,生长迅速,容易发生破裂、转移。早期诊断,尽快手术,术后及时正规化疗是保证患者预后良好的重要保证。

思考问题:

1. 卵巢卵黄囊瘤的临床表现有哪些特点?

2. 卵巢卵黄囊瘤如何治疗?

3. 卵巢卵黄囊瘤的预后如何? 影响预后的因素有哪些?

 病例

张 × × ,32 岁,G_4P_0。

病史:发现盆腔包块伴腹痛不适 1 个月,自觉包块增长迅速。既往:两侧宫外孕手术切除双侧卵管。

查体:中下腹明显隆起,可扪及一囊实性包块,压痛明显,包块上极达脐下一指,活动差,双合诊子宫正常大小,三合诊:直肠窝可触及包块下级,边界清楚,未及其他结节。

辅助检查:盆腔超声:子宫右上方囊实性混杂回声 17cm×14cm×9cm,血流丰富,盆腔少量积液深约 2.3cm。血 AFP:66 721ng/ml。血 CA125:86.7U/ml。

诊治经过:全麻下开腹探查,术中见右卵巢囊实性肿物(图 4-14、图 4-15),直径约 15cm 大小,包膜完整,子宫及左卵巢正常,盆腹腔全面探查未见异常,腹膜后淋巴结未及肿大。手术范围:右侧附件切除。术后病理:右卵巢内胚窦瘤,术后血 AFP 降至 22 886ng/ml。术后给予 PEB 化疗 3 程后血 AFP 降至正常,PEB 巩固化疗 1 程,因博来霉素达终生剂量,改为 PVE 化疗再 1 程。停化疗随诊。

随诊结果:术后随诊 42 个月,无瘤存活。拟生育,生殖中心拟 IVF-ET。

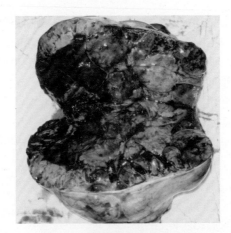

图 4-14　卵巢卵黄囊瘤的外观

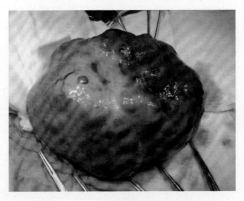

图 4-15　卵巢卵黄囊瘤的切面

诊治经验与点评

1. **临床表现和肿瘤标志物**　卵巢卵黄囊瘤发病年龄轻,肿瘤巨大,生长迅速,易产生腹水和盆腹腔转移,患者往往以腹胀、盆腔包块就诊,肿瘤生长迅速、出血坏死会引发腹痛,如肿瘤破裂、转移会出现腹水、胸水,晚期可出现恶病质。卵巢卵黄囊瘤可以合成甲胎蛋白,因此血 AFP 对卵黄囊瘤是非常敏感而特异的标志物,具有非常明确的诊断意义。术前对肿瘤巨大生长迅速的年轻患者应警惕有卵巢卵黄囊瘤的可能,查 AFP 可以在术前得到诊断。此例患者病程 1 个月,虽肿瘤生长迅速,但尚未发生破裂、转移,因此除包块、腹痛外无其他症状。血 AFP 高达 60 000 多,因此术前即可以判断为卵巢的卵黄囊瘤。

2. **治疗** 卵巢卵黄囊瘤者大多年轻,尚未生育,且肿瘤通常只累及一侧卵巢,因此对于早期的肿瘤,手术选择患侧肿瘤切除,保留子宫和对侧附件是可行的。是否行全面分期手术有争议。对于已有卵巢外转移的晚期肿瘤,应行肿瘤细胞减灭术,尽可能彻底切除肿瘤。但无论分期如何,只要子宫和对侧卵巢未受累,仍可以保留。此例患者尚未生育,术中探查肿瘤包膜完整,盆腹腔无转移征象,腹膜后淋巴结无肿大,因此只切除患侧附件。术后经及时规范化疗,获得健康存活。

3. **预后** 卵巢卵黄囊瘤是恶性程度很高的肿瘤。在 VAC、PVB 联合化疗应用以前,预后极差。采用 VAC 及 PEB 联合化疗以后,存活率显著上升,达 75% 及 78.6%。预后取决于肿瘤的分期和切净程度,更取决于术后是否及时规范化疗。对初治病例特别强调手术后立刻开始带有顺铂的 PVB、BEP 化疗,防止其复发,争取 100% 的存活率是很有希望的。化疗不及时、不规范,一旦复发转移,肿瘤控制非常困难,预后很差。

(曹冬焱)

参 考 文 献

1. 连利娟. 林巧稚妇科肿瘤学. 第 4 版. 北京:人民卫生出版社,2006:612-615.

2. Lu KH, Gershenson DM. Update on the management of ovarian

germ cell tumors. J Reprod Med,2005,50(6):417-425.

3. Nogales FF,Dulcey I,Preda O. Germ cell tumors of the ovary:an update. Arch Pathol Lab Med,2014,138(3):351-362.

4. Umezu T,Kajiyama H,Terauchi M,et al. Long-term outcome and prognostic factors for yolk sac tumor of the ovary. Nagoya J Med Sci,2008,70(1-2):29-34.

第14节　无性细胞瘤

卵巢无性细胞瘤是卵巢恶性生殖细胞肿瘤中较常见的一种,也是预后较好的一种。

思考问题:

1. 卵巢无性细胞瘤的好发年龄是多大?

2. 卵巢无性细胞瘤有肿瘤标志物吗?

3. 卵巢无性细胞瘤如何治疗?预后如何?

❤ **病例**

16 岁,G_0P_0,学生。

病史:患者近 1^+ 个月无明显诱因出现腹围逐渐增长明显,未重视。10 天前无明显诱因出现咳嗽,伴发热最高 39℃,未就诊。咳嗽渐加重,咳嗽后出现右下腹疼痛,不能耐受,外院胸片提示胸水,考虑肺结核,建议转院治疗。近 2 天出现恶心、呕吐两次、少量,腹泻 2 次。

查体:痛苦面容,被动体位,右侧蜷卧,无法平躺。

辅助检查:B 超:卵巢来源的下腹部囊实性包块 15.8cm×14.9cm×6.4cm。CT:右侧大量胸腔积液,右侧肺压缩改变;胸片(放胸水 1500ml 后):右中下肺野大片状阴影,考虑炎症,右侧肋骨角可见欠锐利。血气分析氧分压:65mmHg,二氧化碳分压 28mmHg。血清 CA125:1642U/ml,LDH 1890U/L,NSE 224.4ng/ml,β-hCG 67.90mIU/ml。Hb:71g/L。PT 延长。

入院诊断: 盆腔肿瘤,卵巢恶性生殖细胞肿瘤可能,继发破裂出血可能;肿瘤源性腹水;右侧胸腔积液,肺部感染;贫血。

诊治经过: 给予抗炎治疗,多次放胸水。多科会诊考虑右侧大量胸水伴感染,肺功能及全身状况不能耐受麻醉,不建议急诊手术,继续抗炎对症治疗3天体温和血象稳定后行剖腹探查+粘连松解+左附件切除+左骨盆漏斗韧带切除+大网膜切除+盆腹腔多点活检,术中见子宫正常大小,表面浆膜增厚充血,左卵巢实性占位约25cm×20cm×18cm,与大网粘连,右卵巢正常大小,表面单囊样红色小乳头(图4-16),手术切净。病理回报:(左附件)无性细胞瘤,左侧结肠侧沟、左侧骨盆漏斗韧带、直肠前壁、直肠窝无性细胞瘤转移;手术病理分期:Ⅲc期。术后肿瘤标志物:LDH 776U/L;CA125 617.6U/ml;β-hCG 正常。予PEB方案化疗5程,3程后肿瘤标志物降至正常。化疗期间出现骨髓抑制、肠梗阻,对症治疗后好转。

随诊: 停化疗随诊39个月,月经规律,无瘤存活。

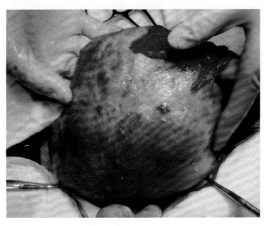

图4-16 术中所见无性细胞瘤外观

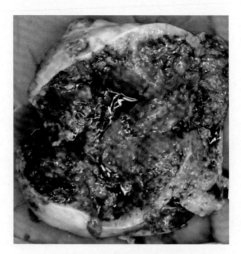

图 4-17　无性细胞瘤切面

诊治经验与点评

1. **发病年龄**　卵巢无性细胞瘤与其他卵巢恶性生殖细胞肿瘤一样,多发生在 10~30 岁的年轻女性,平均发病年龄 18~20 岁。

2. **临床表现和肿瘤标志物**　盆腔包块是卵巢无性细胞瘤最常见的症状,常伴有腹胀感,如有扭转或破裂出血,可出现急腹痛。部分卵巢无性细胞瘤患者可伴有血清的乳酸脱氢酶 LDH 升高,并不特异,个别患者可出现血清 AFPH 和 hCG 升高,应警惕是否含有未成熟畸胎瘤、卵黄囊瘤、胚胎癌或绒癌等混合性生殖细胞肿瘤的可能。

3. **治疗和预后**　卵巢无性细胞瘤通常预后良好,及时发现,手术切除患侧附件,术后辅助化疗,可获长期生存。对于全面探查和严格分期手术后确定为Ⅰa 期者,在保证严密随诊复查的基础上可以不化疗。约 15%~25% 的患者可能出现复发,复发后再化疗仍可获得很好疗效和生存。

4. **成功经验** 本例患者是 1 例晚期的年轻患者,1个月内病程进展迅速,出现胸腹水,伴有 LDH 等多种肿瘤标志物的升高,合并有感染、腹水,一般状况非常差,几乎没有耐受手术的可能。但考虑到患者年轻,生殖细胞肿瘤可能性大,如果能手术切除辅以化疗,可以期待良好的预后。因此,在积极抗感染、放胸水,纠正贫血、感染、呼吸状况后,一般状况稍平稳的状况下积极进行了较为彻底的手术,术后及时给予足量规范化疗,虽然手术艰难、化疗期间出现多种并发症,但最终获得了满意疗效和生存。多学科合作支持治疗,选择合适的手术时间,手术中的麻醉支持和配合,术后 ICU 的监测护理,化疗副作用的密切监测和及时处理都是最终成功不可或缺的关键。

(曹冬焱)

参 考 文 献

1. 连利娟. 林巧稚妇科肿瘤学. 第 4 版. 北京:人民卫生出版社,2006:632-636.
2. Lu KH,Gershenson DM. Update on the management of ovarian germ cell tumors. J Reprod Med,2005,50(6):417-425.
3. Pectasides D,Pectasides E,Kassanos D. Germ cell tumors of the ovary. Cancer Treat Rev,2008,34(5):427-441.

第 15 节 盆腔包块的诊断与鉴别诊断

盆腔包块是女性就诊最常见原因之一,多数在查体时发现盆腔的巨大包块,可发生在任何年龄段。盆腔包块是指来源于盆腔内的包块,对于女性患者通常考虑来源于女性生殖系统,如子宫、输卵管和卵巢,还可以来源于盆腔的其他脏器和组织,如膀胱、输尿管、直肠、结肠、盆腔腹膜,甚至盆腔的异位肾、腹膜后组织都有引起的可能。

盆腔包块种类繁多、鉴别诊断也是多样的,知道常见类型和其他年龄相关比较重要。通过症状及系统查体综合评估有助于明确包块起源位置及性质,通过影像学及生化检查进一步检查是很有必要的。查体时应明确盆腔包块起源、大小、活动度、硬度及有无压痛。

不同起源盆腔包块的常见类型有:

1. 子宫　妊娠、肌瘤、肉瘤、晚期内膜或宫颈癌等。

2. 卵巢　①功能性:卵泡、黄体、黄素化囊肿等;②良性:上皮肿瘤:黏液性/浆液囊腺瘤、成熟畸胎瘤、泡沫纤维瘤等;③恶性:上皮癌、生殖细胞肿瘤、性索间质肿瘤、转移癌等。

3. 输卵管　异位妊娠、卵管卵巢脓肿、卵管积水、卵管癌等。

4. 非生殖道　消化道转移癌、尿道膀胱肿瘤、盆腔肾游离肾、肠管、腹膜癌。

5. 腹膜后　血肿、囊肿、淋巴结、肉瘤。

盆腔包块的诊断方法:

对于盆腔包块性质的诊断,临床上常根据临床特点、影像学、肿瘤标志物、腹水检查等获得初步的诊断,但病理诊断仍是最终诊断。

1. 病史　对于盆腔包块患者应根据其年龄、月经史、既往史(手术史、盆腔炎等)、包块进展及伴随症状综合分析。既往有盆腔包块,长期无变化或增长极缓慢者,多为良性包块;既往无盆腔包块,在短期内迅速出现者,有畸形子宫合并妊娠、异位妊娠、巧克力囊肿的可能;包块在月经后缩小至消失者,为生理性囊肿;经过抗感染治疗后消失者,为炎性包块。短期内包块增长迅速,多为恶性包块,如果出现腹痛、发热等,可能为囊内出血或感染。

育龄期女性出现停经后盆腔包块有或无腹痛、不规则阴道出现,首先应考虑妊娠相关如异位妊娠包块,妊娠合并卵巢黄体囊肿或扭转、破裂,妊娠滋养细胞肿瘤;包块伴腹痛、高热的包块者为急性附件炎块;有月经过少、低热、盗汗及腹痛者,可能为结核性炎块。

2. **临床表现**　盆腔包块表现出的症状具有多样性、通常无症状,妇科查体或影像学检查发现,伴随症状患者通常表现为:腹胀、腹水、消瘦、食欲缺乏、大小便习惯改变等。

3. **肿瘤标志物**

(1) CA125:80%上皮细胞癌患者CA125高于正常值。

(2) CA199:是一种低聚糖类抗原,在消化道肿瘤患者中浓度升高,尤其是黏液性腺癌和透明细胞癌有较高敏感性,卵巢成熟性畸胎瘤患者也可以轻度升高。

(3) CEA在胃癌及胆管癌的临床诊断中具有较高的价值。

(4) AFP是卵巢生殖细胞肿瘤较特异的肿瘤标志物,特别是内胚窦瘤的AFP值更高。

(5) hCG:对原发性卵巢绒癌有特异性。

(6) 性激素:雌激素、雄激素是性索间质肿瘤的标志物。

4. **超声检查**　超声可清楚地显示盆腔包块的部位、大小、性质及其与邻近器官组织的关系,可对包块来源做出初步定位,还可根据肿块内部回声、边缘形态、血流情况等特点了解其内部情况,作出病变性质的判断,为临床提供较为可靠的诊断依据。MRI为恶性肿瘤风险评估指数,MRI=U×M×CA125,U是通过超声评估肿瘤是否具有以下特点:多囊、实性成分、转移、腹水、双侧病变。每项评1分,0分U=0、1分U=1、2~5分U=3。未绝经M=1,绝经M=3,CA125即为血浆CA125(U/ml)的浓度(低危MRI<25、中危MRI25~250、高危>250)。彩色多普勒超声显示：恶性肿瘤可增加神经血管活性、其内生血管增加，因此，血流阻力及搏动指数较低。彩超联合普通超声应用已经报道以提高鉴别良恶性包块的敏感性为 91%，对诊断有帮助。

5. **CT 检查**　CT 价值在于评估腹膜后位和大网膜以及盆腔外的脏器（包括腹腔、胸腔，必要时头颅）是否伴有转移，但对于盆腔软组织的价值低于彩色多普勒超声和 MRI。

6. **MRI 检查**　MRI 能显示肿瘤各种结构及判断分期，提供肿瘤与周围正常组织间的高对比分辨率，而且在诊断盆腔软组织结构方面优于 CT，现已成为盆腔的重要辅助检查手段。

7. **腹腔镜探查**　是明确盆腔包块的金标准，因其可以直视全腹并可对可疑部位行多点活检，其局限性在于对于粘连致密的封闭、冰冻骨盆、过于巨大的肿物仍有困难，腹膜后来源的肿瘤也很难诊断。

8. **腹水细胞学检查**　对于合并腹水患者抽取腹水送生化及瘤细胞检查、对疾病诊断及下一步治疗有一定的指导意义。

9. **超声 /CT 介导穿刺活检**　对于老年人或合并症较多、患者一般生命体征差、术前评估病变广泛、粘连严重者，短期内无法耐受手术，或者手术也因肿瘤过于广泛而仅仅取活检便关腹。这些大大增加了患者的风险、痛苦和经济负担。对于类似的不适合腹腔镜探查来诊断的患者，可考虑行超声或 CT 介导穿刺以取得活体组织，能快速准确地获得病理学诊断，确定包块来源及性质，以便正确指导下一步治疗方案，自动活检枪经多途径穿刺活检操作安全、简便，容易掌握，快速准确，有很大临床使用价值，值得推广使用，但其缺点在于不能像腹腔镜探查那样获得准确的病理分期。

💗 病例 1

杨 ×× ,女,24 岁,G_4P_2,因"发现盆腔包块 1 个月"就诊我院。

平素月经规律,4~5 天 /30 天,量中,痛经(±),LMP 2014 年 08 月 5 日。2014 年 7 月出现进食后腹胀,平卧时可触及腹部包块,质中,无压痛。于 2014 月 7 月 21 日就诊本地医院超声提示:右附件 4.5cm×4.2cm,低回声,未见明显血流信号,少量腹水,最深处 4.2cm。CA125:290.4U/ml,盆腔 CT 提示:右附件肿物,囊实性结节影,卵巢癌伴大网膜转移不除外。2014 年 7 月 28 日就诊我院:血常规(−),hsCRP:12.17mg/L,CA125:304.1U/ml,CA15-3 47.3U/ml,AFP、CA19-9、CEA、NSE 皆正常。妇科 B 超:右卵巢见厚壁无回声,1.9cm×1.5cm,周边环绕血流信号,考虑黄体可能。盆腹腔 CT:右附件囊实性占位,大小 3.9cm×5.6cm,恶性可能大,盆腹腔积液。盆腔、腹膜后及肠系膜区多发小淋巴结。TCT(−)。三次大便潜血皆阴性。患者诉发病以来无腹痛,无大小便异常,无恶心、呕吐,无月经异常,无异常阴道流血、排液,体重无明显改变。患者目前考虑盆腔肿物待查,为进一步明确诊断入院。

入院查体:子宫常大,质中,活动可,无压痛;双附件:右附件饱满,包块不明确;左附件区未及明确包块;三合诊:同前。

入院诊断:盆腔包块待查。

临床问题:该患者考虑可能的诊断? 下一步的处理措施?

💗 诊治经验与点评

综合分析该患者的病史及临床资料,患者较年轻,因食欲减退伴可及腹部包块,外院检查发现盆腔包块,无发热、腹痛、腹胀等症状,CA125 轻度升高就诊我院,拟定腹腔镜探查。2014 年 8 月 22 日全麻下行腹腔镜探查 + 右侧附件切除,术中可见子宫稍大、表面被网膜粘连及覆盖,子宫后壁于肠管粘连,左卵巢表面形成一粘连带于部分肠管粘连,左卵管形态正常。右卵管积脓增粗,伞端闭锁,与右卵巢右侧盆壁粘连、右卵管大小正常,直肠子宫陷凹封闭,为粘连带占据。术后病理提示:(右)输卵管组织、黏膜上皮高度增生,可见较多淋巴、浆细胞浸润。考虑诊断为炎症,术后予以抗炎治疗。

1. 盆腔炎性包块　多由盆腔急性炎症未得到及时、彻底治疗、治疗不当而转入慢性炎症后形成的包裹性积液积脓,形成盆腔慢性炎症,引起盆腔广泛粘连而形成盆腔炎性包块。

2. 盆腔慢性炎性包块　患者大部分无明显的全身症状,大部分无特殊不适症状,多在劳累或经期表现为下腹部坠痛及腰骶部等不典型症状。卵巢卵管脓肿是卵巢、卵管的炎性包裹性积液,可累及周围邻近器官引起慢性盆腔炎。绝大多数是由下生殖道感染引起。高危因素包括盆腔炎病史、多个性伴侣,多次宫腔操作史,高发年龄在 18~30 岁。最常见症状为下腹或盆腔疼痛,发热及血象升高,可能伴随阴道分泌物增多,异味或排便习惯改变。

3. 出现胸腹水或病变累及浆膜层上皮时 CA125 升高,同时有发热、血象、PCT、CRP 等指标升高时,可在给患者进行各项检查和术前准备的同时,尝试给予抗炎治疗,观察抗炎治疗后患者症状、体征、盆腔包块大小及血常规、PCT、CRP 等炎症指标、CA125 水平等变化情况,如果为炎症引起,可在抗炎治疗后症状、体征明显改善,血常规、PCT、CRP 等炎症指标下降,CA125 也会下降,约 34%~87.5% 对于抗炎治疗有效,抗炎治疗最少持续 2 周,抗炎治疗结束时,症状、体征应消失,肿瘤标志物绝大多数会降至正常;盆腔包块也会逐渐缩小,绝大多数会完全消失,盆腔包块应消失,血常规、PCT、CRP等炎症指标应正常,如果没有子宫内膜异位症的情况下,CA125也应下降到正常。如果在体温、血象和炎症指标都恢复正常后,若包块持续存在,CA125或其他肿瘤标志物仍持续升高,并且肿瘤标志物的升高不能用良性疾病如子宫内膜异位症解释时,应考虑手术治疗(腹腔镜或开腹)。

♥ 病例2

张××,40岁,G_2P_1,因"腹胀1个月,发现双附件区包块伴腹水2周余"就诊我院。

患者平素月经规律、7天/26天,量中,痛经(-),LMP:2014年9月8日。2014年8月16日自觉腹胀,因症状逐渐加重,伴尿量减少(2~3次/天,量少)、大便性状改变(4~5次/天,稀便)消化科就诊,予以口服呋塞米20mg bid(诉尿量正常),2014年8月25日经阴道超声提示:右卵巢内见1.9cm×1.6cm无回声区,边界清形态规则。右附件区见3.6cm×1.9cm低-无回声区,左卵巢内见3.2cm×2.2cm低回声区,均边界清形态规则,内部无血流。腹盆腔暗液深6.6cm。肿瘤标志物:CA19-9↑36.3U/ml,CA125↑684.1U/ml,CA15-3 20.1U/ml,CEA 1.00ng/ml。胸腹盆CT:双侧胸腔积液,左侧为著伴左肺膨胀不全;右上肺及左肺多发结节,转移不除外;纵隔及左侧腋窝多发增大淋巴结;腹腔积液,网膜增厚。腹盆腔大量积液;肠系膜及网膜囊密度增高,网膜囊多发絮片及结节影,考虑种植转移不除外;肠系膜、腹膜后多发淋巴结;子宫节育器置入;宫颈增大,形态不规则;双侧附件区多发囊实性密度影,部分囊性灶边界清晰,较大者直径约为2cm。2014年9月2日:胃肠镜检查未见明显异常。发病以来体重下降5kg,2014年9月4日妇科门诊拟诊"盆腔包块:卵巢肿瘤"收住入院进一步明确诊断及治疗。

入院查体:一般情况可,移动性浊音不显著,子宫中位,常大,质中,活动可;双附件:右侧增厚,均无压痛;三合诊:同上。

入院诊断:双附件区占位。

腹水原因待查。

💗 **诊治经验与点评**

中年女性、腹胀 1 个月逐渐加重检查发现双附件包块及腹水,CA19-9↑36.3U/ml,CA125↑684.1U/ml 显著升高,盆腹腔 CT 提示:双附件区囊实性占位、盆腹腔种植性转移可能性大,发病以来体重下降 5kg。胃肠镜检查未见异常排除了消化道来源转移性肿瘤。因患者复查 CT 可见胸腹水,拟定入院复查腹水、胸水定位,必要时穿刺放胸腹水送病理找瘤细胞,复查结果:左侧胸腔肋膈角处见液性暗区,深约 0.8cm。腹腔内见游离液性暗区,较深处 2.5cm,量少无法定位。腹腔镜探查术 + 活检对于明确诊断显得尤为重要。患者于 2014 年 9 月 16 日全麻腹腔镜探查术,术中可见:盆腹腔广泛粘连、大网膜覆盖子宫壁及双附件封闭盆腔,腹膜、肠管、肝脏、膈肌表面布满粟粒性结节。分离大网膜后可见右侧卵管迂曲增粗、伞端封闭,右侧卵巢大小正常,附件表面布满粟粒样结节。在分粘过程中右卵管伞端可见有干酪样坏死组织流出,切除右侧附件、部分腹壁及子宫、卵巢表面结节送病理。术后最终病理:(子宫表面结节、腹壁结节)纤维组织中见多灶上皮样肉芽及多核巨细胞反应、(右输卵管)卵管组织显慢性炎、管壁见多灶上皮样肉芽肿形成及多核巨细胞反应、局灶可见坏死,(右)卵巢组织未见特殊。考虑结核可能性大,转传染科继续治疗。

1. 对盆腔包块患者首先考虑为妇产科相关疾病。

2. 盆腔结核多数为继发性结核,且时间较长,肺部原发病灶不易发现、表现多样性缺乏特性,易于卵巢肿瘤、盆腔炎性包块混淆。盆腔结核性包块多为纤维包裹性积液或盆腔脏器粘连形成的,因此包块多呈囊性、实性和囊实不均,内部回声不均且其有边界不清、表面不平、活动受限,伴不同程度盆腹腔积液,不易与卵巢恶心肿瘤区分,超声误诊率高达 75%~80%。

3. 恶性肿瘤胸腹水会有逐渐加重趋势,而此患者入院前胸腹水较多,未经过抗肿瘤治疗,入院后复查胸腹水减少时,应考虑到非恶性肿瘤可能,在常规的检查手段不能明确诊断的情况下,如果没有手术禁忌,腹腔镜检查是明确诊断,除外恶性肿瘤的非常好的一个手段——“金标准”。但结核性腹膜炎患者有时会出现广泛的腹腔内粘连,在手术时要特别避免脏器损伤。

4. 在盆腔包块合并胸腹水时,可定位穿刺在胸、腹水中找到癌细胞具有初步鉴别良恶性意义,如胸、腹水中以找到癌细胞可初步确定为恶性肿瘤,所以当腹水落细胞检查未发现癌细胞时,对于年轻患者,在腹水送检瘤细胞时,应考虑同时送腹水找结核分枝杆菌等检查,要考虑到盆腔结核的可能。癌性腹水多为血性,结核性腹水多为浅绿色或淡黄色。继而考虑结核相关诊断,如检查血液指标等。行红细胞沉降率、结核菌素试验等必要检查,虽无特异性,但对结核病有一定的参考价值。

（张　丽　成宁海）

参 考 文 献

1. Gjelland K, Ekerhovd E, Granberg S. Transvaginal ultrasound-guidedaspiration for treatment of tubo-ovarian abscess:a study of 302cases. Am J ObstetGynecol, 2005, 193:1323-1330.

2. Topalak O,Saygili U,Soyturk M,et al. Serum,pleural effusion, and ascites CA-125 levels in ovarian cancer and nonovarian benign and malignant diseases:a comparative study. Gynecol Oncol,2002,85:108-113.

3. Timmerman D,Schwarzler P,Collins WP,et al. Subjective assessment of adnexal masses with the use of ultrasonography:an analysis of interobserver variability and experience. Ultrasound Obstet Gynecol,1999,13(1):11-16.

4. Gurgan T,Urman B,Yarali H. Results of in vitro fertilization and embryo transfer in women with infertility due to genital tuberculosis. Fertil Steril,1996,65:367-360.

5. Ross J,Judline P,Nilas L. European guideline for the management of pelvic inflammatory disease. Int J STD AIDS, 2007,18(10):662-666.

第16节　外阴癌的手术治疗

外阴癌是第四大女性生殖道恶性肿瘤,约占所有生殖道恶性肿瘤的5%。主要发生于绝经后妇女,以鳞状上皮癌为主,最常发生在大阴唇,其次是小阴唇、阴道前庭及阴蒂等处。目前外阴癌的发病机制尚不完全清楚,部分外阴癌与人乳头瘤病毒(HPV)感染有关,另外慢性炎症反应和免疫异常可能也与外阴癌的发生有关。外阴癌的诊断主要依据临床症状及活体组织病理切片明确。治疗首选手术,目前以三切口的手术治疗为主,手术技巧和术后护理对整个手术的成功都至关重要。外阴癌对放疗也较为敏感,通常作为术后辅助治疗以及复发性外阴癌的治疗。

病例

女性,43岁,外阴瘙痒10余年,发现左侧外阴肿物

1年。患者十余年前无明显诱因出现左侧外阴瘙痒,未就诊,一年前左侧外阴局部皮肤变硬出现硬结,直径约0.5cm。于本地医院行外阴病灶活检,病理不详,术后切口感染溃烂,局部流脓,左侧外阴肿物逐渐增大,伴脓性分泌物,有异味,无发热。自行口服"消炎药",症状无明显好转。6个月后本地医院再次予外阴活检,病理为外阴乳头状瘤,脓液培养"奇异变形菌、大肠埃希菌",予静脉抗生素抗感染。遂就诊于我院,病理会诊为鳞状上皮乳头状增生,不除外癌变。行活检病理为鳞状上皮乳头状瘤,癌变,p53(+)。

查体发现外阴发育正常,左侧大阴唇可见直径3cm凸起的结节,表面有破溃,伴脓性分泌物。左侧腹股沟区可及2枚增大的淋巴结,质硬,活动差,无破溃。

辅助检查显示腹盆CT:子宫宫腔形态饱满;右侧附件区低密度影,生理期改变可能;双侧腹股沟区淋巴结影,左侧者部分较大;外阴左侧软组织影略饱满,未见明显盆腔淋巴结肿大。

治疗采用了外阴癌根治性局部扩大切除+腹股沟淋巴结清扫,病理:左侧外阴高分化鳞癌(浸润深度11mm),癌灶的周边鳞状上皮不典型增生,侧切缘及底切缘未见病变;淋巴结转移癌(左腹股沟0/9,右腹股沟0/6,克氏淋巴结1/1)。术后予放疗辅助。

💟 诊治经验与点评

一、外阴癌的诊断

1. **病因**　老年患者合并非瘤性皮肤黏膜病变如硬化性苔藓、外阴鳞状上皮增生及外阴混合性病变者,常与外阴原位癌同时存在,虽并未研究证实上述病变为外阴癌的癌前病变,但如合并外阴病变,应警惕肿瘤。另外一个外阴癌的危险因素为HPV感染,常见的为16型,其次为18、31、33、45型。另外有研究表明,单纯疱疹感染、免疫抑制等因素也与外阴癌有关。一些外阴良性病变如硬化性苔藓、外阴上皮内瘤变，后期可能发展成为外阴癌。

2. **临床表现**　通常表现为外阴瘙痒，约80%的患者有此症状，可持续较长时间。瘙痒可能并非由于外阴癌本身引起，而是与其他皮肤病变如硬化性苔藓、外阴鳞状上皮增生有关。有时外阴癌也可以疼痛、出血、溃疡为首发症状，继发感染后会因分泌物增多而有臭味。外阴的白色病变是临床最常见的外阴病变，临床病程很长，甚至会持续几十年，但是外阴白色病变有恶变的可能，在治疗的最初，应该先在可疑的部位取活检做病理检查除外癌前病变或外阴癌，在治疗和随诊的很长时间内，应该特别注意外阴病变的变化情况，如果出现病灶的明显增大，出现了破溃、硬结等，与以前不同的异常的瘙痒、特别是疼痛，需要警惕外阴病变有无进展，应该在发生改变的部位（破溃、硬结）再取活检。活检的组织应足够大，需要包括可疑的部位以及邻近的看似正常的组织，也就是在病灶及边缘取活检。一些患者不重视上述症状，或者临床医师的警惕性不足，延误了诊治，直至外阴出现巨大肿物才就诊发现外阴癌。外阴癌病灶可以是单发的，也可以是多中心的，分为中线型和侧位型，前者位于阴蒂、尿道口、阴道口，后者包括大小阴唇。以大阴唇病灶最为多见。由于外阴癌可以是多中心的，有报道表明外阴癌的患者合并宫颈癌几率增加，因此应行宫颈涂片检查评估是否合并宫颈癌。

3. **分期**　影响分期的因素主要包括：①原发肿瘤的大小、浸润深度、周围侵犯程度；②腹股沟浅层和深层淋巴结的转移情况，淋巴结大小、部位、包膜是否破裂都有详细的区分。因此，外阴癌需要手术病理分期。病理报告应包括下列内容：肿瘤浸润深度与其测量方法，肿瘤病理分级，是否有淋巴管血管内瘤细胞弥散，癌灶的数目、直径,以及同时存在的其他外因病。2009年FIGO新分期依据预后因素进行了修改,强调腹股沟淋巴结转移的重要性,详细分期情况参见FIGO 2009年外阴癌分期。

4. 淋巴引流　外阴淋巴管极丰富,大阴唇、小阴唇、阴蒂、后会阴联合及会阴等部位的淋巴引流均首先进入腹股沟淋巴结,继而从这些浅淋巴结引流至股淋巴结。所有外阴淋巴引流均要通过一个股淋巴结近心端的一个较大淋巴结(Cloquet淋巴结)从而进入盆腔;阴蒂的淋巴管尚有另外的通道可直接进入盆腔淋巴结,即经过耻骨联合进入髂外淋巴结或经阴蒂背部静脉进入闭孔淋巴结。如癌灶病变累及尿道、膀胱、阴道或直肠,这些淋巴引流可进入盆腔内淋巴结。腹股沟淋巴结分为浅层(浅腹股沟)和深层(深腹股沟)淋巴结。也有学者将浅腹股沟淋巴结称为腹股沟淋巴结,深腹股沟淋巴结称为股淋巴结。浅层淋巴结位于阔筋膜表明,分为横行组(与腹股沟热带平行)和纵行组(沿大隐静脉两侧走行),共有4~25个,平均8个。深层淋巴结局限于阔筋膜的卵圆孔内,被筛状筋膜覆盖,位于股静脉内侧,大隐静脉进入股静脉入口处的上方或下方。数目很少,一般认为只有1~4个。

影响外阴癌淋巴结转移的有关因素有:

(1)病灶的部位:早期或浅表的位于阴蒂或中线部位的淋巴结转移较其他部位为高。

(2)病灶大小:病灶越大,淋巴结转移率越高。

(3)肿瘤的分化程度:肿瘤分化差者淋巴结转移率增加。

(4)肿瘤浸润深度:肿瘤浸润深度<1mm,极少出现淋巴结转移。当肿瘤浸润深度>1mm,淋巴结转移率随着浸润深度的增加而增加。

(5)淋巴血管间隙受累:如果出现淋巴血管间隙受累,淋巴结转移率明显增高。

二、外阴癌的手术治疗

2009 年 FIGO 新分期体系更加强调突出了腹股沟淋巴结的重要性，对于外阴癌的手术包括两部分内容：外阴病灶的切除和腹股沟淋巴结清扫。外阴病灶的切除包括单纯外阴切除、根治性局部外阴切除、根治性全外阴切除。由于传统的根治性全外阴切除（蝴蝶形切口）范围广大，术后伤口难以愈合，目前通常采用改良根治性外阴切除（三切口，图 4-18）。

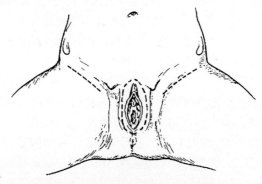

图 4-18 三切口外阴癌的手术治疗

1. **单纯外阴切除** 单纯的全外阴切除包括整个外阴皮肤及皮下组织，如有指征可切除会阴体，只有病变累及到阴蒂且无法消融才切除阴蒂。此术式通常适用于良性或癌前病变、对外阴形态及性生活无要求的老年人。

2. **根治性局部外阴切除** 该术式根据病变的性质（是否为浸润性癌）、部位等决定，切除范围为包括癌灶外周边 1~2cm 正常皮肤和皮下脂肪组织，深度达到浅筋膜的泌尿生殖膈，通常不损伤尿道、肛门及阴蒂。切除原则是保证癌灶的局部根治，边缘足够宽，病理切缘干净。对于病灶过大，切除范围很大，可采用减张缝合，必要时可请整形科协助进行转移皮瓣植皮来缝合切口，以尽可能达到切口的一起愈合。

3. **根治性全外阴切除** 以往外阴癌的标准手术方式,切除范围上自阴阜,下界至会阴后联合,两侧达内收肌筋膜,基底达耻骨筋膜(上部)。通常需同时做双侧腹股沟淋巴结清扫。术后切口延迟愈合的比率很高,甚至出现切口尚未愈合,已经出现肿瘤复发和转移情况;术后的外阴变形严重,严重影响生活质量。根治性局部外阴切除术后的复发率和死亡率与根治性全外阴切除术无明显差别。因此,近年来,根治性全外阴切除术已被根治性局部外阴切除所取代。

4. **腹股沟、股淋巴结切除** 用于评估肿瘤转移情况、是否需要进一步治疗,另外也有助于减少远处转移。腹股沟淋巴结转移是外阴鳞癌预后不良的重要标志。FIGO 2009 分期体系特别强调了腹股沟淋巴结的手术病理分期,因此,对于外阴癌的患者如果条件允许,都应该同时行腹股沟淋巴结清扫。传统的腹股沟淋巴结切除是在清扫浅层淋巴结后,切除阔筋膜,进行深层淋巴结切除,手术时间较长,创面和空腔均较大,术后切口延期愈合的几率较高。由于腹股沟深层淋巴结仅位于大隐静脉汇入股静脉的上方和下方的内侧,现在手术不再切除阔静脉,仅显露卵圆孔处大隐静脉与股静脉交界处,将股静脉内侧的数个淋巴结切除。也可以通过对患者进行评估,决定是否需要和如何进行区域淋巴结切除:

(1)肿瘤浸润深度 <1mm,可考虑免行淋巴结切除术。

(2)肿瘤浸润深度 >1mm,应该行腹股沟淋巴结切除术,如未切除,腹股沟区域复发率可高达 92%。

(3)肿瘤浸润深度 <5mm 的侧位型低危病例,可行同侧的腹股沟淋巴结切除,如果淋巴结阳性,应该同时行对侧腹股沟淋巴结切除。

(4)如具有以下情况,应行双侧腹股沟淋巴结切除:病灶 >2cm、淋巴血管间隙浸润、中线型肿瘤、淋巴结可疑阳性、浸润深度 >5mm、低分化。

（5）盆腔淋巴结的处理：外阴癌盆腔淋巴结转移＜10%，且都发生在腹股沟淋巴结阳性的同侧。对于腹股沟淋巴结阳性的患者，除非是盆腔有增大的淋巴结难以通过放疗达到控制而需要通过手术来切除的情况，不再做盆腔淋巴结的切除。

（6）前哨淋巴结：注意切除股静脉表面和内侧内收肌表面软组织淋巴结，包括股管内 Cloquet 淋巴结，如 Cloquet 已发生转移，则盆腔内转移的可能性很大，复发率高和预后不良。

三、外阴癌的术后管理

1. 会阴切口 注意通风，每天需要冲洗，冲洗后应当用电吹风机吹干，注意吹风机温度应当不高于皮温，最好使用冷风挡。术后患者可保持坐位姿势时可视伤口情况予高锰酸钾坐浴。术后 5~7 天拆线，会阴血供丰富，切口通常可以顺利愈合。

2. 腹股沟切口 由于切除范围大，皮肤层与下层有时难以贴合，中间如淋巴液漏出或渗出过多形成空腔可能导致无法愈合，术后需要在双侧腹股沟处加沙袋压迫，定期换药，观察切口情况，如果有渗出，需要挤压出渗出液或使用新型的负压吸引装置（VSD）。术后 7~14 天拆线。腹股沟切口是容易发生愈合不良的部位，清晰的手术操作，注意闭合可见到的淋巴管（通常用电凝），严密止血，注意术后创面的贴合，避免空腔形成，术后的护理也至关重要，促进伤口愈合。

四、何时应放疗

外阴癌的首选治疗是手术，分期体系也是手术病理分期，只要有手术机会，就应当尽可能地切除肿瘤。由于外阴组织对放射线的耐受性差，外阴可充血、肿胀甚至皮肤糜烂、渗出、剧痛，因此通常不首选放射方法治疗外阴癌。仅对于无法手术切除的外阴癌，也可以尝试先行放化疗，再评估是否可手术减瘤。另外，对于外阴癌根治术后存在高危因素的患者,应当增加辅助放疗,指征包括如下方面:肿瘤大于4cm,有淋巴血管间隙浸润,邻近切缘或切缘阳性,淋巴结阳性。一些专家参照宫颈鳞癌的治疗,倾向于放疗同时加用化疗,可用于外阴癌的化疗药物有顺铂、5-FU等,但是否绝对优于放疗仍有待研究。

五、先期化疗

一些外阴癌患者就诊时已经是Ⅲ、Ⅳ期,不能直接进行手术治疗,对于这些局部晚期肿瘤的患者可以考虑放疗、化疗等治疗。一项晚期外阴癌新辅助化疗的多中心研究中,33例患者接受铂类或博来霉素方案化疗,如化疗反应超过50%,则行根治性外阴切除,其中30例患者化疗后接受了手术治疗,平均随诊49个月(4~155个月),其中24例患者术后无复发。因此,对于晚期外阴癌患者,先期化疗可以提高手术成功率,帮助保留器官功能,减少大范围的切除。

六、外阴癌的预后

外阴癌由于位置体表,容易早期发现,外阴鳞癌患者的预后总体来说相对较好,Ⅰ期和Ⅱ期的患者5年生存率可达75%~90%,Ⅲ期患者50%,Ⅳ期15%。影响预后的因素包括肿瘤大小、浸润深度、淋巴结受累情况及形态、淋巴血管间隙受累。这些因素在分期中都有所体现,肿瘤直径大于2cm,腹股沟淋巴结转移的数量、包膜破裂、固定破溃,以及淋巴血管间隙受累都提示预后不良。其中腹股沟、股淋巴结阳性是最重要的预后相关因素,淋巴结阳性者的复发率高,5年生存率显著下降。

(杨　洁　成宁海)

参 考 文 献

1. FIGO Committee on Gynecologic Oncology. FIGO staging for

carcinoma of the vulva, cervix, and corpus uteri. Int J Gynaecol Obstet, 2014, 125(2): 97-98.

2. Burger MP, Hollema H, Emanuels AG, et al. The importance of the groin node status for thesurvival of T1 and T2 vulval carcinoma patients. Gynecol Oncol, 1995, 57: 327.

3. Maggino T, Landoni F, Sartori E, et al. Patterns of recurrence in patients with squamous cell carcinoma of the vulva. A multicenter CTF Study. Cancer, 2000, 89: 116.

4. Lee J, Kim SH, Kim G, et al. Treatment outcome in patients with vulvar cancer: comparison of concurrent radiotherapy to postoperative radiotherapy. Radiat Oncol J, 2012, 30: 20.

5. Landrum LM, Lanneau GS, Skaggs VJ, et al. Gynecologic Oncology Group risk groups for vulvar carcinoma: improvement in survival in the modern era. Gynecol Oncol, 2007, 106: 521.

6. Aragona AM, Cuneo N, Soderini AH, et al. Tailoring the treatment of locally advanced squamous cell carcinoma of the vulva: neoadjuvant chemotherapy followed by radical surgery: results from a multicenter study. Int J Gynecol Cancer, 2012, 22(7): 1258-1263.

7. 连利娟. 林巧稚妇科肿瘤学. 北京: 人民卫生出版社, 2011: 251-267.

第17节　严重化疗副作用的处理

化疗药物在抑制恶性肿瘤细胞增殖的同时, 也会对人体正常细胞产生不良作用。常见的化疗副作用有骨髓抑制、胃肠道反应、肝肾功能损害、过敏等。其中绝大多数不良反应的发生、发展有一定规律, 可掌握和预防。所以, 在治疗恶性肿瘤的过程, 应重视化疗不良反应的评估, 并及时发现、治疗、预防严重不良反应。

一、常用化疗药物及主要副作用

见表 4-1。

表 4-1　常见化疗药需要特别注意的副作用

药物	缩写代号	主要副作用
环磷酰胺	CTX	骨髓抑制 出血性膀胱炎
异磷酰胺	IFO	出血性膀胱炎 骨髓抑制
顺铂	DDP	肾脏毒性 消化道反应 耳毒性 神经毒性
卡铂	Carbo，CBP	骨髓抑制
米托蒽醌	Mx	心脏毒性 骨髓抑制
甲氨蝶呤	MTX	口腔溃疡
阿糖胞苷	Ara-c	肝损害
阿霉素 表阿霉素	ADM EPI	心脏毒性 血管刺激 渗到皮下可致皮肤坏死
博来霉素 平阳霉素	BLM PYM	肺纤维化
泰素（紫杉醇）	Taxol	过敏 骨髓抑制 周围神经炎
长春新碱	VCR	神经毒性、外渗（周围神经炎）
氟尿嘧啶	5-FU	腹泻、便血
鬼臼毒素（足叶乙苷）	VP-16	骨髓抑制

二、常见化疗副作用的处理

(一) 骨髓抑制

一般化疗药物引起的骨髓抑制并不严重,大多患者均能按规律自然恢复,很少有自觉症状。但少数药物如烷化剂、亚硝脲类、卡铂等,容易引起严重的骨髓抑制。一旦出现严重的骨髓抑制,特别是IV度骨髓抑制,及时、全面、有效的各方面综合支持治疗是十分重要的。

1. **骨髓抑制的规律** 一般认为,粒细胞的减少通常开始于化疗停药后1周,至停药10~14天达到最低点,在低水平维持2~3天后缓慢回升,至第21~28天恢复正常,呈U型。血小板降低比粒细胞降低出现稍晚,也在2周左右下降到最低值,其下降迅速,在谷底停留时间较短即迅速回升,呈V型。红细胞下降出现的时间更晚。

2. **治疗**

(1) 粒细胞减少的治疗:当白细胞减少易引起感染,白细胞越低、低值持续越久,发生发热、感染的可能性及严重程度越高。如果白细胞减少至 $<1.0 \times 10^9/L$,中性粒细胞绝对值 $<0.5 \times 10^9/L$,持续5天以上,患者发生严重的细菌、真菌或病毒感染率可达90%以上。如果WBC下降未达到III度抑制,特别是发生在骨髓抑制的最低点(通常是化疗第14天)以后者,是不需要处理的,仅严密观察即可。

当出现白细胞III度抑制时,或者化疗刚结束时(化疗第14天前)就出现II度骨髓抑制,需要使用粒细胞集落刺激因子(G-CSF)。这种G-CSF的应用叫做治疗性应用。而对于前次化疗出现严重骨髓抑制(IV度骨髓抑制,通过治疗性应用G-CSF后仍影响到化疗的如期进行),为保证化疗的正常进行,需要在再次化疗结束后24~48小时后开始使用G-CSF,并应用到前次化疗后的骨髓抑制的最低点以后,通常为化疗后第14天。这种应用叫做预防性应用。

（2）G-CSF 的治疗性应用：对于已出现Ⅲ度及Ⅳ度骨髓抑制的患者，必须使用治疗剂量 G-CSF，剂量为 5~7μg/(kg·d)，用药期间每天复查血常规，当白细胞总数 2 次超过 10×10^9/L，停药。

（3）G-CSF 的预防性应用：对于曾经出现过Ⅳ度骨髓抑制的患者，在化疗后预防性使用 G-CSF，剂量 3~5μg/(kg·d)，在化疗停止 24~48 小时后开始使用，化疗前 24 小时停药，持续到前次化疗后的骨髓抑制的最低点以后，通常为化疗后第 14 天以后。这样应用主要目的是尽量使患者白细胞下降的最低值处于相对安全的范围。但是在使用周疗方案时，如果出现白细胞减少（如接近Ⅲ度骨髓抑制），为预防骨髓抑制的影响如期化疗，常在化疗间期预防性使用 G-CSF。为了保证化疗的进行，通常需要在下次化疗前 3~4 天检查血象，并且对于患者进行评估，如果估计很难自然回升，需要采取积极的措施（如连续注射 3 天 G-CSF，这样停药一天后可以开始化疗）。

（4）感染的预防及治疗：对于Ⅳ度骨髓抑制的患者，出现发热，可考虑预防性使用抗生素防止感染直至骨髓抑制改善后。当中性粒细胞 $<0.1 \times 10^9$/L 可能会出现粒细胞减少性发热，当中性粒细胞 $>0.1 \times 10^9$/L 后，发热会缓解。对于粒细胞减少伴有发热的患者，由于易发生感染，而且也很难除外有无感染，因此可考虑预防性使用抗生素至发热消退后，一般建议抗菌谱较窄的抗生素，由于抵抗力下降，需避免应用广谱抗生素引起真菌的二重感染及肠道菌群紊乱。当患者体温≥39℃，除给予物理降温、退热药物对症处理外，查血细菌培养和药敏，根据结果选择有效的抗生素。对于使用顺铂化疗的患者，尽量避免使用氨基糖苷类药物。

3. 贫血的处理　补充铁剂纠正贫血，但由于化疗后可能引起肾性贫血，查铁蛋白的水平通常并不很低，单纯补充铁剂效果有限。必要时予以促红细胞生成素（EPO），一般建议在血红蛋白低于100g/L时应用，血红蛋白达到120g/L时停药，如果血清铁蛋白低于100ng/ml，或转铁蛋白饱和度低于20%，应同时补充铁剂。当血红蛋白<70g/L且血容量正常，或伴有明显乏力、气短、心动过速时，输入浓缩红细胞可改善患者携氧能力，并能迅速提升血色素水平，由于红细胞的增殖周期较长，因此能较长一段时间保证化疗的如期进行。

4. 血小板减少的处理　血小板下降后，患者会出现体软乏力、精神淡漠等症状，严重的并发症为出血倾向，如鼻出血、消化道黏膜出血、皮下或内脏出血等，血小板越低、持续越久，发生凝血功能障碍的可能性及严重程度越高，血小板计数 $<30 \times 10^9/L$ 时，出血的危险性明显增加。

化疗后血小板减少的护理：减少活动，防止受伤，必要时让患者绝对卧床；避免增加腹压的动作，注意通便和镇咳；减少黏膜损伤的机会：进软食，禁止掏鼻、挖耳等行为，禁止刷牙，用口腔护理代替；鼻出血的处理：前鼻腔出血可采取压迫止血。后鼻腔出血通常需要请耳鼻喉科会诊，进行填塞；颅内出血的观察：注意患者神志、感觉和运动的变化及呼吸节律的改变。

单采血小板的使用：通常Ⅰ度和Ⅱ度的血小板下降不需要特殊处理，常不对患者的生命构成任何威胁。而Ⅲ度和Ⅳ度血小板下降则需要积极处理，一般认为Ⅲ度伴有出血倾向和Ⅳ度（无论是否伴有出血倾向）均应该间断输血小板（通常首次 1~2U，随后隔天 1U），尽量使得血小板数达到安全范围（超过 $50 \times 10^9/L$），直至血小板能够稳定在安全水平。一般而言，每单位单采血小板可提高血小板计数 $10 \times 10^9/L \sim 20 \times 10^9/L$ 左右。尽管输入单采血小板可以救急，但外源性血小板的寿命通常仅能维持 72 小时左右，而且反复输入患者会产生抗体，因此还需要升血小板药物治疗。

促血小板生成素（TPO）和白介素 -11（IL-11）的应用：IL-11 和 TPO 均是用基因重组技术生产的促血小板生长因子，能刺激骨髓造血干细胞和巨核祖细胞的增殖，诱导巨核细胞的成熟分化，增加体内血小板的生成。但这两种药物均只对于部分患者有较明显的提升血小板作用，且需要连续注射多天（通常在 1 周以上）才能显现效果，这点与 G-CSF 对于白细胞和粒细胞的提升作用特点不同，由于价格较昂贵，经济条件较好的患者可以尝试应用，以便减少血小板的输入量，缩短血小板降低持续时间。IL-11 常用药物为巨和粒，用法为 25~50μg/（kg·d），皮下注射，TPO 常用药物为特比奥，用法为 300U/（kg·d）（15 000U/d），每天 1 次，疗程一般 7~14 天。两种药物的副作用均为轻 ~ 中度，IL-11 容易出现水钠潴留，甚至可能会影响到患者的依从性，但停药后能迅速消退。用药期间应定期检查血细胞计数（一般隔天或每天 1 次），注意血小板数值的变化，当血小板升至 $100 \times 10^9/L$ 时应停药。当血小板计数 $<50 \times 10^9/L$ 时，可以考虑应用 TPO，当血小板计数上升超过 $50 \times 10^9/L$ 或血小板计数超过 $100 \times 10^9/L$ 时，应停止应用 TPO。目前上市的 IL-11 和 TPO 均起效较慢，需要连续用药 5 天以后才有效果，因此有人认为预防性使用的效果可能更好，相关临床试验正在进行之中。

如果在经过有效的治疗后，仍出现Ⅳ度血小板的下降并且影响到了化疗的如期进行，则需要适当减少化疗药物的剂量。如果仍不能如期完成化疗，则需要更换化疗方案。

💗 **病例**

李 ××，57 岁，G_4P_2，53 岁自然绝经。

患者因"腹胀 2 个月，发现盆腔包块伴大量腹水 10

余天"入院。2013 年 12 月初出现腹胀、食欲缺乏,逐渐加重。2014 年 1 月在本地医院行超声检查发现:左附件处约 8.5cm×7.0cm 肿块,形状不规则、内部实性回声、分布不均、边界欠清楚,右附件显示不清,盆腹腔大量积液;行消化道造影未见明显异常。查 CA125 1193U/ml,CA199、CEA 皆正常。2014 年 2 月患者收入我科,入院后行腹腔穿刺引流术,腹水细胞学示:发现腺癌细胞。B 超下引导左附件肿物穿刺术,病理示:考虑腺癌细胞。结合病史、病理及影像学,考虑盆腔肿物卵巢癌可能性大,手术切除困难,可先行新辅助化疗,遂于 2014 年 2 月 9 日行紫杉醇 240mg ivgtt d1(175mg/m^2)+卡铂 600mg ivgtt d1(AUC=5)化疗 1 程,化疗后第 4 天,即出现发热,最高体温 39.2℃,查血象:WBC:4.97×10^9/L,N:3.65×10^9/L,N%:73.4%,HGB:153g/L,PLT:119×10^9/L,就诊急诊,予以抗炎支持治疗,体温无明显下降,化疗后第 7 天,复查血象 WBC:0.75×10^9/L,N:0.03×10^9/L,N%:4%,HGB:133g/L,PLT:63×10^9/L,考虑Ⅳ度骨髓抑制(白细胞,中性粒),急诊收入我科。

诊断: 盆腔包块卵巢癌可能性大;TC 新辅助化疗一程;Ⅳ度骨髓抑制。

患者化疗后血象、体温变化及处理见表 4-2。

💗 **诊治经验与点评**

患者入院后立即予以粒细胞集落刺激因子(G-CSF)升粒细胞治疗,剂量为 5~7μg/(kg·d),连用 6 天,粒细胞逐渐上升至 10×10^9/L 以上,但血小板未见明显上升,遂输注单采血小板,Ⅳ度骨髓抑制要注意感染问题,予以先锋美他醇 2g q12h 抗感染治疗。

1. **升粒细胞治疗**　入院后立即予以粒细胞集落刺激因子(G-CSF)升粒细胞治疗,剂量为 5~7μg/(kg·d),连用 11 天,粒细胞逐渐上升至 10×10^9/L 以上,遂停药。

表 4-2　患者化疗后血象、体温变化及处理

| 化疗后天数 | 血象 | | | | 体温(每天最高体温) | | 处理 |
	WBC (×10⁹/L)	NEUT (×10⁹/L)	HGB (g/L)	PLT (×10⁹/L)	℃		
D4	4.97	3.65	153	119	39.2		先锋美他醇 2g q12h(长期)
D5					39		
D6					38.8		
D7	0.75	0.03	133	63	38.3		G-CSF 300μg
D8	0.76	0.02	121	51	38.3		G-CSF300μg
D9	1.44	0.08	122	56	37.9		G-CSF300μg
D10	2.31	1.35	105	35	39.1		G-CSF 250μg
D11	4.79	3.71	103	45	38.8		改为泰能 2g q 12h(长期)+G-CSF 250μg
D12	5.93	4.61	192	38	39		G-CSF 250μg+ 输入血小板 1u
D13	6.68	5.4	93	63	39.3		G-CSF300μg+IL-11 1.5mg

续表

| 化疗后天数 | 血象 | | | | 体温（每天最高体温） | | 处理 |
	WBC（×10⁹/L）	NEUT（×10⁹/L）	HGB（g/L）	PLT（×10⁹/L）	℃		
D14					38.9		IL-11 1.5mg
D15	6.15	4.93	83	32	38.4		G-CSF 250μg+TPO 15000U
D16	6.79	5.32	90	55	38.4		TPO 15000U
D17	3.13	1.95	87	58	38.4		
D18					38.6		G-CSF 250μg+IL-11 1.5mg
D19	8.20	6.61	83	67	38.4		G-CSF 250μg+IL-11 1.5mg
D20					38.7		
D21	3.93	2.85	86	79	38		G-CSF 250μg
D22	10.11	8.90	80	98	38.4		

2. **升血小板治疗**　患者入院后血小板逐渐下降,化疗后第 12 天降至 38×10^9 以下,遂输注单采血小板 1U,第二天复查血小板上升至 $63 \times 10^9/L$,并予以促血小板生成素(TPO)和白介素 -11(IL-11)升血小板治疗,每天复查血常规,血小板缓慢上升。

3. **升血红蛋白治疗**　患者血红蛋白无明显下降,遂口服补血药。

4. **预防感染**　患者Ⅳ度骨髓抑制要注意感染风险,患者在出现Ⅳ度骨髓抑制前就出现了发热,并且在骨髓抑制改善后仍存在发热,予以先锋美他醇,连用 7 天,体温未见明显下降,根据血培养结果调整抗生素为泰能,监测体温,并单位隔离。

5. **防止出血**　嘱绝对卧床,软食,禁止刷牙,予杜密克防止便秘。

6. **口腔溃疡**　程度较轻可用复方硼砂漱口液漱口,程度重可予 G-CSF 150μg 加入 500ml 生理盐水中漱口,并予口腔护理,以过氧化氢溶液擦拭溃疡表面坏死组织,露出新鲜创面,并嘱患者尽量多说话,以利于氧气进入口腔,防止厌氧菌感染。

7. **营养支持**　适量静脉补液补钾,氨基酸及脂肪乳静脉营养,维持容量、电解质及能量平衡。

（二）恶心、呕吐

化疗所致的呕吐是化疗过程中最常见的副作用之一,也是很多肿瘤患者恐惧化疗的重要原因之一。在没有镇吐治疗的情况下,70%~80% 接受化疗的患者会出现恶心、呕吐等反应。妇科常用的化疗药物中,顺铂、阿霉素、环磷酰胺、异环磷酰胺等药物引起的恶心、呕吐均较严重,严重的恶心呕吐不仅能在短期内导致患者营养缺乏、脱水和电解质紊乱,而且还会降低患者对治疗的依从性,使患者拒绝进一步化疗。患者初次接受化疗时,更需要积极镇吐,恶心、呕吐会给患者带来强烈的不良心理影响和恶性的刺激,在今后的化疗开始前就会出现严重的恶心、呕吐,这种恶心、呕吐与化疗药物刺激无关,属于心理上对于化疗的恐惧,处理上非常棘手。

1. 分类

(1) 急性呕吐:化疗开始后 24 小时内发生,4~6 小时达高峰。

(2) 迟发性呕吐:发生在化疗的 24 小时后的呕吐,24~72 小时达高峰,可持续 5~7 天。

(3) 预期性呕吐:发生在化疗前,常见于既往化疗呕吐控制不佳者。

2. 机制

(1) 化疗药物等毒性物质可直接作用于胃肠道黏膜,导致胃肠道黏膜上的嗜铬细胞分泌递质(主要是5-HT),被分泌的递质与肠壁肌层神经丛内迷走神经末梢上的受体结合,使迷走神经兴奋将冲动传到呕吐中枢,引起呕吐反应。

(2) 催吐化学感受区位于大脑最后区,最后区是脑室内器官之一,位于延髓背侧面、第四脑室底闩部水平、孤束联合核的背侧。该结构血液供应丰富,内无血脑屏障和脑脊液 - 脑屏障,对很多不能进入其脑组织的大分子蛋白和多肽都有通透性。多种递质可直接作用于感受区,导致催吐反应。一些递质(如 5-HT)经血液循环到达最后区,由于最后区无血脑屏障,但存在丰富的 5-HT$_3$ 受体,血液或脑脊液中的 5-HT 与 5-HT3 受体结合引起呕吐反应。另外,多巴胺受体也广泛存在于最后区,多巴胺与其受体结合也可导致呕吐反应。临床上常用的镇吐药——甲氧氯普胺就是多巴胺受体阻滞剂。

3. 治疗

(1) 常用的止吐药:

1) 5- 羟色胺受体(5-HT$_3$)阻断剂:这类药物可抑制肠蠕动,长期应用要防止便秘发生。联合糖皮质激素可提高止吐效果(如地塞米松或甲泼尼龙)。

2) 昂丹司琼:清除半衰期为 3~5 小时,化疗前 30 分钟予以 8mg,必要时可 6 小时重复使用。

3) 格拉司琼:清除半衰期为 9 小时,化疗前 30 分钟予以 3mg,对恶心和呕吐的预防作用可超过 24 小时,必要时可增加给药次数 1~2 次,但每天最高剂量不应超过 9mg。

4) 安定(地西泮,苯甲二氮䓬,10mg)和灭吐灵(甲氧氯普胺,胃复安,10mg)加入生理盐水 100ml 中静脉点滴,常规于晚上 9PM 给予,有良好的睡眠和镇静止吐作用。必要时可 6 小时重复。

5) 1/3 量冬眠 1 号肌内注射,强有力的镇吐手段,必要时可 6 小时重复。哌替啶(度冷丁)33.3mg,氯丙嗪(冬眠灵)16.7mg,异丙嗪(非那根)16.7mg。

(2) 止吐药的应用:要在用化疗药前 30 分钟开始使用镇吐药物,在已经使用 5-HT$_3$ 阻断剂和"地西泮 + 甲氧氯普胺"情况下仍有明显恶心者,可在患者出现呕吐前应用 1/3 量冬眠合剂一号肌内注射,同样对于既往出现严重呕吐的患者,可在化疗初始就应用 1/3 量冬眠合剂一号肌内注射。一旦已经出现严重呕吐,就难以再有效镇吐。对于呕吐极其严重的患者,可将以上三种止吐方案联合应用,其中最重要的是 5-HT$_3$ 受体拮抗剂,应用的剂量应该足量并且在化疗前 30 分钟应用,这样药物才可和受体充分结合,达到最好的止吐效果。

对于难治性呕吐,要注意有无其他致呕吐的疾病如肠梗阻、前庭功能障碍、脑转移、电解质紊乱(高钙血症、高血糖、低钠血症)等,在排除其他疾病后,可尝试更改镇吐方案,如更改 5-HT$_3$ 受体阻滞剂。

呕吐严重者要注意出入量及电解质平衡,保证足量液体、电解质和能力的摄入。对于化疗患者积极的镇吐非常重要,一旦预期性呕吐形成,只能通过心理疗法来治疗。

 病例

武××,39岁,G_0P_0,2011年手术绝经。

诊断:双卵巢浆液性乳头状癌ⅡB期外院术后化疗4程后3年盆腔复发

预期性呕吐

肝功能损害2级

患者2010年因"盆腔包块"于外院行开腹探查:子宫次全切+双附件切除+部分大网膜切除+盆腔淋巴结清扫,术后病理示:卵巢浆液性乳头状腺癌;手术分期:ⅡB期。术后予以紫杉醇+卡铂静脉化疗4程。末次化疗时间:2010年11月3日,主要副作用:预期性呕吐,肝功能损害2级。患者2014年6月复查:CA125 88U/ml,盆腔CT提示:宫颈残端肿物,6cm×4.2cm。结合病史考虑卵巢癌复发可能性大,考虑手术切除困难,遂先行化疗治疗。患者入院后完善相关检查,于2014年7月14日行P-AFC腹腔静脉联合化疗(顺铂100mg IP,阿糖胞苷300mg IP,氟尿苷750mg IP,环磷酰胺400mg IV),化疗前30分钟,昂丹司琼8mg入壶,患者腹腔化疗过程顺利,化疗后1小时内出现恶心,予以1/3冬眠一号肌内注射,患者昏睡,4小时继续应用昂丹司琼8mg,患者少量进食后出现呕吐2次,约200ml,为胃内容物,嘱患者暂时禁食水,6小时后追加1/3冬眠一号肌内注射,夜间应用地西泮+甲氧氯普胺,一直处于昏睡状态,其后患者呕吐一次,约40ml,酸水样。

本次化疗主要副作用:呕吐三次,约240ml,食欲缺乏,发热,最高39℃,稀便2次,量少。

 诊治经验与点评

呕吐:患者既往有预期性呕吐,本次化疗方案为

P-AFC 腹腔静脉联合化疗,腹腔化疗刺激性大,化疗药物直接接触胃肠道组织,常见恶心、呕吐、腹泻等副作用,因此化疗前便可预测该患者可有强烈呕吐,当患者在化疗后出现恶心症状后便直接予以 1/3 冬眠一号肌内注射,其后患者仍有呕吐不适,通过将三种止吐方案联合应用,患者没有出现严重的恶心和呕吐。由于患者可有迟发型呕吐发生,因此化疗结束后仍需积极镇吐。患者少量进食后出现呕吐 2 次,均为胃内容物,如果患者继续强行进食,会继续出现呕吐,并且反复的呕吐会形成对患者的恶性刺激,呕吐加重,呕吐物也有引起窒息的风险,因此嘱患者暂时禁食水,积极的肠外营养支持,待患者恶心好转后再进食容易消化的清淡饮食。

电解质紊乱:患者饮食差,呕吐 240ml,基本为进食的胃内容物,呕吐丢失的胃液并不很多,稀便 2 次,丢失的电解质也不很多,但患者不能进食,要注意维持水、电解质平衡,定期监测电解质,根据饮食和呕吐情况补充 K、Ca、Na 等离子。由于不能进食,同时补充氨基酸及脂肪乳静脉营养,维持容量、能量平衡。

预防感染:患者出现高热(39℃),腹腔内的药物的刺激可能会引起发热,但是腹腔操作 + 免疫力低可有感染风险,因此予以头孢呋辛钠粉针 1.5g Q12h 预防感染,当体温超过 38.5℃时查血培养,可根据血培养结果调整抗生素的使用。

肝功能:患者化疗前肝功能正常,化疗后出现肝功能损害 2 级,考虑肝功能损害与化疗有关,化疗期间应一直服用保肝药,直至化疗完全结束。

（三）化疗药物过敏

紫杉醇和铂类药物是最常用的化疗药物,也是易引起过敏反应的化疗药物,其他药物还包括:环磷酰胺、异环磷酰胺、依托泊苷、博来霉素、阿糖胞苷等。由于严重的过敏反应可致呼吸或循环衰竭,甚至在几分钟内死亡,因此迅速的评估病情和治疗至关重要。

1. 常见导致过敏的化疗药物

（1）紫杉醇：紫杉醇过敏发生率接近 30%。目前紫杉醇应用前已常规预防性应用抗过敏药物，临床上过敏的发生率小于 10%，严重过敏反应发生率为 2%。主要发生在化疗的初始疗程，发生几率随着用药周期的增加而降低。症状一般出现在用药后最初的几分钟内。

紫杉醇溶解剂：紫杉醇不溶于水，常用聚氧乙烯蓖麻油溶解，而后者是强致敏剂，很容易导致过敏；随后溶解于乙醇溶液中，对乙醇过敏者不能使用普通的紫杉醇制剂。

输液器选择不当：紫杉醇具有高度的亲脂性，不溶于水，能使普通输液器中的聚氯乙烯材料的成分分解，释放邻苯二甲酸二酯物质到液体中，是引起过敏反应的另一原因，所以使用紫杉醇时需要使用专门的输液管道。

出现反应后，立即停药，予抗过敏治疗。轻 - 中度过敏者，一般在停药后症状消失后，严密监测下缓慢给药，观察患者反应，逐渐加快药物的滴数，绝大多数患者都能够完成紫杉醇的化疗。严重过敏患者则不能再应用紫杉烷类药物。

预防：用药方案为：在治疗前 12 小时和 6 小时均分别口服地塞米松 10mg，治疗前 30 分钟肌内注射或口服苯海拉明 50mg，静脉滴注西米替丁 300mg 或雷尼替丁 50mg。

（2）铂类：卡铂、顺铂是我们常用的铂类化疗药物。顺铂超敏反应（hypersensitivity）的发生率为 5%~20%，卡铂为 12%。

铂类超敏反应多发生在用药数个周期后，平均第 8 个周期，且发生几率随着用药周期的增加而增加。因此铂类超敏反应的患者多发生在复发的患者中。

严重超敏反应发生时间多在开始输注后 10~15 分钟

左右出现症状,也有发生在给药后数小时到数天者。

轻中度的铂类超敏反应一般发生在化疗的几天后,表现为轻度皮疹或瘙痒。一般不需特别的预处理,一般不需停药。但严重的超敏反应发生迅速,会危及生命,需按照药物过敏处理流程紧急处理。

出现铂类超敏反应的患者,再次使用该铂类药物时,无论之前的症状多轻微,再次发生超敏反应的可能性和严重程度均有增加,如果是中度以上的超敏反应,今后不应继续使用该药物,铂类药物有交叉过敏情况,如果需要使用其他的铂类药物,应充分考虑到再次发生超敏反应的风险性。

2. 临床症状

(1)皮肤症状:90%患者可有皮肤反应,表现为皮肤瘙痒、全身皮疹、面部潮红、口舌肿大、喉头水肿、眶周水肿、结膜肿大等。

(2)呼吸系统:70%患者可有呼吸系统症状,表现为:鼻塞、鼻充血、瘙痒、声音改变、喉咙紧迫感、喘憋、喘鸣、呼吸急促、咳嗽等。

(3)消化系统:45%患者可有呼吸系统症状,表现为:恶心、呕吐、腹泻、腹痛、背痛等。

(4)心血管系统:45%患者可有心血管系统症状:头晕、心慌、心动过速、血压改变。

(5)其他:发热、寒战、疼痛、手足麻木、大小便失禁等。

根据症状和体征将超敏反应分为5级:①1级:一过性潮红、皮疹、药物热,体温<38℃;②2级:皮疹、潮红、风疹、呼吸困难、药物热,体温≥38℃;③3级:支气管痉挛、伴或不伴风疹、需胃肠外用药、超敏反应相关的水肿、低血压;④4级:超敏反应;⑤5级:死亡。1、2级属于轻～中度超敏反应,3、4级属于重度超敏反应。

3. 治疗　一旦发生超敏反应,必须马上停药,轻中度超敏反应患者经停药和(或)激素类药物治疗可以有效控制症状,极轻者(仅停药即可缓解症状者)甚至可以待症状缓解后,继续完成该疗程的化疗。紧急处理包括:立即停药、保持气道通畅、维持血压。对重度超敏反应的处理:立即停药、肾上腺素皮下注射、静脉输液,同时应用糖皮质激素和抗组胺药,作好必要时气管插管的准备,如持续低血压或呼吸障碍,应立即送 ICU。

如果化疗方案是一线方案,对患者的预后会产生决定性的影响,轻中度的超敏反应,充分评估后可继续化疗。而对于治疗是辅助性的巩固化疗,即使患者发生轻度的超敏反应,也应该停止化疗。对曾发生中重度超敏反应的患者,不推荐再次使用该化疗药物。

💗 **病例**

刘 ××,55 岁,G_1P_1,2004 年手术绝经。

诊断:双卵巢低分化浆乳癌Ⅲc 期术后化疗后 3 年余第 2 次复发

　　　　化疗 15 程中

　　　　PAF-C 2 程

　　　　TC 3 程

　　　　PC 5 程

　　　　TC 周疗 2 程中

患者于 2004 年 5 月 13 日因盆腔包块,行剖腹探查:全子宫双附件切除 + 大网膜切除 + 阑尾切除 + 盆腔/腹主动脉旁淋巴结清扫术,手术减瘤满意,术后病理示:卵巢低分化浆乳癌,手术分期Ⅲc 期,术后予以 PAF-C 腹腔静脉联合化疗(顺铂 ip+ 阿糖胞苷 ip+ 氟尿嘧啶 ip+ 环磷酰胺 iv)2 程,因患者胃肠道反应重,遂于 2004 年 7 月 22 日更改化疗方案为紫杉醇 + 卡铂静脉化疗 3 程,末次化疗时间:2004 年 9 月 2 日。2005 年 5 月第一次复发,予以环磷酰胺 + 顺铂化疗 5 程,末次化疗:2005 年

8 月 6 日。2006 年 3 月第 2 次复发,予以紫杉醇 + 卡铂周疗,现为行第二程第 4 周化疗入院。患者入院后核对化验无误,予以紫杉醇 120mg（60~80mg/m^2）ivgtt + 波贝 500mg（AUC=5）ivgtt 化疗。紫杉醇静滴顺利,静滴波贝 5 分钟患者出现手掌心痒、红色皮疹,皮疹渐延及前胸、背部,一过性气短,心悸,无发热、呕吐不适,查血压:100/60mmHg,心率 113 次 / 分。立即停药,给予吸氧,应用地塞米松、异丙嗪入壶后症状好转。专业组讨论后考虑波贝（卡铂）过敏,更改方案为紫杉醇单药化疗。

诊治经验与点评

患者用波贝（卡铂）5 分钟后出现手掌心痒、皮疹,气短、心悸,心率快等症状,考虑为卡铂过敏,程度轻中度,立即予以停药、吸氧、地塞米松 + 异丙嗪抗过敏治疗,患者症状逐渐好转。患者本次卡铂过敏,发生在化疗第 15 疗程,处于卵巢癌术后 2 次复发后,继续铂类化疗,再次过敏风险大,因此更改化疗方案为紫杉醇单药化疗。

（叶天仪 成宁海）

参 考 文 献

NCCN Guidelines for Supportive Care: NCCN Clinical Practice Guidelines in Oncology. https://www. nccn. org/professionals/ physician_gls/f_guidelines.

第 18 节 阴 道 癌

原发阴道癌少见,通常与阴道 HPV 病毒感染、长期衣物刺激有关。多因阴道异常分泌物增多或阴道出血就诊。查体时发现阴道黏膜新生物或出血、糜烂、溃疡等异常改变,活检组织学检查明确诊断。

思考问题:

1. 诊断阴道原发癌应注意哪些问题?
2. 阴道癌如何治疗?

病例

贾××,42岁,G_1P_1。

接触性阴道出血2年。

查体: 阴道右侧壁中段见菜花样肿物,直径约 3^+cm,宫颈光滑。TCT:HSIL;血SCC 2.0ng/ml(正常值<1.5);CT提示阴道占位,双侧腹股沟区小淋巴结。外院阴道肿物取活检我院病理会诊:高分化鳞癌。给予同步放化疗:放疗外照射30次,内照射4次,同步PF化疗2程。化疗后影像学无肿瘤残余,血SCC降到正常。定期随诊。2013年3月因血SCC升高,麻醉下检查加活检。病理结果:未见肿瘤末次随诊2014年9月,无瘤生存61个月。

诊治经验与点评

1. **诊断和鉴别诊断** 原发的阴道癌发病率低,在诊断阴道癌时应严格排除继发性癌,如宫颈癌、子宫内膜癌、绒癌的阴道转移等。因此,在阴道黏膜发现肿瘤,需仔细检查宫颈和外阴,需做宫颈癌和子宫内膜癌相关的筛查和排查。如果肿瘤累及宫颈阴道部,且宫颈外口有赘生物,应归于宫颈癌累及阴道;如肿瘤位于阴道口,是由外阴肿瘤向内浸润蔓延,因归于外阴癌累及阴道;如肿瘤位于尿道,穿破入阴道,应诊断为尿道癌。组织学类型应由病灶/肿瘤穿刺或活检镜下确定。

2. **治疗** 阴道毗邻尿道膀胱和直肠,根治术困难,放射治疗适合所有期别的病例,仅少数位于阴道上段的Ⅰ期患者,可行广泛子宫切除、盆腔淋巴结切除和阴道上段切除。因为病例不多,化疗的作用不确定,通常只用于非鳞癌、局部病灶较大和晚期复发的病例。此例患者肿瘤较大,且位于阴道中段,最适合的治疗为放疗,肿瘤得到完全控制,可期待长期生存。

（曹冬焱）

参 考 文 献

1. 连利娟 . 林巧稚妇科肿瘤学 . 第 4 版 . 北京:人民卫生出版社,2006:272-275.
2. 沈铿,崔恒,丰有吉 . 常见妇科恶性肿瘤诊治指南 . 第 4 版 . 北京:人民卫生出版社,2014:21-28.

第 19 节　阴道黑色素瘤

阴道恶性黑色素瘤非常少见,大多数发生在阴道远端,多为深部浸润,易发生远处转移,预后不佳。

思考问题:

1. 阴道恶性黑色素瘤有哪些临床表现?

2. 阴道恶性黑色素瘤如何治疗?

病例

牛 ××,58 岁,G4P1,自然绝经 8 年。

3^+ 个月前无明显诱因出现阴道出血,血水样,初时量少,伴异味,并有下腹隐痛,伴小便炽热感,阴道血水量渐多,就诊于本地医院,妇科检查似可见阴道内肿物,行 TCT 检查,结果为:炎症伴萎缩性反应性细胞改变;未治疗。其后阴道出血淋漓不尽,1 个月前再次就诊于本地医院,妇科检查可见右侧壁有一直径约 1cm 黑色肿物,取活检,病理提示:(阴道壁包块)符合恶性黑色素瘤;免疫组化:HMB45(+),CD(-),S-100(+),Vimentin(+),EMA(-),P63(-),Ki-67(+),PCNA(+)。PET/CT 示:阴道见局灶性不均匀放射性分布异常浓聚灶,以右侧壁为著,最大 SUV:8.5;宫颈左部放射性增高,SUVmax 4.4;阴道见不规则代谢异常活跃灶,符合恶性表现;宫颈左部代谢增高;浅表淋巴结未示异常。血SCCAg 0.7ng/ml。

入院查体:外阴未见异常,阴道口黏膜色黑,阴道中段右侧黑色病变,直径约 2cm,其余阴道壁另见多处散在点状黑色病变,左侧阴道穹隆也可见点状黑色病变(图 4-19);宫颈:光滑;外观正常。

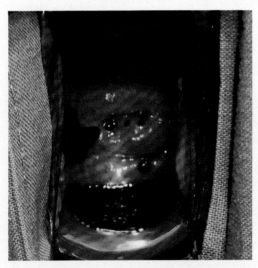

图 4-19　阴道内多处黑色病灶

诊治经过:2014 年 4 月 29 日全麻下行"经腹腔镜根治性子宫双附件切除 + 全阴道切除"。手术标本见图 4-20。术后给予化疗及免疫治疗 3 程,目前随诊 7 个月,无瘤生存。

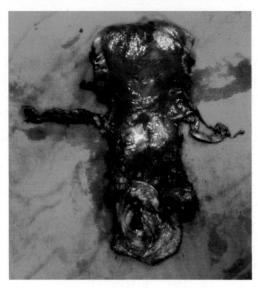

图 4-20 切除的全子宫全阴道

诊治经验与点评

1. **临床表现** 阴道黑色素瘤少见,发病年龄多在 40~50 岁之间,主要症状表现为阴道出血和异常分泌物,可排除黑色组织,但常被误认为血块而忽略,少数患者会伴有疼痛,肿瘤较大可导致性交困难,前壁肿瘤可导致排尿困难。临床查体可见阴道棕黑色不规则突起的肿物,可乳头状或者结节状,表面可发生溃疡和坏死。因其已发生血行转移到肝脑肺,治疗前应全身检查评估。

2. **治疗和预后** 恶性黑色素瘤的治疗以手术为主。病变位于阴道上 1/3 者,应行广泛性子宫切除 + 全阴道及盆腔淋巴结切除术,必要时作盆腔脏器切除。如肿瘤侵犯阴道下 1/3 者,则施行广泛性子宫切除及阴道切除术,同时须行外阴切除及腹股沟淋巴结切除术。无法手术切除者可施行放疗。化疗效果有限,常用烷化剂和抗代谢类,如氮烯咪胺、顺铂、长春新碱等,多联合多疗程用药。白介素、干扰素等免疫治疗可能有一定效果,但发热、过敏、白细胞下降等副作用常见。尽管如此,恶性黑色素瘤一旦复发转移,缺乏可以有效控制肿瘤的手段,进展快,预后差,5 年生存率仅为 5%~21%。

(曹冬焱)

参 考 文 献

1. 连利娟 . 林巧稚妇科肿瘤学 . 第 4 版 . 北京:人民卫生出版社,2006:272-275.
2. 沈铿,崔恒,丰有吉 . 常见妇科恶性肿瘤诊治指南 . 第 4 版 . 北京:人民卫生出版社,2014:21-28.

第 20 节　幼儿阴道葡萄状肉瘤

小儿阴道胚胎性横纹肌肉瘤(embryonal rhabdomyo-sarcoma,ERMS),既往被称为阴道葡萄状肉瘤,因肿瘤来自于阴道壁,息肉状,通常有蒂部与阴道相连,呈或大或小葡萄串样存在而得名,常见于 3 岁以下幼儿,青春期也有发病者,后者发病部位可位于宫颈。

思考问题:

1. 阴道葡萄状肉瘤的临床表现有哪些?
2. 阴道葡萄状肉瘤如何治疗,预后如何?

💗 **病例**

患儿李 ×,11 个月大。

病史:患儿出生后 8 个月发现外阴赘生物,红色小肉赘,约 1.5cm,生长迅速,2 个月的时间从 1.5cm 增长到 7cm,来我院求治时为 11 个月大的婴儿。

查体: 患儿一般状况好,会阴见直径约 6~7cm 的紫红色实性肿物(图 4-21)。

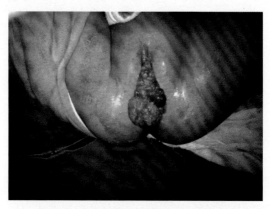

图 4-21　患儿阴道肿瘤脱出于阴道外

辅助检查: 盆腔 CT 显示盆腹腔未见占位,阴道及外阴实性为主占位。血常规,肝肾功能,血 CA125、CA199、AFP、hCG 均正常。

诊治经过: 入院后行外阴阴道肿物活检术,术中见会阴部 7cm 实性为主肿瘤,蒂部位于阴道壁下段近阴道口处右侧壁,取部分瘤体送组织学检查,术后病理:阴道胚胎性横纹肌肉瘤(葡萄状肉瘤)。术后行 VAI 化疗(VCR、KSM、IFO),21 天一程,化疗后肿瘤显著缩小(图 4-22 为化疗 2 程后的肿瘤),3 程后仅在阴道口残留小息肉样赘生物,行外阴阴道残余肿瘤切除术,术后病理提示:少许残留退变的瘤细胞(符合葡萄状肉瘤化疗改变),其后 VAI 化疗 1 程,VCE(VCR+ 卡铂 +VP16)巩固化疗 2 程后随诊。

随诊: 停化疗随诊 32 个月,无瘤存活。

❤️ 诊治经验与点评

1. **临床表现**　阴道内葡萄状肉瘤的患儿起病时多

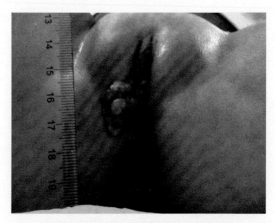

图 4-22 化疗 2 程后肿瘤明显缩小

无特殊表现,当肿瘤增长至一定体积时患儿出现阴道血性排液或不规则阴道出血,同时伴有阴道内的肿物,尤其是当患儿哭闹,加腹压时即可见到肿物突出于阴道口,肿瘤呈半透明的息肉状,灰白色或粉红色,如葡萄状充满阴道并突出阴道口外;肿瘤表面多有溃烂、坏死及出血。对有异常排液或可疑表现的婴幼儿应及早施行阴道检查,发现肿物应即刻取活检做组织学诊断。麻醉下采用宫腔镜进行幼儿阴道的检查有利于判断肿瘤和进行宫颈及阴道的全面评估,也有利于保留影像学资料便于治疗前后的对比。

2. **治疗与预后** 阴道内葡萄状肉瘤既往被认为是恶性程度很高的肿瘤,通常要进行盆腔脏器的根治性手术,还要加用放化疗,很多患儿死于手术并发症,即使存活也丧失了器官功能。1972~2005 年,美国横纹肌肉瘤协作组(The Intergroup Rhabdomyosarcoma Study Group, IRSG)先后开展了五项国际合作的大样本临床研究,结果发现来源于泌尿生殖道的横纹肌肉瘤在所有位置肉瘤中预后是最好的,5 年存活率在 70% 以上,无邻近器官受累,无区域淋巴结受累者预后更好。欧洲的国际儿科肿瘤-恶性间胚叶肿瘤学会（Malignant Mesenchymal Tumor Committee of the International Society of Pediatric Oncology，SIOP-MMT）也发现，近年来顺铂、阿霉素、异环磷酰胺等化疗药物的应用使 ERMS 明显缩小，甚至手术时完全没有肿瘤，对大多数肿瘤局限的病例避免了破坏性极大的根治性手术和放疗。因此，目前都是采用先化疗，再结合评估活检/局部切除的小手术，可以使肿瘤完全缓解。只有对那些化疗反应不佳，又切除不净，或转移者才采用放疗。

本例患儿肿瘤巨大，经化疗 3 程，肿瘤戏剧化缩小，手术仅需就可疑残余瘤取活检，病理证实肿瘤细胞完全退缩。近年来我们采用这种化疗为主，结合保守性手术已治疗了 8 例阴道或宫颈的 ERMS，随诊 1~6 年，仅 1 例腹股沟淋巴结肿瘤转移需要再次治疗，其余均无瘤存活。

（曹冬焱）

参 考 文 献

1. Meza JL1，Anderson J，Pappo ASJ，et al. Analysis of prognostic factors in patients with nonmetastatic rhabdomyosarcoma treated on intergroup rhabdomyosarcoma studies III and IV：the Children's Oncology Group. ClinOncol，2006，24（24）：3844-3851.

2. Meza JL，Anderson J，Pappo AS，et al. Children's Oncology Group. Results of the Intergroup Rhabdomyosarcoma Study Group D9602 Protocol，Using Vincristine and Dactinomycin With or Without Cyclophosphamide and Radiation Therapy，for Newly Diagnosed Patients With Low-Risk Embryonal Rhabdomyosarcoma：A Report From the Soft Tissue Sarcoma Committee of the Children's Oncology GroupJ Clin Oncol，2011，

29：1312-1318.

3. Stevens MC1，Rey A，Bouvet N，et al. Treatment of nonmetastatic rhabdomyosarcoma in childhood and adolescence：third study of the International Society of Paediatric Oncology—SIOP Malignant Mesenchymal Tumor 89. J Clin Oncol，2005，23（12）：2618-2628.

第21节　原始神经外胚层肿瘤

原始神经外胚层肿瘤（primitive neuroectodermal tumor，PNET）是一类向原始神经细胞分化的小圆细胞恶性肿瘤，该肿瘤在中枢神经系统外的骨和软组织也可以发生，原发于女性生殖道的 PNET 罕见。女性生殖道 PNET 发病部位不一，临床表现各异，除非获得组织病理，否则很难诊断。PNET 恶性程度高，侵袭性强，预后极差。

思考问题：

1. 女性原始神经外胚层肿瘤好发部位在哪里？

2. PNET 的大体和镜下表现如何？

3. 如何治疗 PNET，预后如何？

💗 **病例**

患者 35 岁，G_2P_1。

发现外阴右侧大阴唇内肿物 1 个月，外院诊断巴氏腺囊肿，行切开引流，发现肿物为实性，遂改为取活检，送我院病理报告为外阴原始神经外胚层肿瘤，免疫组化 NSE（++）、CD99（+）、NF（+）、CK7（+/-）、CK20（-）、Syn（+）、AE1/AE3（+）。查体：右侧外阴实性占位，直径约 5cm（图 4-23），右侧腹股沟可及花生米大小淋巴结。手术准备完善后行右侧外阴扩大切除，加右侧腹股沟淋巴结清扫，同时行右侧外阴整形修复术（图 4-24、图 4-25），术后病理回报：外阴原始神经外胚层肿瘤，可见多处脉管内瘤栓，右侧腹股沟淋巴结转移,免疫组化同上。术后给予 PEI(顺铂,异环磷酰胺、美司那及表阿霉素联合化疗:顺铂 70mg/m^2 第 1 天,异环磷酰胺 1800mg/m^2 第 1~3 天,表阿霉素 60mg/m^2 第 1 天,每 4 周重复)化疗 4 程。术后一个月重复胸腹及盆腔的 CT 检查,未发现有肿瘤复发及转移的证据,术后 10 个月出现双肺转移,PAC 化疗后转移灶略变小,因经济问题放弃治疗,术后 18 个月死于肿瘤转移。

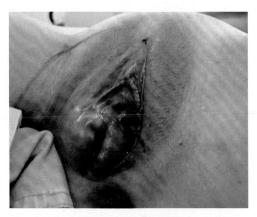

图 4-23　右侧外阴肿物

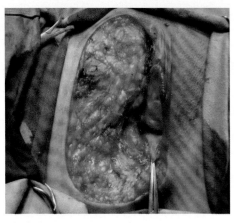

图 4-24　根治性外阴切除术后外观

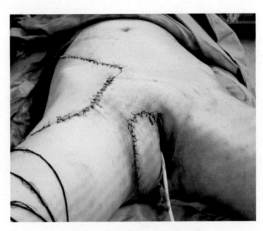

图 4-25　外阴整形术后外观

诊治经验与点评

1. 原始神经外胚层肿瘤罕见,文献报道其发病年龄从青少年到绝经后都可以发生。常见部位为外阴、宫颈及盆腹腔,也有发生在子宫和卵巢者。

2. 发生在外阴的 PNET 多表现为外阴肿块,阴道或宫颈部位的 PNET 多表现为肿块、阴道异常分泌物,盆腹腔多表现为以实性为主的肿块,分叶状或烂肉状。同大多数恶性肿瘤类似,切面灰白,可伴有出血坏死,鱼肉状。镜下见肿瘤组织由大小一致的小圆细胞构成,瘤细胞呈片状或巢状排列。细胞核为圆形,染色质聚集核膜下,细胞核呈空泡状,核仁清楚,核分裂象可见。胞质较少,部分区域瘤细胞胞质透亮,胞界不清,肿瘤细胞间血管丰富。免疫组化标记为 CD99(MIC2),NSE 强阳性表达。

3. PNET 的治疗经验主要来自于其他部位的 PNET,手术联合放疗与化疗的方案基于 1990 年 Memorial-Sloan Ketering 总结的 20 年来 54 例 PNET 的报道,即针对局部肿瘤的手术加放疗后再予大剂量的化疗。但治疗效果并不理想,手术或放疗,可以达到局部有效控制,但多在数月内发生转移。主要原因是肿瘤发现时瘤负荷已过大并多有亚临床或临床转移。目前观点认为若肿瘤可切除干净,手术为首选,并联合术前或术后化疗,手术不能完全切除时可辅以放疗。化疗方案有 VAC、DDP+IFO、IE 等。PNET 为极度恶性的肿瘤,侵袭性强,短期内可发生复发和转移,预后很差。有文献报道,对于肿瘤负荷较小的病例施行满意的肿瘤细胞减灭术并辅以放化疗,5 年生存率为 24%~80%;一般平均存活时间为 2 年,肿瘤期别是决定预后的关键,肿瘤越大,位置靠近身体中线,期别晚者预后越差。

(曹冬焱)

参 考 文 献

1. 杨佳欣,沈铿,孙鋆,等.妇科原发性原始神经外胚层瘤 4 例病理诊断与临床治疗.现代妇产科进展,2006,15:340-342.
2. 唐霄,王平,何英,等.女性生殖道原发原始神经外胚层肿瘤临床病理分析.中华病理学杂志,2012,41(11):729-732.
3. CJ Xiao,J Zhao,P Guo,et al. Clinical Analysis of Primary Primitive Neuroectodermal Tumors in the Female Genital tract. Int J Gynecol Cancer,2014,24:404-409.

第 22 节　早期宫颈癌患者保留生育功能治疗

　　根治性子宫颈切除术(radical trachelectomy,RT)最初在 20 年前由法国人 Daniel Dargent 报道,此术式的突破性优点是保留了子宫体,从而保留了生育功能,术后有一定比率的患者可成功妊娠和分娩;而且其肿瘤结局与传统的不保留子宫体的根治性子宫切除术相当,并不增加复发和死亡;因此,该术式被许多国家的妇科肿瘤中心接受和采用,成为年轻的要求保留生育功能的早期宫颈癌患者的重要治疗选择之一。

思考问题:

1. 哪些宫颈癌患者可以采用根治性子宫颈切除术保留生育功能?

2. 根治性子宫颈切除术的手术切除范围及手术步骤是怎样的?

3. 根治性子宫颈切除术有哪些常见并发症?

4. 根治性子宫颈切除术后妊娠率和妊娠结局如何?

病例

林××,28 岁,G_3P_0。

病史:不规则阴道出血 2 个月。

查体:阴道穹隆光滑,宫颈肥大,肉眼未见明显赘生物,双侧附件无占位,双侧宫旁无增厚。

辅助检查:宫颈细胞学 TCT 结果为 ASCUS-H;阴道镜检查下宫颈活检病理为:9~10 点中分化鳞癌;盆腔MRI:宫颈质地不均匀,基质连续,盆腔淋巴结无肿大。泌尿系统超声无异常。血 SCC:0.6ng/ml。

术前诊断:宫颈鳞癌临床分期 $I B_1$ 期。

治疗:全麻下经腹腔镜行盆腔淋巴结切除,快速冷冻病理淋巴结未见转移癌;经阴道根治性子宫颈切除。术后病理:宫颈中分化鳞癌,浸润深 0.6cm(<1/2 肌层),宽0.9cm,可见脉管瘤栓。术后给予静脉PF(顺铂70mg/m^2+氟尿嘧啶 1000mg/m^2)化疗 3 程。

妊娠结局:术后 16 个月自然妊娠,至妊娠 34 周胎膜早破,剖宫产早产一女婴,健康存活。术后 33 个月再次自然妊娠,计划外妊娠,行人工流产。

生存结局:目前术后随访 99 个月无瘤存活。

诊治经验与点评

1. **根治性子宫颈切除术的手术指征** 渴望生育的年轻宫颈癌患者;肿瘤组织学为鳞癌、腺癌或腺鳞癌。恶性程度较高的透明细胞癌、神经内分泌癌不适用;临床分期 IA_2~IB_1 期的宫颈浸润癌,以及淋巴血管间隙受累的 IA_1 期;瘤灶最大径线 <2cm;影像学及阴道镜检查未发现宫颈内口上方有浸润,未发现区域淋巴结有转移;患者经充分知情能顺应治疗和随诊;不合并有无法解决的不能生育的疾病。本例患者肉眼未见赘生物,经宫颈活检病理诊断为鳞癌,盆腔检查无宫旁和阴道浸润,MRI 无宫颈内口、子宫下段及盆腔淋巴结受累,符合行根治性子宫颈切除术的要求。

2. **行根治性子宫颈切除术治疗宫颈癌包括 4 个步骤**

(1)盆腔淋巴结切除送病理检查,无肿瘤浸润方可进行下面的手术。

(2)根治性子宫颈切除术:包括至少 2cm 的宫旁组织和 2cm 的阴道,在宫颈内口下方 1cm 处离断宫颈,保留宫体;宫颈口保留侧送冷冻病理,保证切缘无癌。

(3)保留侧新的宫颈口行环扎术。

(4)连接阴道和宫颈内口形成新的"宫颈"。值得注意的是盆腔淋巴结和宫颈内口两侧病理均为术中快速冷冻病理,不能保证 100% 的准确性,有可能在术后发现有盆腔淋巴结的受累和阴道切缘或宫颈内口切缘受累的情况,则术后需要放化疗,而无法保留生育功能,因此术前的详细评估和充分知情尤为重要。目前根治性子宫颈切除术除了经典的 Dargent 术式(经腹腔镜盆腔淋巴结切除+经阴道根治性子宫颈切除),还逐渐出现了开腹、腹腔镜、机器人辅助等多种手术途径。

3. **根治性子宫颈切除术常见并发症** 手术创面出血、感染;宫颈口狭窄导致月经引流不畅、经期腹痛;同房后阴道出血、性交痛;继发不孕;妊娠后胎膜早破、早产等。

4. 根治性子宫颈切除术后妊娠相关问题 患者术后 6 个月复查 2 次以上无异常,可尝试妊娠,如自然妊娠困难,可采用辅助生育技术。国外文献报道妊娠率可达 37%~61%,国内总的妊娠率为 26%,活产率为 16.9%。国内妊娠率较低的主要原因是患者担心妊娠会促使宫颈癌复发,不敢怀孕有关。患者妊娠后容易发生流产、早产;因此,广泛性宫颈切除术后患者妊娠应视为高危妊娠,要给予高度重视和细致的产前检查,分娩方式也多选择剖宫产。

(曹冬焱)

参 考 文 献

1. Marchiole P, Benchaib M, Buenerd A, et al. Oncological safety of laparoscopic-assisted vaginal radical trachelectomy(LARVT or Dargent's operation):a comparative study with laparoscopic-assisted vaginal radical hysterectomy(LARVH). Gynecol Oncol,2007,106(1):132-141.

2. Plante M, Gregoire J, Renaud MC, et al. The vaginal radical trachelectomy:an update of a series of 125 cases and 106 pregnancies. Gynecol Oncol,2011,121(2):290-297.

3. Rob L, Skapa P, Robova H. Fertility-sparing surgery in patients with cervical cancer. Lancet Oncol,2011,2(2):192-200.

4. Schineider A, Erdemoglu E, Chiantera V, et al. Clinical recommendation radical trachelectomy for fertility preservation in patients with early-stage cervical cancer. Int J Gynecol Cancer, 2012,22:659-666.

5. 沈铿,郎景和,杨佳欣,等. 腹腔镜阴式广泛性子宫颈切除术

治疗早期子宫颈癌的临床分析. 中华妇产科杂志, 2006, 41
(4): 222-225.

6. 马良坤, 曹冬焱, 杨佳欣, 等. 广泛性子宫颈切除术后妊娠临
床分析. 中华妇产科杂志, 2012, 47 (12): 883-887.

7. Li J, Li Z, Wang H, et al. Radical abdominal trachelectomy for
cervical malignancies: surgical, oncological and fertility outcomes
in 62 patients. Gynecol Oncol, 2011, 121 (3): 565-570.

8. DY Cao, JX Yang, XH Wu, et al. Comparisons of vaginal and
abdominal radical trachelectomy for early-stage cervical cancer:
preliminary results of a multi-center research in China. B J
Cancer, 2013, 109: 2778-2782.

9. Li J, Wu X, Li X, et al. Abdominal radical trachelectomy: Is it
safe for IB1 cancer with tumors>2cm? Gynecol Oncol, 2013,
131: 87-92.

10. Plante M. Evolution in fertility-preserving options for early-stage
cervical cancer: radical trachelectomy, simple trachelectomy,
neoadjuvant chemotherapy. Int J Gynecol Cancer, 2013, 23 (6):
982-989.

第23节 保留盆腔自主神经在
子宫颈癌手术中的应用

保留自主神经的广泛性子宫切除术 (nerve-sparing
radical hysterectomy, NSRH) 是手术治疗宫颈癌的一种现
代术式, 最早由日本的 Okbayashi 在 1961 年提出, 直到
20 世纪 90 年代才得以更为广泛开展。其目的是在不影
响宫颈癌治疗效果的同时, 保留支配膀胱、直肠等脏器的
神经纤维, 从而减少广泛性子宫切除术后并发症 (下尿
道、膀胱功能障碍、肛门、直肠功能障碍和外阴、阴道功能
障碍), 从而改善患者的生活质量。近年 NSRH 已经成为
妇科肿瘤的临床研究热点。

病例 1

女,50岁,G_2P_0。因"宫颈中分化鳞癌 IB_1 期,拟行手术"入院。入院前 3 个月,患者体检发现宫颈细胞学异常,薄层液基细胞学检查提示有非典型鳞状细胞,检查 HPV16(+)。本地医院行阴道镜检查及活检,活检病理经我院会诊为:子宫颈浅表浸润性鳞癌(深度约 1.5mm);灶性 CIN-Ⅱ。患者此前无同房后出血,妇科检查见宫颈未见菜花样肿物,呈糜烂样外观,双侧宫旁无增厚。2008 年 2 月在我院行子宫颈锥切术,术后病理为:宫颈(1°、2°、11°、12°)浅表浸润性鳞癌(最深处 2.5mm,宽 7mm),可见瘤栓(3 枚);(3°、5°、7°、10°、9°)广泛性 CINⅡ~Ⅲ/CIS,累腺;余各点及各切缘未见病变。据此诊断为子宫颈癌 IB_1 期,于 2008 年 3 月在全麻下开腹行保留盆腔自主神经的宫颈癌根治术、盆腔及腹主动脉旁淋巴结切除术。手术顺利,手术时间 150 分钟,出血 300ml。患者术后恢复顺利,术后 11 天残余尿量 90ml,拔除留置尿管,术后 60 小时首次恢复排气,术后 94 小时排便;无尿潴留、淋巴囊肿、尿路感染、切口感染等并发症。术后病理报告为:残余宫颈、子宫、双附件、子宫下段、双侧宫旁、阴道断端均未见肿瘤,盆腔及腹主动脉旁淋巴结未转移癌(0/45)。术后一直随诊,无肿瘤复发迹象,排尿、排便习惯无明显改变,自诉性生活感受与术前相比无改变。

病例 2

女,48岁,G_5P_1。因"宫颈中分化鳞癌 $Ⅱa_1$ 期,拟行手术"入院。入院前 1 个月,患者因同房后出血就诊,检查发现宫颈有菜花样肿物,直径 3cm,肿瘤累及右侧穹隆,双侧宫旁无增厚。宫颈活检及穹隆活检病理提示宫颈中分化鳞癌,临床诊断为宫颈鳞癌 $Ⅱa_1$ 期。2013 年 1 月在全麻下行腹腔镜下保留盆腔自主神经的宫颈癌根治术。

手术顺利,手术时间 185 分钟,出血 200ml 术后 10 天残余尿量 60ml,拔除留置尿管,术后 71 小时肛门首次排气;术后 112 小时排便。无尿潴留、淋巴囊肿、尿路感染、切口感染等并发症。术后病理报告为:宫颈中 - 低分化鳞癌(角化型),侵及宫颈管壁深层(大于 1/2 宫颈管壁),并侵及阴道壁,伴脉管瘤栓;双侧宫旁及阴道断端未见癌;盆腔及腹主动脉旁淋巴结可见转移癌(腹主动脉旁淋巴结 0/11、右盆腔淋巴结 2/21、左盆腔淋巴结 1/19)。术后行辅助放疗。随诊 38 个月,无肿瘤复发迹象,排尿、排便习惯无改变,因已离异,性功能情况无法评价。

❤ 诊治经验与点评

一、NSRH 的解剖学基础

广泛性子宫切除术(radical hysterectomy,RH)是 I a₂~ II a 期宫颈癌手术治疗的标准术式,能显著降低患者术后盆腔复发风险,患者的 5 年的生存率可达 80%。RH 属于 Piver 分型的 III 期子宫切除(新分型为 C 型),手术除了切除子宫之外,还要切除子宫主韧带的全部、宫骶韧带的大部、3~4cm 的阴道上段以及盆腔淋巴结,目前还主张切除腹主动脉旁淋巴结(达肠系膜下动脉水平)。

盆腔自主神经系统,又称内脏神经或自主神经系统,由腹下神经(hypogastric nerve,HN)、盆腔内脏神经(pelvic splanchnic nerve,PSN)以及由两者构成的盆丛及分支组成,分布于盆腔内脏(膀胱、直肠、输尿管、子宫和阴道)及相关腺体,建立相关神经反射,调节排尿、排便和性兴奋等生理功能。

腹下神经主干进入盆腔后,走行于子宫直肠韧带的后外侧方,并与从 S_2~S_4 发出的盆内脏神经及交感神经的分支平行或融合于子宫颈周围,于子宫深静脉后方交互排列形成下腹下神经丛,构成 "T" 或 "十" 形神经板,然后发出支配膀胱、子宫颈、阴道和直肠的神经纤维束。

从自主神经的上述解剖特点可以看出,RH 不可避免会损伤盆腔自主神经,包括以下环节:①腹主动脉旁淋巴结切除时损伤腰内脏神经;②骶前淋巴结切除时损伤下腹上丛;③切断子宫骶韧带时损伤腹下神经;④处理主韧带时损伤盆腔内脏神经和下腹下丛。⑤处理膀胱宫颈韧带时损伤下腹下丛及其分支。

自主神经受损后最突出的表现是膀胱功能障碍,如排尿感觉丧失、尿潴留、尿失禁、膀胱内压力不稳定等;其次是结直肠功能障碍,如无便意、便秘、排便习惯改变等;最后常常被忽略的是性功能障碍,如性欲低落、性唤起障碍、性高潮障碍和性交疼痛等。保留自主神经的广泛性子宫切除术,就是在不影响手术范围和疗效的前提下,尽可能地保留盆腔自主神经。

二、NSRH 的疗效问题

1. NSRH 能否达到传统广泛性子宫切除术的切除范围?

从日本 Fujii 等详细描述的 NSRH 术式和德国 Hockel 等提出的全系膜切除(TMMR)的步骤来看,与 RH 相比,NSRH 不会减少宫旁和阴道切除的范围。因此,理论上 NSRH 能够为早期宫颈癌提供有效的手术治疗。

2. NSRH 是否能够达到保留神经功能的目的?

大量研究显示,NSRH 对患者膀胱功能、直肠功能和性功能的影响明显小于 RH。

(1)对膀胱功能的影响:宫颈与膀胱的解剖关系密切,RH 会严重影响膀胱及尿道周围的解剖支持结构和支配其功能的自主神经,从而影响膀胱尿道功能。无论是否保留神经,RH 后膀胱后壁缺少了子宫的支撑,膀胱与尿道之间的轴会发生改变,导致排尿异常。NSRH 虽然不能阻止上述解剖结构变化,但能最大限度留下自主神经,维持术后膀胱尿道功能。Sakuragi 等的研究显示,手术后 12 个月时,不保留自主神经的 RH 患者术后尿失禁的发生率为 10%,排尿感觉缺失发生率达 60%,但 NSRH 术后无尿失禁发生,感觉缺失发生率仅为 10%。Todo 等采用尿流动力学检测评价了 NSRH 术后宫颈癌患者的膀胱功能,共 27 例患者,其中 22 例成功地实施了至少保留一侧神经的 NSRH,5 例患者 NSRH 手术失败而行传统 RH。两组相比,手术前和术后 12 个月膀胱的顺应性、尿流率、残余尿没有明显差别。但是与 RH 患者相比,NSRH 组患者的膀胱敏感性无明显降低,最大尿流率时,NSRH 组的腹压较低,膀胱压力较高。提示 NSRH 对膀胱功能的影响较小。

一些学者认为保留一侧盆腔自主神经也可以达到改善膀胱功能的目的。但 Kato 等研究表明,尽管手术时保留单侧或双侧神经最终都会很好地自主排尿,但是保留双侧者比单侧恢复得更快。作者对 32 例分期为ⅠB~ⅡB 的宫颈癌患者实施了保留单侧(11 例)或双侧神经(21 例)的 NSRH 术。两组患者术后平均膀胱残余尿量小于 50ml;平均保留尿管时间:保留单侧神经组为11.5 天(5~12 天),双侧神经组为 5.3 天(1~14 天)。因此,如果病情需要,可只保留非患侧的神经。但如果病情允许,还是应该保留双侧神经。

(2)对直肠功能的影响:结直肠功能包括大便的润滑度、结直肠的活跃度以及受交感和副交感神经支配的肛门内、外括约肌的配合。传统的 RH 手术损伤了支配直肠肛门的自主神经,使结直肠运动功能紊乱,表现为无便意、便秘和大便习惯改变。

研究显示,NSRH 术后患者肛门直肠功能明显优于传统 RH。Cibula 等对 32 例宫颈癌患者施行 NSRH,19例和 21 例患者分别施行Ⅱ型和Ⅲ型 RH,术后 6 个月直肠功能紊乱的发生率 NSRH 组较 RH 组要低,差异有统计学意义。陈春林等对 40 例宫颈癌及子宫内膜癌患者实施广泛性子宫切除术中保留盆腔自主神经的手术,33例(A 组)成功,7 例(B 组)失败。直肠功能变化结果:术后排气时间 A 组(58.15±20.13)小时,B 组(81.13±6.2)小时($P<0.05$);术后排便时间 A 组(90.16±29.0)小时,B 组(115.4±46.4)小时($P<0.05$)。

(3) 对性功能的影响:RH 对患者性功能的影响明显。手术切除了部分阴道后会导致阴道缩短;手术导致盆腔自主神经部分或全部损伤;有些患者需要术后放疗,使阴道进一步缩窄;还有的患者切除了卵巢。这些因素综合在一起,患者会发生性欲低落、性唤起障碍、性高潮障碍和性交疼痛。

Pieterse 等设计了 3 组患者,RH 组(13 例)、NSRH 组(10 例)及绝经前的健康女性为对照组(14 例),以性唤起时阴道血流增加的脉冲振幅为测定值,结果表明 RH 组的阴道血流量水平明显低于健康对照组;同时也低于 NSRH 组,提示行 NSRH 患者比行传统 RH 的患者性唤起阴道血流状况更好,发生阴道功能障碍的可能性更低。从病例 1 的情况来看,NSRH 对患者性生活没有明显影响。

三、NSRH 的安全性

1. **手术操作本身的安全性**　与 RH 相比,NSRH 手术难度稍大,但医师通过训练完全可以掌握此术。在出血量方面,NSRH 与 RH 相比无明显差异。在手术时间方面,由于 NSRH 手术相对于 RH 更为精细,操作步骤更多,故手术时间稍有增加,平均增加 20~50 分钟。

2. **对宫颈癌患者的复发和生存的影响**　质疑 NSRH 者坚持,为了保证宫颈癌的手术治疗效果,宫旁组织包括神经应该完整地被切除。但根据 Hockel 提出的概念,上段阴道、宫体、双侧子宫系膜、子宫骶骨韧带都属于米勒结构,而盆腔自主神经不属于米勒结构。最新的胚胎学证据显示,宫颈癌的转移是沿着米勒结构转移,神经很少受累。从临床效果来看,Sakuragi 等报道 NSRH 组与 RH 组相比,2 年生存率分别为 95.5% 和 100%,表明神经保留技术对患者生存率没有显著影响。我们的两例行 NSRH 患者的肿瘤学结局是满意的。

四、NSRH 的手术要点

NSRH 的关键是术中寻找骶前神经和下腹下丛膀胱支,并在术中进行保护。从保留神经的效果而言,经腹手术和经阴道手术没有明显区别,但腹腔镜的放大作用使神经更容易辨认,操作更加精细。无论采用何种途径,都要求手术视野清晰、解剖结构清楚,需要按照间隙解剖原理进行手术。

间隙解剖性手术的要点包括:①先对宫颈周围间隙进行分离:包括膀肌阴道间隙、直肠阴道间隙、直肠旁间隙、膀肌旁间隙及阴道旁间隙。②宫颈周围血管及其分支的处理:在近髂内动脉主干分叉处约 1.5cm 处凝固并切断子宫动脉及伴行的子宫静脉,向宫颈侧方牵拉提起子宫动脉断端,切断输尿管上方的膀肌宫颈韧带前叶及膀肌上静脉,游离输尿管并向盆壁侧方推移,仔细分离位于输尿管后方的膀肌宫颈韧带后叶,游离膀肌中静脉和下静脉,该两支血管由膀肌向宫颈方向走行,最后汇入子宫深静脉,仔细分离后,用超声刀切断膀肌中静脉和下静脉。辨认游离的子宫深静脉,肿瘤期别和大小不同的患者,其子宫深静脉的直径大小不一。游离子宫深静脉后,在距汇入髂内静脉主干约 1.5cm 处切断。③盆腔神经及其分支的处理:沿骶韧带纵行侧方切开并分离子宫直肠陷凹和阔韧带后叶腹膜,可见位于直肠侧方和直肠周围间隙的腹下神经,其走行与直肠平行,分离腹下神经主干,追踪腹下神经至宫颈后外侧壁,可见由腹下神经、盆内脏神经和交感神经组成的下腹下神经丛,并分下腹下神经丛的出膀肌支和子宫支。这些神经位于主韧带的同一结缔组织板内。在下腹下神经丛与宫颈、阴道上段之间,靠近腹下神经腹侧,于距离宫颈约 3cm 处切断下腹下神经丛子宫支及伴行的结缔组织,保留膀肌宫颈韧带内的神经纤维索。④宫颈周围各韧带的处理:进一步游离和扩大阴道旁和直肠旁间隙,向盆侧壁方向推移条索状神经板及支配膀肌的神经分支,于距宫颈侧壁约 3cm 处切断子宫主韧带,将阴道旁间隙和直肠旁间隙融合,保留膀肌宫颈韧带的后外侧部,完成主韧带的处理。再分离、扩大直肠阴道间隙,向后侧及头侧牵拉、推移直肠,充分游离子宫骶骨韧带,于距离宫颈后侧壁约 3cm 处将其切断,注意保护腹下神经主干。继续切除紧靠阴道上段的部分直肠阴道韧带,将下腹下神经丛的膀肌支与阴道周围血管彻底分离。然后切断阴道周围血管。至此,由腹下神经、盆腔内脏神经和交感干形成的下腹下神经及支配膀肌的条束状神经全部保留。分离阴道周围组织后,子宫仅与阴道相连。从阴道切除子宫和阴道壁,完成广泛性子宫切除术。

　　总之,相对于 RH,NSRH 对患者的膀胱、直肠和性功能的影响更小,同时对患者复发和存活没有明显影响。一些妇科肿瘤医师对 NSRH 的临床价值认识不足,有的医师进行 RH 时宫旁切除时范围不够,涉及不到主韧带的神经纤维,认为不保留神经也不影响患者的生活质量,认为 NSRH 没有意义;还有一部分医师则认为 NSRH 的操作过于复杂。这些因素都会影响 NSRH 的开展,故需要进行培训,从观念和技术上推广 NSRH。

（胡颖超　谭先杰　吴　鸣）

参 考 文 献

1. Hockel M,Hentschel B,Horn LC. Association between developmental steps in the organogenesis of the uterine cervix

and locoregional progression of cervical cancer:a prospective clinicopathological analysis. Lancet Oncol,2014,15:445-456.

2. Hoffman MS,Williams V,Salihu HM,et al. The vascular portion of cardinal ligament:surgical significance during radical hysterectomy for cervical cancer. Am J Obstet Gynecol,2008, 199:191. e1-e2.

3. Van der Tillaart SA,Kenter GG,Peters AA,et al. Nerve-sparing radical hysterectomy:local recurrence rate,feasibility,and safety in cervical cancer patients stage IA to IIA. Int J Gynecol Cancer, 2009,19:39-45.

4. Hockel M,Horn LC,Manthey N,et al. Resection of the embryologically defined uterovaginal compartment and pelvic control in patients with cervical cancer:a prospective analysis. lancet Oncol,2009,10（7）:683-692.

5. Van den Tillacrt SA,Kenter GG,Peters AA,et al. Nerve-sparing radical hysterectomy:local recurrence rate,feasibility and safety in cervical cancer patients stage IA to IIA. Int J Gynecol Cancer, 2009,19（1）:39-45.

6. 陈春林,郭红霞,刘萍,等. 根治性子宫切除术中系统保留盆腔自主神经的临床研究. 中国实用妇科与产科杂志,2009, 25:206-209.

7. 刘天伯,娄阁,宫颈癌腹腔镜下保留盆腔自主神经的广泛子宫切除术. 实用肿瘤学杂志,2013,27（3）:215-218.

8. Oda Y,Todo Y,Hanley S,et al. Risk factors for persistent low bladder compliance after radical hysterectomy. Int J Gynecol Cancer,2011,21:167-172.

9. 卢艳,姚德生,欧婷瑜. 腹腔镜下保留盆腔自主神经广泛性子宫切除治疗早期宫颈癌疗效和安全性的 Meta 分析. 中国循证医学杂志,2012,12（6）:666-671.

10. 吴鸣. 子宫颈癌保留神经的根治性子宫切除术. 郎景和. 妇产科学新进展. 北京:中华医学电子音像出版社,2013:

103-117.

11. Ditto A,Martinelli F,Borreanic,et al. Quality of life and sexual bladder and intestinal dysfunctions after classⅢ nerve-sparing and classⅡ radical hysterectomies:a questionnaire-based study. Int J Gynecol cancer,2009,19(5):953-957.

12. Cibula D,Velechovska P,Slama J,et al. late morbidity following nerve-sparing radical hysterectomy. Gynecol Oncol,2010,116 (3):506-511.

13. Querleu D,Morrow CP. Classification of radical hysterectomy. Gynecol Oncol,2009,115(2):314-315.

第 24 节 盆腔廓清术用于中心性复发型子宫颈癌的治疗

20 世纪 40 年代,美国医师 Brunschwig A 等首次报道将盆腔廓清术用于治疗持续进展或复发性妇科恶性肿瘤。盆腔廓清术又称盆腔脏器去除术,是妇产科切除范围最广的手术,需要根据病情切除子宫、部分或全部阴道、子宫旁组织、阴道旁组织、双附件,还可能要切除邻近的膀胱、乙状结肠、直肠等器官,然后进行膀胱、直肠和阴道重建,以保持患者的排尿和排便功能。手术的初衷是以牺牲生活质量为代价,换取较为长期或长期的存活。

早年盆腔廓清术的并发症较多,术后死亡率高达50%。随着围术期处理和手术技术的进步,盆腔廓清术的安全性和效果显著上升,术后患者的 5 年总生存率可达 60%。目前学术界对于盆腔廓清术的价值仍存在争议,国内能开展该手术的医院也不多,需要妇科、基本外科、泌尿外科、整形外科的紧密协作才能完成。北京协和医院曾对 2008 年 10 月 ~2012 年 10 月进行的 15 例盆腔廓清术进行了总结,现摘出两例患者的病历资料,简单探讨盆腔廓清术的适应证、术前评估、术中注意和术后管理等问题。

 病例 1

女,59 岁,G_3P_2,因宫颈中分化腺癌ⅡA 期于 2007 年 02 月广泛子宫切除及双附件切除、盆腔及腹主动脉伴淋巴结切除,术后病理报告为宫颈中分化腺癌,侵及宫颈全层,左右宫旁、子宫下段、阴道残端及双侧附件未见癌,左髂血管旁淋巴结转移双附件(1/7)。术后进行辅助放化疗后随诊。2008 年 6 月 B 超提示阴道残端有 3cm 直径中等回声,内有血流信号,活检病理提示为腺癌,用开普拓(伊利替康)化疗(周疗)8 程,肿瘤继续进展。全面评估及准备后,于 2008 年 11 月行全盆腔廓清术(部分直肠及直肠切除,直肠末端封闭,全膀胱切除,左输尿管乙状结肠种植 + 乙状结肠造瘘 + 右输尿管结扎(右肾无功能)。手术持续时间 450 分钟,出血 1600ml,术后恢复顺利,用和美新(托泊替康)三周疗化疗 6 程。2010 年 8 月出现骶前复发病灶,于 2010 年 10 月行盆腔复发瘤切除及部分回肠切除。术后行支持治疗及姑息治疗,患者于 2011 年 1 月死亡,总存活时间 35 个月。

病例 2

女,45 岁,G_7P_2。患者于 2012 年 09 月 28 日因"同房后阴道出血"行宫颈活检,病理回报为:宫颈 3、6、12 中分化鳞癌(9)CINⅢ/CIS。于 2012 年 10 月 12 日、2012 年 11 月 7 日分别行 PF 方案化疗 2 程。2012 年 12 月 06 日于我院行宫颈癌根治术 + 盆腔淋巴结清扫术 + 输卵管切除 + 双卵巢悬吊术,术后病理回报:宫颈中低分化鳞癌(浸润最深 9mm,宫颈组织厚度 22mm),未累及下端,阴道壁、左右宫旁未见癌;淋巴结转移癌(腹主动右旁 0/7,腹主动左旁 0/5,右盆腔 0/15,左盆腔 1/17);(左 / 右主韧带)纤维血管脂肪组织显慢性炎,未见癌。术后行放疗 28 次,DDP 增敏 4 次。放化疗结束后每 3 个月复查 1 次,2014 年 10 月 08 日查肿瘤标志物正常范围:CA125 17.2U/ml,SCCAg 1.2ng/ml。2015 年 01 月 16 日复查肿瘤标志物升高:CA125 36.2U/ml,SCCAg 5.2ng/ml。遂 2015 年 01 月 23 日行 PET-CT:阴道残端左上方、右闭孔内肌内侧肿瘤转移灶,并致右肾盂及输尿管扩张积水。2015 年 02 月 13 日行全盆腔廓清术(直肠肿物切除 + 远端闭合 + 乙状结肠造瘘 + 膀胱切除 + 回肠部分切除端端吻合 + 回肠代膀胱 + 输尿管、代膀胱种植术)+ 双卵巢 + 部分回肠 + 阑尾切除 + 盆腔粘连分解术。术后恢复好,现随诊中。

诊治经验与点评

一、盆腔廓清术的手术适应证

盆腔廓清术通常用于盆腔复发性恶性肿瘤的治疗,尤其是复发性宫颈癌。患者的年龄、肿瘤的大小、组织病理类型、淋巴结及盆壁受累情况都是医师决定手术时需要考虑的因素。曾有研究报道盆腔廓清术的围术期死亡率为 0~12%,并发症的发生率高达 50%~58%,所以要严格选择盆腔廓清术的适应证。

一般而言,盆腔廓清术主要用于宫颈癌经过手术或放化疗后局部复发,癌灶累及膀胱或直肠但尚未达盆壁的中心性复发者。如晚期、复发患者已因肿瘤侵犯形成膀胱阴道瘘或直肠阴道瘘或膀胱直肠瘘者,无论是否接受过放疗,均可直接选择盆腔廓清术。盆腔廓清术最终的目标是治愈疾病,即要求癌灶的完整切除和充足的无瘤边缘。

盆腔廓清术的绝对禁忌证为:①存在盆腔以外转移病灶,如盆腔外的淋巴结转移、腹腔脏器转移及肺或骨等远处转移;②严重的内科合并症不适合手术者。相对禁忌证为:①侵犯盆底肌肉或有盆侧壁转移者;②患者的年龄、全身情况和精神状况考虑如：超过 60 岁、全身体质差、贫血体弱、不愿意接受假肛和代膀胱的患者。

以往认为，中心型复发是盆腔廓清术的最佳适应证，腹主动脉旁淋巴结转移、骨盆壁受累是禁忌证，肿瘤累及盆壁的患者只能进行姑息性的复发肿瘤切除。但是 Hockel 等于 2003 年首次报道了扩大盆腔内侧壁切除术（laterally extended endopelvic resection，LEER），切除范围包括盆侧壁的闭孔内肌、耻尾肌、髂尾肌和尾骨肌。在中位随访时间 30 个月（1~136 个月）之后，100 例患者的 5 年总生存率达 55%。

在北京协和医院的 15 例患者中，2 例有盆壁受累，在进行后盆腔廓清术的同时，切除右侧闭孔内肌、部分坐骨尾骨肌及部分耻骨尾骨肌，术后随访 15 个月仍存活。随着医学的进步，盆腔廓清术的适应证也有所变化。Forner 等人的研究认为：对于盆腔淋巴结阴性和未发生远处转移的局部晚期宫颈癌患者实施盆腔廓清术后远期效果较好。

盆腔及腹主动脉旁淋巴结转移并不是手术禁忌证，但可能会影响盆腔廓清术后的效果。Fotopoulou 等人研究发现，完全切除肿瘤与良好的预后相关，Rutledge 和 McGuffee 发现在肿瘤被完全切除的患者中，即使淋巴结为阳性，患者仍可以存活很久，即淋巴结受累与患者预后无明显相关性。然而，Forner 等报告，对于晚期宫颈癌初治行盆腔廓清术的患者，淋巴结阴性与良好的预后相关。在北京协和医院的 15 例患者中，4 例患者术后淋巴结阳性，但 Cox 模型分析显示淋巴结阳性与否并不影响生存。

二、盆腔廓清术的术前准备

1. 患者全身状况评估

（1）患者的一般条件：必须能够承受长时间的手术过程（6~10 小时）且术中可能伴随大量的体液流失，输血、营养支持。伴有严重的合并症是盆腔廓清术的禁忌证。年龄大于 65 岁可能增加手术的死亡率。

（2）术前癌症存在的组织学证据和非禁忌证的证据：包括完整的病史、体格检查、实验室和影像学检查。

（3）全身查体是为了寻找远处转移的证据：可触及的锁骨上或腹股沟淋巴结肿大、肝大或者腹内包块，对可触及的淋巴结应该行组织活检或针吸细胞学检查，如阳性则放弃手术。发现盆侧壁上存在固定物需要进一步检查明确性质。

（4）实验室和影像学检查：常规的实验室检查包括全血细胞计数、血小板计数、血糖、电解质、尿常规和肾功能检测。贫血和任何出血的倾向应该在手术前纠正。对于反复的感染术前应该很好控制。

（5）盆腔廓清术前的 PET-CT 检查对发现盆腔内、外转移病灶的部位的敏感性和特异性分别为 100% 和 73%，是现在评估宫颈癌可否手术的最好方法。CT 和 MRI 都很难准确评价宫旁组织或肛提肌的肿瘤浸润。

2. 术前准备 肠道准备和静脉输液同时进行，避免脱水。如果患者存在严重的营养不良，应该在手术前就开始全胃肠外营养。术前监测肺功能，预防性应用广谱抗生素。术前尽量纠正贫血，使血红蛋白升到 11g/L。要准备足够的血液来应对术中出血。术前放置中心静脉管或经外周中心静脉插管（PICC 管），有的患者需要放置动脉插管，以便于术中监测血压。有的患者还需要术前放置输尿管支架管。

3. 患者的心理准备 需要高年资的医师与患者及家属进行充分的知情同意谈话。拟行盆腔廓清术的患者必须能够接受脏器切除和重建的并发症和造成身体变化。谈话重点包括：手术并发症多，手术死亡率较高（3%~5%）；手术过程长，术后恢复慢，手术要历时 8~10 个小时左右；术后可能需要在重症监护室治疗；如果术中发现有不能切除的病变或有远处转移,可能终止手术;手术后的改变:患者需要自己护理造瘘口,性生活可能会受影响;50%左右的患者术后有可能再次复发;即使进行了盆腔廓清术,也不能保证完全治愈。

4. 盆腔廓清术的类型　任何盆腔外可疑部位的活检是决定是否手术继续进行的关键。为了确保手术切除边缘没有肿瘤,在盆腔廓清术进行中对所切除组织进行活检时应该从要保留侧的组织留取。如果活检阴性,盆腔廓清术可以继续进行。如果活检证明盆壁已有转移灶,则应该终止手术或者扩大手术范围。

(1)前盆腔廓清术:适合病变局限在宫颈或阴道的前上部并侵犯膀胱者。目的是去除膀胱、尿道和阴道前壁,保留阴道后壁和直肠。标准的尿流改道术是将输尿管吻合到一段回肠上,并在右下腹部造瘘。

(2)后盆廓清术:若宫颈癌已侵犯直肠,则需实施后盆腔廓清术。对于放疗后复发的患者,行后盆腔廓清伴低位的直肠吻合或肠造瘘是第一选择。后盆廓清术中外阴的切除仅涉及外阴和肛门部分。盆底可以用游离的网膜填充缺损,再行结肠造瘘术。

(3)全盆腔廓清术充分分离膀胱、直肠、宫旁和侧盆壁组织后,游离乙状结肠和降结肠,在断开输尿管后在骨盆边缘横断乙状结肠。全盆腔廓清术会在盆腔留下一个大的缺损,最好的填充物是股薄肌或腹直肌的肌皮瓣,或者大网膜。可以将大网膜游离后覆盖盆腔创面。

5. 功能重建　切除肿瘤及邻近的器官只是盆腔廓清术的一部分,用时更长的部分是对被切除的器官(膀胱、直肠、阴道)的功能重建。

(1)膀胱重建:盆腔廓清术中进行尿路重建有非可控性尿流改道、可控性尿流改道以及原位新膀胱三类方法。对于膀胱肿瘤手术而言,在早期、远期并发症和生存率方面,可控性尿流改道和原位新膀胱与回肠代膀胱相比并未显示出其明显优势,而相比之下后者的操作更容易、更省时。北京协和医院的15例盆腔廓清术患者中,12例进行了尿路重建,10例采用回肠代膀胱术,属于第一类方法,患者需要终生佩挂尿袋;1例行输尿管乙状结肠种植;1例膀胱三角无肿瘤浸润而行膀胱部分切除后修补。

（2）肛门重建:Magrina 等提出根据手术部位与肛提肌的相对位置对盆腔廓清术进行分类,即:肛提肌上廓清术（supralevator）、肛提肌下廓清术（infralevator）及肛提肌下廓清合并外阴切除术（infralevator with vulvectomy）。如果切除部位达肛提肌下水平,则不能保留肛门功能,必须进行结肠造瘘;反之,则可进行肠端端吻合,必要时再造瘘。北京协和医院的15例盆腔廓清患者中有12例肠道重建,均在肛提肌以上水平进行肠道切除,其中5例直接吻合,7例因切除肠段过长,考虑直接吻合张力较大,而行临时造瘘。如果肠道准备充分,重建肠道时可以直接吻合;如果准备不充分或瘘口张力较大,可在吻合口上游行横结肠袢状造瘘,以后再行回纳。

（3）阴道重建:如果患者要求保留阴道功能,则需要阴道重建,重建方法的选择依据需要被填充的空间的大小和患者的解剖情况决定。可以用股薄肌、腹直肌或者用大网膜作为重建阴道的材料,具体术式需要整形外科医师根据患者情况决定。

6. 盆腔廓清术的术后管理　盆腔廓清术后的并发症很多,可分为感染性并发症,如发热、盆腔脓肿、肺炎等;伤口并发症,如血肿、脂肪液化、伤口裂开等;血栓性并发症;肠道并发症,如肠梗阻、吻合口瘘或破裂、造瘘口坏死或缩窄等;泌尿系并发症,如膀胱阴道瘘、输尿管代膀胱吻合口瘘或缩窄等。

通常将术后30天内或出院前出现的并发症定义为早期并发症。而术后肿瘤隐匿性复发可能会浸润破坏肠道或尿路,从而引发肠瘘、肠梗阻、尿瘘等,则为晚期并发症。尽管盆腔廓清术患者的 5 年生存率已经得到了较大改善,但文献报告术后并发症的发生率仍较高(44%~73%),北京协和医院 15 例患者中,早期并发症发生率为 53.3%(8 例)。并发症会影响手术效果和患者的生活质量,因此对于盆腔廓清术患者,需要进行全面的术后管理。

(1)一般管理:术后 48 小时内主要监测血压、脉搏及各项生命体征。加强对输血、输液和电解质平衡的管理。观察各种引流和体液渗出,注重控制疼痛,尽早帮助活动肢体,防止血栓形成和预防压疮。

(2)处理发热:需要使用广谱高效抗生素,如可能尽快确定导致发热的病原菌,选择合适的抗生素。在发热原因不明以前,要排除是否存在输尿管梗阻、吻合口瘘、盆腔缺损处脓肿。

(3)加强营养:营养支持可以在盆腔廓清术前就开始,术后患者可能 2 周或更长的时间里不能通过消化道获得营养,所以术后要行全胃肠外营养,直到确定肠道已经通畅,吻合口完全愈合才可改为经口进食。

(4)注意引流:负压引流和拔出引流的时间要根据病情而定。通常包括:盆腔最低点的引流(肠吻合后);双侧输尿管内和新膀胱内的引流;腹腔内的引流;有时还包括皮下的各种引流等。

(5)管理造瘘口:肠道代膀胱的贮尿池,每天要多次冲洗以除去黏液和凝块,时间至少需要 6 周。还要注意对肠造瘘口的护理,注意观察吻合处的颜色,预防感染,可以涂抹烧伤软膏。

(6)伤口护理:盆腔廓清术后容易伤口感染,要注意伤口的清洁,要及时合理换药。为了保持会阴清洁,术后 72 小时可以开始会阴冲洗。

(7)精神支持:与成功实施了盆腔廓清术的老患者

交流,能使新患者振奋精神,积极应对困难。专业造口师的指导和医师的术后随访也有助于患者的精神康复。

总之,盆腔廓清术是治疗复发性子宫颈癌的重要手段之一。在这一极度根治的手术过程中,女性的生殖器官随同整块的下泌尿道和一部分直肠及乙状结肠被切除,这对于患者和医师都是极大挑战。随着医学技术的发展,盆腔廓清术并发症的发生率及病死率明显下降,手术的适应证也逐渐拓宽。对于中心型复发的宫颈癌患者,术前仔细检查与评估病情,严格选择合适的患者,盆腔廓清术能给患者带来生存益处。

(谭先杰 吴 鸣)

参 考 文 献

1. Brunschwig A. Complete excision of pelvic viscera for advanced carcinoma:a one-stage abdominoperineal operation with end colostomy and bilateral ureteral implantation into the colon above the colostomy. Cancer,1948,1(2):177-183.

2. Peiretti M,et al. Management of recurrent cervical cancer:a review of the literature. Surg Oncol,2012,21(2):e59-66.

3. Hockel M,N Dornhofer. Pelvic exenteration for gynaecological tumours:achievements and unanswered questions. Lancet Oncology,2006,7(10):837-847.

4. Maggioni A,Roviglione G,Landoni F,et al. Pelvic exenteration:ten-year experience at the European Institute of Oncology in Milan. Gynecol Oncol,2009,114:64-68.

5. McLean KA,Zhang W,Dunsmoor-Su RF,et al. Pelvic exenteration in the age of modern chemoradiation. Gynecol Oncol,2011,121:131-134.

6. Pawlik TM,Skibber JM,Rodriguez-Bigas MA. Pelvic exenteration

for advanced pelvic malignancies. Ann Surg Oncol, 2006, 13: 612-623.

7. Sharma S, Odunsi K, Driscoll D, et al. Pelvic exenterations for gynecologicalmalignancies: twenty-year experience at Roswell Park Cancer Institute. Int J Gynecol Cancer, 2005, 15: 475-482.

8. Houvenaeghel G, Moutardier V, Karsenty G, et al. Major complications of urinary diversion after pelvic exenteration for gynecologicmalignancies: a 23-year mono-institutional experience in 124 patients. GynecolOncol, 2004, 92: 680-683.

9. Berek JS, Howe C, Lagasse LD, et al. Pelvic exenteration for recurrentgynecologic malignancy: survival and morbidity analysis of the 45-year experience at UCLA. Gynecol Oncol, 2005, 99: 153-159.

10. Hockel M. Laterally extended endopelvic resection. Novel surgical treatment of locally recurrent cervical carcinoma involving the pelvic side wall. Gynecologic Oncology, 2003, 91 (2): 369-377.

11. Hockel M. Laterally extended endopelvic resection (LEER) — principles and practice. Gynecologic Oncology, 2008, 111 (2 Suppl): p. S13-17.

12. Cody JD, et al. Urinary diversion and bladder reconstruction/ replacement using intestinal segments for intractable incontinence or following cystectomy. Cochrane Database Syst Rev, 2012, 2: CD003306.

13. Magrina JF, CR Stanhope, AL Weaver. Pelvic exenterations: supralevator, infralevator, and with vulvectomy. Gynecologic Oncology, 1997, 64 (1): 130-135.

14. Plante M, M Roy. Operative laparoscopy prior to a pelvic exenteration in patients with recurrent cervical cancer. Gynecologic Oncology, 1998, 69 (2): 94-99.

第 25 节 早期卵巢癌患者行保留生育功能的治疗

对于上皮性卵巢癌患者施行保留生育功能(保留子宫和对侧附件)的治疗应持谨慎的态度,必须是经过严格选择的低危早期病例,必须向患者和家属交代保留生育功能治疗的利弊和风险,争得其理解和同意,签署治疗同意书后才能施行。

思考问题:

1. 卵巢上皮性癌的患者要保留生育功能需符合哪些条件?

2. 术后如何随诊?

3. 完成生育后是否需切除子宫和对侧附件?

❤ 病例

宋 ××,21 岁,未婚,G_0P_0。

病史:腹痛 2 天,发现盆腔包块 1 天。

查体:痛苦面容,下腹膨隆,可触及 20cm 囊实性肿块,有压痛。移动性浊音可疑。

辅助检查:盆腔超声显示盆腔囊实性包块约 17cm×19cm×13cm 大小,血流丰富,癌可能性大;盆腹腔积液。血清 CA199:686.7U/ml;血 CA125:204U/ml。

治疗:急诊行剖腹探查,术中见左卵巢多房囊性肿瘤 12cm,扭转半圈,囊瘤有外生实性部分大小约 7cm,切除送冷冻病理示:左卵巢交界性黏液性囊腺瘤,局灶上皮内癌。行左附件切除＋左卵巢动静脉高位结扎＋大网膜切除＋阑尾切除＋右卵巢活检。术后病理:左卵巢高级别交界性黏液性囊腺瘤,有癌变(上皮内癌伴成片状膨胀性浸润,相当于高分化黏液腺癌),腹水未见瘤细胞,右卵巢活检、大网膜、阑尾(－)。术后诊断左卵巢高分化黏液腺癌 I c 期，行 PC 化疗 3 程（顺铂＋环磷酰胺），CA125 降至正常。

妊娠结局：术后 4 年自然妊娠足月顺娩一健康男婴。

生存结局：术后 5 年，发现右附件区包块，多次 B 超提示：右附件区囊实性肿物，大小 5.0cm×4.6cm×4.5cm，血 CA125 正常。行开腹剖探：术中见右卵管系膜囊肿，右卵巢黄体囊肿，右附件包裹性积液，一一剔除。目前第一次术后随诊 73 个月，无瘤存活。

❤ 诊治经验与点评

1. 卵巢上皮癌保留生育功能的手术必须严格具备以下条件方可施行

（1）患者年轻，渴望生育。

（2） I a 期肿瘤无包膜破裂，无盆腹腔播散，腹腔冲洗液或腹水细胞学阴性。

（3）细胞分化好（G_1）或交界性瘤。

（4）对侧卵巢外观正常、活检病理阴性。

（5）腹腔细胞学阴性。

（6）"高危区域"（直肠子宫陷凹、结肠侧沟、肠系膜、大网膜和腹膜后淋巴结）探查及活检均阴性。

（7）有随诊条件。

此例患者为卵巢的交界性黏液性囊腺瘤癌变，虽然卵巢包膜表面有结节，按照交界瘤进行分期应为 I c 期；但镜下外生结节部分并无癌变成分，因此如按照高分化黏液性上皮癌来算的话，应该为 I a 期，符合保留生育功能的要求。虽然黏液性肿瘤、交界性肿瘤对化疗并不敏感，但考虑到患者有癌变，有肿瘤标志物的异常升高，术后给予预防性的 3 个疗程化疗，也是可以接受的。

2. 卵巢上皮性癌保留生育功能的患者术后需要严格的定期随诊　手术后 6 个月内应每月对患者进行定期随诊，随诊内容包括盆腔检查、盆腔 B 超和血清肿瘤标志物,必要时可行 CT、MRI 和 PET-CT 检查。若无异常,此后每 2 个月随诊一次;一年后每 3 个月随诊一次;三年后每 6 个月随诊一次。此患者在随诊期间多次超声提示保留的右侧卵巢囊实性占位,虽然肿瘤标志物不高,但考虑到黏液性肿瘤可以不伴有肿瘤标志物的升高,仍做了剖探,手术结果证实是良性的囊肿和粘连,皆大欢喜。

3. 对于卵巢上皮性癌,完成生育后是否手术切除子宫及对侧附件有很大争议,可能还需要个体化的考量和处理:如果患者已完成生育,不拟再生育,或者具有卵巢癌家族史等高危因素,选择预防性切除是较为明智的选择。

(曹冬焱)

参 考 文 献

1. Alison W Loren,Pamela B Mangu,Lindsay,et al. Fertility Preservation for Patients With Cancer:American Society of Clinical Oncology Clinical Practice Guideline Update. J Clin Oncol,2013,31:2500-2510.

2. Lee SJ,Schover LR,Partridge AH,et al. American Society of Clinical Oncology recommendations on fertility preservation in cancer patients. J Clin Oncol,2006,24:2917-2931.

第 26 节 子宫肌瘤肉瘤变及良性子宫肌瘤与肉瘤的鉴别

子宫平滑肌肿瘤是女性生殖器最常见的良性肿瘤,大部分是子宫肌瘤,常见于 30~50 岁妇女。据尸检统计,30 岁以上妇女约 20%~25% 有子宫肌瘤。子宫平滑肌瘤肉瘤罕见,Surveillance、Epidemiology and End Results(SEER)

数据库中 1979~2001 年发生率为 0.36/10 万女性年。子宫肌瘤肉瘤变发生率大约为 0.13%~0.81%,占宫体恶性肿瘤的 3%~8%,并且肉瘤变的危险因素至今尚不清楚。子宫肌瘤与子宫平滑肌肉瘤均来源于子宫平滑肌,现代遗传学及基因研究认为大部分子宫平滑肌肉瘤是原发的,与子宫平滑肌瘤不同的克隆基因来源,极少部分子宫平滑肌肉瘤继发于子宫肌瘤。

病例

患者,44 岁,G_2P_0,子宫肌瘤剔除术后 5 年,发现子宫占位。2001 年体检发现子宫肌瘤,直径 1cm,无症状,肌瘤逐渐增大,每年约 1.5cm,2004 年出现月经量明显增多,约为平素的 2 倍。2006 年超声提示子宫肌瘤直径 8cm。2006 年 6 月行腹腔镜子宫肌瘤剔除术,术后病理:子宫平滑肌瘤。术后随诊至 2011 年 1 月超声未发现子宫包块。2011 年 9 月超声提示子宫后壁实性占位直径 9cm。2011 年 11 月超声提示子宫实性占位直径 13cm,血流丰富混杂。CA125:99.4U/ml。2011 年 11 月行开腹全子宫切除术,术中见淡黄色浑浊腹水 1500ml,子宫后方巨大实性肿物直径 15cm,约 2cm 蒂部与子宫相连,双附件未见异常,肿物切面呈漩涡状,稍感质脆,血管丰富。冷冻病理提示子宫梭形细胞肿瘤,考虑平滑肌肉瘤或子宫内膜间质肉瘤。切除子宫后剖视子宫,肌层未见异常,内膜见息肉样改变。术后病理提示高分化子宫平滑肌肉瘤。

诊治体会和点评

一、关于子宫肌瘤肉瘤变的几个新观点

1. 子宫肌瘤和原发平滑肌肉瘤可共同存于子宫,来自不同克隆基因。

2. 多发子宫肌瘤一般是来源于不同克隆基因。

3. 大部分子宫平滑肌肉瘤是原发的。

4. 极少子宫肌瘤恶性变。因子宫肌瘤和原发子宫平滑肌肉瘤可共同存在于子宫,很难确定是恶性变还是原发,如以上病例。进一步确定需依靠基因层面检测,看是否有共同基因来源。目前的研究都是基于染色体和基因层面上,临床上很难分辨是恶性变还是原发。目前认为子宫平滑肌肉瘤继发于子宫肌瘤与原发子宫平滑肌肉瘤症状体征及辅助检查、治疗方式、预后无差别。即使子宫肌瘤直径小,也有恶性变可能,目前无有效预测手段,子宫肌瘤的随诊需重视及坚持。

二、子宫良性肌瘤和肉瘤的鉴别

子宫肌瘤是妇科最常见的良性肿瘤,子宫肉瘤很罕见,早期就可转移至肺、骨、肝,预后很差。大部分子宫肌瘤患者没有明显症状,肌瘤也不是很大,一般选择非手术治疗方式——随诊观察。如子宫肌瘤大查体子宫如孕10周大、引起压迫症状、月经改变、绝经后子宫肌瘤变大、孕前子宫肌瘤大于4cm,围绝经期女性合并子宫肌瘤需要激素治疗等等需要手术治疗,可选择子宫切除或子宫肌瘤剔除术。手术治疗如绞碎子宫肌瘤标本,可能遗留或播散子宫肉瘤耽误治疗,影响生存率。选择治疗方式之前很有必要评估良恶性,尽量避免将子宫肉瘤当成良性肌瘤予不恰当治疗,如对术前疑子宫肉瘤的患者,特别是当子宫较大、质地较软、"肌瘤"增长迅速时;术中见肌瘤失去漩涡状结构、呈烂肉样坏死、血管特别丰富、子宫质地软,在选择手术方式时应充分考虑到肉瘤的可能性。术前诊断子宫肉瘤较困难,往往是术前疑似子宫肌瘤,术中及术后病理诊断子宫肉瘤。子宫肌瘤和子宫平滑肌肉瘤的危险因素、临床表现及影像学、实验室检查有许多相似的地方。

三、危险因素

子宫肉瘤尤其是子宫平滑肌肉瘤很罕见,故危险因素不十分清楚。子宫肌瘤多发生在育龄期妇女,30岁、40岁可能出现症状,绝经后不再增大或缩小特性。绝经后妇女激素替代治疗子宫肌瘤直径可增大,但不应有新发。年龄是子宫肉瘤的危险因素,平均诊断年龄60岁。主要发生在绝经后女性。也有年轻女性诊断子宫肉瘤的例子,如病例中患者,诊断子宫平滑肌肉瘤时年龄41岁,但少见。也有患者第一次手术病理证实是子宫肌瘤,以后出现子宫平滑肌肉瘤,如以下病例。子宫肌瘤剔除术后重新出现快速增大的子宫实性占位需警惕肉瘤可能。绝经后妇女新出现子宫肿瘤或子宫肿瘤迅速增大,需警惕子宫肉瘤。绝经前子宫肌瘤女性,在绝经后激素补充治疗,子宫肌瘤增大,则应停用激素,观察肿瘤直径变化,如果肌瘤停止增长,一般不考虑肉瘤变,否则应警惕肉瘤变可能。长期(五年及以上)服用他莫西芬增加子宫肉瘤发生风险,发生率约17/100 000。长期服用他莫西芬且年纪大女性出现子宫肉瘤风险较高。其他高危因素包括盆腔放疗史、遗传性眼癌、遗传性平滑肌瘤病、肾细胞癌综合征。

四、临床表现

子宫肌瘤与子宫肉瘤相同症状:不规则阴道流血,盆腔痛,盆腔包块。子宫肉瘤可能出现异常阴道分泌物,但非特征性,黏膜下子宫肌瘤也可有,不能作为诊断依据。子宫肉瘤可转移至其他部位引起不适,而良性子宫肌瘤没有转移症状。

五、治疗效果

子宫肉瘤对保守治疗如激素GnRH、子宫动脉栓塞、超声射频消融无效果,超声射频消融有肿瘤转移、扩散的风险,在治疗前需要充分评估,排除恶性的可能性。

六、诊断手段

子宫肉瘤的诊断需要病理组织学确诊。核分裂≥5~10/HPFs、中重度核异型性和凝固性坏死是重要的病理诊断标准。对于迅速增大的子宫肌瘤,需要警惕子宫肉瘤的可能。术前评估及术中所见不能明确,需要病理才能诊断子宫肉瘤。盆腔查体,需注意盆腔包块大小、轮廓、活动性。没有特异性肿瘤标志物可以鉴别子宫肌瘤及子宫肉瘤。影像学检查方面,超声是首选手段,混合回声、回声差、包块内坏死、混杂血流分布、低阻血流提示肉瘤可能性。如病例中需注意的是,部分良性肌瘤也可以有上述超声表现。磁共振对可疑肉瘤的诊断也有所帮助,如高信号强度、分界不清。良性肌瘤和肉瘤在 CT 的表现相似。尽管影像学对于鉴别良性肌瘤和肉瘤有局限性。建议对新近发现的子宫包块或原先子宫肌瘤大小活动性变化明显,行超声检查初步判断恶性可能性,可行磁共振结合判断。

七、临床上提示恶性征兆的争议

1. **子宫包块快速增大**　既往认为子宫包块快速增大提示子宫肉瘤可能。实际上大部分因快速增大子宫包块行手术切除后,病理证实为子宫肌瘤。有研究发现因快速增大"子宫肌瘤"行手术最后病理证实为子宫肉瘤的发生率极低(0.27%)。子宫肌瘤因出现压迫不适或月经量多症状行全子宫切除术,术后病理证实平滑肌肉瘤的发生率约 0.13%~0.29%。生育年龄的女性,子宫肌瘤可以增长或缩小,不同人增长或缩小速度不一样。快速增长可以出现在子宫肌瘤或子宫肉瘤。子宫肌瘤大小可以在 6 个月内增长 138%。也可能保持直径不变,直至出现转移症状才被发现。如绝经后发现子宫占位,则不论增长速度,需注意恶性可能。

2. **巨大或单一子宫包块**　回顾性分析发现,子宫肉瘤直径一般都比较大,平均直径在 7~11cm。子宫肌瘤也可能单发、直径较大。子宫包块大与子宫肉瘤无必然联系。所以子宫包块大小及单一与恶性关系不明确。临床上遇到子宫肌瘤直径大如 10cm 的,患者不愿意手术切除治疗,需超声监测大小及血流,缩短门诊随诊时间。

3. **活检**　一般情况很少行超声引导下取子宫包块活检。尽管 50% 子宫平滑肌肉瘤为黏膜下肿物,子宫内膜活检或诊刮只能发现 1/3 黏膜下平滑肌肉瘤。如术中观察子宫包块提示恶性表现:失去有序漩涡状、不均质质感、黄色、软和黏稠、与正常组织边界不清、包膜不完整,这些疑似恶性表现可送冷冻病理。快速冷冻病理结果准确率不高。冷冻病理由于取材局限,即使多区域取材可以提高准确率,仍常会漏诊断子宫肉瘤。

即使综合高危因素、临床表现和辅助检查结果,子宫肉瘤也难以在术前诊断。由于子宫肉瘤发病率低,对于无症状,术前尤可疑的,不需要为了证实良恶性一律手术切除子宫。术中可疑肉瘤可送冷冻病理,除非冷冻结果为恶性,不建议改变原本手术计划。

（罗雪梅　成宁海）

参 考 文 献

1. Anupama R, Ahmad SZ, Kuriakose S, et al. Disseminated peritoneal leiomyosarcomas after laparoscopic "myomectomy" and morcellation. J Minim Invasive Gynecol, 2011, 18 (3): 386-389.

2. Danielson LS, Menendez S, Attolini CS, et al. A differentiation-based microRNA signature identifies leiomyosarcoma as a mesenchymal stem cell-related malignancy. Am J Pathol, 2010, 177 (2): 908-917.

3. Ip PP, Cheung AN. Pathology of uterine leiomyosarcomas and smooth muscle tumours of uncertain malignant potential. Best Pract Res Clin Obstet Gynaecol, 2011, 25 (6): 691-704.

4. Yanai H, Wani Y, Notohara K, et al. Uterine leiomyosarcoma arising in leiomyoma: clinicopathological study of four cases and

literature review. Pathol Int, 2010, 60 (7): 506-509.

5. Sato K, Yuasa N, Fujita M, et al. Clinical application of diffusion-weighted imaging for preoperative differentiation between uterine leiomyoma and leiomyosarcoma. Am J Obstet Gynecol, 2014, 210 (4): 368. e1-8.

6. Parker WH, Fu YS, Berek JS. Uterine sarcoma in patients operated on for presumed leiomyoma and rapidly growing leiomyoma. Obstet Gynecol, 1994, 83 (3): 414-418.

7. Jones MW, Norris HJ. Clinicopathologic study of 28 uterine leiomyosarcomas with metastasis. Int J Gynecol Pathol, 1995, 14 (3): 243-249.

8. Giuntoli RL 2nd, Metzinger DS, DiMarco CS, et al. Retrospective review of 208 patients with leiomyosarcoma of the uterus: prognostic indicators, surgical management, and adjuvant therapy. Gynecol Oncol, 2003, 89 (3): 460-469.

9. Schwartz LB, Diamond MP, Schwartz PE. Leiomyosarcomas: clinical presentation. Am J Obstet Gynecol, 1993, 168 (1 Pt 1): 180-183.

10. Gockley AA, Rauh-Hain JA, del Carmen MG. Uterine Leiomyosarcoma. Int J Gynecol Cancer, 2014, 24: 1538-1542.

第27节 年轻子宫内膜癌患者保留生育功能的治疗

　　大多数年轻的Ⅰ型子宫内膜癌患者往往有多年的功血、不孕的历史,除了治疗肿瘤还希望能够保留子宫,完成生育。而这些早期年轻子宫内膜癌患者的病变多为浅表局限于子宫内膜内,分化好,孕激素受体阳性,对激素治疗反应率高,从而为采用大剂量孕激素代替手术保守治疗子宫内膜癌提供了条件。

思考问题：

1. 哪些子宫内膜癌患者可行孕激素保守治疗？
2. 治疗中有哪些风险？如何监测治疗效果和风险？
3. 子宫内膜病变逆转后的后续治疗有哪些？

♥ 病例 1

张 ×，30 岁，G_0P_0。

病史：经期延长 10 天 4~5 年，淋漓不尽 2 个月。

查体：宫颈光滑，子宫丰满，双侧附件未及占位。

辅助检查：盆腔超声提示子宫内膜增厚为 1.2cm，内见实性结节，血流丰富；盆腔 MRI 显示子宫内膜增厚，结合带完整。宫腔镜检查见内膜多发息肉样突起；诊刮病理：内膜息肉样中重度不典型增生，局灶癌变，免疫组化染色 ER+、PR+。

治疗过程：采用持续口服大剂量孕激素的方案：甲地孕酮（MA）160mg，bid，每月随诊了解有无阴道无出血，血常规 CBC、肝肾功能及超声显示子宫内膜厚度。

疗效：治疗 3 个月诊刮病理：腺体完全退缩，间质蜕膜样变，又巩固治疗 3 个月，共治疗 6 个月转生殖中心后续助孕。

妊娠结果：停止治疗后 10 个月，促排卵药生化妊娠，但早孕期自然流产。

复发：自然流产后 2 个月不规则阴道出血，超声子宫下段实性低回声 1.2cm×0.9cm；MRI：内膜稍厚；诊刮病理为高分化子宫内膜样癌，PR++。

再次治疗：醋酸甲羟孕酮 MPA 500mg QD+GnRHa 3.75mg IH qm×6 个月，诊刮病理再次完全逆转。

再次助孕：人工促排卵 - 体外受精 - 胚胎移植（IVF-ET）成功妊娠，孕 39^{+6} 周因持续枕横位行剖宫产顺娩健康女婴。

随诊：产后 3 个月，宫内置入曼月乐，月经周期正常，量偏小。随诊至今距离第一次治疗后 43 个月,产后为第 10 个月,无瘤存活。

病例 2

23 岁,G_1P_0。

病史:难免流产清宫术后 10 个月,持续阴道出血 2 个月。

查体:宫颈无异常,子宫稍大,双侧附件无占位。

辅助检查:盆腔超声提示子宫内膜厚 2.8cm,回声不均;MRI 宫底右侧内膜厚 1.02cm,相邻结合带中断;盆腔多发淋巴结,良性增生可能性大。诊刮病理:高分化子宫内膜样腺癌,ER++,PR++。腹腔镜探查 + 盆腔淋巴结取样:双卵巢正常,盆腔淋巴结未见转移癌(0/15)

治疗过程:MA 160mg bid×2 个月,治疗 1 个月后阴道间断流血,服药 2 个月余超声发现宫腔丰富血流的混合回声 4.7cm×3.0cm,后壁肌层明显变薄 0.17cm,左附件肿物 8.7cm×7.0cm,内见菜花样低回声。遂停止治疗,剖腹探查,术中见左卵巢实性占位 8cm,冷冻病理为子宫内膜样癌,充分知情后家属放弃保留生育功能,行全子宫双附件切除 + 阑尾 + 大网膜切除,术后病理:宫腔高分化子宫内膜样癌,侵及浅肌层,部分腺体萎缩;左卵巢高分化子宫内膜样癌。术后 TC 化疗 3 程,随诊至术后 58 个月,无瘤存活。

诊治经验与点评

1. **子宫内膜癌保留生育功能治疗的适应证**　子宫内膜癌患者保留生育功能治疗的目的是使年轻的早期子宫内膜癌患者能通过治疗得到肿瘤缓解和完成生育两个目的,存在风险和不确定因素,因此并非所有内膜癌患者都适用,其适应证为:年龄≤40 岁;有强烈的生育要求;组织学类型为子宫内膜样腺癌;组织分化为高分化;病变局限于子宫内膜内,无子宫肌层浸润,无宫外扩散,无淋巴结受累;孕激素受体表达为阳性;无肝肾功能异常、血栓栓塞性疾病等孕激素治疗禁忌(适用于孕激素治疗者);患者经充分知情能顺应治疗和随诊;不合并有无法解决的不能生育的疾病。因此,在治疗前详问病史、仔细查体、全面评估和充分知情非常重要。上面第 2 例患者无明显的功血历史,查体无肥胖,盆腔 MRI 可疑淋巴结肿大,因而我们治疗前格外谨慎,甚至采用了腹腔镜检查和盆腔淋巴结取样来排除子宫外病变,确认其治疗前符合适应证。病例 1 的患者虽然治疗后内膜癌复发,但经过评估仍然符合保守治疗的适应证,知情和随诊又没有问题,因此再次保守治疗成功。

2. **疗效评估和风险监测** 文献和我院的治疗经验是:孕激素治疗子宫内膜癌,至少 10~12 周起效,大约 50%~70% 的患者在治疗 6 个月时内膜可达完全逆转,因此疗效的评估通常以每 3~4 个月通过宫腔镜或诊刮获得内膜进行组织学检查来确定内膜病变是否逆转。但孕激素保守治疗的反应率并非 100%,也并非没有风险。治疗过程中可能出现病情进展、发生肿瘤的子宫外扩散和转移。孕激素的副作用如体重增加、肝功能异常、血栓栓塞性疾病也时有出现,因此治疗期间应密切随诊,定期监测体重变化、复查血常规、肝肾功能,盆腔超声了解内膜厚度及子宫外状况,我院的患者通常每个月随诊观察上述指标,病例 2 的患者就是在第 2~3 个月常规来复诊时超声发现了卵巢的占位,及时手术,术后病理证实为子宫的Ⅰ型内膜癌和卵巢的子宫内膜癌双癌,均为早期,因此虽然未能成功保留生育功能,但生存预后良好。如果不及时随诊,很可能待肿瘤扩散、出现腹水才发现,预后就相当不乐观了。

3. 子宫内膜癌保守治疗后内膜病变逆转并非最终成功,这些患者大多合并 PCOS、不排卵、不孕,如果无后续的维持治疗和人工助孕,不但生育无望,内膜癌复发的几率也相当高。因此,对治疗后暂时未婚,无生育要求者,应以规律月经周期、防止复发为目的,可定期孕激素撤退出血或宫内置入左炔诺酮宫内释放系统(LNG-IUS)。对于有生育要求者,应结合其是否有不孕、不孕的原因,积极助孕。病例1的患者经促排卵获得生化妊娠,虽然内膜癌复发,但再次保守治疗成功,IVF-ET成功妊娠、分娩。对于已治愈并完成生育的患者,有文献认为内膜癌复发的几率仍然很高,建议常规切除子宫,但就切除无病变的子宫带来的伦理和风险问题争议很大。无疑对这些患者来说:长期密切监测,定期随诊,警惕复发还是非常必要的。

(曹冬焱)

参 考 文 献

1. 曹冬焱,俞梅,杨佳欣,等. 大剂量孕激素治疗早期子宫内膜癌及子宫内膜重度不典型增生患者的妊娠结局及相关因素分析. 中华妇产科杂志,2013,88(7):519-522.

2. Koji Yamazawa1,Makiko Hirai,Atsuya Fujito,et al. Fertility-preserving treatment with progestin,and pathological criteria to predict responses,in young women with endometrial cancer. Human Reproduction,2007,22:1953-1958.

3. 单波儿,任玉兰,孙建民,等. 年轻早期高分化子宫内膜样腺癌或子宫内膜不典型增生保留生育功能的Ⅱ期临床研究. 中国癌症杂志,2012,22:424-429.

4. Kalogiannidis I,Agorastos T. Conservative management of young patients with endometrial highly-differentiated adenocarcinoma J Obstet Gynaecol,2011,31(1):13-17.

5. Mei Yu,Jia-xin Yang,Ming Wu,et al. Fertility-preserving

treatment in young women with well-differentiated endometrial carcinoma and severe atypical hyperplasis of endometrium. Fertility and Sterility,2009,92:2122-2124.

6. Gadducci A,Spirito N,Baroni E,et al. The fertility-sparing treatment in patients with endometrial atypical hyperplasia and early endometrial cancer:a debated therapeutic option. Gynecol Endocrinol,2009,25(10):683-691.

7. Piura B. Two successful pregnancies after IVF-ET in a patient with endometrial atypical hyperplasia bordering on adenocarcinoma treated conservatively with high-dose progesterone. Gynecol Obstet Invest,2006,61:21-23.

8. Minaguchi T,Nakagawa S,Takazawa Y,et al. Combined phospho-Akt and PTEN expressions associated with post-treatment hysterectomy after conservative progestin therapy in complex atypical hyperplasia and stage Ia,G1 adenocarcinoma of the endometrium. Cancer Lett,2007,248:112-122.

9. Signorelli M,Caspani G,Bonazzi C,et al. Fertility-sparing treatment in young women with endometrial cancer or atypical complex hyperplasia:a prospective single-institution experience of 21 cases. BJOG,2008,10:114-118.

10. Fujiwara H. Frequency and characteristics of endometrial carcinoma and atypical hyperplasia detected on routine infertility investigations in young women:a report of six cases. Human Reprod,2009,24(5):1045-1050.

11. Han AR,Kwon YS,Kim DY,et al. Pregnancy outcomes using assisted reproductive technology after fertility-preserving therapy in patients with endometrial adenocarcinoma or atypical complex hyperplasia. Int J Gynecol Cancer,2009,19(1):147-151.

12. Elizur SE. Outcome of in vitro fertilization treatment in infertile women conservatively treated for endometrial adenocarcinoma. Fertil Steril,2007,88:1562-1567.

第 28 节　子宫内膜不典型 增生的保守治疗

子宫内膜增生（endometrial hyperplasia）是指发生在子宫内膜的一组增生性病变，少数可以缓慢地发展为癌。2003 年 WHO 根据腺体结构变化的程度和有无上皮细胞的异型性，将其进一步分为单纯增生、复合增生和不典型增生。按腺体结构和细胞变化的程度，不典型增生又分为轻、中、重三度。2014 年第 4 版 WHO 将子宫内膜增生分为增生不伴不典型性和不典型增生 / 子宫内膜上皮内瘤（endometrial intraepithelial neoplasia，EIN）。但目前临床治疗上的分类仍按照前者为主。绝大多数子宫内膜增生是一种可逆性病变，或保持一种良性状态，仅有少数病例可能发展为癌。这些不同类型的增生，仅有不典型增生具有恶变倾向，属于癌前病变。对于年轻有生育要求的子宫内膜病变患者的处理，能否保留子宫（生育功能），其治疗上的标准化缺乏随机可控的实验证据，故临床上大多数为有针对性的经验性治疗。

病例 1

患者曹 × ×，36 岁，G_1P_1。因"子宫内膜中 - 重度不典型增生保守治疗 3 年，产后发现子宫内膜增厚"来诊。既往月经 5~6 天 /30 天，2011 年因不孕检查发现子宫内膜厚，2011 年 3 月 17 日外院宫腔镜下诊刮病理：子宫内膜复杂性增生及桑葚样化生，局灶可疑癌变。2011 年 4 月 11 日我院会诊病理：子宫内膜中 - 重度不典型增生，不除外癌变。2011 年 4 月 15 日 CA125 33.6U/ml，2011 年 4 月 20 日我院 B 超示子宫内膜厚 0.8cm。患者未生育，强烈要求保守治疗。2011 年 4 月 22 日开始口服甲地孕酮 160mg BID×3 个月，第二个月开始补佳乐

1mg QOD。用药 3 个月我院诊刮病理符合子宫内膜激素治疗后改变,灶性腺体退缩不完全。期间 ALT 54U/L,口服保肝药治疗。术后按原剂量口服药物 3 个月。2 个月后 ALT 回复正常。用药 3 个月再次诊刮病理:宫腔子宫内膜腺体退缩,间质蜕膜样变。将药物改为 160mg QD+ 补佳乐 1mg QOD×3 个月。诊刮病理:宫腔少许破碎子宫内膜,间质蜕膜样变。2012 年 3 月停药,2012 年 5 月 16 日月经未恢复,性激素六项:E_2 45.7pg/ml,LH 3.13mIU/ml,CA125 33.2U/ml,ALT 123U/L。 妇科内分泌予以调节月经,监测排卵,指导受孕,2012 年 6 月(停药 3 个月)自然妊娠,孕期 GDM,饮食控制血糖可。2013 年 3 月因"臀位"足月剖宫产一活女婴,体健,胎盘及宫腔刮出物送病理无特殊。产后哺乳,月经未恢复,监测 CA125 在正常范围。B 超监测子宫内膜情况:2013 年 7 月 25 日内膜厚 0.2cm。2013 年 10 月 17 日内膜 0.8cm。2014 年 1 月 29 日内膜 1.9cm。2014 年 1 月 30 日产后第一次月经来潮。2014 年 2 月 27 日内膜厚 1.4cm,息肉不除外。2014 年 3 月 3 日产后第二次月经。2014 年 3 月 13 日内膜 1.0cm。2014 年 4 月 23 日我院诊刮术,病理:子宫内膜复杂性增生、重度不典型增生,局部疑有癌变,伴鳞化。与 2011 年 4 日诊刮病理比较:2014 年 4 日病变范围较大,病变程度更重。患者仍希望保留子宫。完善检查 CA125、阴道超声、胸腹盆增强 CT 及盆腔增强 MRI 结果无特殊,充分交代保守治疗风险。2014 年 7 月予甲地孕酮 160mg BID+ 补佳乐 1mg QOD×3 个月。2014 年 10 日 B 超提示:宫腔内实性病变,范围 2.1cm×2.8cm×1.7cm,不能除外内膜癌。2014 年 10 日再次行诊刮术,病理:高 - 中分化子宫内膜样癌,免疫组化:ER(强阳 70%),PR(强阳 30%)。建议手术,仍要求保留子宫,继续治疗同前。2014 年 12 日 B 超:内膜厚 0.5cm,CA125 正常。目前仍在严密随诊中。

💙 病例2

患者高××,54岁,G_1P_1。因"绝经1^+年,阴道不规则出血3个月"于2013年9月10日来诊。既往月经5/30天,自然绝经约1年,否认HRT。糖尿病12年,口服格华止控制血糖可。高血压及高血脂10余年,口服药物降压降脂,控制可。3个月前开始无诱因出现少许阴道不规则出血,持续1天,无其他不适,2013年6月7日外院查性激素6项:E_2 97pg/ml,LH 2.78mIU/ml,FSH 2.66mIU/ml,PRL 9.08ng/ml,P 0.97ng/ml,T 0.66ng/ml,CA153 29.7U/ml,CA125 24.56U/ml,CA199 19.68U/ml,CEA 2.58ng/ml,AFP 2.03ng/ml。B超提示子宫内膜回声不均,上段内膜左侧厚1.2cm,右侧厚1.1cm;中下段内膜厚2.4cm,CDFI:其内见少许点状血流信号;右下腹盆腔处见8.2cm×6.8cm囊性包块。2013年7月9日我院门诊妇检可触及左附件区包块,余(-)。2013年7月10日我院性激素6项:E_2 63.6mIU/ml,LH 3.08mIU/ml,FSH 2.9mIU/ml,PRL 3.78ng/ml,P 0.54ng/ml,T 73.2ng/ml,CA125 31.1U/ml,CA199 26.8U/ml,CEA 2.94ng/ml,Glu(空腹)7.4mmol/L,TC 6.61mmol/L,TG 10.92mmol/L,HDL-C 0.75mmol/L,LDL-L 1.99mmol/L,Glu(餐后2小时)11.0mmol/L。2013年7月12日我院B超:子宫内膜厚2.2cm,右附件囊肿8.3cm×6.3cm,内见分隔。2013年9月10日我院诊刮,病理示:(宫腔)子宫内膜复杂增生,伴中-重度不典型增生。

临床问题:子宫内膜不典型增生高雌激素的原因?年轻患者与老年患者的治疗差异?

💙 诊治经验与专家点评

病例1为中、重度子宫内膜不典型增生局灶癌变的年轻患者经大剂量孕激素保守治疗成功,并完成生育,随诊检查诊刮病理提示复发,复核病理提示此次病变范围较大,病变程度更重,考虑病情有进展,建议手术切除子宫,但患者仍要求保留生育功能。予重新评估病情,完善相关检查如 CA125、阴道超声、胸腹盆增强 CT 及盆腔增强 MRI 检查,综合评估无特殊,充分知情同意后,进行大剂量孕激素治疗,超声检测子宫内膜和监测 CA125,定期诊刮评估,根据病理情况指导治疗。

对于病例 2 为老年患者绝经后出血,雌激素水平高,FSH 和 LH 未升高,附件区有包块,诊刮发现内膜中 - 重度不典型增生,合并糖尿病、高血压、高血脂。经内科调整,血糖血脂血压控制稳定后,行腹腔镜下全子宫 + 双附件切除术,术中见子宫增大如孕 6~8 周,右卵巢囊肿直径 8cm,剖开标本:宫腔光滑,宫颈肉眼未见明确病灶,右卵巢囊肿呈多房结构,黄色尚清亮液体,未见乳头。术后病理:子宫内膜复杂性增生,伴局灶轻 - 中度不典型增生,右卵巢性索间质肿瘤,考虑为颗粒细胞瘤。术后随诊复查激素水平(E_2、FSH 和 LH)均与绝经期相符。

通过上述两例病例,可以看到子宫内膜不典型增生的治疗应针对病因、病变程度,根据患者年龄、对生育的要求以及身体健康情况等而确定。在明确病因及诊断后,作针对性治疗,即药物治疗或手术治疗。

一、发病因素

子宫内膜增生的发病因素与子宫内膜癌的相似,大多数是由于长期的雌激素刺激而缺乏孕激素拮抗所致。无拮抗作用的雌激素长期刺激子宫内膜基质及腺体细胞引起增生性病变,甚至诱发癌变。其中雌激素的来源分为内源性和外源性。

1. **内源性**　主要见于以下情况:青春期女孩、围绝经期妇女或 H-P-O 轴的某个环节失调、PCOS 等都可有不排卵,长期持续的雌激素作用,无孕激素对抗,缺少周期性的分泌期转化,而长期处于增生状态。而糖尿病、肥胖的妇女,其肾上腺分泌的雄烯二酮,经脂肪组织内的芳香酶作用而转化为雌酮。脂肪越多,转化能力越强。比较少见垂体瘤、卵巢颗粒细胞瘤等具有内分泌功能性肿瘤均能使雌激素水平升高。

2. 外源性　雌激素补充疗法、他莫昔芬的应用。围绝经期或绝经后的激素替代治疗,若不同时加用孕激素将会有严重的内膜增生。他莫昔芬是一种选择性的雌激素受体调节剂,常用于雌激素受体阳性的乳腺癌患者,在雌激素低的条件下,TAM 有微弱的类似雌激素的作用。

二、临床表现及治疗

子宫内膜不典型增生多见于比较年轻的妇女,也可见于围绝经期及绝经后妇女,其主要表现为阴道不规则出血、月经稀少或闭经后一段后继而有长期大量阴道出血,由于其内分泌失调造成不排卵使此类患者生育力低,甚至不孕。因此,对于年轻的渴望生育的患者治疗的主要目的是:逆转内膜病变,调节月经,控制出血,改善生育,一旦子宫内膜病变逆转,应尽快妊娠,必要时考虑辅助生殖技术,从病例 1 中可以看出尽管子宫内膜已经出现了逆转,但是仍容易再次出现内膜病变,因此一旦内膜逆转,应积极的助孕,尽早妊娠。其治疗方式分为药物治疗和手术治疗。

1. 药物治疗　年轻、未生育者、要求保留子宫者,可采用激素治疗。药物分别有孕激素类药、左炔诺孕酮宫内缓释系统(LNG-IUS)、促性腺激素释放激素激动剂(GnRH-a)、促排卵药、芳香化酶抑制剂、丹那唑、口服避孕药、达那唑宫内缓释系统、米非司酮。药物治疗种类多,其选择上存在个体差异,药物的治疗效果不尽相同。

(1)孕激素:对不同程度的子宫内膜不典型增生患者应用大剂量孕激素治疗,随着孕激素剂量的增加,其有效率及缓解率有所增加,且缓解时间缩短。轻度不典型增生醋酸甲羟孕酮(10~30mg/d),于经前 10 天周期性用药。中度以上非典型增生则应用大剂量孕激素持续治疗(甲羟孕酮 250~500mg/d 或甲地孕酮 80~160mg/d,3 个月;或 18- 甲基诀诺酮 3~4mg/d,3 个月)。口服孕激素类药物中以甲羟孕酮(MPA)、甲地孕酮(MA)较为常用,两者对于内膜的反应类似,对于 BMI<25,使用甲羟孕酮维持治疗,长期的复发率较低,妊娠的可能性更高。另外结合 MPA/LNG-IUS 对此类患者治疗有效。亦可用己酸孕酮 500mg 肌内注射,每周 2~3 次,3 个月后减量再用 3 个月定期诊刮或宫腔镜送组织学检查,根据内膜对治疗的反应,决定是否继续激素治疗或改用手术治疗。对于保留生育功能的中 - 重度不典型增生及低度恶性子宫内膜癌口服孕激素是安全有效的方法。而有研究表明子宫内膜癌孕激素保守治疗后复发,再次孕激素治疗是安全有效的,因此,孕激素可作为年轻女性孕激素保守治疗后复发,仍希望保留生育功能的再次治疗。

（2）LNG-IUS:曼月乐是治疗子宫内膜增生症的高效方法,被视为可替代子宫切除的治疗方法。通过局部用药,可增加局部药物浓度,可减少药物用量,可有效减少子宫内膜增生症患者的月经量,其作用机制可能通过抑制 ER、PR、Ki-67、Bcl-2 的表达,增加 Bax 的表达,诱导子宫内膜细胞凋亡,从而使增生的子宫内膜发生逆转。Ioannis D.Gallos 等的一项系统性回顾分析表明口服孕激素用于治疗子宫内膜增生的疾病转归率低于曼月乐。曼月乐在治疗期间有大于 85% 的有效率,但组织学消退并不能保证稳定的恢复。建议前 2 年密切随访监测,定期行子宫内膜取样。

（3）GnRH-a:长效 GnRH-a 可减低垂体的敏感性,使黄体生成素及卵泡刺激素的分泌减少,最终持续降低雌激素水平,使雌二醇水平降至绝经后水平。

（4）促排卵药物:氯米芬 50~100mg 每天 1 次,周期 5~9 天。

（5）芳香化酶抑制剂（AIs）：阿那曲唑治疗是治疗绝经后肥胖妇女子宫内膜增生的一种方法。AIs可直接阻断绝经后外周组织局部雌激素及肿瘤内雌激素的合成，并且不会干扰其他甾体的合成过程。其在治疗子宫内膜不典型增生上具有较确切的疗效，在子宫内膜癌内分泌的辅助治疗、保留生育功能的内分泌治疗上也具有一定应用，临床应用有较大的发展前景。

（6）丹那唑：对子宫内膜有较强的抗增殖作用，局部用药给药局部药物浓度大而全身反应小，可避免全身用药的副作用。

（7）口服避孕药：对于PCOS合并胰岛素抵抗的不典型子宫内膜增生患者，给予口服避孕药联合二甲双胍治疗，可以在3~6个月内有效转化子宫内膜；即使是对大剂量孕激素治疗无效的患者，也能得到令人满意的结果。

2. **手术治疗**　吸宫刮宫不仅是重要的诊断方法，也是治疗方法之一。对于40岁以上无生育要求者，若为中或重度不典型增生，建议子宫切除，对于非典型增生的绝经后妇女，建议子宫切除的同时切除双附件。而对于保留生育功能治疗后的复杂不典型增生及早期的子宫内膜癌，由于自然妊娠率低，一般需要辅助生殖技术，1年内未生育者应重新评估，而已分娩者建议子宫切除。

3. **随访**　因其恶变率较高，治疗后2~13年内可有复发，故应密切随访。

总体而言，子宫内膜增生鉴别诊断中应考虑任何异常子宫出血，尤其是绝经后有无拮抗作用的内源性或外源性的雌激素来源。年轻患者保留生育功能的孕激素治疗，需要长期用药及反复多次诊刮或宫腔镜检查，以了解疾病转归。长期大剂量的孕激素的治疗，患者可能出现肥胖、肝功能损害等内科并发症，由于肥胖的不典型增生及子宫内膜癌其保留生育功能治疗后的妊娠率低。因此，建议对症治疗内科合并症，积极控制体重，保守治疗成功后,生殖内分泌指导受孕,必要时人工辅助生殖技术。

(陈　英　成宁海)

参 考 文 献

1. 连利娟. 林巧稚妇科肿瘤学. 第4版. 北京:人民卫生出版社,2006:431-433,434-441.

2. 俞梅,沈铿,杨佳欣. 高分化子宫内膜样癌及子宫内膜重度不典型增生患者孕激素治疗的临床分析. 中华妇产科杂志,2006(04). 242-245.

3. 魏晓丽,周远征,孙爱军,等. 孕激素治疗子宫内膜不典型增生患者的剂量选择. 基础医学与临床,2010,06:325-326.

4. Moore E,Shafi M. Endometrial hyperplasia. Obstetrics,Gynaecology & Reproductive Medicine,2013,23:88-93.

5. 沈铿,崔恒,丰有吉. 常见妇科恶性肿瘤诊治指南. 第4版. 北京:人民卫生出版社,2014:49-64.

6. Gallos ID,Shehmar M,Thangaratinam S,et al. Oral progestogens vs levonorgestrel-releasing intrauterine system for endometrial hyperplasia:a systematic review and metaanalysis. Am J Obstet Gynecol,2010,203:547. e1-10.

7. Simpson AN,Feigenberg T,Clarke BA,et al. Fertility sparing treatment of complex atypical hyperplasia and low grade endometrial cancer using oral progestin. Gynecologic Oncology,2014,133:229-233.

8. Park JY,Kim DY,Kim JH,et al. Long-term oncologic outcomes after fertility-sparing management using oral progestin for young women with endometrial cancer(KGOG 2002). European Journal of Cancer,2013,49:868-874.

9. Kim MK,Seong SJ,Kim YS,et al. Combined medroxyprogesterone

acetate/levonorgestrel-intrauterine system treatment in young women with early-stage endometrial cancer. American Journal of Obstetrics and Gynecology, 2013, 209: 358. e1-358. e4.

10. Kudesia R, Singer T, Caputo TA, et al. Reproductive and oncologic outcomes after progestin therapy for endometrial complex atypical hyperplasia or carcinoma. American Journal of Obstetrics and Gynecology, 2014, 210: 255. e1-255. e4.

11. Yu M, Yang JX, Wu M, et al. Fertility-preserving treatment in young women with well-differentiated endometrial carcinoma and severe atypical hyperplasia of endometrium. Fertil Steril, 2009, 92: 2122-2124.

12. Park JY, Lee SH, Seong SJ, et al. Progestin re-treatment in patients with recurrent endometrial adenocarcinoma after successful fertility-sparing management using progestin. Gynecologic Oncology, 2013, 129: 7-11.

13. Wildemeersch D, Dhont M. Treatment of nonatypical and atpical endometrial hyperplasia with a levonorgestrel-releasing intrauterine system. Am J Obstet Gynecol, 2003, 188: 1297-1298.

14. Scarselli G, Bargelli G, Taddei GL, et al. Levonorgestrel-releasing intrauterine system (LNG-IUS) as an effective treatment option for endometrial hyperplasia: a 15-year follow-up study. Fertil Steril, 2011, 95: 420-422.

15. Ørbo A, Arnes M, Hancke C, et al. Treatment results of endometrial hyperplasia after prospective D-score classification: A follow-up study comparing effect of LNG-IUD and oral progestins versus observation only. Gynecologic Oncology, 2008, 111: 68-73.

16. Haoula ZJ, Walker KF, Powell MC. Levonorgestrel intra-uterine system as a treatment option for complex endometrial hyperplasia. Eur J Obstet Gynecol Reprod Biol, 2011, 159: 176-

179.

17. 郑秀英,吕杰强,蔡珠华,等.曼月乐治疗子宫内膜增生症的疗效观察及机制探讨.温州医学院学报,2012,42(5):465-468.

18. 牟田综述,王建六审校.芳香化酶抑制剂治疗子宫内膜癌及癌前病变的进展.实用妇产科杂志,2011,27(10):738-740.

19. 沈宗奇,林金芳.口服避孕药联合二甲双胍治疗多囊卵巢综合征患者子宫内膜不典型增生.中华妇产科杂志,2010,45(1):56-57.

20. Gonthier C,Walker F,Luton D,et al. Impact of obesity on the results of fertility-sparing management for atypical hyperplasia and grade 1 endometrial cancer. Gynecologic Oncology,2014,133:33-37.

21. 曹冬焱,俞梅,杨佳欣,等.大剂量孕激素治疗早期子宫内膜癌及子宫内膜重度不典型增生患者的妊娠结局及相关因素分析.中华妇产科杂志,2013,48(7):519-522.

第29节 复发性滋养细胞肿瘤的处理

滋养细胞肿瘤(gestational trophoblastic neoplasia,GTN)是一种少见的妇科恶性肿瘤,好发于生育年龄妇女,在我国比较多见。自发现一系列的有效化疗药物之后,治愈率可达90%以上,使其成为了人类最早得以治愈的实体瘤之一,然而耐药与复发已成为该肿瘤治疗失败的主要原因。因此,对于GTN这个可治愈性肿瘤,如何正确处理耐药与复发的病例就成了亟待解决的问题。以下通过对复发绒癌的病例分析,就复发性GTN的概念、诊断、预防及治疗方法和治疗时间等问题进行探讨和阐述。

病例

患者 28 岁，G_7P_1。"绒癌 I 期外院化疗 4 程后 2 年余，β-hCG 再次升高 10 月"于 2012 年 8 月 27 日第一次入我院。2009 年 5 月，在外院因"停经 40 余天，阴道出血"考虑"难免流产"行清宫术，病理提示"可见绒毛"。术后先后两次清宫，β-hCG 一直波动在 92~216mIU/ml，复查盆腔超声、肺 CT 均（－），外院诊断"绒癌 I 期：1 分"，5-Fu 单药化疗 4 程，至 2010 年 1 月停药，3 程后 β-hCG 降至 0mIU/ml。2010 年 5 月开始我院门诊随诊（表 4-3），2012 年 8 月 6 日，血 β-hCG：66.8mIU/ml，盆腔增强 MRI：子宫前下壁肌层及宫颈管少许出血信号影，盆腔少量积液，双卵巢生理性卵泡。肺 CT：右肺上叶支气管扩张，局部周围可见小斑片影，不除外合并感染可能（图 4-26）。考虑"绒癌复发 III 期：7 分；肺转移？"，于 2012 年 8 月 27 日第一次入我院行 FAEV 化疗 4 程至 2012 年 11 月 12 日停药（表 4-4），2 程后 β-hCG 降至 0mIU/ml，复查肺 CT：原斑片影消失（图 4-27）。我院门诊随诊至 2013 年 1 月 21 日血 β-hCG 再次上升（表 4-5），2013 年 3 月 11 日血 β-hCG：59.3mIU/ml，肺 CT（－），经专业组讨论后继续观察至 2013 年 4 月 13 日血 β-hCG：260.8mIU/ml；MRI：新出现子宫肌层多发异常信号，宫颈管内积血可能，盆腔及双侧腹股沟多发小淋巴结（图 4-28）。PET-CT：右子宫角近附件处可见一片状摄取增高影，1.4cm×1.2cm×1.2cm，SUV 2.1，最高 3.0。结合病史，不除外为肿瘤复发灶可能。遂于 2013 年 4 月 22 日第二次入我院行化疗及手术治疗（表 4-6），其中术中所见：子宫前壁紫蓝色结节外凸至浆膜面，内含糟脆样物。术后病理：子宫肌壁间见坏死结节，结节周围见多量泡沫细胞聚集、纤维组织增生，残存少许滋养细胞，病变符合绒癌化疗后改变。目前我院门诊随诊中，血 β-hCG 持续

(-)。月经婚育史:已婚,G_7P_1,既往月经规律。个人史、既往史、家族史:无特殊。

表4-3　第一次入院前我院门诊随诊

时间	β-hCG（mIU/ml）	盆腔 BUS	肺 CT
2010/05/19	2.4	(-)	
2010/10/11	6.3		
2010/10/18	1.1		
2011/04/25	4.2		
2011/05/23	4.9		
2011/05/30	4.4	(-)	
2011/09/13	4.4	(-)	(-)
2011/12/12	6		
2012/03/12	6.3		
2012/08/06	66.8		

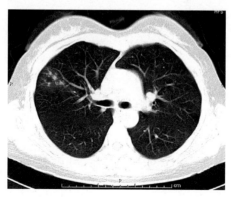

图4-26　2012 年 8 月 7 日肺 CT:右肺上叶可见小斑片影,不除外转移合并感染

表 4-4 第一次我院入院治疗（FAEV：VCR+FUDR+KSM+VP-16）

时间	β-hCG	盆腔BUS	肺 CT
2012/08/27（停药 2 年 7 月）	70.6		
2012/08/28~2012/09/01FAEV 第 1 程	3.9		
2012/09/21~2012/09/25FAEV 第 2 程	0	（－）	原右肺上叶多发斑片影消失，余同前（图 4-27）
2012/10/15~2012/10/19FAEV 第 3 程	0		
2012/11/08~2012/11/12FAEV 第 4 程	0		

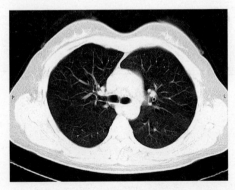

图 4-27 2012 年 10 月 9 日肺 CT：较 2012 年 8 月 7 日肺 CT 右肺上叶小斑片影消失

表 4-5 第二次入院前我院门诊随诊

时间	β-hCG	盆腔 BUS	肺 CT
2012/12/10	0		
2013/01/21	5.3		

续表

时间	β-hCG	盆腔 BUS	肺 CT
2013/03/11	59.3		(−)
2013/04/13	260.8	MRI:新出现子宫肌层多发异常信号,宫颈管内积血可能,盆腔及双侧腹股沟多发小淋巴结 PET-CT:右子宫角近附件处可见一片状摄取增高影,1.4cm×1.2cm×1.2cm,SUV2.1,最高 3.0,结合病史,不除外为肿瘤复发灶可能	(−)

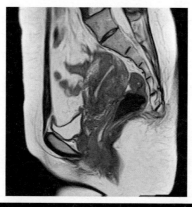

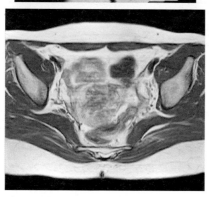

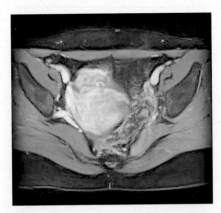

图 4-28　2013 年 4 月 13 日盆腔 MRI：新出现子宫肌层
多发异常信号，盆腔及双侧腹股沟多发小淋巴结

表 4-6　第二次我院入院治疗

时间	β-hCG
2013/04/23	91.6
2013/04/23~2013/04/27FAEV 第 5 程	4.5
2013/05/20 腹腔镜全子宫切除术 KSM+ VP-16	0
2013/06/06~2013/06/11FAEV	0.9
2013/07/02~2013/07/04 KSM+VP-16	0

💗 **诊治经验与点评**

一、复发性滋养细胞肿瘤的概念

对于治疗后血清 β-hCG 连续 3 周正常，又经适当疗
程的巩固治疗后而停止治疗的患者，在停止治疗后，再次
发生血清 β-hCG 水平的升高，且排除了再次妊娠的，目前
多数文献常常根据血清 β-hCG 水平再次升高距停止治疗
的时间间隔来定义是耐药或是复发。多数文献把停止治
疗后 3 个月内发生血清 β-hCG 水平再次升高的患者诊断

为耐药,停止治疗3个月以上的诊断为复发。但北京协和医院收治的因在外院治疗失败而转入的81例GTN患者的资料分析显示,由于血清β-hCG水平正常而停止治疗的患者中,停止治疗3个月以内以及停止治疗3个月以上血清β-hCG水平再次升高的近期与远期缓解率相似,均高于血清β-hCG水平从未达到过正常水平的患者。英国滋养细胞疾病中心71例患者的资料分析也支持该结果。因此,把因血清β-hCG水平正常而停止治疗随后又发生血清β-hCG水平再次升高且排除再次妊娠的患者都诊断为复发,似乎更为合适。尽管该两篇报道的病例绝对数不大,但对于一个少见疾病而言,由这样的病例数量分析而得出的结论,已足以可供制定或修改诊断标准所用。该患者两次均是经化疗后血β-hCG降至正常而停止治疗后血β-hCG水平再次升高,诊断复发明确。

值得注意的是,患者第一次发病外院初治结束后至第一次复发前两年多的时间里,血β-hCG持续呈低水平升高,但影像学检查未发现病灶。这属于GTN临床诊治中是一类较为少见的病例,统称为持续性低水平hCG升高(persistent low level hCG elevation)。临床上持续性低水平hCG升高根据是否由测定方法导致的假阳性分为假性低水平hCG升高和真性低水平hCG升高。真性低水平hCG升高又分为三类:①静止期滋养细胞疾病(quiescent trophoblastic disease):凡患者有GTD病史者,均属此类;②无法解释的hCG升高(unexplained elevated hCG):患者无GTD病史;③垂体来源的低水平hCG升高。前两者的区别就在于患者有无GTD史,目前临床上前两类患者均比较少见,文献总结经过随诊发现两类患者都存在一定的恶变率,进展为滋养细胞肿瘤。目前对于这类患者仍提倡密切随诊,不宜直接化疗或手术,直到随诊过程中出现GTN表现,可按GTN治疗,治疗方法和预后均与一般GTN相同。根据病史,该患者在初治后第一次复发前2年多的时间里 hCG 呈持续性低水平升高,在除外假性升高和垂体来源性升高后,即可诊断为静止期滋养细胞疾病。在该期间,患者一致处于密切随诊中,直至2012年8月明确复发。

二、治疗前的评估

对于复发的患者,在诊断之后,接受进一步的治疗之前,需要先进行疾病程度的全面评估。评估包括:详细的既往治疗史,体格检查,血清 β-hCG 水平,全血细胞计数,肝、肾功能检测,辅助的影像学检查等。

该患者既往第一次发病外院初治及第一次复发我院治疗均规范,第二次复发时为彻底治愈患者,最关键的评估内容在于应用影像学辅助检查寻找导致反复复发的耐药病灶。子宫病灶的诊断常用盆腔超声检查或是 MRI,肺部转移的评估则常用胸片和肺 CT,而脑转移的患者一般选用头颅 CT 或 MRI。近年来,PET-CT 亦开始应用于早期诊断 GTN 病灶,随后进行手术切除。在正常妊娠和滋养细胞疾病中,hCG 由滋养细胞分泌,每产生 1IU hCG 需要 10^5 个滋养细胞工作一天,若 hCG 处于较低水平,病灶不易发现,因此对于该患者第二次复发,血 β-hCG 升至 59.3mIU/ml 时,肺 CT(−),暂时仍无法明确导致复发的耐药病灶位于何处。在严密监测随诊条件下,继续观察1个月,当 hCG 继续升至 260.8mIU/ml,盆腔 MRI 和 PET-CT 等较为敏感的影像学检查发现了位于子宫的病灶,并为下一步治疗提供了条件。

三、治疗的原则和方法

由于 GTN 是一种可治愈肿瘤,即使发生耐药或复发,其总的治疗原则也是为了治愈而不是仅仅为了延长生存时间。治疗方案的选择和制订应根据患者既往的治疗方法及反应、疾病的程度综合考虑,制订个体化的治疗方案。

1. 化疗　对于复发的患者,治疗通常较困难,且再次复发率明显增加。多药多途径联合化疗,仍是复发后治疗的首选治疗方法。复发后的化疗方案选择,多依据既往的治疗情况。可选用既往用过的有效化疗方案,但最好选择与既往化疗方案无交叉耐药的药物,因为复发很有可能是隐匿性的耐药病灶继续增大的结果。

2. **手术** 随着多药联合化疗方案的不断改进,虽然手术切除原发灶及转移瘤已非首选治疗方法,但对于耐药或复发的 GTN 患者,联合手术治疗具有十分重要的作用。复发性 GTN 患者的临床资料分析表明,单纯化疗者获得完全缓解后的再次复发率显著高于化疗联合手术治疗者(50% 和 17.4%),且治愈率也显著低于化疗联合手术治疗者(64.3% 和 81.8%)。因此,在应用多药联合化疗的同时,对有手术指征的患者联合手术治疗,不仅可以提高复发后患者的治愈率,同时也能降低再次复发率,使患者达到持续缓解的最终目的。对于子宫或(和)其他部位病灶持续存在的患者,在给予积极化疗的同时,联合子宫手术(子宫切除或子宫病灶切除术)或肺、脑以及肝内孤立性耐药病灶的转移灶切除术,可以进一步改善患者的预后。该患者已育,无再生育要求,目前已明确导致反复复发的耐药病灶位于子宫,因此行子宫切除术,应该能明确改善患者预后。

值得注意的是,手术时机的选择至关重要,只有在血 β-hCG 水平正常或接近正常时进行,才能获得满意的治疗效果。这是由于 β-hCG 水平越高,体内的活性滋养细胞越多,发生远处迁徙、种植与转移的机会越大,再加上这些患者又都是耐药或复发患者,术后辅助化疗可能已经无能力控制病情进展,从而导致手术后疾病进展。因此,为获得较好的治疗效果,手术时机最好选择在 β-hCG 水平≤10U/L 时进行。该患者第二次复发后,进行一程 FAEV 化疗后,β-hCG 降至 4.5U/L 后进行子宫切除手术,并在术后进行两程巩固化疗,争取达到彻底治愈。该患者随诊至今,hCG 维持正常水平。

　　总之,复发性 GTN 的治疗原则仍以治愈为目的,对这些患者的治疗应强调两点:一是应根据患者的疾病程度以及既往的治疗情况,遵循个体化原则,制订治疗方案;二是注重采用多途径、多手段的综合治疗,应强调手术治疗的重要性,对其进行全面的评估,在积极化疗的同时,争取手术机会,尽最大可能切除耐药或复发的病灶,以达到持续缓解的最终目的。

(戴毓欣　向　阳)

参 考 文 献

1. 冯凤芝,向阳,曹杨,等.手术联合化疗治疗耐药性妊娠滋养细胞肿瘤的疗效分析.中华妇产科杂志,2008,43(10):728-731.

2. 向阳.宋鸿钊滋养细胞肿瘤学.北京:人民卫生出版社,2011:214-220.

3. Khanlian SA,Smith HO,Cole LA. Persistent low levels of hCG: a pre-malignant gestational trophoblastic disease. Am J Obstet Gynecol,2003,188:1254-1259.

4. Yang J,Xiang Y,Wan X,et al. Recurrent gestational trophoblastic tumor:management and risk factors for recurrence. Gynecol Oncol,2006,103:587-590.

5. Feng F,Xiang Y,Li L,et al. Clinical parameters predicting therapeutic response to surgical management in patients with chemotherapy-resistant gestational trophoblastic neoplasia. Gynecol Oncol,2009,113(3):312-315.

第 30 节　家族性复发性葡萄胎

家族性复发性葡萄胎(familial recurrent hydatidiform

moles,FRHM)是一种罕见的遗传性疾病,是指在一个家系中两个或以上的家族成员反复发生(两次或以上)葡萄胎,FRHM 患者常发生 3 次以上甚至多达 9 次葡萄胎。其最显著的特征是家族中的患者反复发生葡萄胎或自然流产,而几乎没有正常后代。到目前为止,文献报道的仅有 20 多个家系报道,因此很难估计其真正的发生率。

💗 **病例 1**

（图 4-29 中 FRHM01 中的Ⅱ:1)35 岁,汉族,孕 $_5$ 产 $_0$ 流产 $_2$ 葡萄胎 $_2$:1994 年 11 月因拟诊为 HM 行清宫术,经病理证实为葡萄胎,术后随访 2 年无恶变征象。1996 年 10 月因停经 50^+ 天阴道出血行诊刮术,病理诊断为绒癌,给予 4 个疗程联合化疗后,达临床治愈标准。2000 年 11 月因宫外孕切除一侧输卵管。2001 年 5 月及 2003 年 1 月分别于早孕期自然流产 2 次,均未行病理检查。2003 年 5 月再次患葡萄胎行清宫术,术后给予氟尿嘧啶(5-Fu)预防性化疗,随访至今未见异常。患者仅有一个妹妹(图 4-29 中 FRHM01 中的Ⅱ:3),孕 4 产 1 葡萄胎 3,1993 年因葡萄胎行清宫术 2 次,未行化疗,术后避孕 3 年。1998 年足月顺娩一女婴,产后 3 天夭折(死因不详)。1999 年再次患葡萄胎,清宫 2 次,并给予预防性化疗一疗程,所用方案:氟尿嘧啶(5-Fu)＋更生霉素(KSM)。2002 年 3 月因停经 3^+ 个月在外院行清宫术,诊断为葡萄胎,并发展为绒毛膜癌肺转移,经多疗程联合化疗(VDS＋FUDR＋KSM×4,VDS＋FUDR＋KSM＋VP16×2,EMA×2,EMA/CO×2)及肺叶切除术后治愈,具体家系情况见图 4-29 中的 FRHM01。

💗 **病例 2**

（图 4-29 中 FRHM02 中的Ⅱ:9)39 岁,汉族,孕 12 产 0 流产 7 葡萄胎 5:1986 年孕 50^+ 天因阴道不规则出

血行诊刮术,经病理诊断为葡萄胎,每周清宫一次共 3 次,术后予氟尿嘧啶(5-Fu)预防性化疗 1 疗程共 10 天(剂量不详)。1987 年孕 5.5 个月 B 超提示胚胎停育行诊刮术,经病理诊断为葡萄胎,每周清宫一次共 3 次,术后予氟尿嘧啶(5-Fu)化疗 1 个疗程共 10 天(剂量不详)。术后 6 个月上环,一年后取环。1990 年因停经 2^+ 个月阴道不规则出血行诊刮术,证实为葡萄胎,术后未行化疗。1992 年因停经 1^+ 个月阴道不规则出血诊断为葡萄胎,行清宫术两次。清宫术后 2 个月诊断为侵蚀性葡萄胎肺转移,给予 13 疗程化疗(5-Fu 单药化疗 ×4,VCR+5-Fu+AT1258×2,VCR+5-Fu+KSM×2,VP16+KSM×1,KSM 单药 ×3,VCR+KSM+AT1258×1)后,血人绒毛膜促性腺激素 β 亚单位(beta human chorionic gonadotrophin,β-hCG)降至正常,肺内转移灶消失,达临床治愈标准。1993~2001 年间分别孕 40~60 天自然流产 7 次,均未行病理检查。因停经及不规则阴道出血于 2002 年 5 月

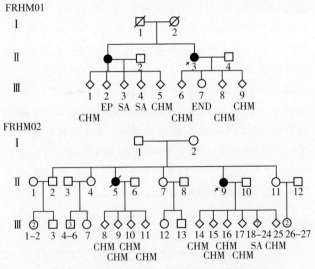

图 4-29　家系 FRHM01 和 FRHM02 的家谱图

27日转入我院,行清宫术,病理诊断为葡萄胎。术后因发生肺转移给予7个疗程的联合化疗(VDS+FuDR+KSM+VP16×7),化疗后达到完全缓解(complete remission,CR)。患者的二姐(图4-29中FRHM02中的Ⅱ:5)孕4产0葡萄胎4,并于末次葡萄胎后发展为绒毛膜癌,于32岁时因不堪忍受该病而自杀。其余3个姐妹及家族其他成员均无异常妊娠史(详细情况见图4-29中的FRHM02)。

💗 诊治经验与点评

一、FRHM的临床表现及病理特点

FRHM具有和普通葡萄胎同样的临床表现,临床症状有停经伴不规则阴道出血、腹痛、子宫增大和黄素化囊肿等。FRHM患者再次发生葡萄胎的几率比一般葡萄胎患者高得多:一般非家族性葡萄胎患者再次发生葡萄胎的几率约为0.7%~1.8%,而从已知的家系可看出,FRHM患者常发生3次以上(甚至多达9次)的葡萄胎,除此之外,她们也可发生多次自然流产、死产等。并且常继发持续性滋养细胞疾病(persistent trophoblastic disease,PTD),故认为FRHM患者的复发率及恶变率均高于没有家族史的葡萄胎患者。

虽然目前文献报道的FRHM在病理特征上均符合孤雄起源的完全性葡萄胎(androgenetic complete hydatidiform mole,AnCHM),即滋养细胞过度增生与不典型增生,异常绒毛间质,缺乏胚胎发育,水肿的绒毛间质内有中央池形成,表面环绕以增生的滋养细胞等。然而,与上述常见的AnCHM不同,FRHM多为双亲来源的完全性葡萄胎(biparental CHM,BiCHM),即二倍体核型的两套染色体分别来自父亲和母亲,不像常见的AnCHM或双雄三倍体的PHM那样存在过量的父源遗传物质。可见,从临床表现和组织病理学上难以区分AnCHM和

BiCHM,其鉴别依赖 DNA 分析。

二、FRHM 的发生机制

几项关于 FRHM 的研究表明所有的葡萄胎组织均为 BiCHM,故认为家族性复发性葡萄胎均为 BiCHM。Moglabey YB 等对多个姐妹发生一或多次葡萄胎的两个家系进行研究,发现所有的葡萄胎组织均为 BiCHM。Fisher RA 等对同一妇女的两次 BiCHM 组织的 22 对常染色体进行微卫星多态性的测定,结果未发现一对常染色体为孤雄来源,这提示葡萄胎的病理改变是由一个很小区域的孤雄来源所致,还有一种可能是正常情况下因印迹而不转录的母系基因表达,导致该等位基因的双重表达。由于该妇女与两个不同的性伴均发生 BiCHM,故考虑 BiCHM 的根本性的发病原因可能并不是葡萄胎组织中的基因缺陷,而是孕妇体内的某些基因缺陷,这种缺陷可能与卵子正常印迹的建立和维持有关,使卵子中的母源基因印迹无法建立和维持。尽管目前 FRHM 的发病机制尚不清楚,从家系近亲婚配情况和遗传模式综合分析,提示 FRHM 可能为常染色体隐性遗传病。而通过核型分析检查却发现,这些家系中患病的妇女并没有染色体核型的异常。

目前已知的和 FRHM 发病有可能相关的基因有:*CDKN1C* 基因、*NLRP7* 基因和 *KHDC3L* 基因。

1. *CDKN1C* 基因 $p57^{KIP2}$ 蛋白是一个父源印记而母源表达的 *CDKN1C* 基因的表达产物,是一种细胞周期素依赖性激酶抑制剂,对胎儿的生长呈负性调节,可能是一种抑癌基因。*CDKN1C* 基因突变时,$p57^{KIP2}$ 蛋白的表达缺失,使胚胎及其附属物产生过度生长的现象。$p57^{KIP2}$ 缺陷的小鼠胚胎显示胎盘肿大及海绵滋养细胞异常增生,产生多种发育缺陷。在人类,*CDNK1C* 基因突变或 $p57^{KIP2}$ 蛋白表达缺失时,胎盘有一些葡萄胎的病理特征,如绒毛水肿等。Fisher 等用免疫组化方法评估几种葡萄胎组织中 p57^{KIP2} 蛋白的表达：在 AnCHM 中由于其为纯父系来源，缺乏母源基因的表达，因此绒毛基质细胞和绒毛周围细胞滋养细胞中 p57^{KIP2} 无表达或含量极低；相反，在部分性葡萄胎（PHM）中，由于存在母源染色体，因此上述细胞具备弥漫性的 p57^{KIP2} 表达。在 FRHM 中，虽然染色体为双亲来源，但绒毛周围细胞滋养细胞的 p57^{KIP2} 免疫组化结果与 AnCHM 一样为阴性，说明印迹异常可能为 FRHM 发生的根本性机制。CDKN1C 的表达依赖于母源 *KCNQ1OT1* 基因启动子 CpG 岛 KvDMR1 的甲基化，后者在胚胎发育期间可控制 CDKN1C 的印记和表达。El-Maarri 等的工作显示 FRHM 存在甲基化模式紊乱，提示致病基因缺陷可能导致印迹基因 p57^{KIP2} 等被错误印记，从而造成与 AnCHM 相同的表型。

2. NLRP7 基因　Moglabey 等对一个近亲婚配的 FRHM 家系进行连锁分析，首次将该病的致病基因定位于 19q13.4 上一个 15.2cm 的区域内，并认为这些家系中的患者都是由于一个母系印迹基因的破坏，在胚胎形成的早期调节 19qter 上数个印迹基因的表达，他们对另一个非近亲婚配的家系进行相同研究，也发现患病的妇女在一个相似的 19q13.4 区域内为纯合性，这就说明了 FRHM 非常罕见，即使在非近亲婚配家系中，患病的个体仍然可能通过遗传而成为纯合体。更多的研究已经将致病基因的范围进一步缩小至从 D19S418 到 AAAT11138 之间的一个 1.1Mb 的富含基因的区域内。在该区域内最重要的候选基因包括许多 Kruppel 型锌指基因，它们编码的转录因子在不同胚胎来源的人类细胞系中均有表达，其异常可能使其丧失对印记基因的正常调控功能，从而导致 FRHM 的发生。

Murdoch 等最早在 2 个 FRHM 家系中定位了该区域内母源基因 *NLRP7*（NACHT, Leucine rich Repeat and Pyrin domains containing 7，也称 *NALP7*）突变，该突变的

等位基因在家系中依照常染色体隐性遗传的规律分离并遗传,患者具备的两个等位基因均有缺陷,因此认为*NLRP7*突变是 FRHM 的致病原因。该结论已在不同人群中得到证实,不同研究显示患两次或更多葡萄胎的患者中,有 48%~80% 存在 NLRP7 基因突变,提示 NLRP7 可能在 FRHM 的发病中起一定的作用。

3. *KHDC3L* 基因 也有研究显示 FRHM 未必均与*NLRP7* 基因突变相关。自 Parry 等最早在一个巴基斯坦来源的多重近亲婚配 FRHM 家系中发现患者为 *KHDC3L* 突变纯合子(c.3G>T)以来,已在其他无关家系的 6 例患者中发现 *KHDC3L* 基因的突变。目前认为 *KHDC3L* 也是 FRHM 的致病基因之一,在 *NLRP7* 正常纯合的 RHM 患者中 *KHDC3L* 突变率约为 10%~14%,但与其他类型的无效妊娠之间的因果关系尚未证实。

KHDC3L 广泛表达于人体各种组织中,和 *NLRP7* 相似,也是母源效应基因(maternal-effect gene)。此外,在卵子生长过程中,生发泡卵母细胞中 *KHDC3L* 表达水平最高,随后逐渐下降,在受精后至胚胎过渡期则低至无法检测,这种时间表达模式与 *NLPR7* 相似,提示这两个基因在早期发育中可能具备相似或相同的功能,但 *KHDC3L* 的结构域中同样没有已知的 DNA 结合域。Reddy 等通过免疫荧光技术显示 KHDC3L 与 NLRP7 蛋白在 EBV 转化细胞内是共区域化的(微管组织中心和高尔基复合体),且突变并不改变其蛋白在造血干细胞内的分布。这提示 KHDC3L 可能和 NLRP7 一样参与细胞因子的运输和分泌,甚至两者可能在卵子发生或早期胚胎发育过程中参与构成相似的复合物来发挥功能。

三、FRHM 再次发生葡萄胎的预测及预防

由于社会原因(例如患者无姐妹),部分重复发生 BiCHM 的患者无法表现出 FRHM 的经典表型——姐妹

同时反复发生葡萄胎。因此,在临床上遇到反复发生葡萄胎(≥2次)的患者,可考虑对其进行葡萄胎的分子遗传学分析或致病基因筛查。通过 STR 多态性检测可确定葡萄胎的遗传性起源,若为 BiCHM,则提示后续妊娠继续为葡萄胎的风险极大。或可直接通过 PCR 扩增 *NLRP7* 基因编码序列后测序的方法,对 RHM 患者进行 *NLRP7* 基因突变筛查,检测有无明确影响蛋白功能的致病突变,如结果为阴性,还可考虑筛查 *KHDC3L* 基因编码区的突变,同样可以达到协助预测未来妊娠患葡萄胎风险的目的。

既往研究认为,通过胞质内精子注射(intracytoplasmic sperm injection,ICSI)的方法,能预防复发性葡萄胎的发生,其机制如下:先采用单精子注射,从技术上排除了双精子受精,能预防双雄三体的 PHM 和双精子受精导致的 AnCHM,再在植入前进行基因诊断,选择男性胚胎,能预防单精子受精后自身复制导致的 AnCHM。Fisher 等报道一妇女发生 3 次 BiCHM,其中两次葡萄胎为女性基因型,一次葡萄胎为男性基因型。说明当葡萄胎为双亲来源时,BiCHM 的基因在行试管受精(in-vitro fertilization,IVF)前就已决定,因此目前预防复发性葡萄胎的方法仅适用于复发性 PHM 及 AnCHM 者,而对复发性 BiCHM 者(即 FRHM)并不可行。由于 BiCHM 患者的卵子在受精前就存在遗传缺陷,因此治疗可考虑采用他人供卵体外受精。

综上,FRHM 是一种罕见的以家族聚集性和高复发率为特征的罕见葡萄胎类型,其组织病理学表现与散发性葡萄胎难以区分,但其遗传学来源为罕见的 BiCHM,这不同于常见的 AnCHM。FRHM 表现为常染色体隐性遗传,患者多有 *NLRP7*、*KHDC3L* 及 *CDNK1C* 基因突变。这几个基因的突变可能通过破坏卵子形成和胚胎发育早期基因印记正常模式的形成,而造成无胚胎发育、滋养细胞增生和异常妊娠物无法被母体排出。鉴于 BiCHM 的复发率很高,对 RHM 的分子遗传学分析或致病基因筛查可为临床预测 RHM 患者未来妊娠患葡萄胎的风险以及制订治疗方案提供帮助。对这种罕见的 FRHM 的研究可能对于识别葡萄胎发生中的印迹异常及早期胚胎形成过程中的分子遗传学机制都有一定意义,对 FRHM 患者的临床处理以及在葡萄胎发生中印迹基因所起的作用有待于今后更多的遗传学研究。

（赵　峻　向　阳）

参 考 文 献

1. 向阳,主编.宋鸿钊滋养细胞肿瘤学.第3版.北京:人民卫生出版社,2011.

2. 赵峻,向阳.家族性复发性葡萄胎的研究进展.中华妇产科杂志,2004,39(11):784-786.

3. 赵峻,向阳,黄尚志,等.家族性复发性葡萄胎的临床特征及遗传学分析.中华妇产科杂志,2006,41(3):177-181.

4. 赵峻,向阳,黄尚志,等.家族性复发性葡萄胎存在遗传异质性.中华医学遗传学杂志,2006,23(5):511-514.

5. Abdalla EM, Hayward BE, Shamseddin A, et al. Recurrent hydatidiform mole:detection of two novel mutations in the NLRP7 gene in two Egyptian families. Eur J Obstet Gynecol Reprod Biol,2012,164(2):211-215.

6. Al-Hussaini TK, Abd El-Aal DM, Van den Veyver IB. Recurrent pregnancy loss due to familial and non-familial habitual molar pregnancy. Int J Gynaecol Obstet,2003,83:179-186.

7. Ambani LM, Vaidya RA, Rao CS, et al. Familial occurrence of trophoblastic disease——report of recurrent molar pregnancies in sisters in three families. Clin Genet, 1980,18:27-29.

8. Bhogal B, Arnaudo A, Dymkowski A, et al. Methylation at mouse Cdkn1c is acquired during postimplantation development and functions to maintain imprinted expression. Genomics, 2004, 84 (6):961-970.

9. Devriendt K. Hydatidiform mole and triploidy: the role of genomic imprinting in placental development. Hum Reprod Update, 2005, 11 (2):137-142.

10. Dixon PH, Trongwongsa P, Abu-Hayyah S, et al. Mutations in NLRP7 are associated with diploid biparental hydatidiform moles, but not androgenetic complete moles. J Med Genet, 2012, 49 (3):206-211.

11. Estrada H, Buentello B, Zenteno JC, et al. The p. L750V mutation in the NLRP7 gene is frequent in Mexican patients with recurrent molar pregnancies and is not associated with recurrent pregnancy loss. Prenat Diagn, 2013, 33 (3):205-208.

12. Fallahian M, Sebire NJ, Savage PM, et al. Mutations in NLRP7 and KHDC3L confer a complete hydatidiform mole phenotype on digynic triploid conceptions. Hum Mutat, 2013, 34 (2):301-308.

13. Fisher RA, Hodges MD, Rees HC, et al. The maternally transcribed gene p57^{KIP2} (CDNK1C) is abnormally expressed in both androgenetic and biparental complete hydatidiform moles. Hun Mol Gent, 2002, 11 (26):3267-3272.

14. Fisher RA, Khatoon R, Paradinas FJ, et al. Repetitive complete hydatidiform mole can be biparental in origin and either male or female. Hum Reprod, 2000, 15 (3):594-598.

15. Hodges MD, Rees HC, Seckl MJ, et al. Genetic refinement and physical mapping of a biparental complete hydatidiform mole locus on chromosome 19q13. 4. J Med Genet, 2003, 40 (8): e95.

16. Khare S, Dorfleutner A, Bryan NB, et al. An NLRP7-containing

inflammasome mediates recognition of microbial lipopeptides in human macrophages. Immunity, 2012, 36(3): 464-476.

17. Landolsi H, Rittore C, Philibert L, et al. NLRP7 mutation analysis in sporadic hydatidiform moles in Tunisian patients: NLRP7 and sporadic mole. Arch Pathol Lab Med, 2012, 136(6): 646-651.

18. Lewis GH, DeScipio C, Murphy KM, et al. Characterization of androgenetic/biparental mosaic/chimeric conceptions, including those with a molar component: morphology, p57 immunohistochemistry, molecular genotyping, and risk of persistent gestational trophoblastic disease. Int J Gynecol Pathol, 2013, 32(2): 199-214.

19. Mahadevan S, Wen S, Wan YW, et al. NLRP7 affects trophoblast lineage differentiation, binds to overexpressed YY1 and alters CpG methylation. Hum Mol Genet, 2014, 23(3): 706-716.

20. Messaed C, Akoury E, Djuric U, et al. NLRP7, a nucleotide oligomerization domain-like receptor protein, is required for normal cytokine secretion and co-localizes with Golgi and the microtubule-organizing center. J Biol Chem, 2011, 286(50): 43313-43323.

21. Messaed C, Chebaro W, Di Roberto RB, et al. NLRP7 in the spectrum of reproductive wastage: rare non-synonymous variants confer genetic susceptibility to recurrent reproductive wastage. Journal of Medical Genetics, 2011, 48(8): 540-548.

22. Moglabey YB, Kircheisen R, Seoud M, et al. Genetic mapping of a maternal locus responsible for familial hydatidiform moles. Hum Mol Genet, 1999, 8: 667-671.

23. Muhlstein J, Golfier F, Rittore C, et al. The spectrum of NLRP7 mutations in French patients with recurrent hydatidiform mole. Eur J Obstet Gynecol Reprod Biol, 2011, 157(2): 197-199.

24. Murdoch S, Djuric U, Mazhar B, et al. Mutations in NALP7

cause recurrent hydatidiform moles and reproductive wastage in humans. Nat Genet,2006,38(3):300-302.

25. Murphy KM,Descipio C,Wagenfuehr J,et al. Tetraploid partial hydatidiform mole:a case report and review of the literature. Int J Gynecol Pathol,2012,31(1):73-79.

26. Nguyen NM,Slim R. Genetics and Epigenetics of Recurrent Hydatidiform Moles:Basic Science and Genetic Counselling. Curr Obstet Gynecol Rep,2014,3:55-64.

27. Parry DA,Logan CV,Hayward BE,et al. Mutations causing familial biparental hydatidiform mole implicate c6orf221 as a possible regulator of genomic imprinting in the human oocyte. Am J Hum Genet,2011,89(3):451-458.

28. Reddy R,Akoury E,Phuong Nguyen NM,et al. Report of four new patients with protein-truncating mutations in C6orf221/ KHDC3L and colocalization with NLRP7. European Journal of Human Genetics,2013,21(9):957-964.

29. Reubinoff BE,Lewin A,Verner M,et al. Intracytoplasmic sperm injection combined with preimplantation genetic diagnosis for the prevention of recurrent gestational trophoblastic disease. Hum Teprod,1997,12:805-808.

30. Slim R,Wallace EP. NLRP7 and the Genetics of Hydatidiform Moles:Recent Advances and New Challenges. Front Immunol, 2013,4:242.

31. Wang CM,Dixon PH,Decordova S,et al. Identification of 13 novel NLRP7 mutations in 20 families with recurrent hydatidiform mole;missense mutations cluster in the leucine rich region. J Med Genet,2009,46(8):569-575.

32. Zhao J,Moss J,Sebire NJ,et al. Analysis of the Chromosomal Region 19q13. 4 in Two Chinese Families with Recurrent Hydatidiform Mole. Hum Reprod,2006,21(2):536-541.

第31节　静息期妊娠滋养细胞疾病

静息期妊娠滋养细胞疾病（quiescent GTD）是指 hCG 持续处于低水平且临床及影像学未发现 GTN 病灶的一类情况。通常 hCG 位于 50~100mIU/ml，且在 3 个月内保持稳定。患者既往有 GTD 或自然流产病史，治疗无效。这种情况被认为是由于有散在、分化的合体滋养细胞存在，这些生长缓慢的合体滋养细胞稳定产生少量的 hCG，但由于不存在细胞滋养细胞或中间型滋养细胞，故通常不进展为侵袭性的病变。化疗对这些合体滋养细胞无效，手术也不一定能使 hCG 降至正常。

病例

20 岁，G_1P_0，末次妊娠为葡萄胎。2011 年 4 月 21 日停经 1 个月余，因"葡萄胎"行清宫术，术前血 β-hCG 190 000mIU/ml，术后 hCG 下降又复升至 719mIU/ml（2011 年 6 月 14 日）。胸片提示右肺尖结节，1.2cm×0.7cm，考虑肺转移，外院诊断侵葡，给予 PVB 化疗 3 程，末次 2011 年 7 月 29 日。该方案化疗 2 程血 β-hCG 降至 56mIU/ml，2011 年 07 月 11 日又升至血 β-hCG 456mIU/ml。2011 年 8 月 10 日超声提示宫腔内不均质等回声 0.8cm×0.5cm，行宫腔镜检查＋诊刮，术后病理报：宫腔炎性渗出物及破碎的内膜组织呈分泌改变，间质呈蜕膜样变，未见妊娠绒毛。2011 年 8 月 25 日肺 CT：左肺上叶小结节。2011 年 8 月 30 日血 β-hCG 529mIU/ml，2011 年 9 月 2 日开始 PEB 方案化疗，一程后骨髓Ⅳ抑制，且血 β-hCG 上升 675mIU/ml。2011 年 9 月 29 日改行 EMACO 方案化疗，但因骨髓移植 CO 未用药，2011 年 10 月 14 日血 β-hCG 16.3mIU/ml。2011 年 10 月 22 日来我院开始 FAV 化疗（FUDR＋KSM＋VCR），监测

2011 年 11 月 14 日血 β-hCG 11.8mIU/ml,肺 CT 提示左肺结节较前缩小。但因 hCG 下降不满意,故改为 FAEV(FUDR+KSM+VP-16+VCR)方案化疗,FAEV 一程后2011 年 11 月 28 日血 β-hCG 16.3mIU/ml,FAEV 二程后2011 年 12 月 27 日血 β-hCG 13.8mIU/ml,2012 年 1 月 9日 14.4mIU/ml,2012 年 1 月 16 日 17.5mIU/ml,2012 年 1月 30 日 15.6mIU/ml。

♥ 诊治经验与点评

重新复习病史,考虑患者一直低水平 hCG,更改二次化疗方案后仍无效,考虑静息期 GTD 的可能性大,遂后停止化疗,密切持续随诊。随诊期间,血 β-hCG 波动于15~25mIU/ml,也曾服用口服去氧孕烯 1#/d,共 21 天,但血 β-hCG 从未降至正常。至 2014 年 4 月,停药 28 个月时,发现"宫内早孕",此后按时产检,目前宫内孕 32 周,母胎正常。

一、静息期 GTD 的鉴别诊断

静息期 GTD 需要与 hCG 假阳性鉴别,也称为"幻影 hCG"。大约有 2% 的育龄女性用传统的 hCG 检测方法会在没有滋养细胞存在的情况下,发现低水平 hCG(<300mIU/ml)。假阳性结果有时会导致误诊为 GTD,进行相关的诊断检查,甚至接受化疗、子宫切除或其他手术。hCG 假阳性结果通常是因为这些女性体内存在非特异性的交叉抗体,与 hCG 检查中所用的动物抗体结合所致。假阳性 hCG 可通过以下方法鉴别:①尿 hCG 检测,由于非特异的交叉抗体均为大分子,不能从尿液排出,故尿 hCG 应为阴性;②假阳性的 hCG 值不随稀释试验而发生改变;③用不同厂家的检测试剂,所得 hCG 水平通常显著波动。

假阳性 hCG 还可见于约 1% 的围绝经期女性和 7%绝经后女性。这种假阳性结果是由于升高的垂体性卵泡刺激素(FSH)和黄体生成素(LH),以及垂体产生的良性低水平 hCG 所致。对于垂体性 hCG,可经口服避孕药而抑制其分泌。因为不存在异常的滋养细胞,hCG 假阳性无需治疗。

高糖基化 hCG(hCG-H):有学者建议在静息期 GTD 的处理中使用 hCG-H。hCG-H 是由细胞滋养细胞分泌产生的糖蛋白,与滋养细胞的侵袭、细胞滋养细胞的生长和胎盘植入的整个进程有关。是绒癌生长和肿瘤形成的促进因子,是生长活跃的绒癌以及妊娠滋养细胞肿瘤所形成 hCG 的主要形式。美国 hCG 参照组织建议用 hCG-H 作为鉴别活跃 GTN 恶性程度的指标。

静息期 GTD 是育龄期女性除怀孕以外持续低水平 hCG 最主要的原因之一。在静息期 GTD 患者,hCG-H 通常不可测得或水平非常低。一篇关于 133 例静息期 GTD 患者的报道中,所有患者均有低水平 hCG、持续 3 个月以上,及 GTD 病史。其中有 127 例(95%)患者的 hCG-H 不可测,6 例有低水平阳性 hCG-H,占血清总 hCG 比例为 4%~27%。此种情况,由于静息期 GTD 病灶并未生长,故化疗无效;大多数患者的 hCG 在 6 个月内降至正常。上述提示,如果 hCG-H 阴性,即使发现有低水平 hCG,也无需治疗。但如果发现有 hCG-H,则应寻找临床上的相关病灶,必要时需行治疗。

大约有 20% 的静息期 GTD 患者在数周至数年后,开始 hCG 持续升高。在静止阶段,hCG-H 不可测得;在 hCG 迅速升高或出现临床病灶之前的 0.5~11 个月,可发现 hCG-H 比例明显上升,随后影像学检查即能发现活跃病变。因此,建议将 hCG-H 作为发现新发或复发 GTN 的标志物之一。

二、静息期 GTD 的处理

妊娠滋养细胞疾病研究国际组织(2001)建议,对于静息期 GTD 患者,应先除外 hCG 假阳性,并寻找滋养细胞疾病可能存在的临床证据。应避免即刻进行化疗或手术，建议在避孕的情况下长期随诊 hCG 水平。一旦出现明显升高的 hCG 或临床可见病灶时，则立即开始相应治疗。

Charing CrossGTD 研究中心新近关于葡萄胎清宫术后 6 个月，hCG 降低但持续异常患者的大样本研究（13 960）结果中，作者 Agarwal 认为，对于已有降低但持续异常水平 hCG，监测随诊超过 6 个月也是安全的，因为下降的趋势说明残留葡萄胎病灶虽缓慢下降但有自愈的可能。该研究提出，如何作出观察还是化疗的决定呢？建议将 hCG 界值定为 345mIU/ml，持续时间 6 个月，这个数值是在该组内对化疗有反应人群的中位 hCG 水平。Cole 等甚至建议，静息期 GTD 患者仅当 hCG 开始上升并达 3000mIU/ml 以上时，才应开始化疗，因为在此水平以下化疗无效。但采用这种监测治疗方法可能导致肿瘤进展至更晚期别，甚至远处转移，导致预后不良，影响生存。

利用 hCG-H 可能提高静息期 GTD 的诊断及处理质量，但目前 hCG-H 检测并非所有中心均能进行。因此，对于此类情况还需 GTD 诊治中心的专家进行个体化的分析及处理。

（王　姝　冯凤芝）

参 考 文 献

1. 向阳．宋鸿钊滋养细胞肿瘤学．第 3 版．北京：人民卫生出班社，2011.

2. Ngan HY，Kohorn EI，Cole LA，et al. Trophoblastic disease. Int J Gynaecol Obstet，2012，119：S130-136.

3. Ngu SF，Chan KK. Management of Chemoresistant and Quiescent Gestational Trophoblastic Disease. Curr Obstet Gynecol，2014，4：

3:84-90.

4. Cole LA. Hyperglycosylated hCG, a review. Placenta, 2010, 31
   (8):653-664.

5. Seckl MJ, Savage PM, Hancock BW, et al. Hyperglycosylated
   hCG in the management of quiescent and chemorefractory
   gestational trophoblastic diseases. Gynecol Oncol, 2010, 117(3):
   505-506.

6. Cole LA, Muller CY. Hyperglycosylated hCG in the management
   of quiescent and chemorefractory gestational trophoblastic
   diseases. Gynecol Oncol, 2010, 116(1):3-9.

7. Khanlian SA, Cole LA. Management of gestational trophoblastic
   disease and other cases with low serum levels of human chorionic
   gonadotropin. J Reprod Med, 2006, 51(10):812-818.

8. Cole LA, Khanlian SA, Giddings A, et al. Gestational
   trophoblastic diseases:4. Presentation with persistent low positive
   human chorionic gonadotropin test results. Gynecol Oncol, 2006,
   102(2):165-172.

9. Lurain JR. Gestational trophoblastic disease I:epidemiology,
   pathology, clinical presentation and diagnosis of gestational
   trophoblastic disease, and management of hydatidiform mole. Am
   J Obstet Gynecol, 2010, 203(6):531-539.

10. Agarwal R, Teoh S, Short D, et al. Chemotherapy and human
    chorionic gonadotropin concentrations 6 months after uterine
    evacuation of molar pregnancy:a retrospective cohort study.
    Lancet, 2012, 379(9811):130-135.

第32节　耐药性滋养细胞肿瘤的放射治疗

多数恶性滋养细胞肿瘤是单纯化疗即可根治的,然而约 5%~20% 的病例单纯依靠化疗不能治愈,需要辅助手术、介入治疗、放疗等其他治疗。目前除脑转移的病例,国内外较少将放疗应用于滋养细胞肿瘤的治疗,根据北京协和医院的经验,对于某些晚期、难治、耐药的病例,全身化疗为主,适当配合手术、放疗或介入等综合治疗可有较为满意的疗效。

♥ 病例

34 岁,G_2P_1。因绒癌肺转移外院化疗 7 程 β-hCG 下降不满意入院。患者末次妊娠为 2006 年 4 月,足月产。2008 年 2 月停经 30^+ 天 β-hCG 700mIU/ml,后复查 β-hCG 波动在 1000mIU/ml 左右,多次 B 超检查未见异常,未处理。2008 年 5 月 β-hCG 2400mIU/ml、胸片示左肺结节,考虑绒癌肺转移行外院双枪化疗(ΓU+KSM)2 程,β-hCG 下降不满意改为 EMA-CO 化疗 5 程,β-hCG 下降后又复升。2008 年 9 月我院 β-hCG 16.6mIU/ml(正常值≤2mIU/ml)、盆腔 B 超示宫底及前壁丰富血流信号结节,肺 CT 示左上肺结节转移病变,诊断绒癌Ⅲ期:10分。入院后予三枪化疗(VCR+FUDR+KSM+VP-16),2 程后 β-hCG 升高为 358mIU/ml。先后行 ICE(IFO+卡铂+VP-16)化疗 2 程、EMA-EP 化疗 3 程、PEB 1 程,β-hCG 一度下降后仍有上升,2009 年 5 月 5 日 β-hCG 3400mIU/ml,复查肺 CT 转移病灶未见明显变化。2009 年 5 月 6 日开始化疗 + 放疗:TP(紫杉醇 + 顺铂)全身静脉周疗 + 放疗,即周疗的前三周同时行肺部病灶局部放疗(每周一次,共三周),周疗的后三周仅静脉化疗。1程后 β-hCG 降为 2.3mIU/ml,但肺 CT 病灶增大如图4-30。2009 年 6 月 22 日第二程 TP 周疗 + 左肺叶切除术,术中所见如图 4-31,术后病理:肺内出血坏死灶,周边见散在异型的滋养细胞,病变符合绒癌;hCG(+),HPL(±),β-hCG(−)。停药后患者无瘤存活。该患者 β-hCG 的动态变化如图 4-32。

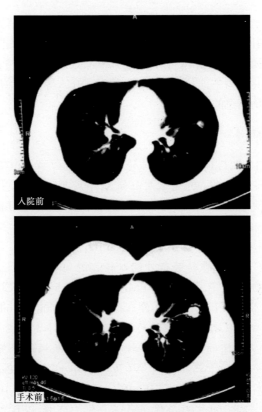

图 4-30　左上肺绒癌转移灶

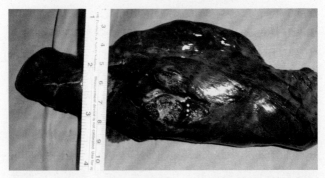

图 4-31　术中所见：黄褐色病灶 2cm，与周围肺组织边界清楚

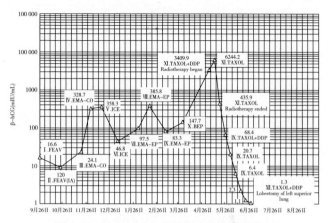

图 4-32　血 β-hCG 水平的动态变化及处理

💟**诊治经验与体会**

　　这是一例耐药性绒癌患者经过化疗、放疗和手术综合治疗获得完全缓解的病例。这个病例的前半部分治疗体现了耐药性恶性滋养细胞肿瘤的特点：经历多种化疗方案化疗仍有耐药病灶存在，β-hCG 控制不满意不适合直接手术治疗。后半程治疗体现了合理利用局部放疗的价值，全身化疗＋局部放疗有效的控制病灶的发展，使 β-hCG 得以维持在较低水平，为安全地切除肺部耐药病灶争取了机会，也最终为患者治愈争取了机会。因此，放疗在难治性滋养细胞肿瘤治疗中的作用不容忽视。临床应用中，以下几个问题值得注意：

　　一、放疗的原则

　　恶性滋养细胞肿瘤本身为放疗敏感肿瘤，放疗的特点为收效迅速、疗效高，但存在一定的副作用和后遗症。近年来立体定向放疗（SAS、SRT）、适形放疗、调强放疗的应用减少了病灶周围正常组织的放射损伤，为恶性滋养细胞肿瘤转移病灶的治疗提供了良好条件。恶性滋养细胞肿瘤转移灶的放疗是在全身化疗基本控制的情况下进行的,适宜剂量 30~40Gy/3~4 周,但对脑转移症状明显及病灶急性出血时可先做局部放疗。

二、放疗的适应证

根据文献报道及北京协和医院妇产科的经验,建议在系统全身化疗的基础上,下列情况可考虑加用放疗:①脑转移,特别是多个转移病灶和症状明显者;②外阴、阴道、宫颈等转移灶急性出血,病灶广泛,局部止血无效可加用放疗;③肺、盆腔团块转移病灶化疗消退不满意者;④耐药病灶,但不宜手术切除者;⑤姑息性放疗,缩小肿瘤,减轻症状。

三、放疗在耐药病灶治疗中的作用

对于耐药的恶性滋养细胞肿瘤患者,要首先分析耐药病灶是在化疗的控制中还是肿瘤在发展中。若为化疗控制下的残留病灶,如不宜手术可采用放疗,预后良好。若为肿瘤在发展中,必先寻找有效的二线化疗控制病情(肿瘤缩小、β-hCG 下降至正常范围),此时加用放疗或手术祛除耐药病灶,方有机会治愈,否则只能缩小病灶缓解症状,对提高生存率无意义。

这类患者多已接受多程一线或二线化疗仍存在耐药病灶,此时全身情况往往不允许多次化疗消除病灶,局部加用放疗争取短时间内控制病灶、减少化疗疗程是有意义的。此时,放疗野不宜过大,剂量要求恰当,可采用适形或调强放疗。个别难治病例,仅凭化疗 β-hCG 水平控制不满意不宜手术,此时为了争取手术机会,也可尝试在全身化疗的同时给予放疗。

四、放疗在转移病灶治疗中的作用

1. 脑转移病灶的放疗　脑转移的病例一般采用应急、局部、全身三者相结合的治疗方法,尤其要注意个体化。对于脑部病灶出血症状明显的患者应及早放疗,也可先开颅止血或清除病灶后放疗。对于病灶较大者,鞘内注射或全身化疗可能疗效有限,以脑部放疗为佳。

关于放疗方案,可选择立体定向放疗、适形放疗、调强放疗等。如病灶大或多个病灶,一般先予全脑照射控制病情,在全身化疗的过程中,结合病情变化补充局部放疗。脑部放疗的副作用主要包括剧烈头痛、呕吐、抽搐等,在放疗后 5~7 天基本消失。应严密观测患者的一般情况和生命体征,注意脱水、降颅压、止血、全身支持等治疗。脑转移肿瘤本身相关的症状体征需 2 个月左右逐渐消退。

合并脑转移的患者在总体恶性滋养细胞肿瘤的治疗预后偏差。2014 年 Piura E 回顾目前发表的 222 例恶性滋养细胞脑转移的病例认为:采用 EMA-CO 或 EMA-EP 为主的化疗,结合开颅手术、全脑放疗是获得最佳预后的治疗方案,但即便如此患者中位生存期也仅为 1 年左右。近年来脑转移患者的预后有显著改善,Neubauer NL 等报道美国西北大学 Brewer 中心收治的恶性滋养细胞肿瘤合并脑转移患者,总体生存率已由 1966~1994 年的 46%(12/26)提高到了 1995~2009 年的 64%(7/11),无症状的患者生存率为 100%,但治愈率仍很低。总结原因,一方面因为存在血脑屏障的关系,脑部局部药物浓度低;另一方面因为脑部关键部位病灶出血症状明显、功能影响大、病情进展快。目前,放疗及手术治疗已能很好地控制局部病灶,能否治愈的关键在于脑外病灶是否能得到控制,总之必须与全身化疗结合方能成功。

2. **肺、盆腔团块转移病灶的放疗**　对于大于 5cm 的肺、盆腔转移病灶,全身化疗往往难以消除,可加用局部治疗的方法,如手术、介入治疗、放疗等。一般认为单个病灶采用手术或放疗,多个病灶采用介入或放疗。放疗应在全身化疗初步控制肿瘤的基础上进行局部治疗(化疗 3~4 程后肿瘤缩小,β-hCG 降至正常后),过早或过晚均会影响疗效,放疗和化疗要协同进行以便根治肿瘤。

3. **其他部位的放疗**　外阴、阴道、宫颈的转移病灶急性出血,在采用局部压迫、止血药物、选择性血管栓塞等方法基础上,也可辅助局部放疗使肿瘤迅速消退达到止血目的,再行静脉化疗。对肝转移瘤的病例,有全肝放疗联合静脉化疗的报道,但近年来被肝动脉介入治疗联合全身静脉治疗逐步取代。

(李晓川 冯凤芝)

参 考 文 献

1. Barnard DE,Woodward KT,Yancy SG,et al. Hepatic metastases of choriocarcinoma:a report of 15 patients. Gynecol Oncol, 1986,25:73-83.

2. Neubauer NL,Latif N,Kalakota K,et al. Brain metastasis in gestational trophoblastic neoplasia:an update. J Reprod Med, 2012,57:288-292.

3. Piura E,Piura B. Brain metastases from gestational trophoblastic neoplasia:review of pertinent literature. Eur J Gynaecol Oncol, 2014,35:359-367.

4. 向阳. 宋鸿钊滋养细胞肿瘤学. 第3版. 北京:人民卫生出版社,2011.

第33节 葡萄胎肺部良性转移

滋养细胞疾病是滋养细胞异常增生导致的疾病,由于滋养细胞较强的侵袭性,其肺转移发生较为常见。而葡萄胎为良性滋养细胞疾病,一般通过病理诊断确诊,通常通过刮宫即可达到治愈。但几十年前就有报道,良性葡萄胎也可以出现肺或阴道的转移,在葡萄胎排出后这些转移可以自然消失。Novak 称之为"迁徙"(deportation)或"生理性转移"。这与一般恶性病变的晚期远处转移有着本质的区别,两者的治疗及预后相差甚远。因此,如何鉴别葡萄胎肺部良性转移或迁徙现象与恶性滋养细胞肿瘤的远处转移,对患者的治疗有重大意义。

❤ 病例

40 岁,G_3P_0,2009 年 5 月 19 日于外院检查发现血 β-hCG 264 129mIU/ml,超声提示葡萄胎,在 5 月 21 日和 5 月 28 日分别行两次清宫,病理均提示"完全性葡萄胎",之后血 β-hCG 一度降至 1997mIU/ml,至 6 月 17 日血 β-hCG 再次升至 3957mIU/ml。复查盆腔 BUS:宫内中强回声 2.2cm×1.1cm,周边少许血流信号。肺部 CT:双肺多发结节,边界光整,最大者直径约 1.1cm,肺转移可能性大。遂于 6 月 27 日行第三次清宫,刮出少许水泡样组织。之后复查盆腔 CT 及 BUS 均未见明显异常,血 β-hCG 1199mIU/ml。患者为进一步诊治,于 2009 年 7 月 2 日转至我院门诊。检查盆腔 BUS:(−)。血 β-hCG 576.4mIU/ml、CA125:1017.0U/ml、CA199 179.1U/ml。外院清宫病理会诊:葡萄胎;凝血、退变的滋养细胞及分泌期子宫内膜。之后,每周随诊血 β-hCG 稳步下降(301.4 → 125.6 → 74.4 → 33.9)mIU/ml,至 7 月 29 日复查肺 CT:双肺多发结节,其中一些结节较前有缩小,纵隔多发小结节。遂继续每周复查血 β-hCG,至 10 月 12 日血 β-hCG 下降至 0.6mIU/ml,复查肺 CT:双肺多发结节影,较前减小,双肺背侧胸膜较前略增厚。之后,每两周复查血 β-hCG,至 11 月 23 日血 β-hCG 一直为 0mIU/ml,复查肺 CT:双肺多发结节影,较前减小,纵隔多发小淋巴结影,大致同前。其后,每月复查血 β-hCG,至 2010 年 3 月 29 日血 β-hCG 为 0~0.7mIU/ml,复查肺 CT:左下肺胸膜下小结节变小,余前片所示结节未见明显显示。其后,每 6 个月复查血 β-hCG,至 2011 年 10 月 11 日血 β-hCG 为 0~0.2mIU/ml,门诊建议可以妊娠。末次我院随诊为 2012 年 10 月 15 日,血 β-hCG 为 0mIU/ml。

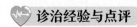 **诊治经验与点评**

一、葡萄胎肺部良性转移问题

葡萄胎的肺部迁徙现象自 50 年前起就有多个学者相继报道,而且在个别研究中,患者接受了肺叶切除术,术后病理提示为良性葡萄胎,因此在组织病理水平上已经提供了良性葡萄胎可以发生迁徙、"转移"至肺部的证据。但这些报道均为回顾性个案报道,且影像学资料均为胸片检查结果。2009 年,H.M.Knol 等报道了一例患完全性葡萄胎的 49 岁妇女,在子宫切除术后肺 CT 提示的病灶消失,这是近期以肺 CT 为影像学检查的关于葡萄胎迁徙现象为数不多的报道之一。国内 1963 年林巧稚医师报道了 9 例良性葡萄胎发生阴道或肺转移,并提出葡萄胎的远处转移与一般的癌瘤和绒癌的转移病例有显著不同。本例患者虽然肺 CT 出现多发的转移结节,但血清 hCG 呈持续下降,在密切随诊中,该患者肺部结节亦能够逐渐吸收,是比较典型的葡萄胎肺部良性转移或迁徙现象。

二、葡萄胎良性转移与恶变后远处转移的鉴别

目前葡萄胎后滋养细胞肿瘤诊断标准如下:符合下列中的任何一项:①葡萄胎排空后连续四次测定(第 1、7、14、21 天)血清 hCG 呈平台(±10%),至少维持 3 周;②葡萄胎排空后连续三次测定血清 hCG 上升(>10%),并维持 2 周或 2 周以上;③葡萄胎排空后 hCG 水平持续异常达 6 个月或更长;④组织学诊断,且临床诊断时,需注意排除妊娠物残留和再次妊娠。根据诊断标准,我们发现该病例血清 hCG 在第三次清宫后一直呈进行性下降,6 个月内下降至正常水平,无持续平台或升高。虽然,肺部影像学发现有转移结节,但影像学并非为诊断葡萄胎恶变的首要标准,若严格按照血清 hCG 标准进行诊断,

则可以避免作出侵袭性葡萄胎肺转移的错误诊断。

三、肺部 CT 在滋养细胞疾病诊断中的临床应用

由于影像学技术的进步,肺 CT 与胸片相比,能更好地发现微小病灶。在 FIGO 委员会对于妊娠滋养细胞肿瘤 2000 年 FIGO 分期的说明中指出:胸片或肺 CT 都可以用于妊娠滋养细胞肿瘤(gestational trophoblastic neoplasia,GTN)肺部转移的诊断,而在高危评分时,则仅可使用胸片作为肺部病灶的计数。也有资料表明,肺 CT 代替胸片应用于 GTN 的分期,对于患者的治疗结果并无影响。对于该患者及临床上的类似患者,肺 CT 在这些患者中均发现了微小病灶,但如果要将肺 CT 结果应用于分期,就一定需考虑到葡萄胎迁徙可能性的存在。如上所述,需要根据血 hCG 值作出是否恶变的诊断,而非根据影像学的肺部病灶直接诊断为侵袭性葡萄胎。

四、葡萄胎肺部良性转移患者的临床诊治关键

1. 对该类患者的随诊,应建立在充分的患者知情同意基础上。该类患者毕竟临床少见,在影像学检查发现子宫外转移灶后,需要充分告知,让患者了解暂不予化疗,密切随诊的意义在于避免患者接受不必要的化疗。

2. 该类患者可以不予化疗,子宫切除术亦不是必需手段。2009 年 HM Knol 等报道的一例患完全性葡萄胎的绝经后妇女,在子宫切除术后肺 CT 提示的病灶消失,所以作者认为由于手术切除了病灶,减少了滋养细胞负荷,从而使肺部的微转移病灶消失。因此提出,对于有可疑肺转移的葡萄胎患者,化疗并不一定是必需的,可以选择子宫切除为治疗方案。我们医院近年总结了总共 12 例这类患者,随诊 6~60 个月,无 1 例发生恶变,说明子宫切除术并不是治疗这些病例的必需手段,但因为手术可降低滋养细胞的负荷,所以可能会缩短血 hCG 降至正常的时间。

3. 目前,对于该类葡萄胎患者排出后的随诊,无统

一被公认的方案,但通常情况下,要先每周1次检测血清hCG直至正常水平,1个月后每月1次,共1年,然后改为每6个月~1年一次。随诊内容包括:血清hCG的定量测定、临床症状、妇科检查、盆腔和肺部的影像学检查。如果随诊过程中出现任何异常,应提前复查。

4. 患者在随诊期间应严格避孕1~2年。

(戴毓欣　冯凤芝)

参 考 文 献

1. HM Knol, HJG Arts, AKL Reyners. Spontaneous disappearance of suspected intrapulmonary metastases after hysterectomy in a patient with a complete hydatidiform mole. Gynecologic Oncology, 2010, 116: 580-581.

2. Ng TY, Wong LC. Diagnosis and management of gestational trophoblastic neoplasia. Best Pract Res Clin Obstet Gynaecol, 2003, 17: 893-903.

3. Darby S, Jolley I, Penningon S, et al. Does chest CT matter in the staging of GTN? Gynecologic Oncology, 2009, 112: 155-160.

第 34 节　妊娠性滋养细胞肿瘤脊髓转移的处理

妊娠性滋养细胞肿瘤的特点之一是转移发生早而广泛,全身脏器几乎无一可以幸免。不过,在各个肿瘤转移部位中,脊髓转移十分罕见,至目前为止国内外极少报道。

 病例

23岁,因葡萄胎清宫术后3个月,双下肢乏力1个月,排便困难 15 天收入我院。患者平素月经规律。3 个月前,因停经 3 个月余,阴道流血大于月经量,于本地医院行 B 超检查,提示葡萄胎,β-hCG 水平为 1 148 040U/L,遂行第 1 次清宫术,病理检查提示葡萄胎。清宫后 1 周,复查血 β-hCG 为 69 515U/L,给予第 2 次清宫,未送病理检查,此后未继续随诊。1 个月前,患者出现左侧小腿后部疼痛,逐渐延及左侧大腿后部、右侧小腿后部、右侧大腿后部及臀部。22 天前,出现左脚麻木,按上述次序逐渐延及臀部。15 天前,出现排便困难,感腹胀,但不能自行大小便,再次返诊本地医院,行插入尿管导尿。急行胸腰骶椎 MRI 检查,提示 L_4~S_2 椎管内占位,混杂信号,边界不清,考虑滋养细胞肿瘤伴椎管内转移,转入我院。患者既往体健,家族中无类似病史。入院后查体:生命体征平稳。神经科查体:左侧大腿肌力 Ⅴ 级,小腿肌力 Ⅴ 级,足背背屈、跖屈不受限;右侧大腿肌力 Ⅴ 级,小腿肌力 Ⅳ 级,足背不能主动背屈或跖屈;膝反射未引出;Babinski 征阴性;双下肢 L_5 分布区域以下痛觉减退,尤以 S_1、S_2 分布区为重。妇科检查:外阴阴道无异常发现,宫颈光滑,子宫正常大小,质地中等,活动好,双附件区未触及包块。辅助检查:肺 CT 示双肺见多发小结节影;盆腹腔超声检查未发现异常;颅脑 CT 无异常;血 B-hCG 66 059U/L。腰椎穿刺示脑脊液中的 B-hCG 为 2115U/L,压力为 140mmH$_2$O。入院诊断为侵蚀性葡萄胎 Ⅳ 期,椎管内转移。入院后,完善化疗前检查后,给予 FAEV 方案(氟尿苷 800mg/m^2,第 1~5 天;放线菌素 D 200μg/m^2,第 1~5 天;依托泊苷 100mg/m^2,第 1~5 天;长春新碱 2mg,第 1 天;间隔 17~21 天)的全身化疗,同时行腰椎穿刺鞘内注射甲氨蝶呤(每疗程总量 50mg 分 4 次鞘内注射)。FAEV 化疗 3 疗程后,血 β-hCG 水平下降至正常水平(2U/L),肺部转移灶全部吸收,椎管内病灶明显吸收,从化疗前的 L_4~S_2 水平缩小到 L_5~S_1 水平,后因严重的血液毒性改用 EMA/CO 方案(第 1 天:

依托泊苷 / 放线菌素 -D/ 甲氨蝶呤;第 2 天:依托泊苷 /
放线菌素 -D;第 8 天:长春新碱 / 环磷酰胺;第 15 天起
重复下一疗程),同时每周鞘内注射甲氨蝶呤 12.5mg。共
应用 EMA/CO 化疗 4 疗程后停止治疗。停止治疗时,
血 β-hCG 水平已经正常 9 周;肺内转移灶完全消失;椎
管内病灶仍然存在,但已较化疗前明显缩小;双下肢较前
有力,在物体支撑下可独立行走,右足仍不能背屈,感觉
障碍,小便在夹闭尿管情况下尿意明显,大便偶有感觉。
停药 31 天时,已能拐杖行走,大小便均已有感觉,但还不
能完全自便,仍保留尿管,继续进行功能锻炼。停药 3 个
月,已拔除尿管,小便可以自行解出。停药 5 个月,行走
能力已明显好转,大小便自如。停药 10 个月,已去拐自
行行走,小便正常。此后随诊期间,血 β-hCG 一直正常。

💟 诊治经验与点评

　　滋养细胞肿瘤的远处转移最常见的转移部位是肺、
脑及肝脏,椎管内的转移病例十分罕见,多为个案报道。
脊髓转移瘤的途径和脑及其他全身性转移相同,系肺转
移灶的进一步扩散。癌细胞侵入肺静脉,流经左心房、左
心室、主动脉、锁骨下动脉,而后由椎动脉到达椎管。此
外,在个别情况下,瘤栓可能不经过肺而直接扩散到椎管
内组织。椎静脉丛分布于椎管内外,它除注入椎静脉、肋
间静脉及腰静脉外,该丛下部与盆底静脉广泛交通。来
自盆底的感染、肿瘤等,偶尔可不经过肺循环,而直接经
椎静脉丛侵入颅内或其他远处器官。因此,当子宫内的
癌细胞侵入宫旁静脉时,可能通过椎静脉系统而转移到
脊髓甚至脑部。当然也不能排除此类患者曾有过肺瘤栓
形成,以后继续扩散发生椎管内转移,但未在肺部形成可
观察到的病变。本例患者在出现神经系统症状之前,未
进行过胸部的影像学检查,当出现症状之后进行首次肺
CT 检查时,就发现了双侧肺内的转移结节。推测该例患

者的椎管内转移可能是继发于肺转移之后。

妊娠滋养细胞肿瘤脊髓转移的临床表现主要来自局部的压迫，因压迫部位高低不同而出现不同的症状。病变在胸段者，由于椎体束的损害导致不同程度的截瘫；圆锥或马尾的损害则为尿潴留、排便困难。这些压迫症状的出现，是由于脊髓内的传导束和局部脊髓节段的前、后根和前、后角受损害的结果。为了及早作出诊断，凡是妊娠滋养细胞肿瘤患者，特别是已有肺转移，一旦出现排尿、排便困难或下肢麻木，就应想到椎管内转移的可能。影像学检查可以显示出相应脊髓节段受压表现。对于椎管内转移肿瘤，血管造影一般也有较好的显影。血管造影时若出现动静脉瘘、肿瘤边界不清、病理性血管以及血管池等表现时，更加提示肿瘤的恶性可能。本例患者表现为马尾区压迫症状，3个月前有过葡萄胎清宫，清宫后未按时随诊，影像学检查发现肺内及椎管内有占位性病灶，影像学检查发现肺内及椎管内有占位性病灶，β-hCG明显增高，妊娠滋养细胞肿瘤伴肺转移和椎管内转移诊断明确。尽管没有对椎管内占位性病变进行组织病理学诊断，但化疗后神经症状的改善以及病灶的缩小提示转移灶位于硬膜外，压迫了神经根，但并没有侵犯神经。

葡萄胎患者在清宫后，应密切随诊，以除外葡萄胎后妊娠滋养细胞肿瘤的发生。清宫后应该每周检测血β-hCG，直至连续3周正常。在随诊过程中，如出现下列任何一种情况，则诊断为葡萄胎后妊娠滋养细胞肿瘤，需要给予化疗：①血β-hCG水平连续3周或3周以上（即在第1、7、14、21天）呈平台；②血β-hCG水平连续2周或2周以上逐渐升高；③第一次清宫后6个月或6个月以上，血β-hCG水平仍未下降至正常；④组织学诊断为侵蚀性葡萄胎或绒毛膜癌。清宫后定期随访血β-hCG，能早期发现葡萄胎后的妊娠滋养细胞肿瘤，早期发现的患者经化疗后多可治愈，而那些因为出现临床症状才诊断的患者,多预后较差。该患者在第二次清宫后,就没再随诊,直至出现临床症状,才再次就诊,致使妊娠滋养细胞肿瘤的诊断延误。如果该患者在葡萄胎清宫后定期每周检测血 β-hCG 水平,则有可能及早诊断出妊娠滋养细胞肿瘤,可以避免进展为晚期。因此,必须强调葡萄胎清宫后的密切随诊。

自从有效的化疗药物问世以来,妊娠滋养细胞肿瘤就成了可治愈的高度恶性肿瘤。低危患者的存活率近100%,高危患者也达 90% 以上。多年来,FAV(氟尿嘧啶或氟尿苷、放线菌素 -D、长春新碱)或 FAEV(氟尿嘧啶或氟尿苷、放线菌素 -D、依托泊苷、长春新碱)已经成为了高危患者的标准治疗方案,当其治疗失败或发生严重的毒副作用时,常改用 EMA/CO 治疗。椎管内转移极其少见,没有规范的治疗方案。鉴于其和脑转移均属于中枢神经系统转移,故其治疗借鉴了治疗脑转移的成功经验,采用全身化疗为主、辅以局部用药的综合治疗方案。因患者有椎管转移时,往往合并有肺及其他脏器转移,全身化学药物的应用是治疗的主要手段。为提高病变局部药物的浓度,同时加用鞘内注射的方法。一般说来,经过积极而足量的化疗,肿瘤本身的治疗并非十分困难。但椎管内转移的治疗,除着眼于消灭肿瘤本身外,还需促使脊髓功能的恢复。考虑脊髓功能的丧失,主要由于局部压迫所致,因而能否在疾病早期尚未造成明显压迫之前,紧急行椎板切开减压,或许对将来脊髓功能的恢复有所帮助,但目前尚无早期诊断的特异手段,故手术时机的选择极为困难。此外,有文献报道对一例侵蚀性葡萄胎脊髓转移的患者进行单侧椎板切除术,术中切除硬膜外的肿瘤占位时出血十分严重,因此仅能对瘤体进行了次全切除。鉴于妊娠滋养细胞肿瘤的丰富血供,若要对椎管内转移瘤进行手术,术前对肿瘤血管进行造影栓塞应有助于减少术中出血和肿瘤的切除。本例通过全身化疗和局部鞘内注射,神经症状完全改善,获得了极好的预后。因此,全身化疗和局部鞘内注射甲氨蝶呤可以用于妊娠滋养细胞肿瘤椎管内转移的治疗,并有可能成为标准治疗方案。

（顾　宇　冯凤芝）

参 考 文 献

1. 向阳.宋鸿钊滋养细胞肿瘤学.第3版.北京:人民卫生出版社,2011.

2. Feng F,Xiang Y,Cao Y. Metastasis of gestational trophoblastic neoplasia to the spinal canal:a casc report. J Reprod Med,2009,54(9):576-578.

3. Makangee A,Nadvi SS,Van Dellen JR. Invasive mole presenting as a spinal extradural tumor:case report. Neurosurgery,1996,38(1):191-193.

4. Ko JK,Cha SH,Lee JH,Choi CH Intramedullary spinal cord metastasis of choriocarcinoma. J Korean Neurosurg Soc,2012,51(3):141-143.

第 35 节　妊娠滋养细胞肿瘤治疗中的陷阱

　　妊娠滋养细胞肿瘤(gestational trophoblastic neoplasms,GTN)是一组与妊娠相关的疾病,包括:侵蚀性葡萄胎(invasive mole,IM)、绒毛膜癌(choriocarcinoma,CC)、胎盘部位滋养细胞肿瘤(placental site trophoblastic tumor,PSTT)和上皮样滋养细胞肿瘤(epithelial trophoblastic tumor,ETT)。这些肿瘤共同的特征是:妊娠及妊娠终止后阴道不规则流血,伴有血清 hCG 水平不同程度的升高,以及相关转移瘤所致的症状。在化学药物用于临床治疗前,患者的死亡率极高,尤以绒毛膜癌为甚,凡有转移者几乎全部在短期内死亡,死亡率高达90%左右,是严重威胁妇女生命的妇科恶性肿瘤之一。随着有效化疗药物的应用,患者的治疗效果有了明显提高,低危GTN患者的治愈率可达100%,高危GTN患者的存活率约为86%,总体治愈率达到90%以上。

目前,绝大多数临床医师已经掌握了治疗该组疾病的基本原则和方法,然而,在GTN的治疗上仍然存在一些"陷阱",对GTN患者的异质性了解不足,一方面不能按照规范治疗GTN;另一方面又不能很好地理解和运用肿瘤的个体化治疗原则,导致对GTN患者的治疗过度或不足。

病例 1

女,29岁,G_2P_0,葡萄胎清宫术后7个月,β-hCG下降后升高。患者平素月经规律,停经50余天出现阴道少量流血,在本地行B超检查提示葡萄胎,当时β-hCG>10 000mIU/ml,遂行清宫术,病理:完全性葡萄胎,伴中度滋养细胞增生。术后3天β-hCG 6519mIU/ml,术后5天β-hCG 3712mIU/ml,术后8天出现干咳,当时未行肺CT或胸片检查。间断随诊一个月,β-hCG逐渐下降至130mIU/ml,之后未再随诊。术后7个月出现咯血一次,量不多,到本地医院查β-hCG升高至95 185mIU/ml,行肺CT检查,提示:双肺多发结节影,最大者位于右肺下叶,直径3.5cm。考虑为侵蚀性葡萄胎,遂来我院。我院β-hCG 63 870.5mIU/ml,B超提示子宫肌层混合回声,范围约4.0cm×3.5cm×3.8cm,血供丰富。入院诊断为"侵蚀性葡萄胎Ⅲ期:6分"。入院后给予双枪化疗(VCR+FUDR+KSM),化疗2程后复查胸部CT,与化疗前比较,肺部结节影体积明显缩小,同时血β-hCG

下降至 261.5mIU/ml;3 程后血 β-hCG 降至正常;4 程后再次复查胸部 CT,肺部转移瘤大部分吸收消失,仅右肺下叶背段仍存在约 1cm 大小结节影;6 程后胸部 CT 结果与 4 程后的比较则无明显变化,血 β-hCG 持续处于正常水平。

♥ 病例 2

女,33 岁,G_2P_1,患者于 1 年前在外院因"宫内妊娠 38 周 $^{+2}$、骨盆出口狭窄"行剖宫产术,手术过程顺利,术后恢复好,恶露逐渐减少,正常哺乳。产后 8 个月突发大出血,如以往月经量的 3 倍,伴有大血块排出,未见明显组织物排出。如此反复 10 余天,量时多时少,在本地医院查 β-hCG 134 708mIU/ml,考虑为绒癌,遂行子宫动脉栓塞,同时予以 5-Fu 单药化疗,栓塞次日行 B 超引导下清宫术,病理:见少许子宫内膜及成片的有异形性的细胞,不能明确是否为滋养叶细胞。当时未行肺 CT 及胸片检查。化疗 2 程后 β-hCG 降至 61 483mIU/ml,同时行肺 CT 检查,提示:双肺多发低密度影,最大者位于左下肺,直径约 2cm。第 3 程改为联合化疗(VCR+5-Fu+KSM),化疗 5 程后,β-hCG 仍未降至正常,且左下肺阴影持续存在。遂来我院,来我院时血 β-hCG:328.4mIU/ml,胸部 CT 提示:左下肺低密度影。入院诊断为"①绒癌Ⅲ期:10 分;②外院化疗 5 程后"。给予 EMA/CO 化疗,我院化疗 2 程后 β-hCG 降至 30.4mIU/ml,胸部 CT:与我院化疗前相比,左下肺低密度阴影稍有缩小。3 程后 β-hCG 降至 13.7mIU/ml,之后一直波动于 8.7~15.6mIU/ml。分别于 4 程及 6 程后复查胸部 CT:左下肺低密度阴影未再有明显变化,其他部位未发现明确转移灶。

思考问题:

上述两例患者都是在化疗数程后肺内阴影持续存在,是应当继续化疗直至肺内阴影完全消失、还是停止化疗？是否需要行肺叶切除术？对于这类患者,停止化疗的指征是什么？肺叶切除术的指征又是什么？

💟 诊治经验与点评

经过对病例 1 的分析,考虑该残存的肺部持续性阴影可能是先前的转移病灶经过治疗,大部分已经吸收消散,有部分组织发生纤维化。由于已经纤维化的组织对化疗是没有反应的,因此更多的化疗对于预防复发并无益处,反而让患者承受不必要的化疗副作用。因此,在化疗第 6 程后终止了所有治疗,目前已随访 5 年,无复发迹象,并且该患者已于 1 年前足月分娩一个健康活婴。

对于病例 2,虽然已经给予了多疗程的联合化疗,血 β-hCG 始终未能降至正常,比较各次胸部 CT 发现,化疗后肺内阴影持续存在,而且局限于左下肺。考虑该肺内转移瘤对化疗不敏感,已经发生耐药,故与胸外科协作,在第 7 疗程中行左肺下叶切除术,术后病理回报:出血坏死组织中可见散乱分布的少量异形滋养细胞。该疗程后血 β-hCG 降至正常,之后又给予巩固化疗 3 程。目前随诊 2 年,无复发迹象。

通过上述 2 个临床实例,我们可以看到,对待 GTN 患者的治疗应当个体化,否则就会误入治疗不足或治疗过度的陷阱。法国的一项回顾性研究指出,超过 29% 的 GTN 患者接受了不恰当的治疗。Kim 等的研究发现,与 GTN 患者不良预后相关的危险因素包括:病程大于 12 个月、超过 2 个器官有转移病灶、先期治疗不恰当(包括无计划的手术和初始化疗不当)。有以上 2 个危险因素的死亡率约为 17.7%,有上述三个危险因素的死亡率则高达 56.6%。可见,延误治疗或治疗不当是影响患者预后的重要因素之一,应当引起重视。如何避免 GTN 患者的治疗上存在的"陷阱",我们将从化疗方案的选择、化疗副作用的处理、停止化疗的时机、各种手术治疗的指征及价值等几个方面阐述以供同道参考。

一、化疗

1. **化疗方案的选择** 最恰当的化疗方案就是使患者获得最大可能的治愈率，同时又接受最小的化疗毒性的方案。多项研究指出：对于非转移性（Ⅰ期）及低危的转移性患者（Ⅱ期或Ⅲ期，评分 <7 分），可以采用各种不同的单药化疗方案（如：MTX 或放线菌素 D），存活率可以达到 100%，而高危转移性患者（Ⅱ~Ⅳ期，评分≥7 分）一开始就需要较强的多药联合化疗，并联合手术、放疗，以获得 80%~90% 的存活率。同样，Szigetvári 等的研究也表明，MTX+ 四氢叶酸或放线菌素 D 方案是非转移性或低危 GTN 患者的首选治疗方案。然而，也有研究得出不同结论：约 10%~20% 的低危非转移性 GTN 患者对单药化疗耐药，需要多药化疗方能达到完全缓解；在低危转移性 GTN 患者中，单药化疗耐药的发生率更高，约为 30%~50%。约 20%~30% 的高危 GTN 患者对一线联合化疗无反应而需要补救化疗。因此，当耐药情况发生时，应尽早发现并及时调整治疗方案。有研究通过绘制 MTX 治疗后血清 hCG 水平下降的正常曲线，可以早期识别 MTX 耐药的患者。Savage 等对英国伦敦 Charing Cross 医院的资料进行分析，对低危 GTN 患者采用 MTX+ 四氢叶酸的标准治疗法，如果在治疗后的第 7 周 hCG 仍大于 500U/L，则提示 MTX 耐药；如果小于 100U/L，则可达到 100% 治愈。足月产后绒癌患者发生 MTX 耐药的几率较高，约为 75%，因此提倡对于这些患者即使是早期或者低危可以直接采用联合化疗。

按照 2000 年 FIGO 标准诊断 GTN，并按照 2000 年 FIGO 预后评分系统采用合适的化疗，对于避免 GTN 治疗不当很有必要。在化疗方案制订并实施后，还应观察疗效及毒副作用，一般每个疗程应评估一次，主要观察血清 hCG 水平是否呈对数下降、影像学检查评估转移灶是否缩小或消失,如果在治疗过程中血清 hCG 水平出现平台或升高,和(或)出现新的转移病灶,则说明患者可能对目前的化疗方案耐药,应及时更改化疗方案或辅以其他治疗。

2. 化疗副作用　在化疗间歇期,对化疗副作用的观察和处理也很重要,最常见的化疗副作用是骨髓抑制,如果任其自然恢复,往往会延误下一疗程的治疗。GTN 与其他肿瘤的不同之处在于恶性滋养细胞的倍增时间很短,如果不能按时化疗,很有可能导致化疗耐药而影响疗效。在此,我们强调根据不同的化疗方案和患者的个体反应,可以在化疗间歇期适当给予预防性粒细胞集落刺激因子(G-CSF),以保证化疗的如期进行。

3. 停止化疗的时机　有些医师对停止化疗的时机认识不足,临床上偶可见到患者血清 hCG 一旦降至正常,即停止化疗,当血清 hCG 上升后,又再给予化疗,如此反复数次后,人为诱导了肿瘤细胞的耐药。有些医院没有测定血清 hCG 的试剂盒,用尿 hCG 的测定来替代血清 hCG 的测定,如果尿 hCG 转阴,即停止化疗,这也是非常不可取的,都会导致对患者的治疗不足。

一般而言,10^5 个有活性的滋养细胞每 24 小时仅能分泌 1U hCG。因此,当血清 hCG 水平刚降至正常时,体内仍有大量肿瘤细胞存活,此时如果停止化疗,一旦体内残存的化疗药物作用消失,肿瘤细胞又会快速增殖复发。北京协和医院对 31 例复发患者的资料进行回顾性分析,发现复发的高危因素包括:临床分期、末次妊娠终止至化疗的时间 >12 个月、化疗 7 个疗程以后血 β-hCG 方降至正常和巩固化疗少于 2 个疗程。因此,在 hCG 水平降至正常后还应巩固化疗,对于低危患者可以巩固 1~2 程,高危或复发的患者则应巩固 3~4 个疗程。

另一方面,对于血 β-hCG 已降至正常而肺内持续小结节影的患者不应过度巩固化疗。根据北京协和医院资料,有 152 例滋养细胞肿瘤肺转移的患者经规范化疗后血 β-hCG 水平降至正常,但肺转移灶缩小至一定程度后未再有明显变化而带瘤出院随诊。这 152 例患者中失访 17 例,其余 135 例患者中 83 例随诊期间肺内阴影无明显变化,46 例肺内阴影缩小或消失,6 例(均为绒毛膜癌患者)在停药 6~8 个月后血 β-hCG 水平升高,病情进展。肺内带瘤出院患者的病情进展率为 3.9%,与同期完全缓解(CR)患者的复发率(3.4%)以及合并肺转移 CR 患者的复发率(2.2%)比较,差异均无统计学意义(*P*>0.05)。因此,对于 GTN 肺转移患者经规范治疗后血 β-hCG 水平降至正常,再经过 2~4 个疗程的巩固化疗后其肺内阴影不再继续缩小或消失者,可以停止化疗,肺内阴影多为肺内转移灶坏死或局部纤维化。不应把影像学检查(胸片或肺 CT)提示肺部阴影完全消失作为终止治疗的指标,否则可能就会落入治疗过度的陷阱。但需要强调的是:出院后应密切随诊,尤其是停药 6 个月内的绒毛膜癌患者。

二、手术

1. **子宫切除术**　尽管绝大多数 GTN 患者可以单纯通过化疗而达到治愈,但在个别病例的治疗中,选择性手术仍很重要。PSTT 易于发生耐药,子宫切除术在 PSTT 患者的治疗中起着必不可少的作用,单独采用子宫切除术就可以使 2/3 的非转移性 PSTT 患者得到治愈,但子宫切除术对广泛转移的 PSTT 患者效果较差。

一项回顾性研究指出,低危非转移性 GTN 患者行辅助性子宫切除术比单纯化疗组所用的足叶乙苷的总剂量低,而在转移性低危 GTN 患者中未见子宫切除术有此效应。另一项研究也发现,低危或非转移性 GTN 患者对单药化疗耐药时,切除子宫后可达缓解,无需多药联合化疗,减少了化疗的毒副作用;而对于高危转移性 GTN 患者,子宫切除术并不减少所需的化疗疗程数,也不提高治愈率。可见,子宫切除术对于低危或非转移性且无生育要求的 GTN 患者是有益的,而对高危转移性 GTN 患者意义不大。

2. 保留生育功能的手术——子宫病灶切除术及清宫术　随着生物医学模式向社会心理医学模式的转变,临床医师和患者逐渐意识到肿瘤治疗的远期影响,如:生育能力的丧失将会对肿瘤患者产生一些负面的冲击,从而严重影响患者的生活质量,甚至影响患者对后续治疗的配合。在为 GTN 患者制订治疗方案时,应选择对生育力影响最小的方案。有学者对因妇科肿瘤治疗后丧失生育能力或生育能力受损的幸存者进行负面心理、性功能及绝经症状方面的调查,发现 77% 的患者有与失去生育功能或生育功能受损相关的痛苦,痛苦和沮丧水平与绝经症状的严重程度呈正相关,而且这种影响是长期持续存在的。可见,对于尚未完成生育计划的患者切除其子宫前,应当慎重考虑。对于迫切希望保留生育功能而子宫又存在明显病灶的患者,可以选择性实施子宫病灶切除术。选择该术式的指征是:①患者强烈要求保留生育功能;②血清 β-hCG 水平尽可能低;③子宫局限性病灶;④无子宫外转移证据;⑤有子宫外转移,但在术前已经通过化疗得到控制。应当强调的是,术中应送冷冻切片以评估病灶的切缘是否有肿瘤残存,以确保手术的彻底性。

此外,如果病灶局限于宫腔内,可以通过清宫术减少肿瘤负荷、缩短疗程数,也是可供选择的保守性手术治疗手段之一。无论是子宫切除或病灶切除,一般都不需要切除卵巢,因为 GTN 很少转移至卵巢,而且该肿瘤也不是激素依赖性肿瘤,不受体内激素水平的影响。

3. 肺叶切除术　虽然肺叶切除术安全、有效,但绝大多数有肺转移的 GTN 患者不需要接受该手术,只有高度选择的耐药患者需要行肺叶切除术,在切除了活性病灶后,可以成功获得缓解(例如:病例2)。对耐药和复发患者肺叶切除术指征为:①无证据提示体内其他部位有广泛的弥散性病灶;②肺转移灶局限于一侧肺;③术前β-hCG水平尽可能控制在正常或者接近正常水平。

4. 急诊开颅手术。

 病例 3

女,27岁,G_1P_1,足月产后阴道不规则流血3个月,头痛3天。3个月前,患者因"宫内妊娠39^{+4}周,胎死宫内"在外院行引产术,患者分娩前自觉胎动减少一周,B超检查胎死宫内。分娩经过顺利,胎儿胎盘自然娩出,检查胎儿脐带绕颈及双手,未见其他异常;胎盘面积稍大,未见其他异常;胎儿胎盘均未送病理检查。分娩时出血不多,产后抗生素治疗1周,恶露量逐渐减少。产后1个月阴道出血量增多,但仍少于月经量,时多时少,无组织样物排出。本地医院B超检查未见异常。血hCG 14 000mIU/ml,遂行诊断性刮宫术,病理不详。患者入我院前6天胸片提示双肺结节块状影,入我院前3天出现头痛、恶心,无呕吐及晕厥史。1天前曾发生走路不稳。

入院查体:神志清醒,查体合作。神经科查体:除右下肢肌力稍减弱外,余无异常。

妇科检查:阴道壁未见紫蓝色结节,宫体后位,丰满,稍软,活动好,无压痛,双侧附件区未及异常。血β-hCG 1 664 430mIU/ml。

肺部CT:双下肺胸膜下结节状影,考虑转移瘤。

头颅CT:右侧小脑半球类圆形致密影,考虑转移瘤,四叠体池受压变形(图4-33)。

入院诊断:绒癌Ⅳ期:12分。

治疗:甘露醇静脉快速滴注脱水降颅压治疗。采用

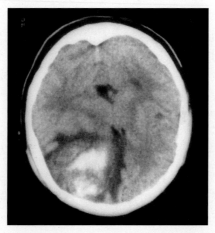

图 4-33　右侧小脑半球巨大转移瘤,四叠体池受压变形

以 5-Fu 为主(VCR+5-FU+KSM+AT1258)全身联合化疗方案同时,行腰椎穿刺鞘内注射 MTX。经过上述积极治疗后,患者病情不仅未见好转,反而逐渐加重,患者反复出现昏迷,每次均需快速滴注甘露醇缓解。

思考问题:

对于 GTN 脑转移发生颅内高压脑疝危象的患者治疗态度是应当积极手术还是直接向家属交代不良预后、建议其放弃治疗? 开颅手术的指征是什么? 手术时机如何掌握?

❤ 诊治经验与点评

由于该患者的脑转移灶位于枕部,很容易压迫呼吸中枢,若病情继续发展,极有可能会发生脑疝。为降低颅压、防止脑疝和挽救生命,在化疗的第 2 天,急诊进行了开颅手术:右枕部肿瘤切除术及去骨瓣减压术,术中见:脑水肿明显,向外膨出,脑沟变浅,脑回平坦,右枕叶肿瘤呈淡黄色、质韧、血管丰富,边界不清,大小约 3cm×3cm×3cm,肿瘤切除满意。术后复查头颅 CT:未见明显异常(图 4-34)。术后给予以 5-FU 为主的联合化疗,全身化疗同时辅以鞘内注射 MTX 化疗,化疗第 4 程后血 β-hCG 降至正常,化疗 5 程后因骨髓抑制反应严重,改为 EMA/CO 方案化疗 3 程,达到临床治愈。患者于治愈出院后一直定期随访。停化疗 3 年后,足月妊娠分娩一个正常活女婴。

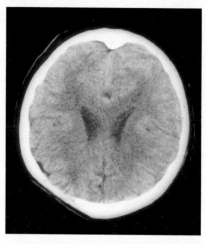

图 4-34　右侧枕叶转移瘤手术后 CT 所见

　　脑转移约见于 9.3%~21.4% 的转移性 GTN 病例。急诊开颅术通常仅用于预防急性脑损伤。根据北京协和医院资料,13 例绒癌患者因脑转移瘤周围出血导致颅内压急剧增高、濒临脑疝而急诊行开颅减压及转移瘤切除术,其中 7 例(54%)完全缓解,5 例(38%)部分缓解,1 例(8%)因病情进展而死亡。可见,对颅内压过高、颅内出血、濒临脑疝的 GTN 脑转移患者,急诊行开颅手术并联合化疗,是挽救患者生命的重要治疗方法。当发生脑转移,尤其是多发脑转移及巨大脑转移瘤者,常常会伴有脑出血水肿而导致颅内压急剧升高,出现一系列神经系统症状和体征,经积极降低颅内压、镇静解痉、止血治疗后,如在短期内效果不满意,尤其是患者出现昏迷、呼吸障碍时,应当机立断,紧急行开颅去骨瓣减压及转移瘤切除术,以免脑疝的发生,给患者创造化疗的机会以争取达到治愈的目的。

脑转移患者治疗中最大的"陷阱"就是不积极手术,由于脑转移 GTN 患者的治疗常需要脑外科医师协助进行,如果脑外科医师不了解 GTN 的特殊性,认为脑转移已是疾病的终末期而无手术适应证及指征,导致患者丧失手术机会,同时也丧失了宝贵的生命。此时,作为妇产科医师,应当加强与脑外科医师的沟通,使其认识到 GTN 的特殊性——即使已经发生脑转移、濒临脑疝,仍然有积极治疗争取治愈的机会;而且术后应尽早开始多药联合化疗,不仅能够挽救患者的生命,还有治愈的可能。

动脉栓塞术是使患者免于器官切除的保守性治疗方法,例如:子宫动脉栓塞可以控制子宫或阴道病灶的大出血,避免了急诊子宫切除手术,保留了患者的生育功能,并能改善预后;另外,肝转移破裂出血和肾转移灶继发的急性肾包膜下出血也可以通过栓塞治疗达到有效地防止继续出血的目的。

临床上偶可见到 GTN 患者的首发表现为非妇科症状,例如:以咯血为首发症状的肺转移;以头痛、呕吐等颅内压增高表现为首发症状的脑转移;以一侧腰痛为首发症状的肾转移等。当育龄妇女出现上述症状时,一定要行血清 hCG 测定以进行 GTN 的筛查,尽早明确诊断,避免"头痛医头,脚痛医脚"。提高诊断水平是给予患者恰当治疗的根本。在 GTN 的治疗中,犹如在深渊上过独木桥,稍向左一步,可能落入过度治疗的陷阱,使患者承受不必要的治疗所带来的各种痛苦;稍向右一步,又可能会落入治疗不足的陷阱,导致患者今后发生耐药或复发,甚至是治疗失败导致患者死亡。临床医师在与肿瘤作斗争的过程中,处处存在着这样的陷阱,我们必须时刻牢记:在对病患实施任何处理措施前,应当仔细权衡其利弊,及时发现并避开临床中的"陷阱"。

(赵 峻 向 阳)

参 考 文 献

1. Ngan S, Seckl MJ. Gestational trophoblastic neoplasia management: an update. Curr Opin Oncol, 2007, 19(5): 486-491.

2. Lurain JR. Gestational trophoblastic disease II: classification and management of gestational trophoblastic neoplasia. Am J Obstet Gynecol, 2011, 204(1): 11-18.

3. Golfier F, Labrousse C, Frappart L, et al. Evaluation of treatment relating to gestational trophoblastic tumor registered to the French Trophoblastic Disease Reference Center(TDRC) in Lyon from 1999 to 2005. Gynecol Obstet Fertil, 2007, 35(3): 205-215.

4. Kim SJ, Bae SN, Kim JH, et al. Risk factors for the prediction of treatment failure in gestational trophoblastic tumors treated with EMA/CO regimen. Gynecol Oncol, 1998, 71(2): 247-253.

5. Szigetvári I, Szepesi J, Végh G, et al. 25 years' experience in the treatment of gestational trophoblastic neoplasia in Hungary. J Reprod Med, 2006, 51(10): 841-848.

6. Abrão RA, de Andrade JM, Tiezzi DG, et al. Treatment for low-risk gestational trophoblastic disease: comparison of single-agent methotrexate, dactinomycin and combination regimens. Gynecol Oncol, 2008, 108(1): 149-153.

7. Ma Y, Xiang Y, Wan XR, et al. The prognostic analysis of 123 postpartum choriocarcinoma cases. Int J Gynecol Cancer, 2008, 18(5): 1097-1101.

8. ten Kate-Booij MJ, Lok CA, Verheijen RH, et al. Trophoblastic

diseases. Ned Tijdschr Geneeskd, 2008, 152 (41):2219-2224.

9. Savage P, Seckl M, Short D. Practical issues in the management of low-risk gestational trophoblast tumors. J Reprod Med, 2008, 53 (10):774-780.

10. Yang J, Xiang Y, Wan X, et al. Recurrent gestational trophoblastic tumor: management and risk factors for recurrence. Gynecol Oncol, 2006, 103 (2):587-590.

11. Yang J, Xiang Y, Wan X, et al. The prognosis of gestational trophoblastic neoplasia patient with residual lung tumor after completing treatment. Gynecol Oncol, 2006, 103 (2):479-482.

12. Suzuka K, Matsui H, Iitsuka Y, et al. Adjuvant hysterectomy in low-risk gestational trophoblastic disease. Obstet Gynecol, 2001, 97 (3):431-434.

13. Hammond CB, Weed JC Jr, Currie JL. The role of operation in the current therapy of gestational trophoblastic disease. Am J Obstet Gynecol, 1980, 136 (7):844-858.

14. Carter J, Chi DS, Brown CL, et al. Cancer-related infertility in survivorship. Int J Gynecol Cancer, 2010, 20 (1):2-8.

15. Feng F, Xiang Y. Surgical management of chemotherapy-resistant gestational trophoblastic neoplasia. Expert Rev Anticancer Ther, 2010, 10 (1):71-80.

16. Soper JT. Role of surgery and radiation therapy in the management of gestational trophoblastic disease. Best Pract Res Clin Obstet Gynaecol, 2003, 17 (6):943-957.

17. Evans AC Jr, Soper JT, Clarke-Pearson DL, et al. Gestational trophoblastic disease metastatic to the central nervous system. Gynecol Oncol, 1995, 59 (2):226-230.

18. Yang JJ, Xiang Y, Yang XY, et al. Emergency craniotomy in patients with intracranial metastatic gestational trophoblastic tumor. Int J Gynaecol Obstet, 2005, 89 (1):35-38.

19. Vijay RK, Kaduthodil MJ, Bottomley JR, et al. Metastatic

gestational trophoblastic tumour presenting as spontaneous subcapsular renal haematoma. Br J Radiol, 2008, 81 (969): e234-e237.

第36节　绒癌脑转移的处理

绒癌合并脑转移在临床上比较常见,据报道妊娠滋养细胞肿瘤脑转移的发生率为 8%~15%,当绒癌患者进展至晚期后,病变由肺向全身扩散,脑部几乎很难幸免。绒癌脑转移患者经常发生颅内出血、硬膜下出血,甚至发生脑疝,并常以此为首发症状出现,病情来势凶猛,是患者死亡的一大原因。

💗 **病例**

27 岁,G_3P_1。因"足月产后阴道不规则流血 3 个月,头痛 3 天"入院。患者于 3 个月前因宫内孕 39^{+4} 周胎死宫内引产。分娩经过顺利,胎儿胎盘自然娩出,检查胎儿脐带绕颈及双手,未见其他异常;胎盘面积稍大,未见其他异常;胎儿胎盘均未送病理检查。患者孕期顺利,无高血压及水肿,无腹痛及阴道出血。分娩时出血不多,产后抗生素治疗 1 周,恶露量逐渐减少。产后 1 个月阴道出血量增多,但量少于月经量,时多时少,无组织样物掉出。在本地妇产医院检查未见异常。9 天前查血 hCG>2000mIU/ml,4 天前查血 hCG 14 000mIU/ml,行诊断性刮宫,病理不详。入我院前 6 天胸片提示双肺结节块状影,入我院前 3 天出现头痛、恶心,无呕吐及晕厥史。1 天前走路不稳,急诊就诊我院,急查肺 CT、脑 CT 均有转移。诊断为产后绒癌Ⅳ期收入院。体格检查:T 36.6 ℃,HR 92 次 / 分,R 20 次 / 分,BP 105/70mmHg,神经科查体除右下肢肌力稍减弱外,余无异常。妇科检查:外阴:(-);阴道:畅,血染,阴道壁无紫蓝色结节;宫颈：口闭；宫体：后位，丰满，稍软，活动好，无压痛；双侧附件无异常。辅助检查：胸部及头颅 CT 提示：右侧小脑半球类圆形致密影，考虑转移瘤；双下肺结节状影，考虑转移瘤。血 β-hCG：1 664 430mIU/ml。

入院后即刻行甘露醇脱水降颅压、腰穿鞘内注射 MTX 和全身联合化疗（VCR+5-FU+KSM+AT1258）等治疗，虽已积极治疗但病情不仅未见好转，反而逐渐加重，患者反复昏迷，每次均需快速滴注甘露醇。为降低颅压、防止脑疝、挽救生命，在脑外科、ICU、麻醉科的合作下于化疗第 2 天急诊进行了开颅肿瘤切除术及去骨瓣减压术。术中见：脑水肿明显，向外膨出，脑沟变浅，脑回平坦，右枕叶肿瘤呈淡黄色、质韧、血管丰富，边界不清，大小约 3cm×3cm×3cm，肿瘤切除满意。手术后积极给予以 5-FU 为主的联合化疗 7 疗程及 EMA/CO 方案 8 疗程，全身化疗同时辅以鞘内注射 MTX 化疗。化疗第 10 疗程时因左肺上叶转移瘤吸收不满意又进行了左肺上叶切除术。患者治愈出院后一直定期随访。停化疗 3 年后，足月妊娠后分娩一正常女婴。

🫀 诊治经验与点评

绒癌脑转移是继发于肺转移通过体循环所形成。肺内瘤细胞侵入静脉后，循环血液经心脏进入大循环，向上经过颈内动脉或脊椎动脉进入脑血管而形成脑转移。脑转移的发展过程大致分为三个阶段：①前驱期（瘤栓期）：瘤细胞进入脑血管后，形成血管内瘤栓，同时引起附近脑血管痉挛，导致该区脑血流被阻断，使得相应供血部位的脑组织因缺血而丧失功能，在临床上表现出一过性症状，如猝然跌倒、暂时性肢体失灵、失语、失明等，随着脑血管痉挛解除和瘤栓向前推进，血运部分恢复，症状可逐渐缓解；②进展期（脑瘤期）：血管内瘤栓细胞继续繁殖生长，侵入脑组织形成转移瘤，伴有出血及脑水肿等，此时由于颅内压增高,常可发生剧烈头痛、喷射性呕吐、偏瘫、失语、失明以致抽搐和昏迷等症状,此时的症状迅速进展,不再自然消失;③终末期(脑疝期):由于颅内压逐步升高,脑室受压或小脑嵌顿于枕骨大孔,形成脑疝。若延髓呼吸中枢受压,患者可发生骤然停止呼吸,导致死亡。

本例患者分娩时检查胎盘未见异常缺损,产后1周恶露量逐渐减少,产后1个月才发生阴道出血量逐渐增多的症状,出血量不稳定,无组织样物流出。B超检查未见异常。因此考虑宫内残留妊娠组织物的可能性较小。而同时患者hCG明显高于正常。在除外妊娠物残留的情况下,产后hCG升高则更倾向于考虑滋养细胞疾病可能。结合患者之前检查胸片提示双肺结节块状影,基本可以确定产后绒癌诊断。考虑到患者头痛主诉,应考虑到产后绒癌发生脑转移的可能。对于这类患者,还应询问发生头痛之前是否曾有过晕厥、肢体运动失灵、言语困难、视力障碍或神智不清等一过性前驱症状,这些症状可单独出现,更多的为几种症状同时存在。除头痛可持续数天之外,其他症状一般经过数十秒至数小时后可自然缓解。

对于脑转移患者的神经科检查体征,在早期一般很少有阳性体征表现。本例患者入院时神经科查体除右下肢肌力稍减弱外,其余未见异常。根据临床观察,除非在一过性症状出现的当时立即检查,可能发现一些与症状相应的阳性体征,同样这些体征往往也只会持续很短时间后即会消失。进入进展期之后,脑转移症状逐渐加重的同时,体征也会逐渐明显,如中枢性面瘫、肢体瘫痪、病理性反射、瞳孔异常、脑膜刺激征等。

脑转移患者出现晚期症状和体征之后诊断一般并不困难。而对脑转移患者做到早期诊断,从而实现早期治疗更加重要。因此,对于育龄妇女有过流产、足月分娩或葡萄胎史,出现不规则阴道流血、子宫复旧不佳、子宫增大而柔软、hCG 明显升高,同时有一过性的神经系统紊乱的症状,如突然剧烈头痛、恶心、呕吐、猝然跌倒、部分肢体运动失灵、肌力下降、肢体抽搐、语言障碍、失明等,或表现为蛛网膜下腔出血、颅内出血,如能排除其他原因所致,应高度怀疑绒癌脑转移。头颅 CT 检查目前是诊断滋养细胞肿瘤脑转移的重要手段,对早期脑转移瘤的发现也有一定价值。脑转移瘤病灶多数位于顶叶,50% 脑转移病灶表现为出血,95%~99% 的脑转移病灶在 CT 上表现为高密度病灶。头颅 MRI 检查对发现绒癌脑转移也有重要参考价值。绒癌患者血液中 hCG 可以渗透入脑脊液,因此在绒癌患者脑脊液中经常可以测出 hCG,但在未发生脑转移的患者,脑脊液 hCG 含量不高。发生脑转移后,在瘤栓期,瘤栓还未来得及生成大量 hCG,因此血 hCG 与脑脊液 hCG 的比值尚未出现明显下降,在脑瘤期之后,脑转移的病灶中滋养细胞分泌的 hCG 直接进入脑脊液,脑脊液 hCG 水平明显升高,血 hCG : 脑脊液 hCG 一般小于 60 : 1。

绒癌脑转移的治疗包括:

1. **降颅压治疗**　本例中患者在入院后及时使用甘露醇静脉快速滴注脱水降颅压治疗。脑转移瘤压迫及其引起的脑组织水肿导致患者颅内压增高明显,头颅 CT 中可有明显体现。本例中,患者已出现头痛、恶心等脑瘤期症状。若脑水肿与颅内压增高进一步加重可引发脑疝,严重时可导致猝死。因此应急对症治疗需及时降颅压治疗。用药一般可采用甘露醇、山梨醇等,每 4~6 小时用药一次,每次需于 30 分钟内滴完。如果肾功能良好,可用呋塞米脱水,但不宜反复使用,避免损伤肾脏功能。地塞米松静脉注射或滴入,也有脱水降颅压作用。

2. **手术治疗**　本例治疗过程中,经过积极脱水降颅压治疗后患者病情不仅未见好转,反而逐渐加重,患者反复昏迷,每次均需快速滴注甘露醇。考虑到患者转移灶位于枕部,很容易压迫呼吸中枢,若病情继续发展,很快会发生脑疝。为降低颅压、防止脑疝和挽救生命,化疗第2天急诊进行了右枕部开颅肿瘤切除术及去骨瓣减压术。对于绒癌脑转移患者,尤其是多发脑转移及巨大脑转移瘤常伴有脑出血与水肿而致颅内压急剧升高及出现相应的一系列神经系统症状与体征,当经过积极地降低颅压、镇静解痉及止血治疗后效果不满意,尤其是患者出现昏迷及呼吸障碍而威胁生命时,应当机立断,紧急进行开颅手术,以避免脑疝形成导致患者死亡,给患者创造生存和接受化疗的机会,以争取达到治愈的目的。

3. 全身治疗 主要针对脑转移瘤之外其他脏器病灶的治疗。患者绒癌多脏器转移,宜采用两种以上药物联合化疗。可以首选氟尿嘧啶(5-FU)为主的联合化疗方案(国外多采用 EMA/CO 方案)。本例中患者采用了VCR+5-FU+KSM+AT1258 全身联合化疗方案。化疗中注意:脑转移患者静脉化疗过程中因用药较多,输入液量也偏多,为避免影响脱水降颅压的疗效,每天入液量应限制在 2500~3000ml 以内,所用液体应为高渗液体(尽量使用10% 葡萄糖溶液),并且尽量避免使用含 Na 的液体。

4. 局部治疗 本例患者在使用 VCR+5-FU+KSM+AT1258 全身联合化疗方案同时,还采用了腰椎穿刺鞘注MTX 针对脑转移病灶局部治疗。针对绒癌脑转移瘤的治疗,由于血脑屏障的存在,静脉或口服用药都很难在脑脊液中达到治疗所需的药物浓度。腰穿鞘内给药可以直接将药物注射入脑脊液中,容易达到局部有效治疗浓度,从而可提高脑转移患者的疗效。一般采取 MTX 鞘内注射,每次 10~15mg,溶于 4~6ml 注射用水中,每隔 1~3 天注射一次,每疗程 3~4 次,总量为 45~50mg(采用 EMA/CO 化疗方案时,每周鞘内注射 MTX 一次,每次 12.5mg)。为了防止颅内压过高导致注射时发生脑疝,腰穿前应先使用甘露醇脱水降低颅压;穿刺时宜使用细针并避免反复穿刺,以免针眼过大过多发生脑脊液外渗诱发脑疝;穿刺时避免放出过多脑脊液。对于脑转移病灶放疗的治疗效果仍存在很多争议,临床应用比较少。有文献提出,化疗结合全脑照射既可杀灭肿瘤细胞,同时还可明显减少脑转移瘤致颅内出血的发生。但也有很多作者认为,鞘内给药对脑转移瘤的疗效明显优于局部放射治疗,而且认为放射治疗后常可引起照射野组织纤维化,如在纤维组织内仍存在残余瘤细胞,复发机会较大,且对以后的处理也造成困难,另外放射治疗过程中易出现脑水肿而增加脑危象发生的可能。有文献提出,对于脑转移化疗耐药患者,加用放疗有一定作用。

5. **后续治疗**　绒癌脑转移患者经过应急治疗状态平稳后,应继续全身化疗及鞘内注射化疗对全身及脑部病灶进行治疗。本例中患者手术后积极给予以 5-FU 为主的联合化疗 7 疗程,因骨髓抑制反应严重,后又改为 EMA/CO 方案 8 疗程,全身化疗同时辅以鞘内注射 MTX 化疗。化疗第三疗程后血 β-hCG 降至正常。因左肺上叶转移瘤吸收不满意,在化疗第 16 疗程时又进行了左肺上叶切除术。术后联合化疗巩固 2 疗程后达到临床治愈。

(顾　宇　冯凤芝)

参 考 文 献

1. 向阳. 宋鸿钊滋养细胞肿瘤学. 第 3 版. 北京:人民卫生出版社,2011.

2. 杨隽钧,向阳,杨秀玉,等. 绒毛膜癌脑转移急诊行开颅手术的临床分析. 中华妇产科杂志,2005,40(5):335-338.

3. 向阳,杨秀玉,宋鸿钊,等. 恶性滋养细胞肿瘤脑转移的疗效分析. 中华妇产科杂志,2001,36(7):417-420.

4. Semple PL,Denny L,Coughlan M,et al. The role of neurosurgery in the treatment of cerebral metastases from choriocarcinoma:a report of two cases. Int J Gynecol Cancer,2004,14(1):157-161.

5. Sierra-Bergua B,Sanchez-Marteles M,Cabrerizo-Garcia JL,et al. Choriocarcinoma with pulmonary and cerebral metastases. Singapore Med J,2008,49(10):e286-288.

6. Soper JT,Spillman M,Sampson JH,et al. High-risk gestational trophoblastic neoplasia with brain metastases:individualized multidisciplinary therapy in the management of four patients. Gynecol Oncol,2007,104(3):691-694.

7. Leslie MD,Mangili G,Kemeny AA,et al. Gestational choriocarcinoma metastatic to the brain treated successfully by stereotactic radiosurgery and chemotherapy. Clin Oncol(R Coll Radiol),1996,8(4):259-260.

第 37 节　上皮样滋养细胞肿瘤的手术治疗

上皮样滋养细胞肿瘤(epithelioid trophoblastic tumor,ETT)是 Shih 和 Kurman 在 1998 首先报道并命名的区别于胎盘部滋养细胞肿瘤(placental site trophoblastic tumor,PSTT)和绒毛膜上皮癌(choriocarcinoma,CC)的另外一种非常少见的滋养细胞肿瘤。通常发生于育龄妇女,但也有发生于绝经后女性的少见病例。绝大多数患者继发于足月产、流产及葡萄胎。子宫是上皮样滋养细胞肿瘤的好发部位,其次是宫颈,偶尔可以出现在子宫以外的部位,包括肺、阔韧带、输卵管、卵巢、阴道、胆囊等。大多数病例血清 β-hCG 水平不高或表现为轻度增高。由于 ETT 是近年来才被认识的一种独特的滋养细胞疾病,其生物学行为尚不清楚。部分研究结果表明其具有恶性的生物学行为,侵袭能力低于绒癌,与胎盘部滋养细胞肿瘤相似,包括对化疗不敏感、多药多疗程化疗后仍出现肿瘤复发或持续性 β-hCG 水平升高。张等对 2012 年 10 月之前文献报道的 103 例 ETT 进行了分析,发现有随访资料(中位随访 22 个月,范围:1~192 个月)的 62 例患者中,15 例死亡,19 例发生复发和转移,中位复发或转移时间为 21.2 个月(平均 8 个月,范围:1~145 个月)。

鉴于该疾病的少见性,临床处理尚无成熟的经验,目前认为手术是其首选的治疗方法。但是临床上经常会遇到手术时机选择不佳,导致 ETT 复发或耐药而影响患者治疗效果的现象。因此,如何进行手术时机的选择,成为 ETT 治疗的关键。

病例

43 岁女性患者,G_2P_0,有 2 次不良孕产史(2007 年 6 月、2009 年 3 月不明原因胎停育,自诉清宫病理正常)。2011 年 12 月无意发现阴道口组织物堵塞,于外院诊断为"阴道壁囊肿"行"阴道壁囊肿切除术",大体标本示肿物直径约 2cm,蒂粗 0.5cm。术后病理:考虑为肿瘤性病变(ETT,鳞癌或恶性黑色素瘤可能),免疫组化结果示:CK(++),CK18(+),PLAP(+),hCG(+),hPL(+),Ki-67(15%+),CEA(-),Actin(-),melan A(-),α-inhibin(-)。术后血清 β-hCG:1.4mIU/ml(正常值:0~5mIU/ml)。北京协和医院病理会诊结果示:AE1/AE3(+),PLAP(+),P63(+),HBM45(-),E-Cadhecin(-),CAM5.2(+),Cyclin D1(-)。结合免疫组化结果,诊断为上皮样滋养细胞肿瘤。2012 年 2 月盆腔磁共振示:宫颈与宫体交界区内层异常信号,宫颈多发纳囊,部分合并出血,盆腔少量积液。肺部 CT 示:右侧胸膜局部增厚。血清 β-hCG:0mIU/ml。因患者有生育要求,拒绝全子宫切除,遂定期随诊。2012 年 6 月开始患者血清 β-hCG 逐渐升高,2012 年 7 月 17 日升至 15.5mIU/ml。行妇科内诊发现阴道前壁下段偏左触及 0.5cm 浅蓝色结节,盆腔磁共振及胸部 CT 未见明显异常。

思考问题:

该患者首次以"阴道壁囊肿"的诊断进行了局部的病灶切除,术后病理提示"上皮样滋养细胞肿瘤"的诊断后进行了血清 β-hCG 及盆腔磁共振、胸部 CT 的检查,术后的 β-hCG 在正常值范围内,盆腔及肺部未见原发及转移病灶,但是术前血清 β-hCG 水平不详。其次,患者在阴道壁肿物切除后 5 个月出现血清 β-hCG 水平缓慢上升,妇科内诊发现阴道前壁结节,盆腔磁共振及肺部 CT 仍无病灶。作为孤立的阴道壁肿物,血清 β-hCG 水平最高仅达 15.5mIU/ml,是否可以直接进行病灶切除,还是选择化疗后病灶切除?该患者要求保留生育功能,是否保留子宫?对于这类患者,手术的最佳时机是什么?保留子宫是否有复发或转移风险?

💗 **诊治经验与点评**

经过对该病例的分析,患者在单纯的局部病灶切除术后很快复发,可能与术前 β-hCG 水平较高有关。因此,给予长春新碱、更生霉素、足叶乙苷及氟尿嘧啶化疗,化疗 2 程后血清 β-hCG 降至正常。其次,患者有保留生育功能的愿望,首次术后盆腔磁共振未发现子宫及宫颈病灶,也未行子宫切除术。因此,考虑患者有强烈的保留子宫的意愿,在第 3 程化疗中行"阴道病灶切除术 + 诊刮术",术中见病变范围约 1cm,电刀沿病变外 0.5cm 切除病变,深达黏膜下层。术后病理示:(阴道壁)鳞状上皮黏膜及黏膜下组织,黏膜下可见出血坏死结节及少许高度退变的滋养细胞样细胞。(宫腔)增殖期子宫内膜。术后给予原化疗方案巩固 1 程。目前,该患者门诊定期随访 2 年余,至今血清 β-hCG 一直正常。

通过该临床实例,我们可以看到,对上皮样滋养细胞肿瘤进行手术治疗,应该选择恰当的手术时机,否则容易造成 ETT 复发或转移。Konx 等报道了 1 例因足月产后 7 个月突发大量阴道出血,行诊断性刮宫确诊为"ETT 伴局灶性绒毛膜癌",肺 CT 检查发现肺内多发转移小结节。给予 5 个疗程化疗后肺内病灶消失,子宫病灶仍然存在。但是,血清 β-hCG 水平未降至正常就进行了子宫切除术,术后血清 β-hCG 水平正常,又进行了 3 个疗程的巩固化疗。但是在停药 16 周后,血清 β-hCG 复升。可见,手术时机的选择是影响 ETT 复发的重要因素。本文将从手术时机的选择、各种手术治疗的指征以及手术联合化疗治疗等几个方面阐述上皮样滋养细胞肿瘤的手术治疗,以供参考。

一、子宫切除术

尽管绝大多数滋养细胞肿瘤患者可以单纯通过化疗而达到治愈,但在个别病例的治疗中,选择性手术仍很重要。ETT 对治疗妊娠滋养细胞疾病的常规化疗并不敏感,子宫切除能够成功治疗局部病灶。术后辅以化疗,以血清 β-hCG 水平监测临床治疗效果。Shib 和 Kurman 报道的 14 例 ETT 中,10 例行全子宫切除术(8 例单纯子宫全切,1 例行诊刮及化疗后由于血清 β-hCG 升高行全子宫切除术,1 例行子宫切除术后给予化疗),患者无病生存 1~120 个月。浙江大学附属妇产医院报道的 6 例无子宫外病灶的 ETT 患者均进行了子宫切除术,3 例患者出现复发。Palmer 等概括文献报道的 52 例 ETT 患者的治疗,39 例进行了手术治疗,其中 73% 进行了子宫切除术。因此,对于确诊 ETT 的患者,如果病变仅局限于子宫内,子宫切除术对于无生育要求的 ETT 患者是必要的。

二、保留生育功能的手术——子宫病灶切除术及清宫术

生育能力的丧失将会对肿瘤患者产生一些负面的冲

击,从而严重影响患者的生活质量。随着生物医学模式向社会心理医学模式的转变,在对滋养细胞肿瘤患者制订治疗方案时,应选择对生育力影响最小的方案。但是,针对 ETT 患者,保留生育功能的手术需要慎重考虑。从 2008 年至今,我院收治(包括门诊)了 14 例 ETT 患者,其中 4 例 ETT 患者转移的生物学行为与卵巢癌及其相似。除了本例患者只有单独的阴道壁病灶,且有强烈的生育要求,其余患者最终均进行了全子宫、双附件及转移病灶切除术。因此,对于希望保留生育功能的 ETT 患者,应严格掌握适应证的选择,实施子宫病灶切除术。选择该术式的指征是:①患者强烈要求保留生育功能;②血清 β-hCG 水平尽可能低;③子宫局限性病灶,边界清楚;④无子宫外转移证据。应当强调的是,保留生育功能的治疗需慎之又慎。

三、子宫外病灶切除术

1. **肺叶切除术**　绝大多数有肺转移的滋养细胞肿瘤的患者不需要进行肺叶切除手术,包括上皮样滋养细胞肿瘤发生肺转移的患者。只有高度耐药的患者经肺叶切除术切除活性病灶后,才能够获得缓解。对耐药和复发患者肺叶切除术指征为:①无体内其他部位转移的证据;②肺转移灶局限于一侧;③术前 β-hCG 水平尽可能控制在正常或者接近正常水平。

2. **其余少见子宫外转移病灶的切除术**　临床上子宫虽然是 ETT 常见的好发部位,但是也有少见病例发病时无子宫原发病灶的证据,仅有宫外转移的单一病灶。这类文献报道的均进行了局部病灶切除术。本例患者只有阴道壁的单一病灶,在经过化疗血清 β-hCG 水平降至正常后单纯进行了阴道壁肿物的切除,术后随访未见复发和转移。此类患者进行单一转移病灶切除的手术指征为:①强烈要求保留生育功能;②无子宫内原发灶或体内其他部位转移的证据;③术前 β-hCG 水平尽可能控制在正常或者接近正常水平。

四、关于术前及术后化疗的建议

ETT 患者的生物学行为导致其对化疗敏感性较差，但是单纯手术的患者经常会出现复发和转移。程晓东等报道的 6 例 ETT 患者在术前时未给予化疗，患者术前 β-hCG 水平在 24.9~21 782.08mIU/ml 之间，虽然术后给予化疗巩固，但仍有 3 例患者发生复发或转移，给我们提出的问题是术前化疗尽量使血清 β-hCG 水平降至更低或正常是否会降低 ETT 的复发率和转移率？本例患者在首次手术前未进行化疗，5 个月后出现复发，虽然符合 ETT 容易复发和转移的生物学行为，但是复发后在我院给予术前化疗时血清 β-hCG 水平降至正常后进行局部病灶切除和巩固化疗，术后随访至今 2 年余无复发迹象，提示术前血清 β-hCG 水平可能会影响术后复发和转移。因此，术前化疗对于手术的成功率是有一定影响的。Zhang 等综述的国内外有随访资料的 62 例 ETT 患者中，24 例进行了单纯手术，35 例患者接受了手术和化疗的联合治疗。15 例死亡，19 例发生复发和转移，中位复发或转移时间为 21.2 个月（平均 8 个月，范围：1~145 个月）。Kaplan-Meier 分析结果表明，单纯手术发生复发的风险明显高于手术联合化疗的患者（P=0.005）。说明术前术后化疗对于 ETT 手术的患者是有必要的，而且是有益的。

上皮样滋养细胞肿瘤少见，手术治疗是其首选的治疗方法。但是在手术指征及手术时机的选择方面尚缺乏相关的文献报道，我们在未来的临床工作中，应该遵循循证医学，为上皮样滋养细胞肿瘤的患者提供最佳的治疗方案。

（赵　静　向　阳）

参 考 文 献

1. Shih IM, Kurman RJ. Epithelioid trophoblastic tumor: a neoplasm distinct from choriocarcinoma and placental site trophoblastic tumor simulating carcinoma. Am J Surg Pathol, 1998, 22 (11): 1393-1403.

2. Scott EM, Smith AL, Desouki MM, et al. Epithelioid trophoblastic tumor: a case report and review of the literature. Case Rep Obstet Gynecol, 2012, 2012: 862472.

3. Narita F, Takeuchi K, Hamana S, et al. Epithelioid trophoblastic tumor (ETT) initially interpreted as cervical cancer. Int J Gynecol Can, 2003, 13: 551-554.

4. Coulson LE, Kong CS, Zaloudek C. Epithelioid trophoblastic tumor of the uterus in a postmenopausal woman: a case report and review of the literature. Am J Surg Pathol, 2000, 24 (11): 1558-1562.

5. Kuo KT, Chen MJ, Lin MC. Epithelioid trophoblastic tumor of the broad ligament: a case report and review of the literature. Am J Surg Pathol, 2004, 28 (3): 405-409.

6. Urabe S, Fujiwara H, Miyoshi H, et al. Epithelioid trophoblastic tumor of the lung. J Obstet Gynaecol Res, 2007, 33 (3): 397-401.

7. Parker A, Lee V, Dalrymple C, et al. Epithelioid trophoblastic tumour: report of a case in the fallopian tube. Pathology, 2003, 35 (2): 136-140.

8. Khunamornpong S, Settakorn J, Sukpan K, et al. Ovarian involvement of epithelioid trophoblastic tumor: a case report. Int J Gynecol Pathol, 2011, 30 (2): 167-172.

9. Ohira S, Yamazaki T, Hatano H, et al. Epithelioid trophoblastic tumor metastatic to the vagina: an immunohistochemical and ultrastructural study. Int J Gynecol Pathol, 2000, 19 (4): 381-

386.

10. Shen X,Xiang Y,Guo L,et al. Analysis of clinicopathologic prognostic factors in 9 patients with epithelioid trophoblastic tumor. Int J Gynecol Cancer,2011,21(6):1124-1130.

11. Palmer JE,Macdonald M,Wells M,et al. Epithelioid trophoblastic tumor:a review of the literature. J Reprod Med, 2008,53(7):465-475.

12. Feng F,Xiang Y. Surgical management of chemotherapy-resistant gestational trophoblastic neoplasia. Expert Rev. Anticancer Ther,2010,10(1):71-80.

13. 程晓东,吕卫国,万小云,等.上皮样滋养细胞肿瘤六例分析.中华妇产科杂志,2008,4(43):281-285.

14. Knox S,Brooks SE,Wong-You-Cheong J,et al. Choriocarcinoma and epithelial trophoblastic tumor:successful treatment of relapse with hysterectomy and high-dose chemotherapy with peripheral stem cell support:a case report. Gynecol Oncol, 2002,85(1):204-208.

15. Hamazaki S1,Nakamoto S,Okino T,et al. Epithelioid trophoblastic tumor:morphological and immunohistochemical study of three lung lesions. Hum Pathol,1999,30(11):1321-1327.

16. Zhang X,Lü W,Lü B. Epithelioid trophoblastic tumor:an outcome-based literature review of 78 reported cases. Int J Gynecol Cancer,2013,23(7):1334-1338.

第38节　胎盘部位滋养细胞肿瘤
保留生育功能的治疗

胎盘部位滋养细胞肿瘤(placental site trophoblastic tumor,PSTT)是滋养细胞肿瘤(gestational trophoblastic neoplasm,GTN)中的少见类型,其发生率约为1/10万次

妊娠,占所有滋养细胞肿瘤的 1%~2%。肿瘤由形态单一的中间型滋养细胞组成,可以继发于各种类型妊娠,包括:足月产、流产、异位妊娠和葡萄胎等,也可以和上述各种妊娠同时合并存在。Kurman 等于 1976 年首次用"胎盘部位假瘤"描述了这种疾病,当时认为该病为一种良性疾病。1981 年,Scully 和 Young 提出该病有恶性潜能,并将其易名为 PSTT。

PSTT 的临床特点与其他常见的滋养细胞肿瘤(如:绒毛膜癌和侵蚀性葡萄胎)有很大差异,目前国际上通用的 FIGO 滋养细胞肿瘤预后评分标准对 PSTT 似乎并不适用,影响其预后的因素及其最适合的治疗方案仍存在争议。由于 PSTT 主要由中间型滋养细胞组成,因此对化疗不如其他类型 GTN 敏感。过去一直认为子宫切除术是其首选的治疗方案,一旦确诊则应立即行全子宫切除术。随着医学的发展和人们生活质量的提高,在对 PSTT 患者进行治疗的同时保留其生育功能成为临床医师面临的新挑战。

病例 1

24 岁,G_2P_0,人流术后 2 个月,发现宫腔占位。患者于 2009 年 9 月末次人流,术后无停经,仅表现为经量少,淋漓不净。2009 年 11 月 B 超发现宫腔占位,2.5cm,hCG 98.5mIU/ml,本地诊断为宫外孕,并予甲氨蝶呤肌内注射治疗,无好转,外院复查 B 超:宫腔占位增大为 3.5cm,hCG 85.4mIU/ml。2010 年 2 月转来我院,行肺 CT 未见转移灶,盆腔 MRI 见子宫肌壁间病灶,宫旁未见异常。β-hCG 57.8mIU/ml,化疗 2 天后行腹腔镜下子宫病灶挖除＋子宫修补术,术后病理符合胎盘部位滋养细胞肿瘤,切缘未见滋养细胞肿瘤。术后查 β-hCG 即降至正常,术后 3 天开始 EMA/CO 方案化疗 2 程,末次化疗 2010 年 3 月。治疗后随诊 hCG 及月经周期均正常。2011 年 10

月底解除避孕,LMP:2011 年 12 月 25 日,2012 年 10 月 6 日因社会因素行剖宫产术娩一女婴,健康。术中见原子宫病灶切除的瘢痕处愈合完好。术后一个月月经复潮,目前月经规律(5~7d/35~37d),量少。产后 9 个月连续每月查 hCG 均正常。

诊治经验与点评

一、PSTT 保留生育功能治疗的方法

PSTT 是一种罕见类型的滋养细胞肿瘤,通常见于育龄妇女,死亡率约为 10%~20%,有文献报道多处转移者预后差,多在 1 年内死亡。由于 PSTT 不如其他起源于细胞滋养细胞和合体滋养细胞的妊娠滋养细胞肿瘤(如:侵蚀性葡萄胎和绒毛膜癌)对化疗敏感,因此,长期以来手术一直是治疗 PSTT 的主要手段,甚至有相当的患者仅接受手术治疗就能达到完全缓解。Pisal 等及 Newlands 等认为局限于子宫的病灶可以行子宫切除术,肿瘤是否切净是术后是否辅以联合化疗的决定性因素。因此,PSTT 较经典的治疗方案是化疗后全子宫切除术。然而,希望保留生育功能的患者并不容易接受这种治疗方法。随着近年来对疾病监测水平的提高、化疗方案的改进,通过保守性手术仅切除子宫病灶成为可能。对于复发、转移或不宜手术治疗的患者,化疗也有重要的作用,选择性地采用放疗。在这种罕见疾病的处理中,应当强调多种疗法合并应用的价值。

1. **保留生育功能的手术**　保留生育功能必须建立在肿瘤局限及能保证严格随访的基础上。但 Pfeffer 等认为除了可被发现的瘤体外,子宫中可能还存在着其他多发的小病灶,这些病灶很可能不能被超声、CT、MRI 甚至 PET 等影像学检查所发现,这就意味着保留生育功能手术存在复发的风险。因此,保留生育功能的手术应在高度选择的病例中施行,对于年老、无生育要求的患者不提

倡进行保留生育功能的手术。

（1）刮宫：因大多数 PSTT 患者的中间型滋养细胞在子宫肌纤维间浸润性生长，不能通过刮宫治愈，且刮宫常导致大出血及子宫穿孔，目前认为这一方法并不可取。但仍有部分学者认为，PSTT 是生物学行为变异很大的肿瘤，部分良性行为的 PSTT 可以通过刮宫治愈。在患者有强烈的生育要求且病变局限于子宫（尤其是突向宫腔的息肉型）时，如各项预后指标提示无高危因素，患者能密切随访，可行刮宫术而保留患者的子宫，术后应严密随访血 hCG，直至降到正常范围以下。如 hCG 不能迅速下降，则需采取其他治疗措施，如：子宫病灶切除或切除子宫。由于各项预后指标的意义并非十分肯定，且 PSTT 的行为难以预测，因此，对于仅通过刮宫来治疗 PSTT 还应持十分慎重的态度。

（2）子宫病灶切除术：Machtinger 等认为肿瘤剔除术加化疗可作为强烈要求保留生育功能患者的选择，手术方式依据肿瘤的部位和医师的手术习惯而定。术中应仔细探查盆腹腔脏器，再次确定病灶的部位、范围、数目，以明确手术范围，确定为局限性病灶，方可施行保守性手术，切不可一味强调保留生育功能而忽视了对疾病治疗的彻底性。此外，切口要充分，操作要轻柔，锐性解剖。切除病灶时应包括肿瘤及其周边组织 0.5~1cm，其后在子宫肌层多点注入 5-Fu 或 MTX，缝合时勿留死腔。手术以一期缝合（对合缝合或"8"字缝合）为宜，以避免二次手术导致剩余的子宫过小，再次妊娠时易于发生流产或早产，不足以完成生育功能。

PSTT 患者的卵巢很少受累，若被累及，肉眼即可见明显病变。手术中肉眼观察正常的卵巢组织，仅有 3% 病理检查发现肿瘤浸润。因此，如果术中发现卵巢外观正常且患者要求保留卵巢功能时，可予保留双侧或单侧卵巢。PSTT 可通过淋巴转移，有人建议手术时应切除盆腔及腹主动脉旁淋巴结,以祛除病灶,并可更好地了解PSTT 的生物学行为。另外,对于化疗后持续性的 PET 阳性病灶进行手术治疗有一定的意义。

2. 化疗 组织学结果证实,化疗对 hCG 阳性的肿瘤细胞有效,而对 hPL 阳性的细胞作用较小,所以 PSTT 对化疗远不如绒毛膜癌和侵蚀性葡萄胎敏感。PSTT 对于单药化疗和适用于轻~中度危险性 GTD 的某些联合化疗无反应,或最多仅部分缓解。但随着 EMA/CO(VP-16、甲氨蝶呤、更生霉素/环磷酰胺、长春新碱)和 EMA/EP(VP-16、甲氨蝶呤、更生霉素/VP-16、顺铂)方案的应用,PSTT 的化疗效果出现了一些转机。现多将化疗作为手术后的辅助治疗,在术后有残余瘤、术后复发或已有远处转移者中起着十分重要的作用,尤其对于肺转移的患者,化疗可获得完全缓解。

1999 年,W.Janni 总结了用 EMA/CO 方案治疗的 9例 PSTT,总体反应率为 75%,完全缓解反应率为 38%。但与 EMA/EP 方案相比,EMA/CO 对 PSTT 的治疗效果并不理想。E.S Newlands 分析用 EMA/EP 方案化疗的 8 例转移性 PSTT,结果在 PSTT 发病潜伏期 >2 年者,化疗完全缓解率仅为 20%;而潜伏期 <2 年者,缓解率为 100%;总完全缓解率为 50%。Thomas C 报道 EMA/CO 化疗后复发的 PSTT 用 EMA/EP 治疗的患者可获长期完全缓解。因此应强调顺铂对 PSTT 的重要作用,多数学者认为 EMA/EP 对 EMA/CO 耐药或化疗后复发及转移性的PSTT 有明确作用,应作为 PSTT 首选的化疗方案,因为该方案在其他高危 GTN 的治疗中取得了较好的疗效,并认为 EMA/EP 方案是治疗转移性及复发性 PSTT 的最佳方案。EMA/EP 存在较大毒性反应,骨髓抑制可达Ⅲ~Ⅳ级,68% 的病例出现白细胞下降,40% 的病例血小板减少,21% 的病例血红蛋白下降,常使化疗难以坚持进行,粒细胞集落刺激因子(G-CSF)及自体骨髓干细胞移植在

支持化疗中能起到一定的作用。同时,还应强调手术切除病灶在支持化疗取得完全缓解中所起关键性作用。由于 EMA/EP 对潜伏期 >2 年者效果差,且副作用明显,因此还有待于开发更为有效的化疗方案。二线方案可选择其他以顺铂为主的化疗如:BEP(顺铂、VP-16、博来霉素)或 VIP(VP-16、异环磷酰胺、顺铂)、CEC(顺铂、VP-16、环磷酰胺)等,但其效果尚未确定。Wang 等人以 TP/TE(紫杉醇、顺铂与紫杉醇、足叶乙苷交替使用)用于 EMA/EP 无效的肿瘤转移患者,有 1 例(共 4 例)得到了长期生存,且明显减少了毒副作用。北京协和医院采用以氟类为主的联合化疗方案及 EMA/CO 和 EMA/EP 方案治疗 PSTT,取得了较好的疗效,其中 1 例获得部分缓解(PR),肺内带瘤生存,其他 10 例患者均获得了 CR,总休反应率达 100%,完全缓解反应率达到 90.9%。3 例复发的患者采用 EMA/CO 或 EMA/EP 方案治疗,再次获得 CR,仅 1 名患者在多次复发后死于多脏器功能衰竭。这说明化疗对 PSTT 仍然是有效的,手术切除局部病灶后继以强有力的化疗为转移性 PSTT 患者的治疗带来了新的希望。

3. **放疗** 一般认为 PSTT 对放疗不敏感,W.Janni 回顾性分析了 6 例行放疗的 PSTT 患者取得不同程度的疗效,有 2 例行盆腔外照射的患者获得缓解,因此认为放疗在控制耐药残余病灶及控制局部症状中能起一定作用,但一般推荐用于孤立病灶或局部复发的病例。

4. **转移瘤的治疗** 曾有作者报道,转移可以迟至原始诊断后 10 年再发生,由于肿瘤仅分泌少量 hCG,因而当首次发现血清 β-hCG 升高时体内就可能已存在较大的肿瘤负荷,而转移病灶多数对化疗耐药,放疗也只能用于局部控制和缓解症状,在积极化疗后手术切除局部转移病灶也许可以带来一些希望。与其他类型滋养细胞肿瘤一样,PSTT 患者在治疗前后均应密切监测病情,定期随访。

二、PSTT 保留生育功能治疗的可行性及指征

目前,对于 PSTT 患者保留生育功能治疗仍处于探索阶段,尽管相关的文献报道非常有限,且多为个案报道,但近年来有关 PSTT 保留生育功能治疗的报道有逐渐增多的趋势。Machtinger 等对一例年轻的子宫病灶局限的患者在化疗后进行了宫腔镜下的子宫病灶切除术,保留了其生育功能,他们认为对于高度选择的病例(例如:有强烈的保留生育功能的意愿、病灶局限)可以联合化疗和宫腔镜手术对其进行治疗。Tsuji Y 等报道了一例 26 岁的患者,在自然流产后 4 个月诊断为 PSTT,肿瘤局限于子宫,行 2 程 EMA/CO 化疗后,肿瘤明显缩小,但血清 β-hCG 水平持续低水平升高,经 MRI 和宫腔镜检查精确定位肿瘤后行开腹子宫病灶切除,术中用氩气刀处理病灶周围的子宫肌层组织。术后 2 周复查 MRI,未发现子宫肿瘤,亦无子宫的变形,血清 β-hCG 降至正常。这说明适当的化疗后开腹切除 PSTT 病灶可以获得长期缓解并保留年轻不愿切除子宫患者的生育功能。根据北京协和医院的资料,Shen X 等认为对于年轻(如小于 35 岁)、有强烈意愿保留生育功能的 PSTT 患者,并且对化疗反应好,病理结果没有不良预后因素、无明显子宫增大或子宫弥漫性浸润和弥漫的多灶性病变者可以考虑行保留生育功能治疗。

1998~2013 年期间 17 例 PSTT 患者在北京协和医院接受了保留生育功能的治疗,其中 I 期患者 9 例,Ⅲ 期患者 8 例。保留生育功能手术方式包括:诊刮 7 例、开腹子宫病灶切除 4 例、腹腔镜下子宫病灶切除 3 例、宫腔镜下子宫病灶切除 1 例、肺叶切除术 2 例。这 17 例患者中有 2 例未接受化疗,其他 15 例患者接受了联合化疗。与同期 40 例切除了子宫的患者相比,预后及复发情况均无明显差异。6 例患者成功再次妊娠,其中 2 例尚在妊娠中期,4 例已分娩正常新生儿,2 例阴道分娩,2 例剖宫产。

说明 PSTT 患者保留生育功能是可行的,但要注意保留生育功能治疗的条件。

对于年轻、有生育要求且病灶局限的患者可以考虑保留其生育功能,可以采用各种保守性手术去除病灶并辅以化疗。需要指出的是,如果病变为弥漫性或有不良预后因素,即使患者年轻、尚未生育,也不能一味强调保留生育功能,而延误对疾病的治疗。此外,手术的方式也因人而异,需要制订个性化的治疗方案:对于子宫病灶局限于内膜局部者,可以考虑行宫腔镜手术切除病灶或超声监视下的诊断性刮宫术予以清除;而对于影像学检查(如磁共振或超声检查)提示子宫病灶外凸者,则宜行开腹或腹腔镜下的子宫病灶挖除术,以保证手术的彻底性,术中尽量减少对病灶的挤压、完整切除病灶。另外,在术中切除病灶的同时行子宫重建手术也非常重要,应予以严密缝合,不留死腔,以减少再次妊娠时孕期及产时子宫破裂发生的风险。术后还应关注病理结果,对于切缘阳性或有病理高危因素的患者术后还需积极化疗,并采用血清学及影像学检测手段严密随诊,以便及时发现病灶复发,必要时行根治性手术治疗。

三、保留生育功能 PSTT 患者的随诊及再次妊娠的相关问题

1. **随访**　由于 PSTT 属于恶性肿瘤,从理论上来讲,所有患者均存在着疾病复发的风险。因此,即使是 I 期、低危 PSTT 患者,亦应终生随访。对于接受了保留生育功能治疗的 PSTT 患者的严密随访就显得尤为重要,随访的内容包括:询问患者的月经恢复情况、指导避孕、血清 β-hCG 水平的测定、必要时应行影像学检查。

2. **再次妊娠的时机**　目前普遍被广大妇科医师接受的观点是:建议患者在停化疗一年以上考虑再次妊娠,这主要基于两点考虑:一是停化疗后过早妊娠会导致难以与疾病复发相鉴别;第二是考虑到化疗药物可能存在

对胎儿的不利影响。偶尔有患者在随诊不足 12 个月就意外妊娠,此时因血清 hCG 水平升高,需要行超声检查以鉴别再次妊娠或疾病复发。在停化疗 6 个月内妊娠者发生异常的风险较高,包括:自然流产、死产和重复性葡萄胎。因此,为了避免化疗药物对下次妊娠的不良影响,在确认无复发征象的前提下,建议停化疗一年以内用屏障法避孕,一年后则可以解除避孕。

对于未接受化疗的患者,如果患者接受了开腹或腹腔镜下子宫病灶切除术,因有子宫瘢痕,避孕时间应同剖宫产者;如果仅接受了诊断性刮宫术,避孕时间亦建议一年,以免过早妊娠 β-hCG 升高而难以与疾病复发相鉴别。

3. 孕期监测及分娩方式的选择　早孕期宜行超声检查以明确是否为正常妊娠,对于有子宫手术史的患者还需同时除外子宫瘢痕部位妊娠及植入,此外,还应定期监测血清 β-hCG 水平,并行超声检查,明确子宫瘢痕处的厚度,如无产科特殊情况,可以在严密监测下阴道试产。子宫局部病灶切除加子宫重建术后获得成功的足月妊娠已有报道,甚至在剖宫产术中见到子宫病灶挖除术的原瘢痕仍然完整。但妊娠期及分娩期仍有子宫破裂的风险,要按照高危妊娠加强监测,定期通过超声检查对子宫瘢痕处的厚度严密监测。如果是行子宫病灶挖除术的患者,尤其是病灶大、切除子宫部分较多者,在妊娠晚期可能有先兆早产的风险,应予以保胎治疗。在妊娠晚期和分娩期检查发现子宫肌层局部有薄弱处、子宫瘢痕部位有压痛等,均应考虑到先兆子宫破裂的风险,而应建议适时行选择性剖宫产术终止妊娠。

北京协和医院保留生育功能治疗后的 PSTT 患者中已足月分娩的患者共 4 例,其中 2 例经阴道分娩,其保守性手术分别采用的是刮宫术和宫腔镜下病灶切除术;2 例行剖宫产术:1 例接受了腹腔镜病灶挖除术的患者因社会因素行剖宫产术,另一例接受了开腹子宫后壁病灶切除＋子宫重建手术的患者因前次剖宫产术史而行剖宫产术,术中均见子宫瘢痕处愈合完好,无子宫破裂征象。因此,我们认为,通常情况下,接受了保留生育功能治疗的 PSTT 患者再次妊娠后,其分娩方式可以选择阴道试产,产程中应加强监测。对于有多次宫腔操作(包括宫腔镜检查和诊刮术)的患者,应警惕胎盘粘连或植入的风险,胎盘娩出后应仔细检查胎盘,建议送病理检查以便尽早发现肿瘤复发,产后亦应继续监测血清 β-hCG 水平。

四、预后

PSTT 通常呈良性临床经过,绝大多数预后良好,有的病变单纯经刮宫可治愈;有的病变即使穿透子宫,也可通过单纯的子宫切除治愈。约有 15%~20% 患者呈恶性行为,可发生远处转移导致患者死亡。以前认为只要发生了转移,无论其治疗和干预情况如何,预后均较差。有文献报道 FIGO Ⅲ~Ⅳ 期 PSTT 患者的生存率约为 30%,而北京协和医院的资料显示:对 Ⅲ~Ⅳ 期患者经过 10~31 个月的随访,生存率达到 85.7%。

因此寻求有价值的预后指标对治疗方案的选择很重要。与 PSTT 的预后相关的形态学指标尚未建立。与病情进展相关的因素包括:年龄 >35 岁,与前次妊娠间隔 >2 年,生长超出子宫,深肌层浸润,侵袭性生长,广泛的凝固性坏死,透明细胞的存在,高有丝分裂象,Ki-67 标记指数(细胞周期)>50%。

1. **肿瘤发生距前次妊娠的时间、前次妊娠的性质、患者的年龄、血 hCG 的水平、肌层浸润程度**　研究表明,转移性 PSTT 从前次妊娠终止到有临床表现时的平均潜伏期为 24 个月,而非转移性 PSTT 的平均潜伏期为 12 个月。现一致认为 PSTT 发病潜伏期 >2 年为疾病预后不良最有意义的指标,而患者的年龄大于 35 岁、前次妊娠为足月妊娠、血 hCG 大于 1000mIU/ml、肌层浸润超过 1/3,也和预后不良相关。

2. FIGO 分期　Yao-lung chang 依据 GTD 的 FIGO 分期对 PSTT 分期以研究其预后,结果表明:Ⅰ、Ⅱ期(病变局限于生殖道)的患者对治疗的反应好,生存率明显高于Ⅲ、Ⅳ期的患者。肝、脑转移是预后最差的因素。

3. **组织学方面的预后因素**　Scully 等认为组织学上恶性 PSTT 的诊断标准为:细胞浓密、大面积坏死、大量具有透明细胞质的细胞、胞质中的颗粒稀疏、核分裂象 >5/HPF。核分裂象 >5/HPF 时,恶性的可能性增加 14 倍。但因有低核分裂象死亡病例的报道,且原发瘤与转移瘤的分裂象不一致,核分裂象对于预后的意义存在许多争论。多数学者认为:刮宫标本的核分裂象不能代表整个肿瘤的增生能力;在子宫标本中,由于肌细胞的存在使视野中的核分裂象降低,因此,通过核分裂象来衡量肿瘤的生物学行为虽然有用但不是绝对的。此外,出现透明细胞、血管间隙受累和肿瘤坏死严重也是不良预后因素。

4. **DNA 倍性及 SPF**　非整倍体 DNA、高 S 期比例与多数肿瘤的复发及转移有关。Patricia K 对 PSTT 进行流式细胞学分析认为,细胞 S 期比例升高及非整倍体 DNA 可能是恶性 PSTT 的指标。但也有研究表明,绝大部分 PSTT(包括一些死亡病例)都为二倍体 DNA,DNA 倍性和 SPF 都与患者的预后无关。

5. **PAs(纤维蛋白酶原激活剂)和 PAI(纤维蛋白酶原激活抑制剂)**　PSTT 的浸润和转移需经过组织及其基底膜的溶解,滋养细胞可以分泌尿激酶类型的 PAs,能降解细胞外基质,促进 IT 的浸润。这种酶与 PAI 结合后使水解过程灭活,因此测定血清中的 PAs 和 PAI 的水平可以衡量 PSTT 的浸润能力,从而估计预后。

总之,PSTT 是一个不常见的疾病,因此对其生物学行为的理解和认识有限,对其治疗方法的选择以及预后的估计也存在许多尚未解决的问题。随着科学的发展,人们对生活质量的要求越来越高,对于 PSTT 患者采用保留生育功能的疗法仍有待进一步探索,尤其是保留生育功能患者的远期预后需要长期的随诊方可有定论。多中心合作对更多 PSTT 病例进行前瞻性临床研究将会得出对临床工作更加有指导意义的研究结果。

(赵 峻 向 阳)

参 考 文 献

1. 沈晓燕,向阳,郭丽娜,等. 中间型滋养细胞肿瘤保留生育功能的治疗. 协和医学杂志,2010,1(1):82-86.

2. 向阳,主编. 宋鸿钊滋养细胞肿瘤学. 第 3 版. 北京:人民卫生出版社,2011.

3. 赵峻,向阳,郭丽娜,等. 胎盘部位滋养细胞肿瘤保留生育功能治疗:17 例临床分析. 中华妇产科杂志,2014,49(4):265-269.

4. 赵峻,向阳. 妊娠滋养细胞肿瘤保留生育功能的治疗. 中国癌症杂志,2012,22(6):401-406.

5. 赵峻,向阳. 妊娠滋养细胞肿瘤保留生育功能治疗及妊娠结局. 实用妇产科杂志,2008,24(9):525-527.

6. 赵峻,向阳. 胎盘部位滋养细胞肿瘤及其诊治. 实用肿瘤杂志,2008,23(1):5-7.

7. 赵峻,向阳. 滋养细胞肿瘤患者再妊娠的相关问题. 中国实用妇科与产科杂志,2013,29(5):344-347.

8. Bower M,Paradinas FJ,Fisher RA,et al. Placental site trophoblastic tumor:Molecular analysis and clinical experience. Clin Cancer Res,1996,2:897-902.

9. Kurman RJ,Scully RE,Norris HJ. Trophoblastic pseudotumor of the uterus:an exaggerated form of "syncytial endometritis" simulating a malignant tumor. Cancer,1976,38:1214-1226.

10. Leiserowitz GS, Webb MJ. Treatment of placental site trophoblastic tumor with hysterotomy and uterine reconstruction. Obstet Gynecol, 1996, 88 (4 Pt 2): 696-699.

11. Machtinger R, Gotlieb WH, Korach J, et al. Placental site trophoblastic tumor: outcome of five cases including fertility-preserving management. Gynecol Oncol, 2005, 96: 56-61.

12. Newlands ES, Bower M, Fisher RA, et al. Management of placental site trophoblastic tumors. J Reprod Med, 1998, 43: 53-59.

13. Ohmaru T, Yamakawa H, Netsu S, et al. Placental site trophoblastic tumor (PSTT) with multiple metastases and extremely poor prognosis. Int J Clin Oncol, 2009, 14: 452-456.

14. Pisal N, North C, Tidy J, et al. Role of hysterectomy in management of gestational trophoblastic disease. Gynecol Oncol, 2002, 87: 190-192.

15. Raza A, Ahmad Z, Muzzaffar S. Placental site trophoblastic tumor (PSTT) with metastases to lungs and adrenal glands. J Coll Physicians Surg Pak, 2006, 16: 150-151.

16. Scully RE, Young RH. Trophoblastic pseudotumor: a reappraisal. Am J Surg Pathol, 1981, 5: 75-76.

17. Shen X, Xiang Y, Guo L, et al. Fertility-preserving treatment in young patients with placental site trophoblastic tumors. Int J Gynecol Cancer, 2012, 22: 869-874.

18. Tsuji Y, Tsubamoto H, Hori M, et al. Case of PSTT treated with chemotherapy followed by open uterine tumor resection to preserve fertility. Gynecol Oncol, 2002, 87: 303-307.

19. Zhao J, Xiang Y, Wan XR, et al. Clinical and pathologic Characteristics and Prognosis of Placental Site Trophoblastic Tumor. The Journal of Reproductive Medicine, 2006, 51 (12): 939-944.

第39节　双胎妊娠完全性葡萄胎与正常胎儿共存

正常宫内妊娠和妊娠性滋养细胞疾病并存非常罕见,存在一系列诊断和治疗上的难题,其中以完全性葡萄胎与正常胎儿共存的双胎妊娠为多。胎儿和葡萄胎并存的发生率为 1/(22 000~100 000),文献中已有 200多例病例报道,发生率可能将随着诱导排卵和辅助生育技术应用的增加而升高。仅仅依靠影像学检查很难将这种完全性葡萄胎与正常妊娠并存的情况与部分性葡萄胎进行鉴别,甚至在终止妊娠后的病理学诊断也不一定准确。完全性葡萄胎与正常胎儿共存属于双胎妊娠,而部分性葡萄胎为单胎妊娠,后者由于胚胎染色体核型异常,虽然有胎儿胎盘发育,但胎儿几乎不可能存活到妊娠的中晚期。而前者胎儿核型多为正常二倍体,常能维持其正常宫内发育。因此,宫内正确的鉴别诊断对于决定临床处理十分重要。由于两种情况存在明显的遗传学差异,故染色体核型分析可作为鉴别诊断的有效手段。近年来已成功应用的产前诊断技术包括:染色体倍体分析,短阵重复序列 DNA 多态性分析,应用 X、Y 染色体以及常染色体探针在绒毛滋养细胞中进行荧光原位杂交(FISH)等。

💗 病例 1

30 岁,G_3P_1,末次月经 2001 年 8 月 25 日,孕 10 周时有少量阴道流血,B 超发现子宫内见胎儿,双顶径 2.4cm,胎盘后壁,子宫右侧见蜂窝状强回声光团 8.9cm×8.4cm,内部血流不丰富,考虑葡萄胎合并妊娠可能性大。血人绒毛膜促性腺激素 β 亚单位(β-hCG)1 103 289.3IU/L,患者要求终止妊娠,于孕 13 周在静脉麻醉下行清宫术,刮出较多水泡样组织,水泡直径0.5~10.1cm,胎儿及胎盘组织共400g,胎儿完整,长7cm,病理报告为部分性葡萄胎,滋养细胞轻度增生。正常绒毛的核型分析为46,XX,葡萄胎组织培养失败,葡萄胎和正常绒毛的间期细胞荧光原位杂交(FISH)分析提示为二倍体。术后肺部CT检查未见转移灶,术后当天复查血β-hCG为800 037IU/L,开始给予甲氨蝶呤单药预防性化疗,术后共化疗3个疗程,术后2个月血β-hCG转为阴性,复查肺部CT未见异常。患者门诊随诊至今,血β-hCG一直正常。

❤️ 病例2

30岁,G_2P_1,1999年孕8个月因子痫前期行剖宫产,新生儿产后3天死亡。此次妊娠于孕20周时,在本地B超发现胎盘含大量不规则液性暗区,转我院,B超提示胎儿未见异常,胎盘厚,内充满大小不等无回声区,诊断为部分性葡萄胎,查血β-hCG 12 660IU/L,于孕21周B超引导下在异常胎盘部位行绒毛活组织检查,同时行羊膜腔穿刺,病理报告为绒毛水肿,绒毛和羊水间期细胞FISH分析提示,两者均为二倍体,羊水染色体核型为46,XX,绒毛组织培养失败。因胎儿珍贵,患者及其家属要求继续妊娠。监测血β-hCG变化,到孕29周时为46 387.9IU/L。B超监测胎儿发育未见异常,胎盘后壁仍有多个无回声区,但与孕21周时相比无明显变化。孕28周时胎膜早破,羊水清,予地塞米松促胎肺成熟,抗生素预防感染,因体温升高,白细胞数持续上升,于孕29^{+4}周行剖宫产娩一女婴,体重1250g,Apgar评分1、5分钟均为10分,转新生儿重症监护室,婴儿情况良好。胎盘重500g,整个胎盘呈大小不等的葡萄状,母体面绒毛呈水泡状,质软,未见正常胎盘组织,观察胎儿面血管走行未见另一胎儿迹象,胎盘病理报告为完全性葡萄胎。新生儿及胎盘染色体核型分析均为 46,XX。产后第 17 天血 β-hCG 降至正常。目前仍在我科门诊密切随诊。

💟 诊治经验与点评

在正常妊娠与葡萄胎并存的情况下,胎儿的可存活性有赖于孕妇和胎儿等多重因素。对正常妊娠与葡萄胎并存的患者是否继续妊娠还必须充分考虑到患者的意愿、医疗条件以及胎儿存活的可能性,应强调遵循个体化处理的原则。对同意继续妊娠的患者,应进行详细的产前咨询,以得到患者的理解与配合。研究表明,继续妊娠者发生产科并发症及持续性滋养细胞疾病的风险增加。一些严重的并发症如出血、妊娠期高血压疾病、胎膜早破等将使得妊娠被迫终止。最近一篇出自英国 Charing Cross 医院最大样本的报道对 77 例正常妊娠与葡萄胎并存患者进行分析,其中 24 例患者选择终止妊娠,在 53 例继续妊娠的患者中,2 例(4%)因在孕 16~18 周发生严重的妊娠期高血压疾病而终止妊娠,23 例(46%)于孕 15~23 周发生自然流产,28 例(36%)存活到孕 24 周以后,这 28 例平均孕龄为 35 周(25~41 周)。来自约翰·霍普金森大学的 Bristow 等的一项回顾性研究中,对 27 例正常妊娠与葡萄胎并存的患者在胎儿有存活力之前即进行了清宫术,另外有 7 例继续妊娠者获得存活胎儿。在平均年龄、孕产次、临床症状、超声诊断葡萄胎的准确性、清宫时子宫的大小、是否存在先兆子痫和黄素化囊肿方面,有存活力胎儿组和无存活力胎儿组之间不存在差异。有趣的是,持续性滋养细胞疾病在无存活力胎儿组的发生率是 68.4%,而在有存活力胎儿组中只有 28.6%($P=0.09$)。大部分研究认为,正常妊娠与葡萄胎并存的患者发展为持续性滋养细胞疾病的几率较高,可高达 50% 以上。但有学者对此持不同意见,

Sebire 等对 77 例患者临床结局的分析表明，无论是在早孕期终止妊娠，还是继续妊娠者发展为持续性滋养细胞疾病的风险均为 15%~20%，与单纯的完全性葡萄胎恶变几率相似。分娩正常胎儿的最大障碍就是孕妇发生了例如肿瘤旁分泌导致的内分泌紊乱[例如：妊娠期高血压疾病；ARDS；溶血、转氨酶升高和血小板降低（HELLP综合征）]、阴道出血以及罕见的妊娠期间妊娠滋养细胞肿瘤的转移。实际上，很大一部分葡萄胎和正常的健康胎儿并存者可以获得胎儿存活的良好结局，有作者认为双胎之一完全性葡萄胎在妊娠过程中如果葡萄胎的体积明显增加以及血清 β-hCG 水平上升，则葡萄胎恶变的几率较大，应考虑终止妊娠。如果胎儿核型与发育均正常，妊娠过程中监测葡萄胎的体积变化不大，血清 β-hCG水平无上升趋势，产科并发症控制满意的情况下，多可获得较好的妊娠结局。总之，对胎儿与葡萄胎共存的孕妇，应采用有效的产前诊断方法，对正常妊娠与葡萄胎共存和部分性葡萄胎进行鉴别。对双胎之一完全性葡萄胎患者是否继续妊娠应采取个体化处理原则，应强调对继续妊娠者加强孕期产科并发症的监测，同时由于该类患者发展为持续性滋养细胞疾病的风险较高，因此在妊娠终止之后还应密切随访血 β-hCG 水平，及时发现恶变患者并及早治疗。

（赵　峻　戚庆炜　向　阳）

参 考 文 献

1. 戚庆炜，向阳，郝娜，等．双胎之一完全性葡萄胎的产前诊断及处理．中华妇产科杂志，2003，38（10）：595-598.
2. 向阳．宋鸿钊滋养细胞肿瘤学．第 3 版．北京：人民卫生出版社，2011.

3. Sebire NJ, Foskett M, Paradinas FJ, et al. Outcome of twin pregnancies with complete hydatidiform mole and healthy co-twin. Lancet, 2002, 359:2165-2166.

4. Vandenhove M, Amant F, van Schoubroeck D, et al. Complete hydatidiform mole with co-existing healthy fetus: a case report. J Matern Fetal Neonatal Med, 2008, 21(5):341-344.

5. Sun CJ1, Zhao YP, Yu S, et al. Twin pregnancy and partial hydatidiform mole following in vitro fertilization and embryos transfer: a novel case of placental mosaicism. Chin Med J(Engl), 2012, 125(24):4517-4519.

6. Ezem BU, Okeudo C, Ukah CO, et al. Complete hydatidiform mole coexisting with a live fetus. Niger J Med, 2014, 23(1):86-88.

7. Bristow RE, Shumway JB, Khouzami AN, et al. Complete hydatidiform mole and surviving coexistent twin. Obstet Gynecol Surv, 1996, 51(12):705-709.

8. Sebire NJ, Foskett M, Paradinas FJ, et al. Outcome of twin pregnancies with complete hydatidiform mole and healthy co-twin. Lancet, 2002, 359(9324):2165-2166.

第40节 以肾病综合征为临床表现的胎盘部位滋养细胞肿瘤

胎盘部位滋养细胞肿瘤(placental site trophoblastic tumor, PSTT)是妊娠滋养细胞疾病(gestational trophoblastic neoplasm, GTN)中较为少见的类型,其发生率约为1/10万次妊娠,占所有GTN的1%~2%。PSTT可继发于各种类型的妊娠,其中大多数为足月产,也可继发于流产及早产。其主要临床表现为不规则阴道流血,闭经,可伴有贫血。子宫可呈均匀或不规则增大。少数病例以转移为首发症状,转移部位以肺为主,也可经血行播散。但以肾病综合征为表现的病例则十分罕见,国内外文献报道亦很少,临床上主要表现为蛋白尿、低蛋白血症、高脂血症以及水肿,伴或不伴高血压。肾病综合征常规治疗往往对这类患者无效,而且还会加重病情,从而导致治疗的延误,疾病的进展。

鉴于该疾病的此种临床表现极为罕见,患者往往首先就诊于肾内科或免疫科,极容易被临床医师忽视,从而导致误诊误治的发生,延误治疗,导致疾病进展。因而,提高临床医师对 PSTT 该种罕见临床表现的认识,从而进行正确的诊断和治疗,成为该病治疗的关键。我们诊治了 2 例以肾病综合征为首发临床表现的 PSTT 患者,单纯按肾病综合征的常规治疗无效,但蛋白尿、低蛋白血症、水肿等临床症状随着 PSTT 治疗好转而自然消退。

💗 **病例 1**

患者女,31 岁,G_1P_1,因"产后闭经 18 个月,蛋白尿、水肿伴腹水 1 个月余"于 2011 年 12 月就诊于我院风湿免疫科。患者既往月经规律,7/30 天,于 2010 年 6 月顺产一男婴,产后哺乳 1.5 年,月经一直未来潮。体检:血压轻度升高(140/90mmHg),面部见蝶形红斑,腹部膨隆,移动性浊音(+),全身水肿,以双下肢为著。实验室检查:24 小时尿蛋白定量 >7g,血清总蛋白 42.2g/L,白蛋白 26g/L,甘油三酯 1.96mmol/L,抗链球菌溶血素 -O 278IU/ml,补体 C4 降低(0.0716g/L),抗核抗体滴度明显升高为 1:320。肾活检示光镜下可见肾小球弥漫性系膜细胞及节段性内皮细胞增生,基底膜节段性增厚,可见系膜插入及双轨征形成,毛细血管襻部分受压,可见白金耳样结构及透明血栓形成。肾小管上皮细胞颗粒及空泡变性。免疫荧光示:IgG(++),IgM(++),IgA(+++),C3(++)和 C1q(+++),以弥漫性部分融合成团块沉积于系膜区及毛细血管襻。病理诊断:符合弥漫性球性增生性狼疮性肾炎Ⅳ-G(A),活动指数:11 分。临床诊断为:狼疮性肾炎。给予糖皮质激素及细胞毒药物等常规治疗近一年,效果不佳,24 小时尿蛋白波动于 2.76g~4.81g,并且开始出现肾功能不全。患者因腹痛就诊于我科,妇检发现子宫增大如孕 14 周大小,血 β-hCG 波动于95.4~96.4mmol/ml。盆腔增强 MRI 示:宫腔扩张,结合带及子宫肌层显示不清,子宫肌层及双侧宫旁见弥漫留空血管,增强后明显强化,盆腔少量积液。提示:子宫改变符合 GTN。

思考问题:

1. 该患者的诊断是什么?

2. 狼疮性肾炎的临床表现是否与 GTN 有关? 下一步该如何治疗?

3. 因患者肾功能不全,是按照常规先进行化疗,待β-hCG 降至正常再手术,还是直接手术治疗?

4. 狼疮性肾炎是否继续使用糖皮质激素和细胞毒药物治疗?

诊治经验与点评

结合患者的病史、临床表现及检查结果首先考虑诊断为 PSTT。患者于 2012 年 12 月行全子宫加双附件切除术,术中见子宫均匀增大约 14 周,表面多处(前壁下段、右后壁、宫底部、双侧输卵管系膜)血管如蚯蚓状怒张,子宫右后壁可见 5cm×3cm 大小肿物突向子宫浆膜下,双侧附件外观未见异常。术后病理示:子宫 PSTT,浸润宫壁全层达浆膜;免疫组化显示:AE1/AE3(+),EMA(散在 +),P57(+),HpL(+),Ki-67(index 10%)。因患者肾功能不全,术后未接受化疗。术后 2 周患者 β-hCG 降至正常,24 小时尿蛋白定量为 0.40g。一个月后患者的尿蛋白转阴。随访至今已近 2 年,患者无不适,β-hCG

正常。

该患者以"蛋白尿、水肿伴腹水"首先就诊于我院风湿免疫科,初步诊断考虑肾病综合征。结合患者的面部蝶形红斑、血清免疫学改变(抗核抗体滴度明显升高,补体 C4 降低)以及肾穿病理结果,符合 1997 年美国风湿免疫协会的狼疮性肾炎诊断标准,给予糖皮质激素及细胞毒药物等常规治疗近一年,基本无效,并出现肾功能不全。虽然患者产后一直闭经,但是由于患者水肿、蛋白尿等肾病综合征的临床表现较为明显且严重,再加上 PSTT 的罕见性,尤其是以肾病综合征为临床表现则极为罕见,因而很容易被临床医师忽视。该患者因腹痛就诊妇产科,查体发现子宫增大,血 β-hCG 升高,盆腔 MRI 提示符合 GTN。转入我科进行治疗,患者在术后一个月尿蛋白转阴,预后良好。因此,对于此类患者,肾病综合征或狼疮性肾炎不需要特殊治疗,随着原发病的治愈而自然消退。

病例 2

患者女,20 岁,G_1P_0。因"颜面水肿、闭经 1 年,腹胀 2 个月余"于 2014 年 4 月入院。患者于 2013 年 5 月无明显诱因出现颜面水肿、闭经,于 2 个月后颜面部水肿逐渐加重,伴双下肢轻度水肿,就诊于本地医院,查尿蛋白 3+。B 超提示妊娠,给予两次清宫术,但未送病理检查。术后仍闭经,颜面部及双下肢水肿持续,未诊治。患者于 2014 年 2 月始水肿加重,并出现腹胀,伴乏力、尿量减少,就诊于本地医院,查尿蛋白 3+,24 小时尿蛋白定量 2.39g,血清白蛋白 27.5g/L。血 hCG 3009mIU/ml。腹水细胞学可见间皮细胞、组织细胞及炎细胞。腹部增强 CT 示:子宫球性增大,壁增厚,内膜明显强化,壁内不均匀强化,绒毛膜癌待除外;大量腹盆腔积液,双侧胸腔积液,右侧为著。PET-CT 示子宫体增大并 FDG

代谢异常,弥漫性增高;双侧胸膜腔积液并左下肺膨胀不全。给予腹腔置管,每天放腹水 2000ml 左右。中药治疗 1 个月,血清白蛋白进行性下降并出现高脂血症(胆固醇 5.91mmol/L,甘油三酯 2.41mmol/L)及肾功能不全(尿素氮 11.8mmol/L)。于 2014 年 4 月来我院治疗,查体:血压 130/78mmHg,一般情况差,神志清楚,颜面、眼睑水肿;腹膨隆、无压痛,肝、脾肋下未及,移动性浊音(+);双下肢轻度凹陷性水肿。妇科检查:宫颈轻度糜烂;宫体前位,增大如孕 12 周大小,无压痛;双侧附件(-)。实验室检查:24 小时尿蛋白定量 2.31g,血清白蛋白 23g/L,血 β-hCG 6773mIU/ml。拟诊:肾病综合征。入院后给予激素及细胞毒药物及对症支持治疗,每天腹腔引流量 2000~3000ml。因患者出现高热、凝血功能异常及肾功能进一步恶化,可疑腹腔感染,未行肾脏穿刺检查。

思考问题:

1. 该患者考虑可能的诊断?
2. 下一步的处理措施?

💗 诊治经验与点评

与病例 1 不同,病例 2 没有明显的免疫学指标的异常,但是水肿、蛋白尿、腹水等症状更重,每天产生大量的腹水,而且病情进展迅速,肾功能恶化程度更快。因为患者放置腹腔引流管,每天有大量的腹腔引流液,出现感染性休克,如不及时处理则危及患者生命。因而给予积极抗感染及对症支持治疗。感染控制后为明确诊断于 2014 年 5 月 21 日行诊刮术,刮出黄色、豆渣样组织物约 30g。病理示:中间型滋养细胞肿瘤伴坏死及部分细胞异形性明显,结合免疫组化,符合 PSTT。免疫组化示 AE1/AE3(+),β-hCG(个别细胞 +),HpL(+),P53(+),Ki-67(index 30%)。于 2014 年 6 月 9 日行开腹全子宫 + 双侧输卵管切除术,术中见:腹腔内淡黄色液体1500ml;子宫增大如孕12周大小,表面光滑,质软,双附件外观正常。术后病理:形态符合PSTT,肿瘤细胞有显著异形性,核分裂2~3个/10HPF,未见明显坏死,累及子宫深肌层;免疫组化同诊刮病理结果。因患者一般情况差,肾功能不全,未接受化疗。术后一个月,患者β-hCG降至正常,腹水自行消失,恢复良好。

与其他GTN不同,PSTT的病程一般较长且病程进展缓慢,因而患者伴发肾病综合征的临床表现一般进展也很缓慢,很少出现本例患者这种病情严重且进展迅速的,并出现感染性休克的情况。目前,只有Mazzucco等报道1例宫颈PSTT患者,在清宫术后1周,出现水肿、蛋白尿,并出现肾衰竭和呼吸衰竭,经治疗后好转。因而对这类患者,一旦出现病情进展迅速等危及生命的情况,要迅速对症处理,病情稳定后,尽快针对GTN进行治疗,以免病情进一步恶化。一旦原发病治愈,则肾病综合征的临床症状也会随之自然消退。

通过对2例临床病例的分析,患者均是以水肿、蛋白尿等临床表现就诊于肾内科或者免疫科,而PSTT相关临床症状则容易被医患所忽视。因而提高临床医师对该病的认识,进而进行正确的治疗,是该病治疗成功的关键。本文将结合文献报道的以肾病综合征为临床表现的GTN患者的临床表现、诊断和治疗以及预后等几个方面阐述,以提高临床医师对该病的认识。

一、临床表现

肾病综合征以大量蛋白尿、低蛋白血症(血白蛋白<30g/L)、水肿、高脂血症为特点,分原发性和继发性两种,继发性可由免疫系统疾病、糖尿病及药物中毒等引起,也可由肿瘤引起,但临床上少见。文献报道以肺癌与消化道肿瘤较多见,有时其甚至可成为恶性肿瘤的首发甚至唯一症状。而PSTT的临床表现较为隐匿,可以表

现为良性行为,也可以表现为致命的侵袭性疾病,其主要临床表现为不规则阴道流血(病例 2),闭经(病例 1),子宫可呈均匀或不规则增大。以肾病综合征为表现的非常罕见,目前国内外文献报道的仅十余例(表 4-7)。患者多以肾病综合征首先就诊于肾内科或免疫科,给予激素等常规治疗效果不佳。

二、诊断

病理诊断是确诊 PSTT 的"金标准"。临床上可以通过刮宫标本诊断 PSTT。大体肿瘤呈实性,一般局限于子宫,多突向宫腔,呈息肉状生长,也可侵入肌层,甚至穿破子宫壁。PSTT 在镜下主要由中间型滋养细胞构成。虽然血清 hCG 的升高对疾病具有提示意义,但 PSTT 病变的严重程度与 hCG 的高低不成正比。

而肾病综合征的临床诊断则是典型的"三高一低"症状,"三高"是指大量蛋白尿、水肿、高脂血症,"一低"则是指低蛋白血症。而病因学的诊断则需肾组织穿刺病理,一般最常见的病理类型为膜性肾病。但是,对于伴发于 PSTT 的患者,肾脏活组织检查显示肾小球毛细血管襻内大量纤维蛋白样物沉积,可见血栓形成,免疫荧光测定可见大量免疫抗体沉积。这可能是因为 PSTT 释放的促凝物质可激活凝血系统导致 DIC,免疫复合物沉积于肾小球,从而引起肾小球病变。

三、治疗

因 PSTT 对化疗不敏感,所以,手术是 PSTT 首选的治疗方法,手术范围为全子宫及双侧附件切除和盆腔淋巴结活检术。由于微小腺体转移发生率很小(3%),年轻患者可保留卵巢。对于年轻且有强烈保留生育功能要求的患者,如病变局限,可考虑局部病灶切除后子宫重塑。但是本文 2 例患者因为病程都较长,术前的 MRI等影像学检查显示,子宫为弥漫性病灶,几乎穿透整个子宫壁,因而都未保留生育功能。因 PSTT 对化疗不敏感,化疗仅用于子宫外转移的术后辅助治疗。本文的2例患者经术前充分的评估,均无明显的远处转移的征象,且均肾功能不全,术后均未接受化疗。因此,由于肿瘤释放的免疫复合物以及细胞毒药物的使用等导致的肾脏损伤,这类患者往往伴发肾功能不全,化疗亦会加重肾功能的恶化,从而化疗对这类患者的应用要特别慎重。

因继发性肾病的患者,其肾病综合征的临床表现严重程度与原发肿瘤成正相关,可随原发肿瘤的有效控制而缓解。因而肾病综合征一般不需要特别治疗,仅需要针对临床表现行对症支持治疗。这在文献报道的其他引起肾病综合征的 GTN 患者中也适用,如侵蚀性葡萄胎、绒癌等。

四、预后

多数 PSTT 不发生转移,大部分患者都是Ⅰ期病例,预后良好。文献中报道的十几例患者中,除了 Young 等于 1985 年报道的一例患者死于术后并发症外,其他所有的患者均预后良好(表 4-7)。因为是继发性肾病,在原发病治愈之后,肾脏的病变能够自然缓解,因而该类患者的肾病综合征的预后亦良好。

PSTT 是罕见的滋养细胞肿瘤,其主要临床表现为不规则阴道流血、闭经、子宫增大等。但以肾病综合征为表现的病例则十分罕见,按肾病综合征的常规治疗无效,还会加重病情,延误疾病的诊治。因是继发性肾病,其肾病综合征的可随 PSTT 的有效控制而缓解,因而肾病综合征一般不需要特别治疗。因而,生育期女性中有肾病综合征表现者,如肾病综合征的常规治疗无效,且伴有停经、不规则阴道出血、子宫增大或 β-hCG 升高等临床表现,应考虑 PSTT 的可能,并进一步行相关检查,以排除继发性肾病,避免误诊误治。

表 4-7　文献报道的与 PSTT 相关的肾病综合征患者的临床资料

作者	年龄	末次妊娠	距前次妊娠间隔(月)	临床表现	hCG (IU/ml)	肾穿病理	手术方式	化疗方案	结局及随访(月)
Hyman	45	足月产	8	肾综	25	Unkown	诊刮,TAH+BSO	EMA/CO, EMA/EP	86个月后死于乳腺癌
李菁	33	足月产	13	肾综,腹部包块	1028	ND	宫颈锥切术,TAH+USO	EMA/CO 9程	8个月,NED
高雪乔	42	足月产	54	停经,肾综	2163	ND	诊刮,TAH	EMA/CO 2程	1个月肾综症状消失,失访
Mazzucco	42	宫颈妊娠	0.5	肾综,急性肾衰并呼吸衰竭	1685	血栓性微血管病	TAH+BSO	EMA/CO 2程	60个月,NED
张敏	39	足月产	11	肾综	284	ND	诊刮,TAH+BSO	VCR+KSM 1程	12个月,NED
Batra	28	人工流产	18	肾综	210	膜性肾病	诊刮,TAH+BSO	ND	18个月,NED

续表

作者	年龄	末次妊娠	距前次妊娠间隔(月)	临床表现	hCG(IU/ml)	肾穿病理	手术方式	化疗方案	结局及随访(月)
张杰	30	足月产	24	肾综	40.85	局灶阶段硬化性肾小球肾炎	诊刮,TAH+USO	EMA/CO 3程	12个月,NED
任立新	33	Unknown	24	闭经、肾综	尿hCG±	ND	诊刮,TAH	ND	2个月肾综症状消失,失访
Young	30	足月产	11	闭经、肾综	413	毛细血管嗜酸性物	TLH	ND	术后15天死于并发症
	33	Unknown	5	闭经、肾综	1000	质沉积	诊刮,TLH	ND	36个月,NED

注:ND,未做;NED,无复发;EMA,依托泊苷、甲氨蝶呤和更生霉素;CO,环磷酰胺和长春新碱;EP,依托泊苷和顺铂;TAH,经腹全子宫切除术;TLH,经腹腔镜全子宫切除术;USO,单侧附件切除;BSO,双侧附件切除

(肖长纪　向　阳)

参 考 文 献

1. Mazzucco G, Colla L, Monga G. Kidney involvement in a patient affected by placental site trophoblastic tumor. Am J Kidney Dis, 2011, 57:516-520.

2. Hyman DM, Bakios L, Gualtiere G, et al. Placental site trophoblastic tumor: analysis of presentation, treatment, and outcome. Gynecol Oncol, 2013, 129:58-62.

3. 李菁, 喇端端, 朱岚, 等. 胎盘部位滋养细胞肿瘤合并肾病综合征一例. 中华妇产科杂志, 2013, 48:955.

4. 高荟乔, 曾飞. 胎盘部位滋养细胞肿瘤并发肾病综合征 1 例. 医学信息, 2013, 26:489-490.

5. 张敏, 连岩. 胎盘部位滋养细胞肿瘤伴肾病综合征一例. 中华全科医师杂志, 2010, 09:881-882.

6. Batra V, Kalra OP, Mathur P, et al. Membranous glomerulopathy associated with placental site trophoblastic tumour: a case report. Nephrol Dial Transplant, 2007, 22:1766-1768.

7. 张杰, 许俊龙. 胎盘部位滋养细胞肿瘤伴肾病综合征 1 例. 诊断病理学杂志, 2005, 12:304-.

8. 任立新, 王秀莲, 海仁古·买买提. 胎盘部位滋养细胞肿瘤继发肾病综合征及腹水 1 例. 现代妇产科进展, 2001, 10:27.

9. Young RH, Scully RE, McCluskey RT. A distinctive glomerular lesion complicating placental site trophoblastic tumor: report of two cases. Hum Pathol, 1985, 16:35-42.

10. Machtinger R, Gotlieb WH, Korach J, et al. Placental site trophoblastic tumor: outcome of five cases including fertility preserving management. Gynecol Oncol, 2005, 96:56-61.

11. Lefaucheur C, Stengel B, Nochy D, et al. Membranous nephropathy and cancer: Epidemiologic evidence and determinants of high-risk cancer association. Kidney Int, 2006, 70:1510-1517.

12. Yang JW, Choi SO, Kim BR, et al. Nephrotic syndrome associated with invasive mole: a case report. Nephrol Dial Transplant, 2010, 25: 2023-2026.

13. Altiparmak MR, Pamuk ON, Pamuk GE, et al. Membranous glomerulonephritis in a patient with choriocarcinoma: case report. South Med J, 2003, 96: 198-200.

第 41 节 滋养细胞肿瘤合并肺转移继发呼吸功能衰竭的处理

呼吸衰竭是恶性滋养细胞肿瘤合并肺转移患者最为严重的并发症，其临床发病急骤，治疗困难，死亡率高。滋养细胞肿瘤肺转移发生呼吸衰竭的原因主要是由于病灶广泛侵蚀肺间质导致肺换气与通气功能障碍；化疗药物也可加重肺转移灶坏死、出血、水肿和炎症，引起突发严重的呼吸困难、呼吸功能急剧减退、肺动脉高压、发绀等症状。因此，一旦呼吸衰竭发生，病情进展迅速，临床上处理经常比较棘手，纠正呼吸衰竭过程中化疗时机的选择也令临床医师困惑。现就不同滋养细胞疾病伴发肺转移继发呼衰的处理分别予以阐述。

病例 1

患者 22 岁，G_3P_0，因"停经 18^{+1} 周，阴道不规则流血 3 个月，加重 8 小时，呼吸困难伴咯血 5 天"于 2005 年 7 月 25 日急诊入院。该患者末次月经为 2005 年 3 月 27 日，停经 30^+ 天有早孕反应，测尿 hCG（+）。停经 2 个月开始出现腹痛、阴道少量出血，在外院保胎治疗 10^+ 天，停药后仍有间断少量阴道出血。于 2005 年 7 月 19 日就诊，血 hCG/β-Hcg: 4 658 033/2 312 379mIU/ml。B 超提示：胎儿双顶径 3.2cm，头围 11cm，头臀长 10.2cm，胎盘大部分为大小不等的无回声，弥漫分布，位于子宫后壁，靠近子宫左后方可见少许正常胎盘回声,子宫大于孕周,宫底位于脐上两指;双侧附件均可见无回声,内有多个条索状分隔,左侧 10.3cm×6.7cm,右侧 9.6cm×7.2cm。考虑:妊娠合并葡萄胎? 双侧附件黄素化囊肿。7 月 20 日开始出现呼吸困难伴咯血,夜间不能平卧;7 月 22 日肺部 CT 示:双肺斑片影和多发结节影(图 4-35)。7 月 25 日 0:25am 突然出现腹痛加剧,排便感,出现阴道大量流出血性液体 800ml,可见血块及葡萄样组织;同时咯出鲜血 2 次,急诊入院,血常规:WBC 13.9×10⁹/L,中性 69.5%,Hgb 50g/L,PLT 172×10⁹/L。血氧饱和度:90%;PaO₂:50mmHg。行床旁 B 超:胎盘增厚、靠近下段可见葡萄样无回声区,部分胎盘与子宫之间可见液性暗区、有胎心

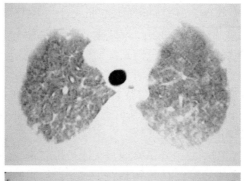
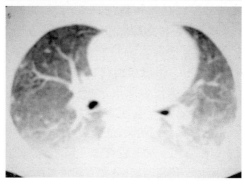

图 4-35　化疗前肺 CT 显示肺内广泛转移灶

（双胎，其中一胎为葡萄胎）；双附件黄素化囊肿。胸片双肺布满絮状影。

思考问题：

该患者的入院诊断及进一步的处理方法？双胎之一葡萄胎发生肺转移的高危因素有哪些？化疗时机的选择？

💗 诊治经验与点评

根据影像学检查及各项辅助检查，该患者的入院诊断为：妊娠合并葡萄胎，双胎之一葡萄胎妊娠可能性大；侵蚀性葡萄胎伴肺转移；呼吸衰竭；重度贫血；出血性休克；双卵巢黄素化囊肿。

妊娠期间发生 GTN 转移十分罕见，并且通常发病急、重，这可能和妊娠期间循环容量大、侧支循环多有关；如果发生肺转移还可能出现咳嗽、咯血等症状。葡萄胎妊娠发生肺转移的高危因素主要包括：妊娠过程中葡萄胎体积明显增加以及血清 β-hCG 水平明显增高，同时出现咳嗽、咯血、呼吸困难等症状。一旦诊断妊娠期间葡萄胎恶变，应尽快在充分备血开放通路的情况下选择合适的方式终止妊娠。

本病例中的患者子宫明显大于停经月份，血 β-hCG 高达 200 多万，具有肺转移的高危因素，胸片也显示多发肺转移，提示葡萄胎恶变。因此，在入院后急诊行双侧子宫动脉明胶海绵栓塞 + 小剖宫手术终止妊娠，术中清出胎儿、胎盘和葡萄样组织 1000ml，双侧宫角见有葡萄胎组织侵蚀肌层，检查胎儿长 20cm，胎盘 10cm×12cm×2cm，一半为正常胎盘，另一半有多量葡萄胎组织。术后病理为葡萄胎，滋养细胞轻～中度增生，以细胞滋养细胞为主；一胎儿发育未见异常，各脏器未见特殊，符合双胎之一葡萄胎妊娠；左右卵巢黄体囊肿。术后查胎儿和葡萄胎染色体核型均为：46，XX。证实为双胎妊娠,其中之一为葡萄胎。术后当天入重症监护病房,床旁胸片示双肺大面积团块斑片影,PO_2<60mmHg,给以气管插管,呼吸机辅助通气治疗。

关于终止妊娠后化疗时间及方案的选择目前仍令临床医师困惑。我们的临床经验建议在支持呼吸功能治疗的同时给予合理的化疗。虽然合并广泛肺转移的患者肺功能受损严重,化疗可以使肿瘤出现出血、坏死,而使肺功能进一步恶化;但滋养细胞肿瘤的细胞倍增时间很短,如果不及时化疗,病情也将会很快进展,因此,在呼吸支持的同时及时给予合理的化疗至关重要。支持对症治疗主要是保持气道通畅,包括鼻导管间断给氧、面罩高流量给氧或呼吸机正压给氧。化疗方案的选择通常会根据患者的情况来决定,在患者生命体征不平稳的情况下可以选择温和的化疗方案,待一般情况好转后选择较强的多药联合化疗方案。本例患者因肿瘤广泛肺转移伴发呼吸衰竭,高流量给氧已经不能维持正常的氧和功能,所以采用气管插管呼吸机正压给氧以维持患者的呼吸功能;患者在给予呼吸机正压给氧进行呼吸支持的同时,在术后的第一天就开始了短疗程,剂量强度适中的 VP16+KSM 方案的化疗,停化疗第 2 天拔除气管插管,于停化疗第 12 天开始第 2 疗程 VP16+KSM 方案化疗。第三程因为患者的一般情况好转,呼吸功能得到改善,肿瘤负荷下降,加大了化疗的强度,遂给以 VCR+5-Fu+KSM+VP16 多药联合化疗共 7 个疗程。化疗 5 程后 β-hCG 降至正常,肺部病灶明显缩小(胸片上已看不到病灶)(图 4-36),6 程后肺 CT 转移灶完全吸收消失(图 4-37)。巩固化疗 3 程后出院随诊至今正常。

由此可见,对于这类双胎妊娠一胎葡萄胎患者,如果葡萄胎体积增加过快或血清 β-hCG 水平显著增加,特别出现咳嗽、呼吸困难等症状时须警惕肺转移的可能性。一旦发现肺转移,应选择合适的方法终止妊娠;即使出现

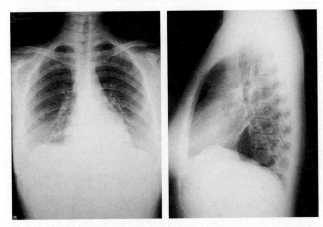

图 4-36 化疗 5 程后胸片病灶已基本吸收（正侧位）

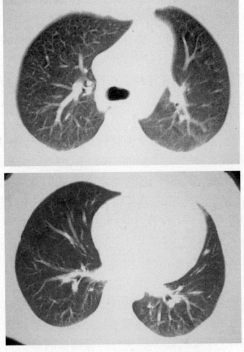

图 4-37 化疗 6 程后肺 CT 显示正常

类似本例的继发呼吸功能衰竭者也应在呼吸支持治疗的情况下,及时选择合理的化疗方案尽早化疗,改善预后。

病例2

患者张某,30岁,G_1P_1,因剖宫产术后14个月,阴道不规则出血13个月,发现绒癌2个月余入院。患者平素月经规律,7天/37天,量中,痛经(-)。2011年1月2日因"发现血压升高1天"于本地医院行足月剖宫产一健康男婴,手术过程顺利,术后一直出血淋漓不尽持续13个月,诉出血鲜红色,不及月经量,间断就诊本地医院及诊所予止血药物,治疗无效。2011年12月30日外院就诊,B超提示子宫10.1cm×14.9cm×8.3cm,宫腔内可见范围约9.6cm×11.4cm×6.2cm不均质中等回声,其内未见明确血流信号,与子宫壁分界欠清,子宫壁最薄处厚约0.58cm,双附件区均可见带分隔的无回声,大小分别为9.9cm×8.2cm×6.6cm(左)及9.7cm×9.2cm×4.4cm(右),部分无回声内透声差。2012年01月18日外院肺部CT:双肺多发性转移结节影。2012年01月06日及2012年01月17日外院行2次清宫术,术后病理我院会诊为绒癌。2012年01月20日hCG 994 440mIU/ml,患者未予以治疗。2012年01月22日开始现气喘、憋气伴食欲下降及乏力,无头晕及心悸,1个月后出现咳嗽,以干咳为主,偶伴黄色痰及痰中带血丝,且憋气加重,夜间平卧不能入睡。2012年03月12日就诊我院门诊,复查血β-hCG 1 355 821mIU/ml,头颅CT平扫未见异常,胸片提示双肺多发大小不等转移结节,双肺胸膜局限增厚。复查B超提示:子宫巨大(28cm×20cm×15cm),宫腔显示不清,边缘见数处条状血流,考虑子宫恶性肿瘤。入院前一周开始发热,最高体温38.0℃;查体心率140次/分,呼吸急促,双肺呼吸音粗,左下肺可闻及干啰音及少量细湿啰音。宫底剑突下2~3指,饱满。2012年03月24日全血细胞分析 WBC 15.65×10^9/L,NEUT% 85.5%,NEUT# 13.39×10^9/L,RBC 2.14×10^{12}/L,PLT 297×10^9/L,HGB 44g/L;PaO_2:50mmHg。诊为绒癌Ⅲ期:14分;重度贫血;Ⅰ型呼衰;剖宫产史入院。入院后予以抗感染、输血及呼吸支持治疗,同时给予 VP16+KSM 化疗 2 程,患者一般情况好转后于 2012 年 04 月 28 日～2012 年 07 月 07 日行 VCR+Fudr+Act-D+VP16 化疗 4 程,复查血 β-hCG 波动于 5mIU/ml,肺内病灶基本吸收,超声提示子宫肌壁间 2.1cm×1.8cm 病灶,血流丰富。遂于 2012 年 7 月 28 日行全子宫＋双卵管切除术,术后病理为子宫肌壁间见出血坏死结节,其内可见少量滋养细胞。术后改为 EMA/CO 方案,1 程后血 β-hCG 降至正常,巩固 3 程后随诊至今无复发迹象。

思考问题:

该患者的入院诊断及呼衰的诱发因素是什么? 进一步的治疗主要包括哪些方面?

❤ 诊治经验与点评

绒癌患者极易发生肺转移,转移率约为 57%~85%,而呼吸衰竭又是发生肺转移患者最为严重的并发症,其病情进展迅速,临床上表现为呼吸困难、心动过速、中央性发绀、胸痛、咯血等;PaO_2<7.89kPa(60mmHg)伴(或不伴)$PaCO_2$>6.65kPa(50mmHg);通常许多患者没有接受治疗的机会,死亡率很高。随着近年来临床医疗水平的进步,绒癌合并呼吸衰竭的患者临床缓解率逐渐提高,治愈率也逐渐提高。

本例患者根据临床症状及辅助检查,绒癌肺转移,呼吸衰竭的诊断明确。其呼衰的诱因主要考虑为肺部广泛转移伴感染造成。文献报道呼吸道感染是导致呼吸衰竭的常见原因,也是导致患者死亡的重要原因。呼吸道感染可以单独导致呼吸衰竭的发生,也可以同时由于肺出血及肺部本身弥散功能降低加重肺通气功能障碍,共同导致急性呼吸衰竭。

该患者在治疗上主要包括以下几个方面:①抗感染治疗:由于呼吸道感染是导致呼吸衰竭的常见原因,因此,选择高效敏感抗生素积极抗感染治疗,使呼吸衰竭得以向好的方向转归,对提高疗效、改善预后至关重要。同时,化疗过程中机体抵抗力减低而易发生感染,因此预防感染也是降低呼吸衰竭发生率的重要环节。②呼吸支持治疗:机械通气是支持呼吸衰竭危重患者的重要方法,但是辅助机械通气可能导致肺部压力性损伤如肺大疱、出血等,其使用目前尚存在争议。通常建议采用高流量面罩吸氧来恢复患者的血氧分压达到维持气体交换的目的,如面罩吸氧仍不能很好维持血氧浓度,则需进一步进行无创机械通气方式辅助呼吸;如上述两种方法均达不到维持气体交换功能的条件时,则需要选择采用气管插管有创机械通气维持和改善绒癌肺转移并急性呼吸衰竭患者的肺部气体交换功能。③原发病治疗:在给予患者呼吸支持治疗的同时,应积极治疗原发病和转移病灶才有可能救治成功,不能因为患者的病情危重而放弃化疗,有效及时的化疗可以为患者争取机会接受进一步的治疗而挽救生命。目前主张在正规、系统的多药联合治疗的前提下,首程化疗采用作用较为温和的化疗方案,尽可能避免治疗初始阶段抗肿瘤药物对肺病灶的过度损伤,预防或降低抗肿瘤药物造成的全身性反应如骨髓抑制、感染等而进一步损害肺气体交换功能,诱导或者加重呼吸衰竭的发生。在患者病情好转,呼衰纠正后再选择较强的化疗方案及(或)辅助手术治疗。④加强全身支持治疗:包括纠正电解质紊乱及营养支持等。

综上所述,呼吸衰竭是绒癌肺转移中严重的并发症,致死率高,在呼吸衰竭急性发作阶段可以选择面罩吸氧、无创机械通气治疗和有创机械通气方法作为维持患者呼吸功能的手段。同时积极治疗原发病和合并症,合理选择化疗药物和化疗方案,该类患者在多药联合化疗的初始阶段应选择相对温和的化疗方案和药物剂量,必要时辅以手术治疗。积极预防和治疗肺部感染、肺出血等肺部疾患,从而降低呼吸衰竭的发病率和死亡率。

(杨隽钧　向　阳)

参 考 文 献

1. Brunchim I, Kidron D, Altaras M, et al. Complete hydatidiform mole and a coexistent viable fetus: report of 2 cases and review of the literature. Gynecol Oncol, 2000, 77: 197-202.

2. 戚庆炜,向阳,郝娜,等. 双胎之一完全性葡萄胎的产前诊断及处理. 中华妇产科杂志, 2003, 38: 595-598.

3. Sebire NJ, Foskett M, Paradinas FJ, et al. Natural history of twin pregnancies with complete hydatidiform mole and healthy co-twin. Lancet, 2002, 359: 2165-2166.

4. Twiggs LB. Nonneoplastic complications of molar pregnancy. Clin Obstet Gynecol, 1984, 27: 199-210.

5. 史宏晖,向阳,杨秀玉,等. 绒癌肺转移致低氧血症及呼吸衰竭 17 例分析. 中华肿瘤杂志, 2000, 22: 340.

6. 沈芸,向阳,任彤,等. 绒癌肺转移并发呼吸衰竭 23 例临床分析. 现代妇产科新进展, 2011, 1: 20-23.

第 42 节　滋养细胞肿瘤治疗后肺内转移瘤持续存在的处理

滋养细胞肿瘤(gestational trophoblastic neoplasia, GTN)肺转移在临床上最为常见,约占 60%,有报道 70% 的绒

癌患者合并有肺转移。虽然目前 GTN 的治愈率可以达到 90%，但是仍有一部分患者经过治疗后，肺内转移灶未能完全吸收，包括以下两种情况：①经过正规化疗，血β亚单位人绒毛膜促性腺激素（β-hCG）降至正常，而肺内病灶不再有变化的带瘤患者；②化疗已不能有效地使β-hCG下降，肺内转移灶亦持续存在的患者。对这部分患者应该如何处理仍然是困惑临床医师的一个问题，本章节将结合具体病例对这一问题进行讨论与分析。

♥ 病例 1

王某，30 岁，G_3P_1，因葡萄胎三次清宫术后 39 天，不规则阴道流血伴血 β-hCG 升高 13 天入院。患者既往月经规律，5~7 天 /28~30 天，LMP：2011 年 7 月 3 日，2011 年 8 月 3 日 ~2011 年 8 月 9 日出现轻微下腹痛及少量阴道出血，患者认为月经来潮未予以重视。2011 年 9 月 4 日阴道不规则出血持续 10 余天，外院就诊：β-hCG：15 000mIU/ml，超声提示为葡萄胎。遂于 2011 年 9 月 18 日行清宫术，术后病理：符合完全性葡萄胎。2011 年 9 月 24 日及 9 月 28 日再次清宫，病理为增生期子宫内膜见滋养细胞。术后定期监测血 β-hCG：（10 月 5 日）14 425mIU/ml →（10 月 13 日）7915mIU/ml →（10 月 24 日）11 619mIU/ml，期间阴道偶有点滴状出血，因清宫术后血 β-hCG 短暂下降后升高转诊我院，2011 年 10 月 27 日血 β-hCG：14 292mIU/ml，BUS：子宫肌壁间见 1.6cm×1.6cm 不均质回声，边界欠清，血流丰富。右附件区见 16cm×8.1cm 无回声，边界清内可见带状分隔。2011 年 10 月 27 日肺 CT：双肺野见多发大小不等结节，考虑为转移。门诊以侵蚀性葡萄胎Ⅲ期收入院。入院后行 FAV（VCR+FUDR+Act-D）化疗，化疗 2 程后血 β-hCG 降至正常，复查肺 CT 肺内转移灶部分消失，部分明显缩小，盆腔超声未见异常；之后又进行 3 程化疗，β-hCG 一直正常，再次复查肺 CT 提示肺内残留病灶未再继续缩小，较前无明显变化。遂停止治疗随诊至今无复发，复查肺 CT 较前亦无明显变化。

思考问题：

病例 1 中该患者经过治疗后血 β-hCG 能够降至正常，而转移灶尤其是肺转移灶吸收到一定程度后不再有变化，对该患者是应该停止化疗随诊还是应该继续化疗或手术治疗？如果该患者停止治疗，随诊期间应该注意什么？

诊治经验与点评

该病例中的患者接受了 2 个疗程化疗后血 β-hCG 降至正常，而肺里的转移灶没有完全吸收；而后又进行了 3 个疗程的化疗，肺里的病灶仍无明显变化，因此我们认为其为完全缓解（complete remission，CR）而出院随诊；在随诊期间，定期复查 β-hCG 和肺 CT，β-hCG 一直在正常范围内，肺内病灶也没有明显变化。

既往评价 GTN 患者的治愈标准为 hCG 连续 3 周正常（每周一次），所有的转移灶经过治疗后消失。然而，随着化疗药物的发展以及检查手段灵敏度的提高，一部分患者经过治疗后血 hCG 降至正常，而再经过几个疗程化疗后肺内转移灶不再继续缩小，对于这部分患者应该如何进一步处理？北京协和医院通过对既往的 GTN 病例进行回顾性分析，进行统计学分析发现：经过正规治疗血 β-hCG 正常后肺内带瘤出院的 GTN 患者（以下简称带瘤出院）与同期出院的获得完全缓解的患者相对照，CR 后复发率与带瘤出院后病情进展发生率之间并没有明显的统计学差异；并且同期出院的合并肺转移的 CR 患者的复发率与带瘤出院后病情进展发生率之间也没有统计学差异；因此认为：对于通过规范的治疗使 β-hCG 降至正常后,再经过几个疗程化疗后肺内转移灶不再继续缩小的这部分患者多认为是肿瘤病灶坏死或局部纤维化所致,可以认为其为 CR 而出院随诊。

虽然这部分患者可以认为是 CR,但是肺内残余肿瘤是否需要手术切除以避免复发仍是大家担心的问题。对于化疗敏感的非耐药患者尤其是侵蚀性葡萄胎患者,血 β-hCG 正常后肺内残存肿瘤大多为出血坏死或纤维化病灶,而无活性滋养细胞,因此可以随诊观察而不需要接受病灶切除术。但是,这部分带瘤出院的患者一定要密切随诊,定期监测血 β-hCG 和残存肿瘤的变化,尤其在停药1 年之内以及绒癌患者,警惕其复发。

💗 病例 2

程 ××,43 岁,G_1P_1,因阴道不规则出血 4 个月余,血 β-hCG 异常入院。患者平素月经规律,4/24 天,量中,痛经(-),末次妊娠 1997 年 10 月,足月顺产,产后恢复良好。LMP:2012 年 06 月 23 日,07 月 28 日阴道少量出血伴腹痛,色淡红。因 3 个月无月经来潮,否认近 3 个月同房史,于本地医院超声检查提示无明显异常。2012 年 09月 27 日阴道少量出血伴腹痛,少量组织物排出,未送检;10 月 08 日本地医院就诊超声提示宫腔内异常回声,血β-hCG:2017.37mIU/ml(10 月 14 日),自 10 月 17 日~至10 月 24 日共行 3 次清宫术,刮出物均未送病理检查,监测 β-hCG(mIU/ml):1973.56(10 月 22 日)→ 1583.54(10月 27 日);胸片提示未见明显异常。11 月 02 日复查超声提示右侧宫腔近宫角高回声呈团状范围 4.7cm×2.8cm,宫腔中段可见 1.7cm×1.3cm 不均质的中等回声结节。β-hCG(mIU/ml):47 674.0(11 月 02 日)→ 78 716.0(11月 13 日),随于本地医院行宫腔镜检查 + 诊刮术,病理我院会诊提示子宫绒癌,浸润局部子宫壁伴片状坏死。11月 04 日复查肺 CT 提示双肺多发结节,双肺下叶胸膜下斑片影。门诊诊断为绒毛膜癌Ⅲ期入院。入院后予以行FAEV化疗治疗,化疗3程后因血β-hCG下降不满意改为EMA/CO方案化疗,复查肺CT肺内病灶较前缩小。EMA/CO化疗3程后,血β-hCG波动于10mIU/ml,复查CT右下肺可见一直径1cm结节影。考虑到患者产生耐药,遂改为EMA/EP方案化疗2程后血β-hCG为5mIU/ml,复查肺CT右下肺较前无明显变化。遂行右下肺叶切除术,术后病理提示出血坏死结节,其内可见少量滋养细胞。术后复查血β-hCG降至正常,再次EMA/EP方案巩固化疗3程后随诊。随诊至今无复发,肺CT正常。

思考问题:

该患者经多方案多个疗程化疗后,β-hCG依然没有降至正常,而呈现hCG低水平拖尾现象,肺里的转移灶也不再缩小,对于该患者的处理是否与病例1相同?如果需要手术,手术时机应该如何选择?该患者耐药的发生是否与肺部病灶的存在相关?

❤ 诊治经验与点评

上述两类GTN治疗后肺内转移瘤持续存在的患者的临床特征与预后完全不同,在治疗上也要予以区别对待。对于病例1,经过规范的化疗后β-hCG降至正常而肺内带瘤的初治GTN患者可以认为是CR随诊;而病例2中的患者,化疗过程中出现hCG低水平拖尾现象而产生耐药,其耐药的发生可能亦与肺内残留病灶相关,因此进一步的治疗不能单纯依靠多药联合化疗,还应该辅以手术治疗,尽可能切除残存的耐药病灶。该患者经过8个疗程的化疗后,血β-hCG持续波动在10~5mIU/ml,肺里的病灶亦持续存在,遂进行了肺叶病灶切除术,术后病理提示可见滋养细胞;术后血β-hCG即降至正常,继续巩固3个疗程后一直随诊,无复发。

由此可见,对于经过规范治疗后血 β-hCG 不能有效的下降而处于平台期的肺内残留的患者,尤其是耐药和复发的患者,由于其对化疗不敏感,血 β-hCG 下降缓慢,转移灶内肿瘤滋养细胞难以彻底杀灭,因此,在多药联合化疗的基础上辅助手术治疗切除耐药及复发病灶将是治疗的首选。文献报道化疗合并手术治疗可以明显改善这部分患者的预后,减少复发的发生。对于手术时机的选择应尽量满足以下条件:①患者可以耐受手术;②全身其他部位无活动性肿瘤证据;③肿瘤局限于一叶或一侧肺;④手术时间应选择在经化疗后血清 β-hCG 水平尽可能接近正常时进行或者在 β-hCG 水平≤10U/L 时进行。

(杨隽钧　向　阳)

参 考 文 献

1. 张颖,向阳,任彤,等. 恶性滋养细胞肿瘤肺转移患者肺叶切除术指征的讨论. 中华妇产科杂志,2005,40(2):83-86.

2. Cao Y,Xiang Y,Feng FZ,et al. Surgical resection in the management of pulmonary metastatic disease of gestational trophoblastic neoplasia. Int J Gynecol Cancer,2009,19:798-801.

3. Feng FZ,Xiang Y,et al. Clinical parameters predicting therapeutic response to surgical management in patients with chemoresistant gestational trophoblastic neoplasia. Gynecol Oncol,2009,113:312-315.

4. Jones WB,Romain K,Erlandson RA,et al. Thoracotomy in the management of gestational choriocarcinoma. A clinicopathologic study. Cancer,1993,72(7):2175-2181.

5. Soper JT. Role of surgery and radiation therapy in the

management of gestational trophoblastic disease. Best Pract Res Clin Obstet Gynaecol,2003,17(6):943-957.

6. Yang JJ,Xiang Y,et al. The prognosis of gestational trophoblastic neoplasia patient with residual lung tumor after completing treatment. Gynecol Oncol,2006,103:479-482.

7. Yang JX,Xiang Y,Chong QG. Diagnosis and treatment of the malignant gestational trophoblastic tumor with pulmonary metastasis complicated with pulmonary tuberculosis. Chin Med Sci J,1999,14(4):229-232.

8. Y Tomoda,Y Arii,S Kaseki,et al. Surgical indications for resection in pulmonary metastases of choriocarcinoma. Cancer, 1980,46:2723-2730.

第43节 子宫瘢痕部位绒癌的处理

子宫瘢痕妊娠是受精卵着床于剖宫产瘢痕处的异位妊娠,较为少见,国外文献报道发病率为1:1800~1:2216,近十年来,随着剖宫产率的升高以及对该疾病认识的深入,其诊断率不断提高。但是子宫瘢痕妊娠发展为子宫瘢痕部位绒癌尚未见报道。

病例

38岁,G_6P_1,"瘢痕妊娠病灶切除术后47天,β-hCG升高"。患者13年前行剖宫产术,前次妊娠为人工流产(1年前)。停经45天查β-hCG 2925mIU/ml,B超:子宫前壁下段近宫颈处可见1.2cm×0.9cm低至无回声,边界清,内透声欠佳,无腹痛及出血,外院考虑瘢痕妊娠,遂行B超监视下清宫术,病理:分泌期内膜,间质蜕膜样变。清宫术后hCG缓慢上升,子宫病灶持续存在,外院先后予甲氨蝶呤、米非司酮及子宫动脉栓塞治疗均失败,复查β-hCG 2491mIU/ml,B超:子宫瘢痕处2.1cm×1.7cm

低回声,血供丰富,前壁达浆膜层。遂于外院行腹腔镜宫颈瘢痕部位切开取胚术＋清宫术,术中清宫无组织物吸出,宫颈近宫体部膨隆直径约 2^+cm,表面呈蓝色,切开见肌壁间有陈旧似绒毛组织,予钳夹取出。病理:提示可见滋养细胞。术后监测 β-hCG 下降至 350mIU/ml 后逐渐上升,就诊于我院,复核病理:出血坏死物,少许子宫内膜及散在小簇状滋养细胞,有异型性,未见明确的绒毛结构,病变不能完全除外滋养细胞肿瘤(送检组织碎,以出血坏死为主,未见绒毛,未见成片的滋养细胞)。复查 β-hCG 34 240mIU/ml,B 超:宫颈近内口处宫颈管前方见中高回声,大小 2.3cm×2.3cm。盆腔 MRI:宫颈右前壁可见类圆形混杂信号 2.9cm×2.8cm×2.5cm,以等 T_1 长 T_2 信号为主,可见片状短 T_1 信号,并可见多发环形及结节样短 T_2 信号,提示:宫颈右前壁占位伴出血。胸部 CT:右肺下叶小结节影,边缘光滑。入院诊断"绒癌 Ⅲ 期:7 分"。遂行双枪静脉化疗 3 程,1 程后 β-hCG 69mIU/ml,2 程 后 β-hCG 7.7mIU/ml,3 程 后 β-hCG 3.7mIU/ml。β-hCG 正常后行开腹全子宫切除术,围术期行第 4 程双枪化疗,术中见子宫前壁下段与膀胱粘连,此处见病灶浸透浆肌层,宫颈处较膨大。病理:子宫下段与宫颈交界处见出血坏死结节,周边含铁血黄素沉积,泡沫细胞聚集及散在异型滋养细胞浸润,病变符合绒癌。免疫组化结果:AE1/AE3(+),hCG(+),β-hCG(-)。之后再行双枪静脉化疗巩固 2 程。

❤ 诊治经验与点评

回顾该患者的病史,其可能的诊断包括瘢痕妊娠和绒癌,在药物治疗及子宫动脉栓塞治疗失败之后尚不能明确诊断,从发病率的角度讲前者更常见,而后者的治疗需要进行化疗,相对而言副作用更大,因此行腹腔镜病灶清除术来清除病灶并获得病理学诊断的策略是适当的。但是术中可以送冷冻病理或术后及时请经验丰富的病理医师复核病理明确诊断,如为绒癌,尽快化疗。该患者在化疗及全子宫切除术后,通过病理可以明确诊断为子宫瘢痕部位的绒癌。此患者停药 3 个月复查 β-hCG 133.6mIU/ml,考虑绒癌复发Ⅲ期:12 分。再次入院行 EMA/CO 方案化疗 4 程,1 程后 β-hCG 1.4mIU/ml,巩固化疗 3 程。停化疗 1 个月后 β-hCG 再次逐渐升高,停化疗 3 个月复查 β-hCG 5100mIU/ml,PET/CT:左盆壁内低密度灶 3.9cm×4.6cm,下腹正中腹膜下代谢增高灶 1.2cm×1.6cm,转移灶可能性大。遂行三枪静脉化疗 5 程,2 程后 β-hCG 降至 0.6mIU/ml,行左附件切除 + 大网膜切除 + 腹壁病灶切除术,围术期行第 3 程三枪静脉化疗,之后再行三枪静脉化疗巩固 2 程。术中见大网膜直径 1.5cm 褐色结节,粘连于脐耻之间腹膜,左侧圆韧带残端及左附件处粘连,其间为一直径约 3cm 紫褐色肿物,分离粘连后完整切除左附件、左圆韧带残端及上述肿物。病理:出血坏死结节,周边伴含铁血黄素沉积、多核巨细胞反应及散在异型滋养细胞浸润,结合病史及免疫组化病变符合绒癌;大网膜可见异型滋养细胞,结合病史及免疫组化病变符合绒癌累及,免疫组化结果显示:AE1/AE3(+),hCG(+),β-hCG(-)。停化疗 4 个月后 β-hCG 再次逐渐升高,考虑复发。停化疗 6 个月 β-hCG 3630mIU/ml,CT:双肺多发结节影,考虑转移可能。行三枪静脉化疗 3 程,β-h CG 降至 1.5mIU/ml 后行左肺下叶楔形切除术,病理:肺组织内可见一出血坏死灶,周围伴纤维组织增生,内见散在异型滋养细胞,结合免疫组化,符合绒癌,免疫组化:AE1/AE3(+),hCG(+),β-hCG(灶 +)。围术期 KSM、VP16 化疗,术后三枪化疗巩固一程。之后患者 β-hCG 再次升高,行 TC、EMACO 方案均效果不佳。

　　通过此临床病例,我们可以看到,子宫瘢痕部位的绒癌临床表现与不典型瘢痕妊娠极为相似,如果把瘢痕妊娠的患者误诊为绒癌,可能错误地进行化疗,给患者带来不必要的身心伤害。而把绒癌患者误诊为瘢痕妊娠可能会延误化疗时机,影响患者预后。

子宫前壁下段剖宫产瘢痕部位的绒癌极容易与部分不典型瘢痕妊娠的病灶相混淆,这些瘢痕妊娠患者子宫前壁下段可见囊实性或实性混合回声包块,局部肌层缺如或变薄,与正常肌层分界不清,局部血流信号极丰富,术前很难鉴别诊断,更为棘手的是两者的治疗方式亦不一致:前者的治疗方案为化疗;而后者的处理主要依靠清宫术、MTX 为主的药物治疗、手术切除病灶或全子宫切除术。为了防止对瘢痕妊娠患者进行化疗,可以通过诊断性腹腔镜手术及术中快速病理检查明确诊断,如果证实是瘢痕妊娠,可行腹腔镜病灶切除;如果是滋养细胞肿瘤,术后尽快化疗。此策略的优点是,大多数情况下为瘢痕妊娠,避免了对这些患者进行不必要的化疗,但是应当注意的是,由于冷冻病理的局限性以及病理医师经验的差异,这些绒癌患者可能不能及时诊断而延误化疗,因此这类患者的病理需要经验丰富的医师复核,尤其是对于术后监测 β-hCG 出现平台或上升的患者。此患者从发病至化疗开始间隔 3 个月,从病灶清除术至化疗间隔 1 个月余,尽管采用联合化疗 + 全子宫切除方案,但患者已多次复发,对多种化疗方案耐药,切除耐药转移病灶后仍效果不佳,预后较差。如果患者能更早获得病理并明确诊断,尽快开始化疗,或许能改善预后。

综上所述,子宫瘢痕部位的绒癌是非常罕见的疾病,目前对其生物学行为知之甚少。由于其表现不特异,容易与不典型瘢痕妊娠混淆,也尚未明确最佳的治疗方案。而且目前临床及病理医师对其认识不足,患者可能进行多种治疗方案,经过较长的时间才接受适当的化疗,预后较差。

（李　源　冯凤芝）

参 考 文 献

1. 向阳.宋鸿钊滋养细胞肿瘤学.第3版.北京:人民卫生出版社,2011.

2. Jurkovic D,Hillaby K,Woelfer B,et al. First-trimester diagnosis and management of pregnancies implanted into the lower uterine segment Cesarean section scar. Ultrasound ObstetGynecol,2003,21:220-227.

3. 向阳.关于剖宫产瘢痕妊娠的分型与治疗方法的选择.中国妇产科临床杂志,2012,13:401-404.

4. 楼伟珍,冯凤芝,向阳.经宫腹腔镜诊断的妊娠滋养细胞肿瘤预后分析.实用妇产科杂志,2011,27:28-30.

5. 冯凤芝,向阳,贺豪杰,等.宫腔镜和腹腔镜在妊娠滋养细胞肿瘤鉴别诊断中的价值.中华妇产科杂志,2007,42(7):464-467.

第44节　妊娠滋养细胞肿瘤阴道大出血

葡萄胎排除不全或当妊娠滋养细胞肿瘤涉及子宫、宫颈、阴道的病灶快速生长、新生血管破裂或侵蚀周围组织血管并破裂时,均可能导致阴道大出血,甚至危及生命。妊娠滋养细胞肿瘤快速生长、侵蚀性强、血供极度丰富的性质,决定了病灶一旦发生出血,可能极为凶险,以出血的严重程度当居妇科急诊接诊病例中的急、重症之前列,因此,对相关情况的准确快速识别和恰当有效的处理,对挽救患者生命和控制缓解病情至关重要,并为后续的常规治疗作好准备、赢得机会。

❤ **病例 1**

28 岁，G_6P_2，足月阴道分娩一次，2009 年剖宫产术，流产 4 次。末次流产：2014 年 02 月 27 日，自诉见绒毛，未送病理。平素月经规律，末次月经 2014 年 04 月 13 日。2014 年 6 月 24 日以"停经 2 个月余，反复大量阴道出血"主诉入院。停经 30 余天，开始少量阴道出血，自测尿 hCG（－），未做超声。2014 年 05 月 21 日出现阴道大出血，本地医院第一次清宫术，清出物未送病理。2014 年 05 月 23 日血 β-hCG 15 849mIU/ml。2014 年 05 月 26 日本地第二次清宫，病理：少量子宫内膜及增生滋养细胞，术后 2014 年 5 月 27 日血 β-hCG 17 196mIU/ml。2014 年 05 月 31 日肺 CT 提示：双侧胸腔少量积液；2014 年 06 月 05 日超声提示右侧宫角部不均质回声（4.7cm×3.2cm），当天血 β-hCG 16 806mIU/ml。2014 年 6 日 10 日 MRI 提示：宫底占位，病变周围及盆腔内血管迂曲，符合滋养细胞肿瘤表现。2014 年 06 日 21 日阴道大出血；外院超声提示宫腔内不均质回声；给予输血、止血治疗好转。2014 年 06 月 22 日血 β-hCG 22 166mIU/ml，2014 年 06 月 24 日再次大量阴道出血，于我院急诊行子宫动脉栓塞术，栓塞后血 β-hCG 7666mIU/ml。06 月 24 日行腹腔镜子宫病灶切除术，术中见：子宫孕 6 周，右侧宫角明显突出，紫蓝色，浆膜层几乎破裂，后壁近宫角位置可见直径约 1.5cm 之破口，局部可见陈旧性血块附着，子宫质软，整个子宫发紫，左侧子宫前壁近宫角处可见局部发黄，范围 2cm。切除局部病灶送冷冻病理，回报：大片凝血坏死物内见少许异型细胞，冷冻切片未见明确绒毛，不除外滋养细胞疾病。术后第一天开始 FUDR+KSM+VP-16+VCR（FEAV）方案化疗。石蜡病理（子宫后壁病灶）凝血中可见少量破碎的异型滋养细胞，未见绒毛，免疫组化：AE1/AE3（＋），hCG（＋），hCG-B（部分 ＋），HPL（部分＋),Ki-67(index 50%),P63(－)。化疗 X 程后血 hCG 正常,目前予以巩固化疗,患者影像学未见明确病灶。

病例2

21 岁,G_1P_0。平素月经规律,末次月经 2016 年 9 月 27 日。2006 年 11 月 24 日,因"胚胎停育"行清宫术,术后阴道出血淋漓不净。与本地医院就诊,阴道内诊时出现大量阴道出血,行 VAE(VCR＋KSM＋VP16)＋卡铂化疗,同时行子宫动脉栓塞术。栓塞后第 7 天,因少量阴道出血,行 5-Fu 阴道病灶局部注射。2007 年 2 月 6 日血 β-hCG 1188mIU/ml,肺 CT 提示双肺多发转移瘤、盆腔超声提示宫颈下段及阴道穹隆处可见 8.8cm× 6.2cm×4.1cm 不规则低回声。2014 年 2 月 28 日因再次大量阴道出血来我院急诊,盆腔查体示阴道右前壁 6cm 紫色肿物,已破溃,出血不止,遂立即双侧子宫动脉栓塞术(明胶海绵＋弹簧圈)。同时给予 VCR＋5-Fu＋KSM 化疗。栓塞后仍有阴道出血,Hb 最低时 50g/L, 与 2007 年 3 月 4 日行阴道填塞术,见右前穹隆至阴道上 1/3 呈破溃凹陷状,出血汹涌,每 2 天更换填塞一次,覆以云南白药,至第 5 次,出血基本局限,予以缝扎,第 6 次填塞于 2007 年 3 月 15 日取出后,出血基本止住。 2007 年 3 月 20 日阴道基本不再出血。化疗 3 成后血 hCG 降为正常,末次化疗 2007 年 7 月 28 日,目前患者无瘤存活。

诊治经验与点评

以下从症状学的角度,对可能引起阴道大出血的情况、诊断、处理及相关的鉴别诊断做以阐述。

一、葡萄胎

葡萄胎快要自然排出时可发生大量出血,处理不及时可因大量失血,甚至发生休克以致死亡。

对于未进行清宫而阴道大出血的患者,应在开放静脉通路、备血输血的情况下,尽快清宫,迅速钳夹出大块组织,清除主要宫内容物后,子宫缩小,宫腔出血一般会减少。可在术中或术后出血多时,静脉应用缩宫素,但应在宫口扩大后,不宜在手术开始前或单纯作为引产使用,以免宫口未开时子宫收缩导致葡萄胎组织者挤入宫壁血窦中,向肺播散,形成急性广泛性肺动脉栓塞或急性肺源性心脏病。在清宫过程中,如遇出血迅猛,需迅速清除大部分组织,必要时输血。但切忌因为出血情况而犹豫不决甚至停止清宫,因为在组织排出之前,子宫不能良好收缩,出血难止。当组织基本清理干净,子宫缩小,但仍有持续阴道出血时,可先采用宫腔内气囊(如 Foley 双枪尿管)压迫止血的方法,通常可以起效。

当然,需首先排除侵蚀性葡萄胎病灶穿孔或因清宫操作导致的子宫穿孔的情况。如果刮宫术中发现子宫穿孔,则应立即停止操作,给予超选择子宫动脉栓塞、腹腔镜或开腹探查手术。术中如发现子宫破口及活跃出血,应根据患者的年龄、生育要求,行病灶清除 + 子宫修补或全子宫切除术。

二、侵蚀性葡萄胎及绒癌子宫病灶导致阴道大出血

较大范围的子宫肌壁浸润病灶或病变穿破子宫浆膜,均可引起阴道大出血或引起腹腔内出血。尽管化疗是首选的治疗方法,但相关的手术或介入方法,仍是作为化疗的辅助治疗或急救措施。

1. 子宫动脉栓塞术　可用于严重的或急性子宫或阴道病灶大出血。动脉造影能很快明确出血部位,选择性子宫动脉插管栓塞可准确阻断出血部位供血,达到止血目的。该手术操作时间短、创伤小,对绒癌和侵葡子宫出血和阴道出血保守治疗无效时,此法可同时达到有效止血并保留生育功能的目的,更是抢救危重的肿瘤大出血患者一种重要的应急措施。术后继续加以联合化疗。

常用的栓塞剂有:①明胶海绵:安全无毒,取材方便,通常在 7~21 天后被吸收,被阻塞的血管可能再通,是一种中效栓塞剂;②不锈钢圈:只能栓塞动脉近端,且易建立侧支循环,是一种长效栓塞剂;③微囊或微球微囊:可包裹化疗药物如 MMC 微囊、DDP 微囊、MTX 微囊以及5-Fu 微囊;④碘油乳剂:可以滞留在肿瘤血管内,产生微血管栓塞,还可以混合化疗药物或标记放射性核素,进行内放射治疗;⑤聚乙烯醇:是一种无毒、组织相容性好,在体内不被吸收的长效栓塞剂。一般为控制出血或术前栓塞,多采用短中效栓塞剂;如果为肿瘤姑息治疗则选用长效栓塞剂。

2. 手术切除病灶或子宫切除术　由于直接手术可能因为子宫病变较大,血供丰富、手术困难大,且术中操作可能诱发肿瘤细胞播散,故除紧急抢救需要,一般均宜先化疗数程,待子宫病灶缩小、血 hCG 正常或接近正常时进行手术。如此,术中出血较少、手术困难降低,也容易更彻底切除病灶。有子宫病灶引起的阴道大量出血,甚至伴有子宫破裂内出血时,如正常目前不能进行子宫动脉栓塞术的情况下,也无法通过保守治疗控制,则不得已采取腹腔镜或开腹手术治疗。切除子宫病灶是保留生育功能的手术方式,主要针对子宫局限病灶的耐药患者;或病灶引起的子宫穿孔导致腹腔内出血的患者,一般很少用于治疗阴道大出血。

3. 化疗　急救措施之后,及时、足量、规范地进行化疗,对于控制病情、缩小病灶、促进局部瘤灶血管闭塞均有重要作用,对于最终达到肿瘤完全缓解更是至关重要。

三、侵蚀性葡萄胎及绒癌阴道病灶导致大出血

阴道转移瘤可以单发,也可多发,以单发多见。阴道前壁的静脉丛多于后壁,而静脉的末梢又集中在阴道口,因此转移部位最常见于阴道前壁,尤多见于尿道口附近。阴道转移瘤已破溃的,则可见转移瘤向外突出,可伴有多少不等的阴道出血,多时可发生严重贫血甚至休克。一旦破溃,很难处理。

1. **局部压迫止血** 可先用纱条压迫止血,同时静脉滴注化疗药物(一般患者需等待各项化验结果汇报正常后才能开始化疗,此时,为争取时间控制出血,可不等结果,立即开始化疗,如结果有化疗禁忌,可提早结束化疗或减量)。

填塞纱条时需注意以下事项:①必须先指诊,搞清转移瘤位置,如有数个病灶,应弄清楚出血的瘤灶位置,用手指压紧,将阴道壁用拉钩轻轻拉开,暴露清楚出血灶,再紧密填充纱条,切忌不知出血位置盲目填塞,以免扩大破口,加重出血。②填塞纱布必须有条不紊,先将穹隆填满,然后逐渐外填,直至阴道口;再将压迫的手指退出,压紧出血处,这样才能起到压迫止血的作用,切忌随意填塞,阴道口堵满纱布,但真正出血的位置却仍旧空虚,血液积存在内,起不到止血作用。③纱条填塞 24 小时(第一次最多 36 小时),必须更换一次,以免继发感染。④更换纱条时,应避免纱条与出血创面摩擦再次出血,可先在手指上放一块小方纱,按在出血创面上,再在其上填塞新纱条,取出时,也应先把手指伸入阴道内,按住出血灶表面方纱,取出纱条后小心取出方纱。⑤第一次抽出纱条后,如发现出血已止,仍宜再次填塞,勿存侥幸心理,否则随时可能再次出血。一般需填塞至化疗 5~6 天后才可取出。⑥血止后勿存好奇心理,过早做阴道检查,以免导致出血。纱布上可覆以无菌止血药物,最常用效果较好的是云南白药粉剂。

2. **手术切除或缝合** 当上述方法不能止血且转移瘤位于阴道下段时,可考虑切除和缝合。为避免术中因出血导致术野不清、患者休克、无法手术或病灶难以切净等问题,可考虑先从腹膜外结扎双侧髂内动脉,或术中腹部加压,临时阻断腹主动脉血流。

切除时,在瘤体表面作与阴道长轴平行的纺锤体形切口(如已破溃,则在破口两侧),用蚊式血管钳从瘤体外包膜(即为静脉壁)在两侧钝性分离,尽量不使该包膜破裂。至肿瘤上下端与静脉连接处,则必须先行钳夹,然后再切除瘤体,否则出现大量出血。过程中,可用艾利斯钳钳夹瘤体表面的阴道黏膜,避免直接钳夹瘤体而导致的瘤体撕裂出血。

如转移瘤位于穹隆,则手术非常困难,不容易暴露,也因为瘤体可能与盆腔内宫旁转移瘤相连,要同时切除,需联合腹部手术,但也非常困难。有时可先行腹膜后双侧髂内动脉结扎,后全身用药,可能对止血有效。

3. 选择性盆腔动脉栓塞　当盆腔病变严重且阴道转移瘤较大破裂出血,阴道填塞及化疗有时也难以有效控制出血。此时,盆腔动脉选择性栓塞常能获得良好的止血效果,栓塞后无需再行填塞,明显减少患者出血量,也避免由反复填塞导致的感染风险。但对于较严重的宫颈及阴道穹隆病灶,有时还需要联合阴道填塞术。

四、需要鉴别诊断的其他导致大量阴道出血的疾病

1. 稽留流产或不全流产　血 hCG 和超声通常能予以鉴别,病理可最终确诊。

2. 子宫瘢痕妊娠　患者通常有剖宫产史,血 hCG 为正常妊娠范围或低于该值;超声提示孕囊局限于子宫前壁下段剖宫产瘢痕处。此外,子宫瘢痕位置的葡萄胎是一种罕见的特殊情况,但也需要注意。

3. 宫角妊娠　血 hCG 值和盆腔超声或 MRI 有助于协助诊断,必要时腹腔镜探查可明确诊断。

4. 宫颈妊娠　罕见,血 hCG 和超声可协助诊断,但突发的阴道大出血时,以尽快止血为原则,有时需清除病灶后,通过病理最终鉴别诊断。

(王 姝 冯凤芝)

参 考 文 献

1. 向阳.宋鸿钊滋养细胞肿瘤学.第3版.北京:人民卫生出版社,2011.

2. 冯凤芝,向阳,尹淑杰,等.40岁以上葡萄胎患者的临床和预后因素分析.癌症进展,2003,1:46.

3. 万希润,向阳,杨秀玉,等.超选择动脉栓塞治疗恶性滋养细胞肿瘤大出血的疗效观察.中华妇产科杂志,2002,37:5.

4. 向阳,杨秀玉,宋鸿钊.恶性滋养细胞肿瘤急诊手术的评价.中国医学科学院学报,1997,19:169.

5. 侯进琳,万希润,向阳,等.葡萄胎临床表现的新特点:113例葡萄胎临床分析.生殖医学杂志,2007,16(6):404-408.

6. Berkowitz RS1,Goldstein DP. Clinical practice. Molar pregnancy. N Engl J Med,2009,360(16):1639-1645.

7. 冯凤芝,向阳,贺豪杰,等.宫腔镜和腹腔镜在妊娠滋养细胞肿瘤鉴别诊断中的价值.中华妇产科杂志,2007,42(7):464-467.

8. 向阳,杨秀玉,杨宁,等.阴道超声与盆腔动脉造影诊断滋养细胞肿瘤的比对观察.中华医学杂志,1997,77:396.

9. Berkowitz RS,Goldstein DP. Current management of gestational trophoblastic diseases. Gynecol Oncol,2009,112(3):654-662.

10. Soper JT1,Mutch DG,Schink JC. Diagnosis and treatment of gestational trophoblastic disease:ACOG Practice Bulletin No. 53. Gynecol Oncol,2004,93(3):575-585.

11. 宋英娜,向阳,杨秀玉,等.妊娠滋养细胞肿瘤阴道转移的临床特点和处理.现代妇产科进展,2011,10(3):163-165.

第45节　子宫瘢痕部位
葡萄胎妊娠的处理

葡萄胎及子宫瘢痕妊娠均为少见疾病,发生于子宫瘢痕部位的葡萄胎妊娠则更为罕见,仅有几例个案报道,临床医师对其认识不足,可供参考的经验不多,极易出现误诊误治。

❤ 病例

31岁,G_5P_1,葡萄胎清宫术后6周,β-hCG持续异常。患者3年前曾行剖宫产术。因停经35天阴道出血,于外院行B超提示"宫内妊娠",行清宫术,但未做病理检查。术后仍有阴道持续出血,2周后行二次清宫术,病理提示:水泡样胎块,术后第1天查β-hCG大于1000mIU/ml,1周后行第三次清宫术,病理提示:水泡样胎块,术后第1天查β-hCG大于1000mIU/ml,之后阴道出血停止,监测β-hCG一直大于1000mIU/ml,复查B超:宫体下段前壁原剖宫产位置可探及不均质回声,内呈蜂窝状,大小2.2cm×2.1cm,胸部CT未见转移灶。就诊于我院,病理会诊:葡萄胎(细胞+合体)滋养细胞轻度及灶性中度增生。第3次清宫术后第19天β-hCG 132 026mIU/ml,盆腔MRI:子宫下段与宫颈交界区前壁内可见大小约3.4cm×2.8cm的等稍长T_1、混杂T_2异常信号影,局部结合带信号不连续,病灶向前方突出压迫膀胱。

❤ 诊治经验与点评

一、该患者的诊断和治疗

该患者清宫病理结果提示为葡萄胎妊娠,但其部位特殊,B超及MRI显示病灶位于子宫前壁下段原剖宫产瘢痕处,因此考虑此患者为子宫瘢痕部位的葡萄胎妊娠。

清宫术后患者监测 β-hCG 未见下降,在除外再次妊娠的可能性后,需考虑两种可能性:葡萄胎组织残留,或者侵蚀性葡萄胎。患者行第三次清宫术后,病理见葡萄胎组织,但是监测 β-hCG 仍未见下降(尽管之前外院检查未测 β-hCG 具体值,但复测 β-hCG 高达 132 026mIU/ml),因此临床诊断考虑为侵蚀性葡萄胎。参考多数滋养细胞肿瘤治疗方案,治疗以单药或联合化疗为主。该患者入院诊断为"侵蚀性葡萄胎(剖宫产瘢痕部位)Ⅰ期:3 分"。行子宫动脉造影,见子宫异常染色影,左侧为著,留置导管于左侧子宫动脉,行双枪动脉化疗 1 程(VCR 2mg 静脉注射 D1;FUDR 1250mg 动脉灌注 D1-D7,KSM 300μg 静脉点滴 D1~D7)及双枪静脉化疗 2 程,1 程后 β-hCG 9638mIU/ml,2 程后 β-hCG 2764mIU/ml,3 程后 β-hCG 3.5mIU/ml,复查 MRI:子宫前壁与宫颈交界区前壁异常信号,较前增大,3.6cm×3.6cm×2.5cm。

二、患者 β-hCG 正常后的处理

由于该患者病灶位于原剖宫产切口部位,并且化疗后病灶增大,对子宫前壁下段的肌层侵蚀破坏,局部肌层薄弱,而患者有生育要求,此时有机会行手术治疗,清除子宫病灶,修复子宫切口瘢痕缺陷,术后继续巩固化疗。遂行腹腔镜子宫病灶清除术,围术期行第 4 程双枪化疗(D1:VCR 2mg 静脉注射,FUDR 1250mg 及 KSM 300μg 静脉点滴;D2 手术;D3~D6:FUDR 1250mg 及 KSM 300μg 静脉点滴),术中见子宫下段隆起病灶约 3cm,色偏黄,分离粘连并下推膀胱后,切开子宫下段病灶,可见其内为机化坏死组织及凝血块,清除病灶组织病理,连续缝合关闭创面,并于手术部位肌内注射 MTX 100mg。病理:(子宫下段前壁)大片凝血坏死物中见绒毛鬼影。术后第 3 天复查 β-hCG 0.5mIU/ml。之后再行双枪静脉化疗巩固 2 程。患者定期随诊至今,无复发表现,停化疗 3 年后再次正常妊娠。

通过上述临床实例,我们可以看到,子宫瘢痕部位可以发生葡萄胎妊娠,甚至可以出现侵蚀性葡萄胎,此情况极为罕见,诊断上容易与瘢痕妊娠、葡萄胎残留等疾病相混淆,患者常不能得到适当的治疗。结合上述临床病例及我院的经验,本文对子宫瘢痕部位的葡萄胎妊娠的诊断和处理提出以下观点供参考。

葡萄胎病变局限于子宫腔内,不侵入肌层,也不转移至远处,然而葡萄胎亦可发生于宫腔以外的部位,称为异位葡萄胎,其临床表现与一般异位妊娠相似,手术前难以获得诊断。异位葡萄胎罕见,既往文献报道可发生于输卵管、宫角、宫颈及剖宫产瘢痕等处,其中有 3 例为子宫瘢痕部位的葡萄胎:1 例患者诊断为瘢痕妊娠,先行局部 MTX 注射,因 β-hCG 处于平台再予全身 MTX 治疗,随诊过程中因阴道大出血行急诊子宫切除术;另 2 例均行 2 次清宫术而治愈。我院亦有患者通过影像学及病理检查证实诊断为子宫瘢痕部位葡萄胎,由于 MRI 提示剖宫产瘢痕处肌层薄,清宫术存在子宫破裂及大出血风险,行腹腔镜子宫病灶切除术,去除局部残留滋养细胞,修复局部瘢痕缺陷,患者治愈出院。因此,我们认为,对于子宫瘢痕部位的葡萄胎妊娠的患者,应当清除病灶,密切监测 β-hCG。清除病灶的方式可以考虑清宫术或腹腔镜下病灶切除术。

子宫瘢痕部位的葡萄胎妊娠发生恶变,形成剖宫产瘢痕部位侵蚀性葡萄胎,是一种更为罕见的情况,目前文献并无报道。剖宫产瘢痕部位葡萄胎清宫术后监测 β-hCG 过程中发现下降缓慢或上升者,排除再次妊娠后,需考虑两种情况:一是葡萄胎组织残留;二是侵蚀性葡萄胎。此时可考虑再次行清宫术,如刮出葡萄胎组织,β-hCG 水平下降且持续不再上升则为残存葡萄胎。如刮出或未刮出葡萄胎组织,β-hCG 水平持续平台或升高,则应考虑侵蚀性葡萄胎。治疗方面,我们的临床体会是此类患者应当进行化疗＋手术联合治疗：先行化疗，待β-hCG 正常或接近正常后行病灶清除术，可获得良好的预后。清除病灶的方式可采用腹腔镜子宫瘢痕病灶清除缝合术，能在清除病灶的同时缝合修补瘢痕，修复剖宫产瘢痕缺陷，降低病灶对子宫下段侵蚀所带来的不利影响，保留子宫及生育能力。围术期行化疗，术后继续巩固化疗。

（李　源　冯凤芝）

参 考 文 献

1. 向阳．宋鸿钊滋养细胞肿瘤学．第 3 版．北京：人民卫生出版社，2011.

2. Ko JK，Wan HL，Ngu SF，et al. Cesarean scar molar pregnancy. Obstet Gynecol，2012，119：449-451.

3. Michener C，Dickinson JE. Caesarean scar ectopic pregnancy：a single centre case series. Aust N Z J Obstet Gynaecol，2009，49：451-455.

4. Wu CF，Hsu CY，Chen CP. Ectopic molar pregnancy in a cesarean scar. Taiwan J Obstet Gynecol，2006，45：343-345.

5. 冯凤芝，向阳，贺豪杰，等．宫腔镜和腹腔镜在妊娠滋养细胞肿瘤鉴别诊断中的价值．中华妇产科杂志，2007，42（7）：464-467.

第 46 节　滋养细胞肿瘤的诊断与鉴别诊断问题

　　妊娠滋养细胞疾病是一组源于胎盘滋养细胞发生异常增殖的疾病，好发于生育年龄妇女，主要包括葡萄胎、侵蚀性葡萄胎、绒毛膜癌、胎盘部位滋养细胞肿瘤和上皮样滋养细胞肿瘤,后四种病变称为恶性滋养细胞肿瘤(gestational trophoblastic neoplasia,GTN)。目前,由于诊断水平的提高,GTN 的早期诊断成为可能,并在应用有效化疗药物后治愈率可达到 90% 以上,使其成为人类最早得以治愈并且可保留器官功能的实体瘤之一。早期诊断和及时化疗是治疗成功的关键。由于 GTN 的生物学行为和治疗的特殊性,它是目前国际妇产科联盟(FIGO)和国际妇科肿瘤协会(ISGC)认可的唯一可以没有组织病理学证据就可以进行临床诊断的一种妇科恶性肿瘤。因此,临床上对于一些不典型病例,容易造成过度诊断或者出现漏诊甚至误诊,导致延误治疗或者过度治疗,给患者带来不必要的经济损失和身心伤害。因此,应重视滋养细胞肿瘤的诊断及鉴别诊断,避免落入陷阱。

一、滋养细胞肿瘤的诊断方法

妊娠性滋养细胞肿瘤可继发于各种不同类型的妊娠,包括葡萄胎、流产、宫外孕以及产后等。尽管随着人绒毛膜促性腺激素(hCG)的准确性和检测的敏感性以及超声检查的早期使用,葡萄胎患者得到了早期的诊断和治疗,但葡萄胎后 GTN 的发生率却一直波动在 15%~20%。绒癌在欧美发病率极为罕见,一般认为每 15 万次分娩中有一次发病,而在我国及东南亚国家发病率相对较高,大多数妊娠性绒癌继发于葡萄胎妊娠之后,研究报道,其先行妊娠为葡萄胎者占 57%,继发于流产者占 17%,发生于正常妊娠之后者占 26%,亦有少数绒癌与异位妊娠有关。虽然病理学诊断已不是确诊的唯一标准,然而最终作出 GTN 的诊断需要根据患者临床症状、血 hCG 的系列检测和影像学检查的结果或者病理检查结果而确定。

1. 葡萄胎妊娠后 GTN 的诊断

(1)临床症状:葡萄胎排除后,出现下列症状的患者可能会进展为 GTN：①不规则阴道流血；②黄素化囊肿；③子宫复旧不全或不对称性增大。GTN 可穿透子宫肌层导致腹腔内出血，或侵蚀子宫血管导致阴道出血。

（2）血人绒毛膜促性腺激素（hCG）测定：葡萄胎排出后，如能定期随诊，监测血内 hCG 含量，常可于症状出现前确诊恶变。目前国内外多采用 2000 年的 FIGO 诊断标准，即每周测定 1 次血 hCG 水平，具有下述条件之一者即可诊断为葡萄胎后的 GTN：①连续 3 周或 3 周以上测定血 hCG 共 4 次，其水平处于平台（±10%）；②连续 2 周或 2 周以上测定血 hCG 至少 3 次，其水平均上升（≥10%）；③ hCG 水平持续异常达 6 个月或更长；④组织病理学诊断。临床实际工作中应排除再次妊娠和葡萄胎残留的可能。如怀疑为残存葡萄胎则可再次刮宫，如刮出葡萄胎组织，血 hCG 水平下降，且持续不再上升，则为残存葡萄胎。如刮出或未刮出葡萄胎组织，血 hCG 水平持续平台或升高，则应考虑为葡萄胎后的 GTN。此时，影像学检查如发现有转移结节或肺出现转移阴影，则可进一步明确诊断。

（3）超声波检查：20 世纪 80 年代起，超声显像开始用于滋养细胞肿瘤子宫病灶的诊断。特别是阴道超声及彩色多普勒血流显像（CDFI）与脉冲多普勒（PD）的应用与发展，对早期确定滋养细胞疾病的性质、判断化疗效果及预测病变转归均有十分重要的价值。GTN 具有亲血管性特点，一旦病灶侵蚀子宫肌层，超声检查常可发现广泛的肌层内肿瘤血管浸润及低阻性血流频谱，故葡萄胎清宫后超声检查出现特征性子宫肌层病变时，即可早期作出恶变的诊断，但这些超声征象并不十分特异。

（4）胸部 X 线及 CT 检查：GTN 很早就可通过血运发生转移，尤其以肺部最常见。胸部 X 线是诊断肺转移的重要检查方法，但由于胸部 CT 检查能够发现 2~3mm 的微小病灶，且经胸片检查未发现肺转移的患者中约有

40%经胸部 CT 检查可证实有肺部微小转移,故为早期发现肺转移,建议最好进行胸部 CT 检查。若影像学检查提示肺部转移灶≥3cm 或有多发转移,则建议进一步行脑、肝等部位 CT 或 MRI 检查,以进一步明确有无其他远处转移。

(5) 病理诊断:葡萄胎妊娠后侵蚀性葡萄胎的病理诊断标准主要为:肉眼或镜下可见到葡萄胎组织、水肿的绒毛伴有滋养细胞的增生,侵入子宫肌层或血管。因此,为明确诊断,必须检查手术切下的子宫标本。刮宫取得的材料,常不能肯定有无肌层或血管侵蚀,即使有时看到肌组织,也只能反映子宫肌浅层的情况,而不能反映肌层深部的改变。另一方面,刮宫未获得葡萄胎样组织或滋养细胞,也不能除外侵蚀性葡萄胎的可能,因为深入肌层的葡萄胎组织不一定由刮宫取得。但在临床应用中,我们应该牢记,大多数的典型病例依靠的是临床诊断,而并不需要病理学确定诊断,应当尽量避免诊断性的手术。

2. 非葡萄胎妊娠后 GTN 的诊断 虽然 GTN 最常继发于葡萄胎妊娠,但也可以继发于其他任何性质的妊娠,包括:人工流产或自然流产、异位妊娠或足月产。凡是在产后或流产后,阴道出现持续不规则出血,子宫复旧不好,较大且软,血或尿内 hCG 测定值持续在较高水平,或下降后又上升,就应想到 GTN 的可能。一般情况下,足月产或流产后的血 hCG 会在 1 个月内降为正常。如果超过上述时间,血 hCG 仍未正常,或一度正常后又升高,在除外胎盘残留、不全流产的情况下,应考虑是否有 GTN 的可能。而胎盘息肉形成及流产不全虽亦可有子宫持续出血,血或尿内 hCG 亦可能不正常,但测定值往往不高,必要时可行刮宫术加以区别。但如在上述情况下,胸部 X 线或胸部 CT 检查时可见有转移阴影或出现其他脏器转移者,则基本上可以作出 GTN 的诊断。

二、滋养细胞肿瘤的诊断陷阱与鉴别诊断

由于 GTN 是目前国际妇产科联盟（FIGO）和国际妇科肿瘤协会（ISGC）认可的唯一可以没有组织病理学证据就可以进行临床诊断的一种妇科恶性肿瘤。正因为如此，也容易导致临床误诊，因此临床上应强调诊断的规范化。

1. 侵蚀性葡萄胎的诊断问题

 病例

患者郭 ××，女，28 岁，G_2P_0，末次月经 2010 年 1 月 20 日，主因停经 2 个月余葡萄胎清宫术后一个月，肺 CT 提示双肺多发小结节影，于 2010 年 4 月 28 日来我院妇科门诊就诊。患者于 2010 年 3 月 25 日因停经 2 个月，阴道少量出血，B 超提示葡萄胎妊娠可能性大，于本地医院行葡萄胎清宫术，术后病理提示符合葡萄胎。术前血 hCG 110 000mIU/ml，术后每周复查血 hCG 下降满意。术后三周查血 hCG 1200mIU/ml，肺 CT 提示肺内散在小结节影（0.3~0.8cm），怀疑恶性变转来我院门诊。门诊检查外阴阴道未见异常，宫颈光，子宫中位，大小正常，质地中等，活动好，双附件区未扪及包块。阴道超声子宫及双卵巢未见异常血流信号。检测血 β-hCG 600mIU/ml。

临床问题：该患者是否可诊断为侵蚀性葡萄胎肺转移？是否应尽快化疗？还是可以继续观察等待监测血 β-hCG 的变化？

按照 FIGO 2000 版侵蚀性葡萄胎的四条诊断标准，符合其中任何一条即可诊断为侵蚀性葡萄胎或者持续性滋养细胞疾病而进行化疗。从诊断标准中可以看出，仅仅出现肺内小的转移阴影并非确诊标准。只有当出现四条标准之一，又出现了转移灶则可进一步明确诊断。该患者葡萄胎清宫后血 β-hCG 每周一次检测下降

满意,就诊于我院时是清宫后四周,血β-hCG从清宫前的110 000mIU/ml降到了600mIU/ml。虽然肺部CT出现了多个小的结节影(0.3~0.8cm),但血β-hCG呈现出很好的对数下降趋势,从临床表现看患者也没有表现出不规则阴道出血及异常呼吸道症状,肺内阴影可能为葡萄胎的正常迁移或者良性转移。研究表明,这种正常迁移或者良性转移可以随着葡萄胎清除后的良性转归而自然消退。并不需要积极地尽早实施化疗。当然其前提条件是在血β-hCG下降非常满意的情况下可以观察随诊。该患者在随后的临床随诊中,每周进行一次血β-hCG检测,均下降满意。至葡萄胎清宫后9周时血β-hCG降至<5mIU/ml。葡萄胎清宫后12周时复查肺CT肺部阴影已明显缩小、减少。之后定期复查至今已一年余,血β-hCG均在正常范围,月经规律。因此,临床上对于葡萄胎清除后血β-hCG下降非常满意的患者,即使肺CT提示有小的肺部阴影也可以不需要尽快化疗,而定期随诊血β-hCG的变化,如果血β-hCG在规定的时间内能降到正常范围,可以认为肺部阴影是葡萄胎的良性迁移而不急于化疗干预,这种肺部良性转移可以随着血β-hCG的正常转归而自然消失,从而可以避免患者的过度诊断以及不必要的化疗。

2. 绒癌的诊断陷阱

💗 病例

李×,女,36岁,G_4P_1,因"停经50天,两次清宫术后1个月余,hCG下降不满意"于2010年12月26日以绒癌转入我院。

患者2010年11月12日因"宫内孕7周"于外院行人工流产术,宫腔刮出物似见绒毛。2010年11月19日因阴道出血复查盆腔B超发现宫腔内偏高回声,考虑组织残留,2010年11月21再次行清宫术。术后仍出现不规则阴道出血,术后监测 β-hCG:2010 年 12 月 6 日、12 月 9 日、12 月 13 日、12 月 16 日分别为:23 609.2、19 364.82、13 037.69、9183.18mIU/ml。2010 年 12 月 15 盆腔 B 超提示:子宫 54cm×50cm×56mm,形态饱满,子宫前壁及宫底肌层见一 33cm×26mm 的偏高回声团块,边界欠清,团块内见蜂窝状暗区,血流丰富呈"火海"样改变(图 4-38)。外院盆腔磁共振提示:子宫右侧肌层内见团块状混杂稍长 T_1、T_2 信号,边界不清,增强后病灶呈不均匀较明显强化,结合病史考虑滋养细胞肿瘤可能(图 4-39)。胸部 CT 未见明显异常。为进一步诊治,患者转来我院,2010 年 12 月 26 日复查 β-hCG 为 7322.10mIU/ml。妇科检查:外阴阴道(−),宫颈光,无举痛,子宫丰满,双附件区未及明确包块。

临床问题:该患者考虑可能的诊断? 下一步的处理措施?

综合分析该患者的病史及临床资料,患者病程清楚,停经 50 天两次清宫术后血 β-hCG 下降缓慢,虽然超声和盆腔磁共振提示子宫底肌层和右侧壁占位性病灶,但

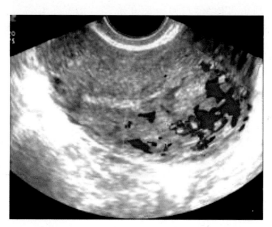

图 4-38 B 超显示子宫前壁及宫底肌层见一 33mm×26mm 的偏高回声团块,边界欠清,团块内血流丰富呈"火海"样改变

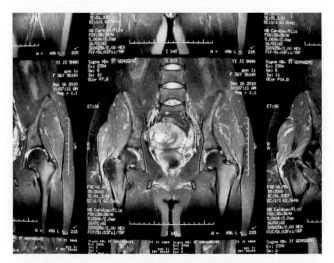

图 4-39　MRI 显示子宫右侧肌层内见团块状混杂稍长 T_1、T_2 信号,边界不清,增强后病灶呈不均匀较明显强化

从提供的影像学图片来看病灶主要位于子宫右侧宫角部位,从常见病与多发病来考虑应该首先除外宫角部妊娠的可能。这种情况即使反复刮宫也不可能将残留妊娠物刮出,因此不应因为反复清宫后仍有子宫占位伴血 β-hCG 高而首先考虑滋养细胞肿瘤。患者于 2010 年 12 月 27 日在我院行腹腔镜检查,术中发现右侧宫角突出(图 4-40),切开肌层,见绒毛样组织,送冷冻病理回报:绒毛、滋养叶细胞及少许蜕膜组织,部分绒毛在平滑肌间生长。行宫角病灶切除及宫角缝合术,术中子宫肌壁间注射甲氨蝶呤 50mg。手术顺利,出血约 100ml。术后予抗炎、止血、促宫缩治疗,患者恢复好。石蜡病理与冷冻结果相符合。术后 β-hCG 迅速下降,术后三周降至正常范围。

💗 诊治经验与点评

第二个病例为临床常常可以见到的非典型宫角妊娠

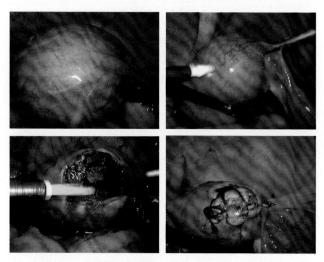

图 4-40　右宫角妊娠腹腔镜下所见及手术治疗后

残留,临床上当出现在子宫的一侧角部有妊娠囊种植并有胎芽胎心等典型表现时,不会导致误诊发生。而当遇到非典型的病例如本例的情况时,尤其是多次刮宫后血 β-hCG 仍呈高水平,影像学检查又提示子宫肌层占位且血流丰富时,容易让人们想到滋养细胞肿瘤的可能。因此,对可疑病例的鉴别诊断显得尤为重要,由于各种宫腔操作和手术的机会增加,由此而导致的各种子宫特殊部位异位妊娠的发生率也相应增加,比如不典型的宫角妊娠、子宫肌壁间妊娠、剖宫产瘢痕妊娠等常可出现临床诊断与治疗的困惑。在临床诊断与处理患者时应从以下几方面详细分析,充分应用目前的诊治手段,提供诊治依据。

1. **详细的病史收集**　病史十分重要,应详细询问患者的妊娠经历与月经情况,有无剖宫产史及反复清宫史。了解本次发病与前次妊娠可能的相关性,如根据前次妊娠性质以及葡萄胎排出时间,可帮助诊断侵蚀性葡萄胎或绒毛膜癌。

2. **血 hCG 的判定**　血 hCG 是 GTN 特异及敏感的肿瘤标志物,可作为诊断与治疗监测的主要参照指标,凡流产后、产后及葡萄胎后 hCG 持续升高或下降不满意,应考虑到 GTN 可能。另外,由于滋养细胞肿瘤主要表现为妊娠及妊娠终止后的阴道异常流血,而妊娠及妊娠终止后的阴道异常流血更常见于不全流产、异位妊娠,且后两者的处理原则与滋养细胞肿瘤的处理截然不同。再加上滋养细胞肿瘤、不全流产和不典型的异位妊娠(如宫角、残角、子宫瘢痕妊娠)三者之间血清 β-hCG 水平又有重叠,超声检查的征象不十分特异,临床上三者之间进行鉴别有时相当困难。hCG 的检测结果也受诸多因素影响而不同,如不同产家制备药盒采用的抗体各异、应用的测定方法不同、各实验室条件不同、实验者水平各异等,因此,临床医师应对此有足够了解,综合分析结果。另外,游离 hCG(F-β-hCG)及高糖化 hCG 在 GTN 中明显高于正常妊娠,可作为判断正常妊娠或 GTN 的一项指标,并判断 GTN 的恶性程度。

3. **影像学检查**　盆腔超声、彩色多普勒血流显像(CDFI)与脉冲多普勒(PD)以及 CT、MRI,可结合 hCG 水平提高 GTN 的早期诊断率。如病灶侵蚀子宫肌层,可显示异常超声图像及低阻血流频谱,但这种征象并非特异性,在不全流产胎盘残留以及子宫特殊部位妊娠时也可出现类似图像,此时容易误诊为 GTN。作为临床医师应该学会掌握分析影像学图片特点的能力,尤其是对于子宫特殊部位的异位妊娠(比如宫角妊娠、子宫瘢痕妊娠),其影像学均具有特征性的表现,因此综合分析患者的临床病史与影像学特征及 hCG 水平后可对患者作出初步的可能诊断。盆腔动脉造影技术可反映盆腔内血管显影情况,了解 GTN 病灶部位及侵蚀程度,但其仅作为一种辅助诊断的手段,不能用来确诊。

4. **内镜检查**　典型的 GTN 通过临床病史、血 hCG

水平和影像学检查的综合分析,常能确诊。然而,超声检查的征象并不十分特异,且有时妇产科医师及超声科医师对 GTN 与不全流产、特殊类型异位妊娠难以鉴别,血清 hCG 水平在三者之间又有重叠,而不全流产和异位妊娠与 GTN 的治疗方案却明显不同,故在治疗前明确其诊断十分重要。另外,随着体外授精、胚胎移植技术的广泛应用及宫腔手术操作机会的增多,异位妊娠发生在较罕见的部位也逐渐增多,如宫颈、宫角、残角子宫、子宫肌壁间及剖宫产瘢痕处等,这些情况下有时难以与 GTN 鉴别。临床表现为停经后阴道出血,可有子宫增大、宫角、宫旁或附件包块,hCG 值因妊娠的存在持续上升且颇高,超声提示病灶内血流丰富,刮宫难以刮到妊娠物,与 GTN 的子宫体病变容易混淆,而容易误诊为 GTN。对于这些难以确诊的病例,必要时可通过腹腔镜、宫腔镜甚至开腹手术,取得组织标本,获得病理诊断后,才能明确诊断。对于妊娠或妊娠终止后盆腔超声提示宫腔、一侧宫底或子宫肌壁间有局部血流丰富的占位性病变患者,进行宫腔镜检查,不仅可以在直视下观察宫腔形态,明确占位性病变的解剖部位、大小及形态,并可同时在宫腔镜直视下或宫腔镜辅助定位下清除占位性病变送组织病理学检查,以区分不全流产、宫角妊娠或 GTN。不全流产表现为占位性病变位于宫腔或一侧宫底,且与周围的子宫内膜界限清晰;宫角妊娠表现为与周围子宫内膜界限清晰的占位性病变,位于一侧输卵管开口处,且输卵管开口由于占位性病变的存在而变得明显膨大;GTN 则表现为子宫壁局部凸起或凹陷,表面血管扩张充盈,且子宫内膜薄。腹腔镜检查能直观、准确地定位子宫表面、宫角以及盆腹腔脏器病变,不仅可以明确诊断,同时也可以进行手术治疗。对于宫腔镜难以手术清除干净的宫角妊娠,宫腔镜和腹腔镜联合,可以拓宽单一妇科内镜手术的诊治范围。但是,在临床处理中,为避免内镜检查有可能引起的 GTN 转移,在进行内镜检查时应该术中送冷冻,术后第 1 天复查 β-hCG,如术中冷冻诊断为 GTN,术后第 1 天应及时给予联合化疗。

　　总之,当 GTN 临床特点不典型时,容易与许多疾病相混淆,此时应该综合考虑进行早期正确诊断及鉴别诊断,同时也应认识到 GTN 毕竟是一种少见的疾病,当临床上出现与妊娠相关疾病的症状时,应首先考虑其他多发病及常见病。

（任　彤　向　阳）

参 考 文 献

1. 向阳. 宋鸿钊滋养细胞肿瘤学. 第 3 版. 北京:人民卫生出版社,2011.

2. 吴郁,向阳,冯凤芝,等. 滋养细胞疾病 15 例误诊分析. 现代妇产科进展,2005,14(3):199.

3. 冯凤芝,向阳,贺豪杰,等. 宫腔镜和腹腔镜在妊娠滋养细胞肿瘤鉴别诊断中的价值. 中华妇产科杂志,2007,42(7):464-467.

4. 赵峻,向阳. 人绒毛膜促性腺激素的特性及其临床应用. 中华妇产科杂志,2008,43(1):69-71.

5. Berkowitz RS, Goldstein DP. Current management of gestational trophoblastic diseases. Gynecol Oncol,2009,112(3):654-662.

6. Ngan S, Seckl MJ. Gestational trophoblastic neoplasia management:an update. Curr Opion Oncol,2007,19(5):486-491.

7. Kenny L, Seckl MJ. Treatments for gestational trophoblastic disease. Expert Rev Obstet Gynecol,2010,5(2):215-225.

8. Berkowitz RS, Goldstein DP. Clinical practice. Molar pregnancy. N Engl J Med,2009,360(16):1639-1645.

9. Sebire NJ, Seckl MJ. Gestational trophoblastic disease: current management of hydatidiform mole. BMJ, 2008, 337 (8): 453-458.

10. FIGO Oncology Committee. FIGO staging for gestational trophoblasticneoplasia 2000. Int J Gynaecol Obstet, 2002, 77 (3): 285-287.

11. Dighe M, Cuevas C, Moshiri M, et al. Sonography in first trimester bleeding. J Clin Ultrasound, 2008, 36 (6): 352-366.

12. Muller CY, Cole LA. The quagmire of hCG and hCG testing in gynecologic oncology. Gynecol Oncol, 2009, 112 (3): 663-672.

13. Mitchell H, Seckl MJ. Discrepancies between commercially available immunoassays in the detection of tumour-derived hCG. Mol Cell Endocrinol, 2007, 260-262 (1): 310-313.

14. Chris MG, Thomas C, Kerkmeijer L, et al. Pre-evacuation hCG glycoforms in uneventful complete hydatidiform mole and persistent trophoblastic disease. Gynecologic Oncology, 2010, 117 (1): 47-52.

15. Rotas M, Khulpateea N, Binder D. Gestational choriocarcinoma arising from a cornual ectopic pregnancy: a case report and review of the literature. Arch Gynecol Obstet, 2007, 276 (6): 645-647.

笔 记

笔 记

笔 记

笔 记

笔 记

笔 记

笔 记

笔 记